U0214829

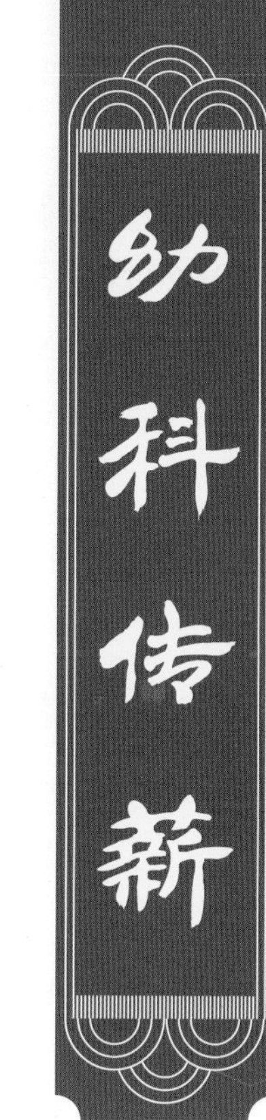

肖诏玮 ◎ 著

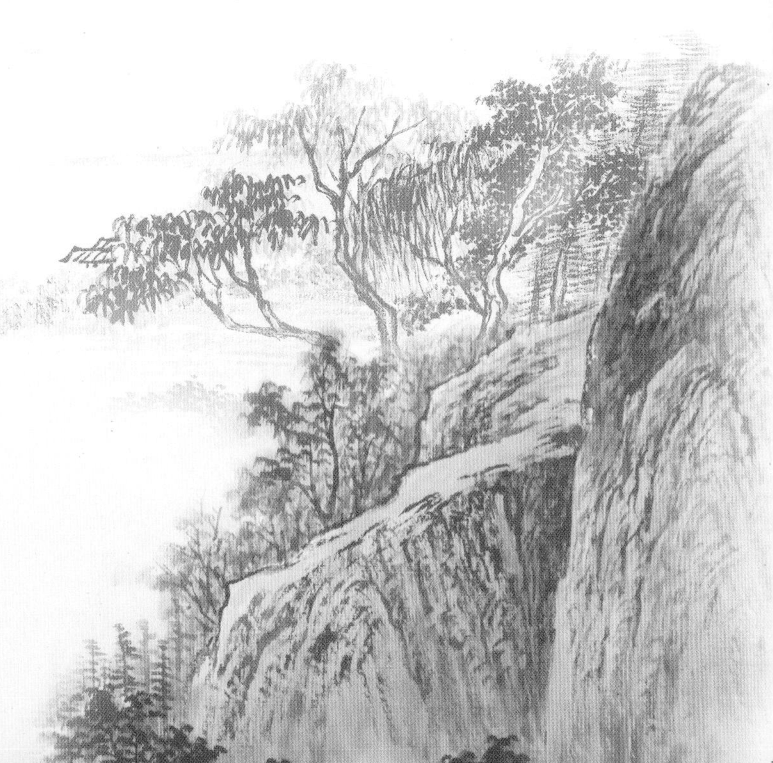

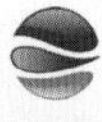

海峡出版发行集团
THE STRAITS PUBLISHING & DISTRIBUTING GROUP
福建科学技术出版社

图书在版编目(CIP)数据

幼科传薪 / 肖诏玮著. —福州：福建科学技术出版社，2023.9

ISBN 978-7-5335-7058-3

Ⅰ.①幼… Ⅱ.①肖… Ⅲ.①中医儿科学－中医临床－经验－中国－现代 Ⅳ.①R272

中国国家版本馆CIP数据核字（2023）第116866号

书　　名　**幼科传薪**
著　　者　肖诏玮
出版发行　福建科学技术出版社
社　　址　福州市东水路76号（邮编350001）
网　　址　www.fjstp.com
经　　销　福建新华发行（集团）有限责任公司
印　　刷　福州德安彩色印刷有限公司
开　　本　700毫米×1000毫米　1/16
印　　张　29
字　　数　428千字
版　　次　2023年9月第1版
印　　次　2023年9月第1次印刷
书　　号　ISBN 978-7-5335-7058-3
定　　价　138.00元

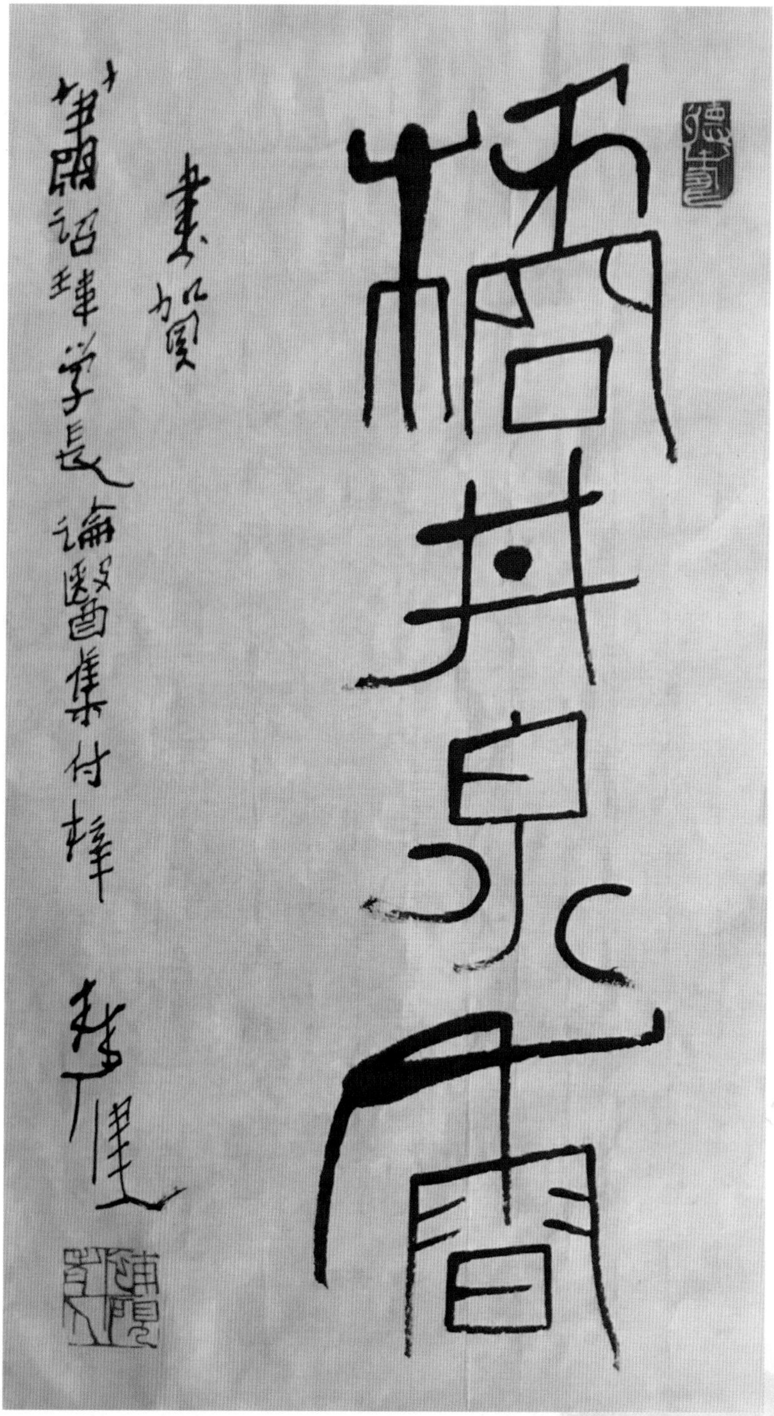

书篆名家、西泠印社社员林健题词

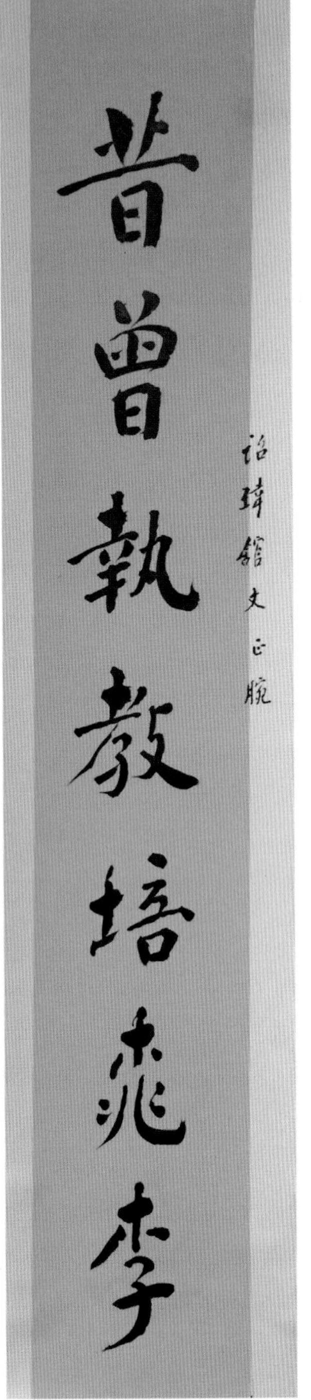

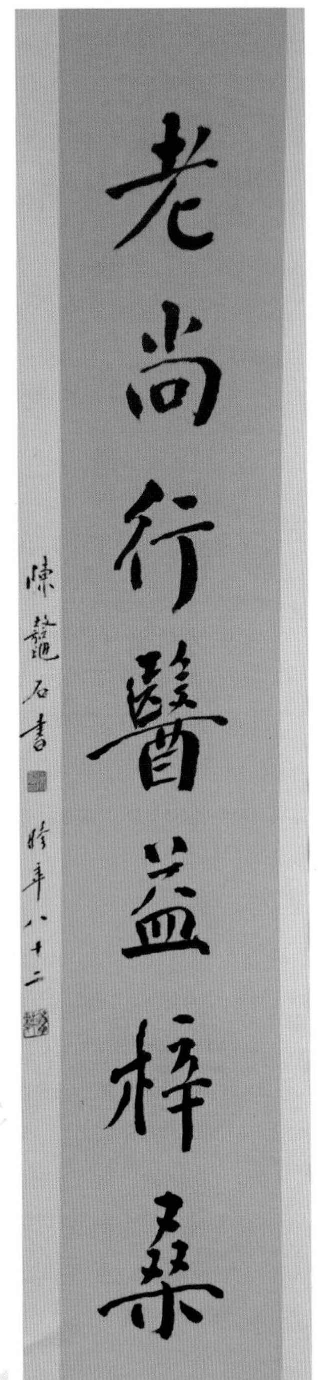

主任医师、福建省文史研究馆馆员陈鳌石赠联

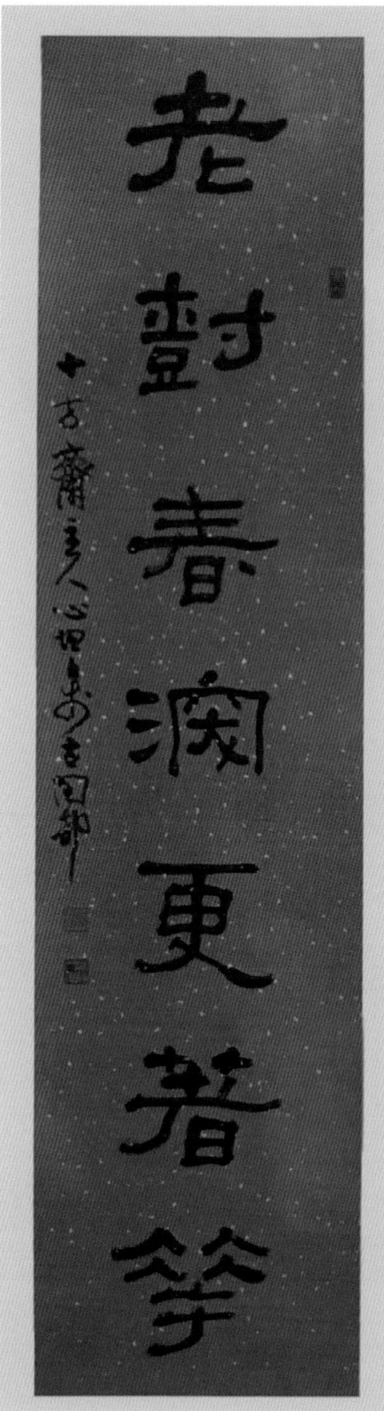

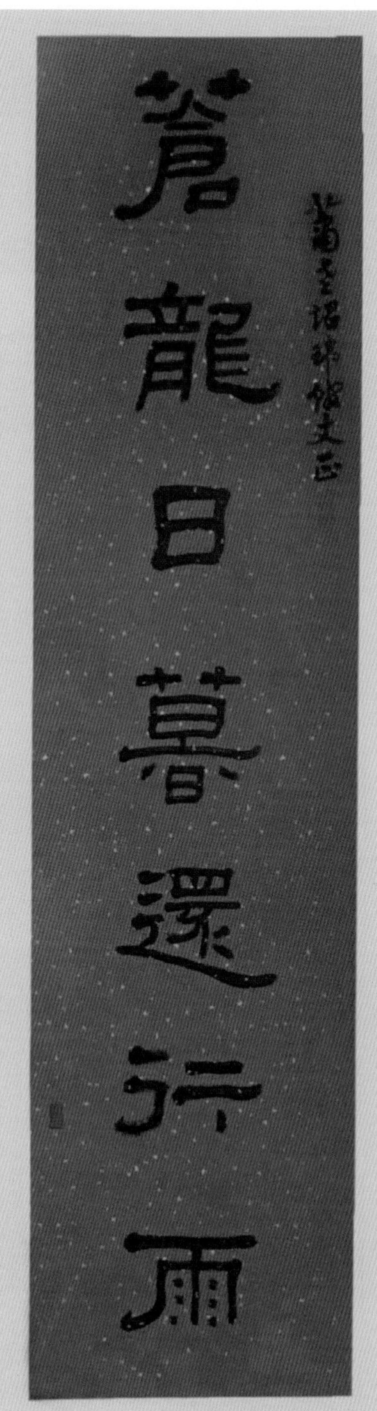

画家、诗人、书法家福建省文史研究馆馆员温心坦赠联

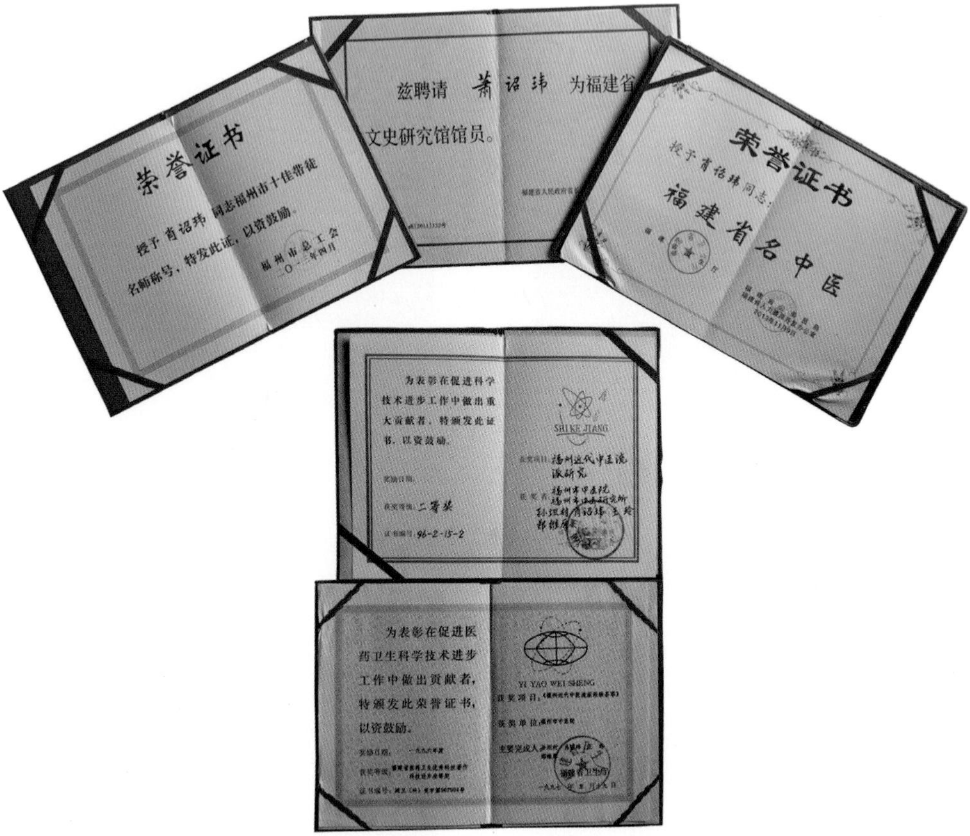

萧诏玮荣誉证书

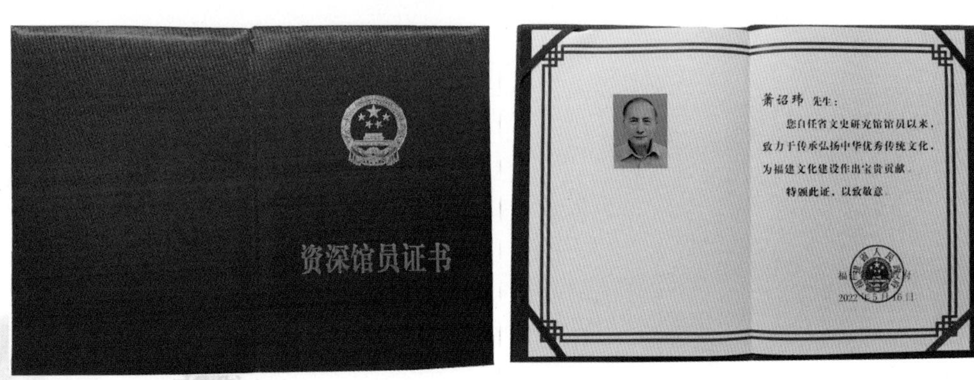

萧诏玮福建省文史研究馆资深馆员证书

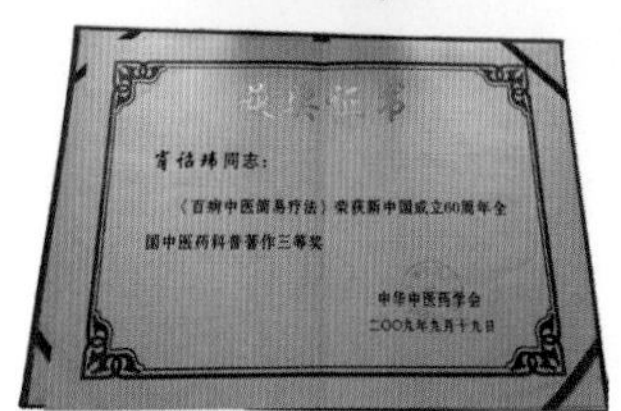

获奖证书

肖诏玮同志：

《百病中医简易疗法》荣获新中国成立60周年全国中医药科普著作三等奖

中华中医药学会

二〇〇九年九月十九日

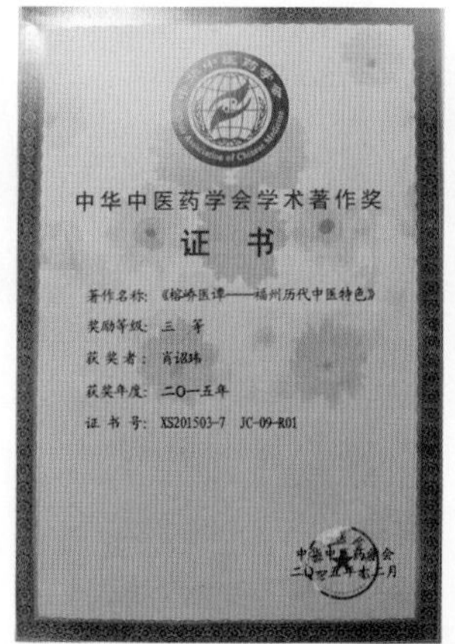

中华中医药学会学术著作奖

证 书

著作名称：《榕峤医谭——福州历代中医特色》

奖励等级：三 等

获 奖 者：肖诏玮

获奖年度：二〇一五年

证 书 号：XS201503-7 JC-09-R01

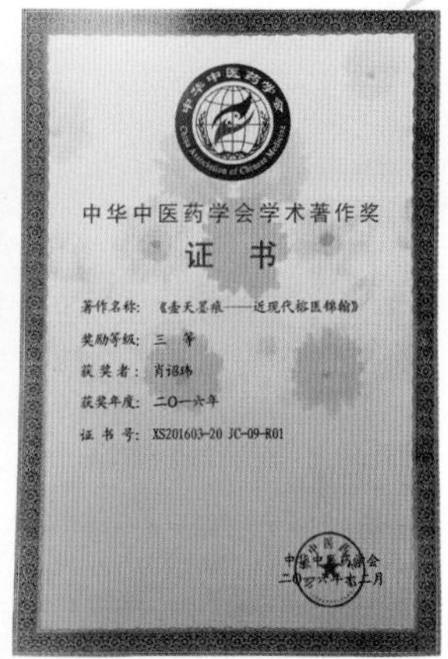

中华中医药学会学术著作奖

证 书

著作名称：《壶天墨痕——近现代榕医锦翰》

奖励等级：三 等

获 奖 者：肖诏玮

获奖年度：二〇一六年

证 书 号：XS201603-20 JC-09-R01

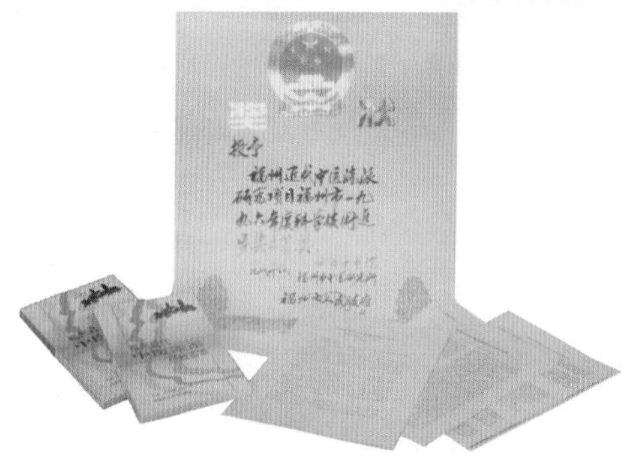

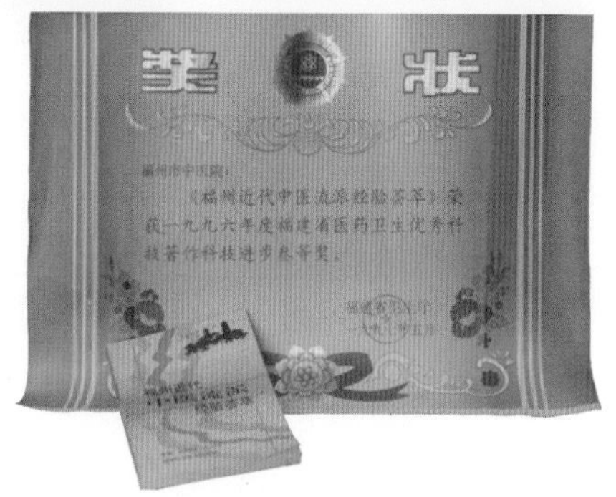

奖 状

福州市中医院：

《福州近代中医流派经验荟萃》荣获一九九六年度福建省医药卫生优秀科技著作科技进步叁等奖。

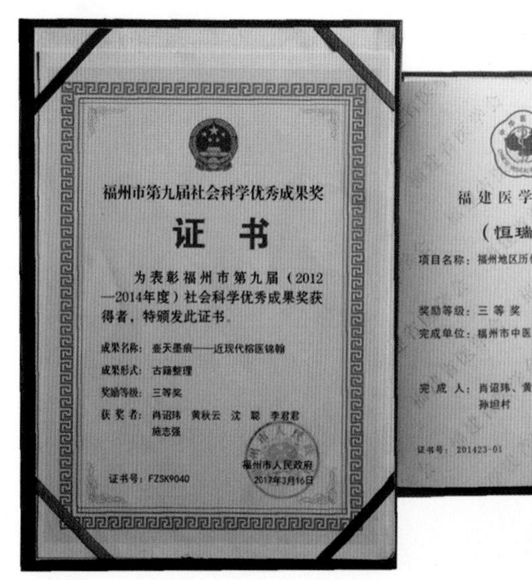

福州市第九届社会科学优秀成果奖

证 书

为表彰福州市第九届（2012—2014年度）社会科学优秀成果奖获得者，特颁发此证书。

成果名称：壶天墨痕——近现代榕医锦翰

成果形式：古籍整理

奖励等级：三等奖

获 奖 者：肖诏玮 黄秋云 沈 聪 李君君 施志强

证书号：FZSK9040

福州市人民政府

2017年3月16日

福建医学科技奖

（恒瑞杯）

项目名称：福州地区历代中医药特色与现状研究

奖励等级：三 等 奖

完成单位：福州市中医院

完 成 人：肖诏玮、黄秋云、林娟宜、李君君、孙坦村

证书号：201423-01

萧诏玮著作和研究成果获奖证书

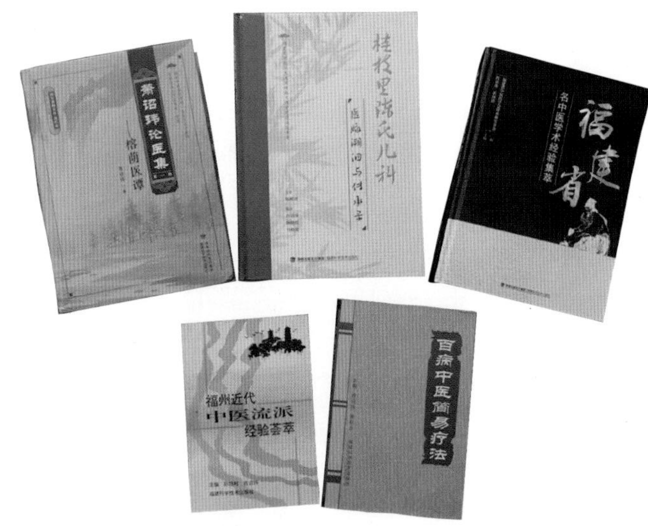

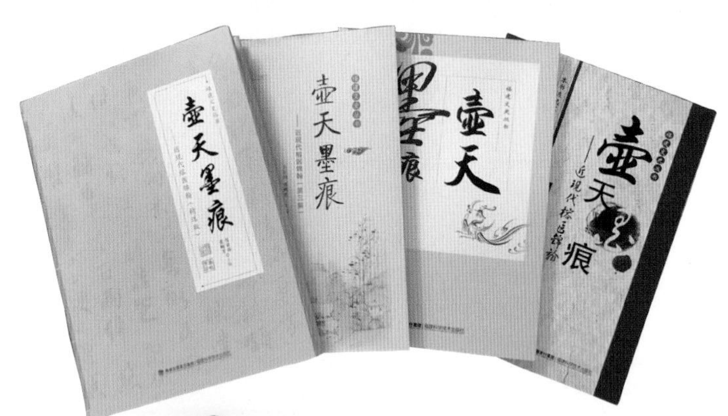

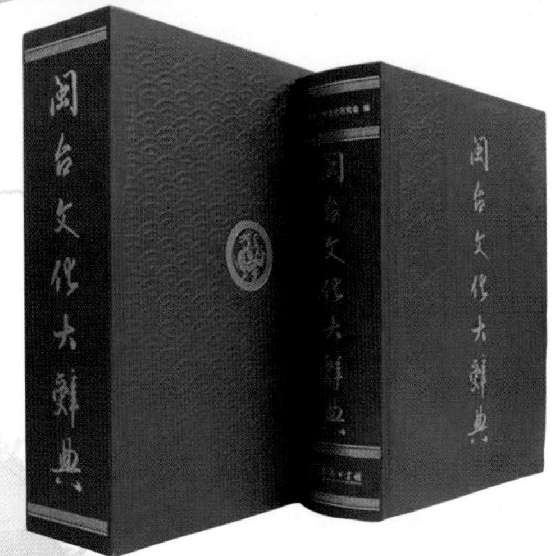

萧诏玮主编、参编的部分著作书影

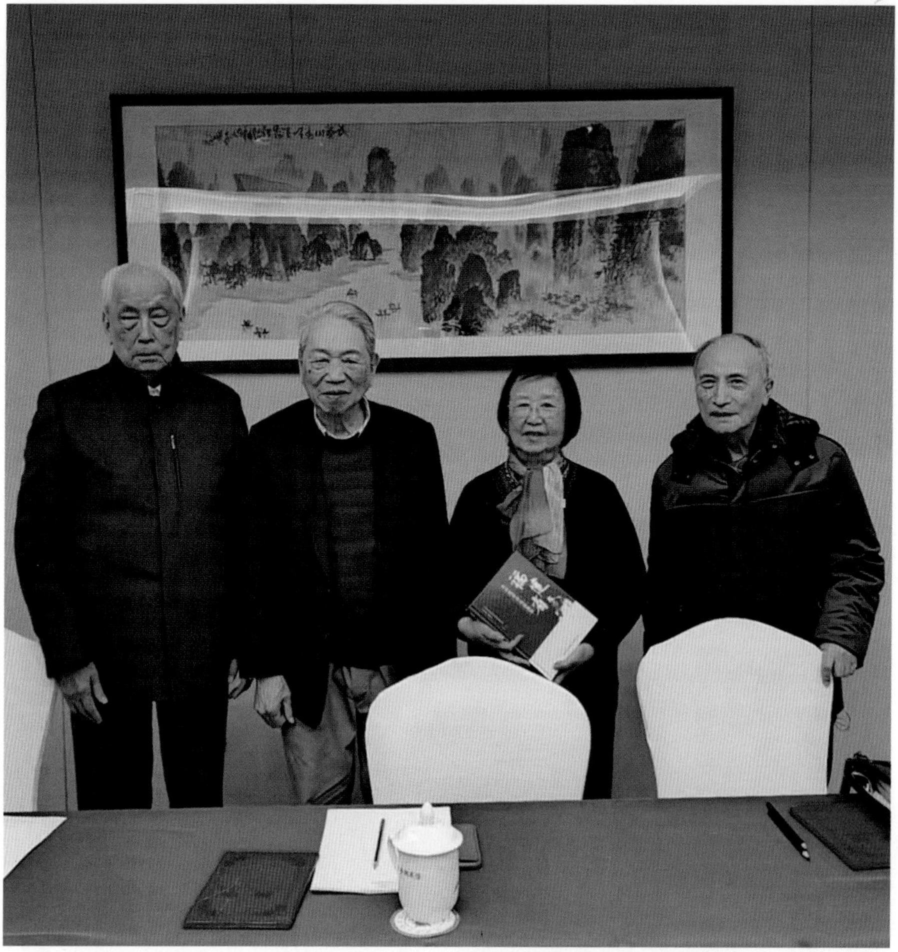

国医大师杨春波率萧诏玮向陈可冀院士伉俪赠书

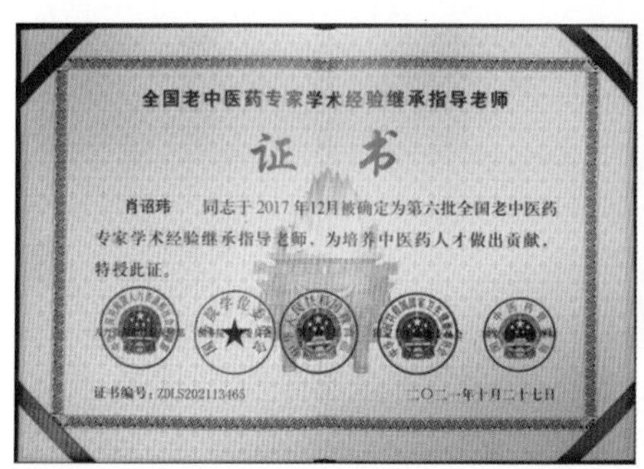

全国老中医药专家学术经验继承指导老师

证　书

肖诏玮　同志于2017年12月被确定为第六批全国老中医药专家学术经验继承指导老师，为培养中医药人才做出贡献，特授此证。

证书编号：ZDLS202113465　　二〇二一年十月二十七日

萧诏玮全国老中医药专家学术经验继承工作指导老师证书

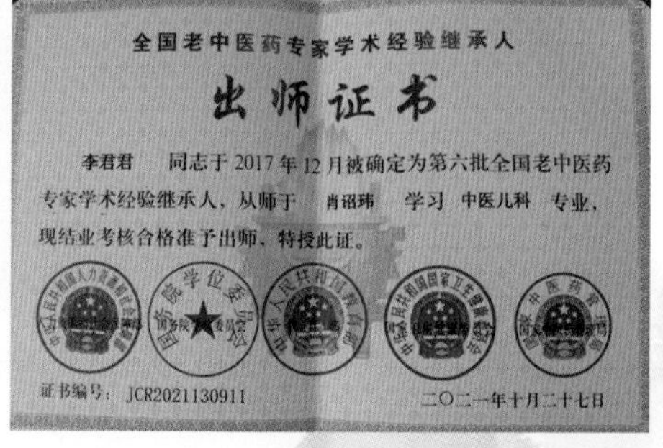

全国老中医药专家学术经验继承人

出师证书

李君君　同志于2017年12月被确定为第六批全国老中医药专家学术经验继承人，从师于　肖诏玮　学习　中医儿科　专业，现结业考核合格准予出师，特授此证。

证书编号：JCR2021130911　　二〇二一年十月二十七日

萧诏玮学术经验继承人李君君出师证书

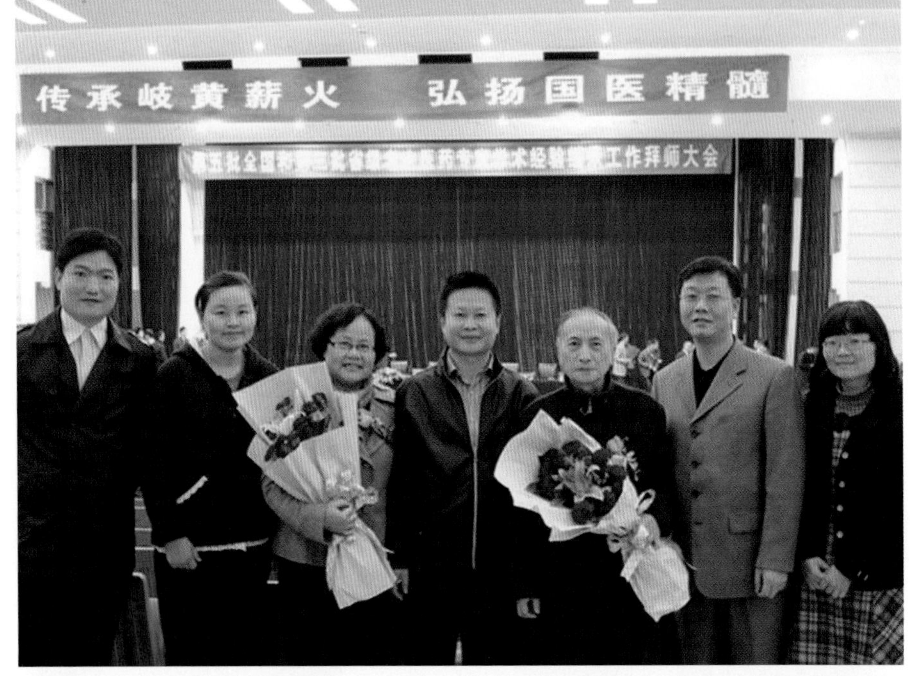

萧诏玮出席福建省第五批老中医药专家学术经验继承工作拜师大会

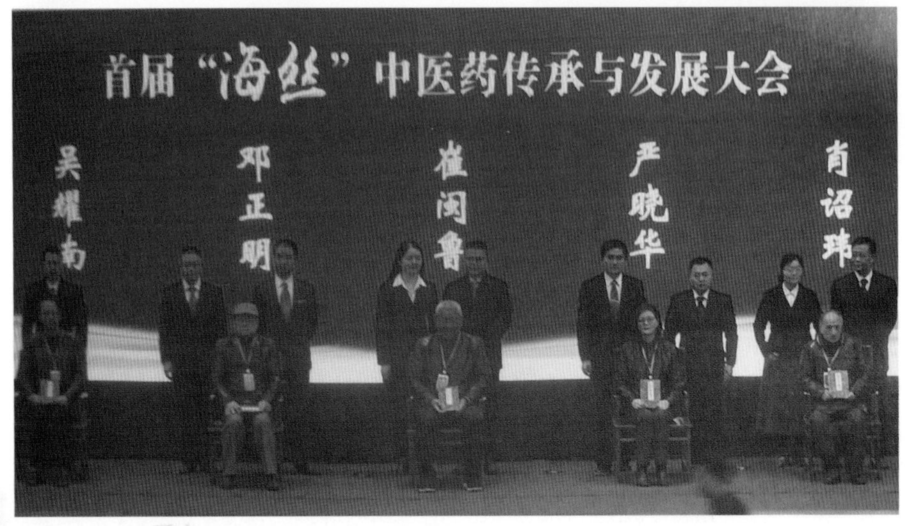

萧诏玮、李君君、施志强参加首届“海丝”中医药传承与发展大会

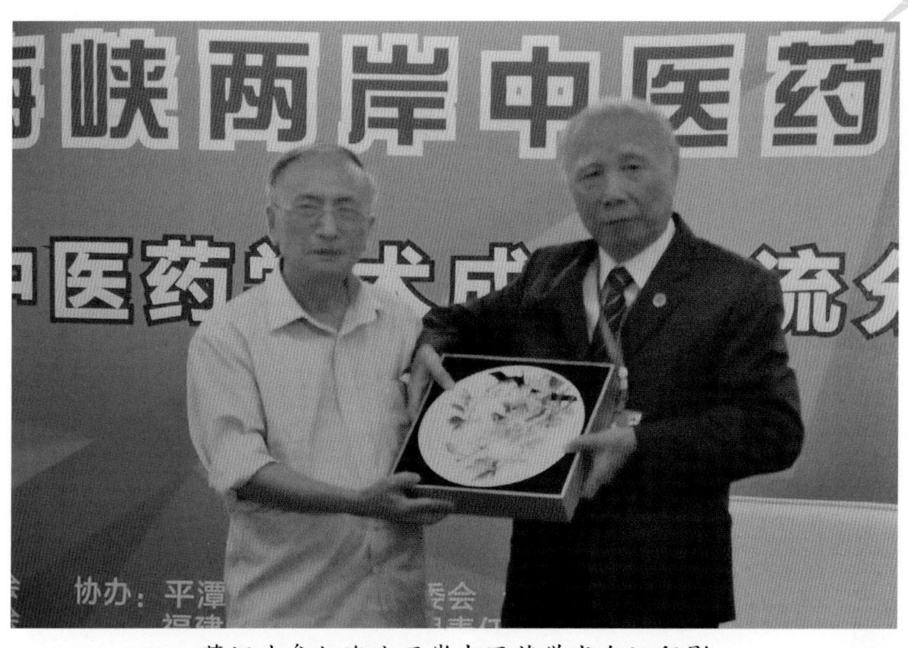

萧诏玮参加海峡两岸中医药学术会议留影

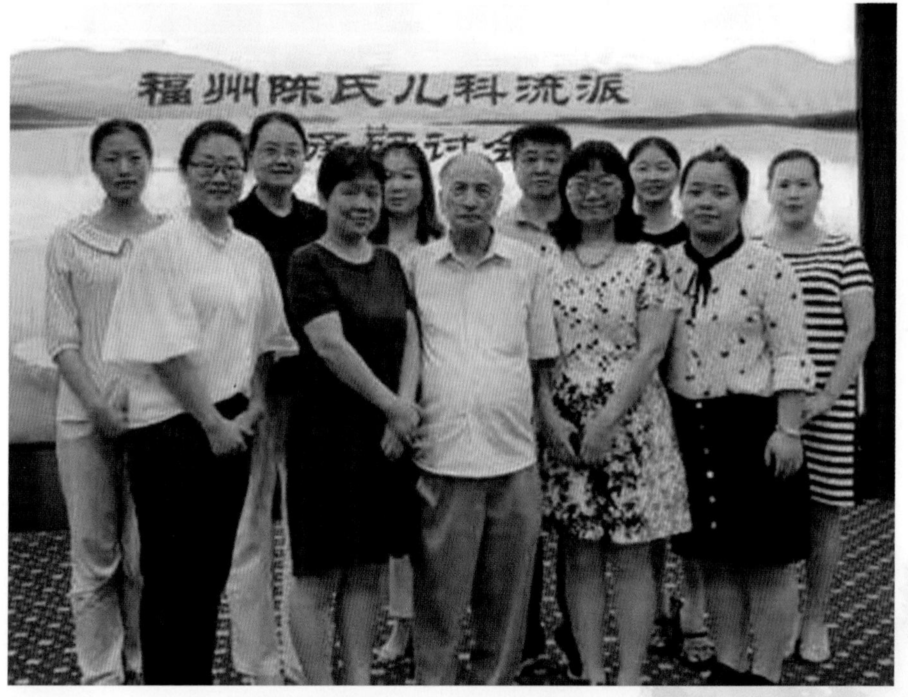

福州陈氏儿科流派会议参会人员合影

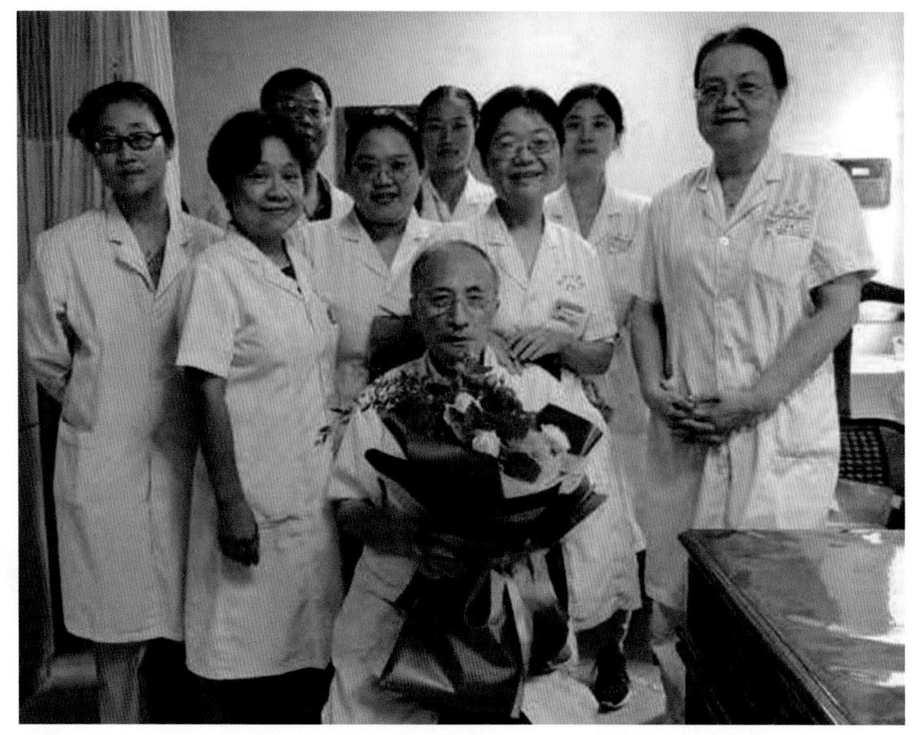

桂枝里陈氏儿科学术流派传承工作室部分成员合影

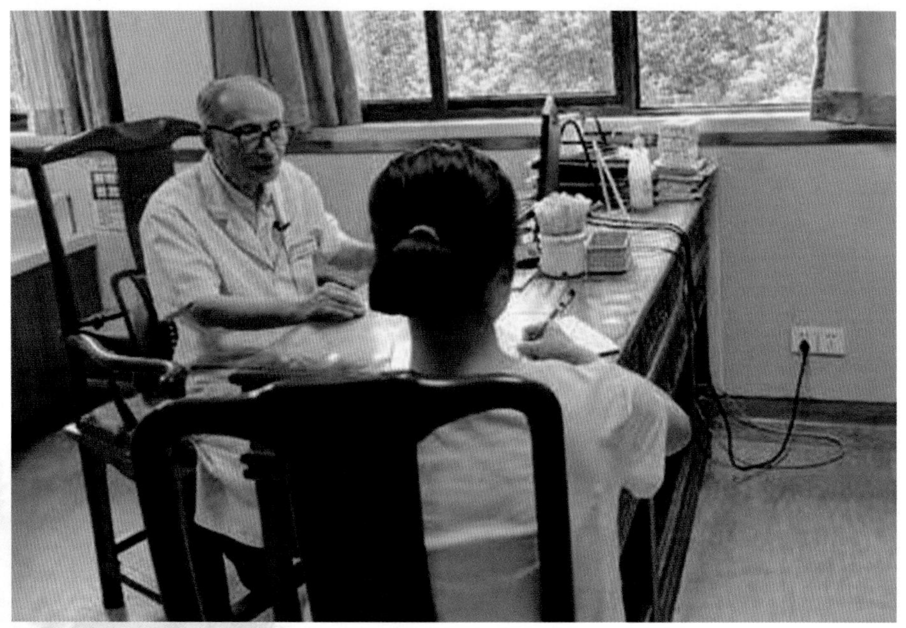

萧诏玮接受记者采访

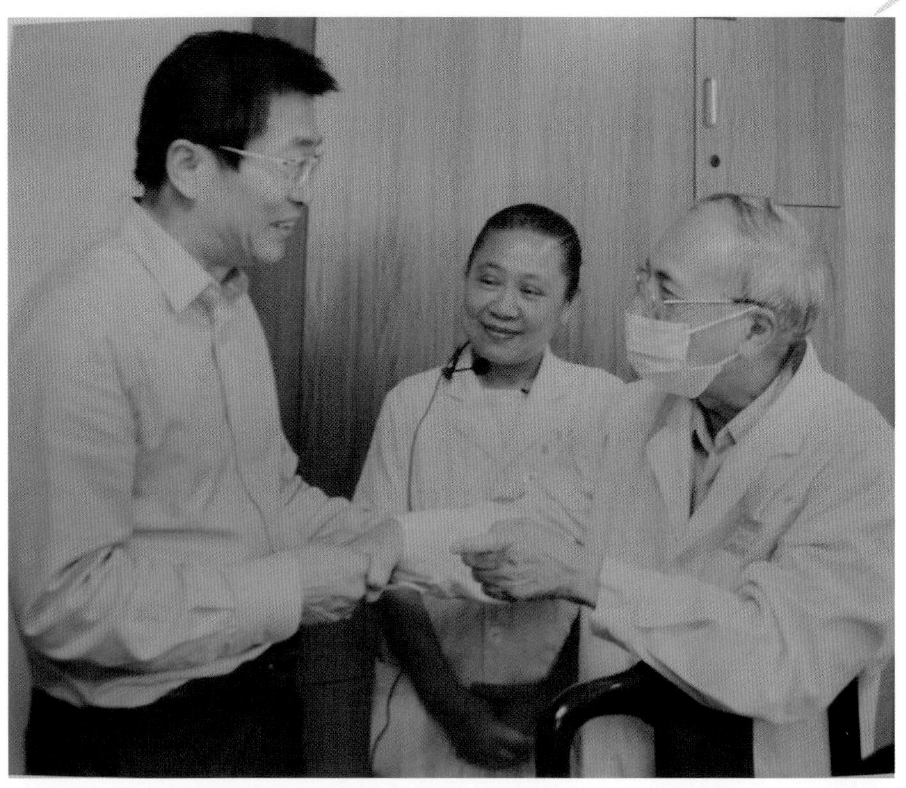

2019 年 5 月 30 日国家中医药管理局局长于文明（左一）莅临福州市中医院调研

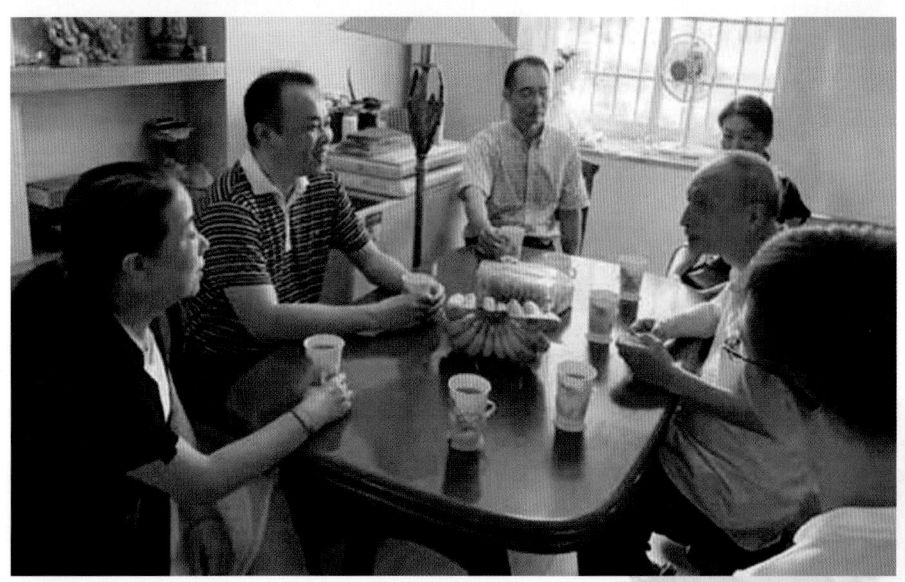

福州市政协副主席、中国农工民主党福州市委员会主委林澄（左二）节日慰问萧诏玮

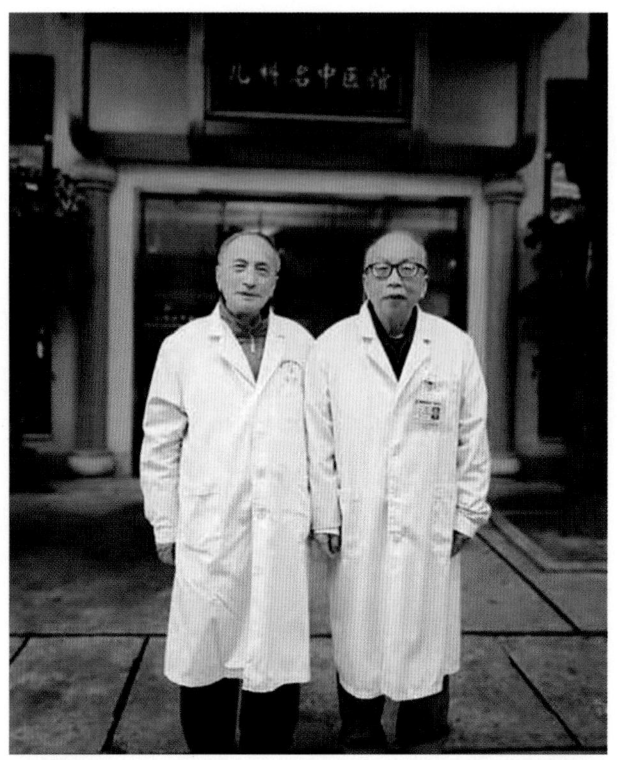

萧诏玮与陈辉清合影

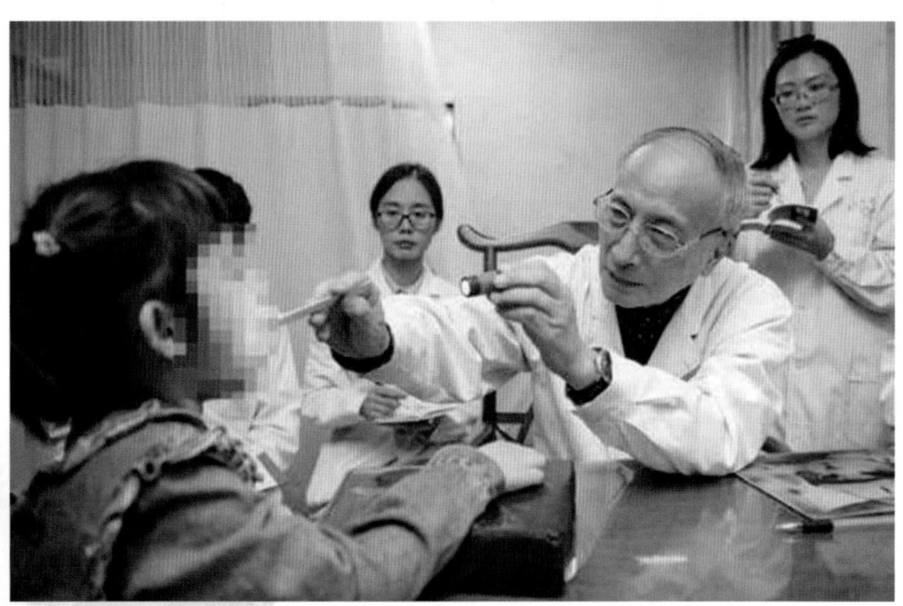

萧诏玮应诊照

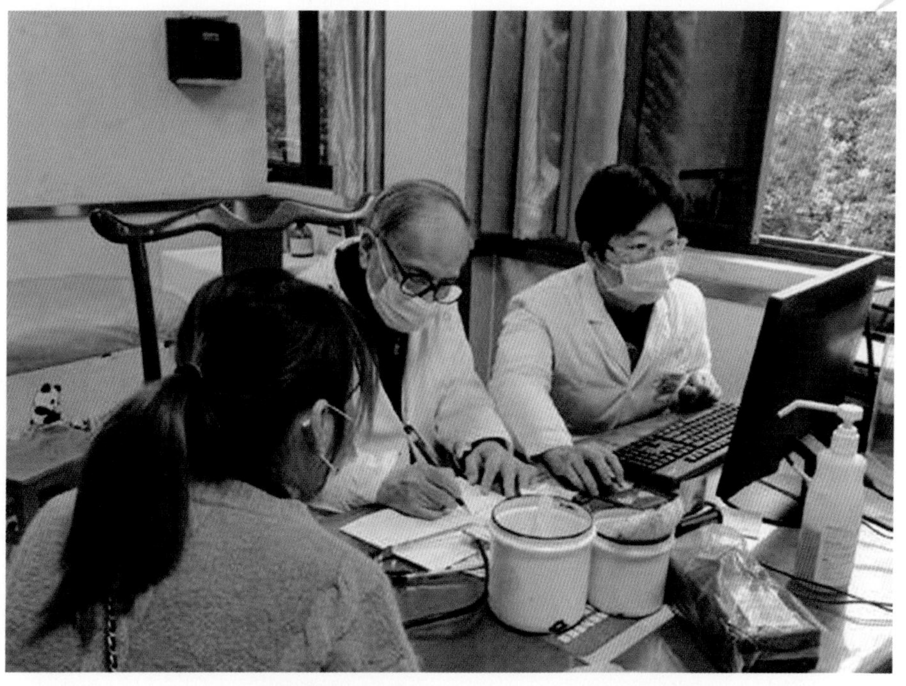

萧诏玮带徒照，右一为李君君

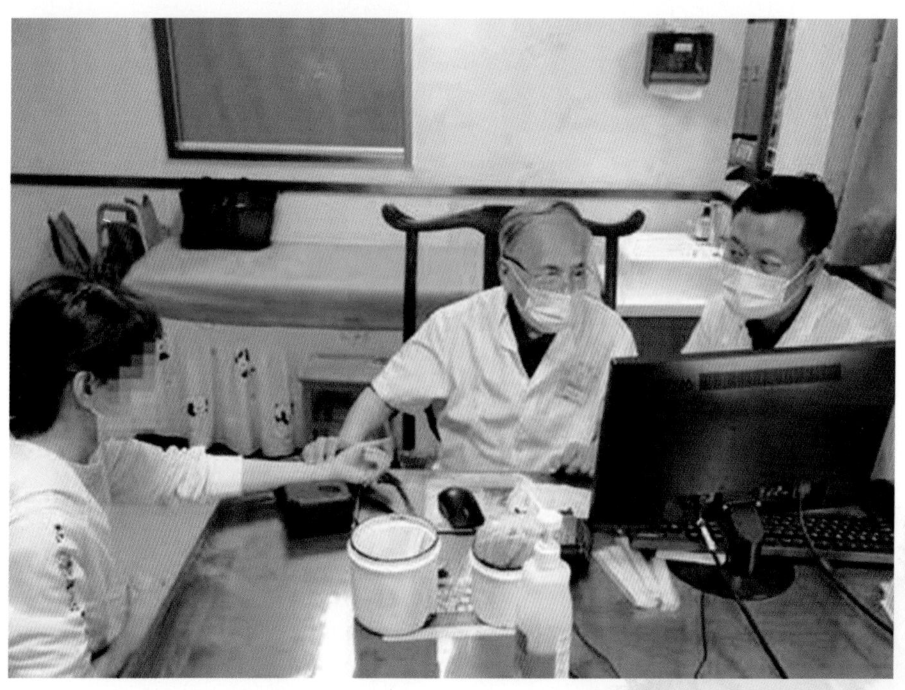

萧诏玮带徒照，右一为施志强

福建省文史研究馆

致萧颖哲门生帖

颖哲贤契：

入室三年　学业草成　陈氏八代

國醫傳衍

老树门荫　不知岁矣　河上長流

无尽时焉

殷切期望　不负陈门　相西祖師

医训永铭

学以致用　精益求精　悬壶济世

医者仁心

今已出徒　吾今寄语　切切牢记

一一践行

恩師 蕭诏瑋 [illegible]

戊戌八月既望

萧诏玮致门生帖

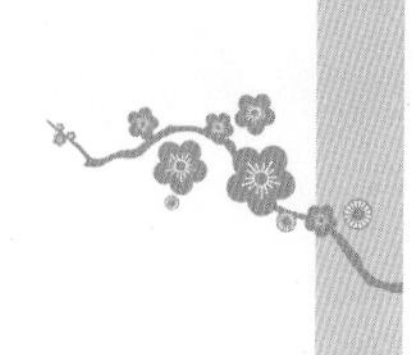

著　者

肖诏玮

整理者

李君君　施志强　原　丹　马榕花　沈　聪　叶　薇
李　婵　林鼎新　林震宇　丘　泓　林艳蓝　刘亚凤
郭胜泽　张玉宁　郑　平　黄显淦　赵伟强　郑卫光
陈艺红　肖颖哲　肖家沂　赵建南　龚慧颖　何子慧
陈　娜　黄彦平　林燕巧　黄邵兴　邱萍萍　黄鑫鑫
王晓芙　陈玲慧　陈玄集　程宝灯　谢飞燕　郑铮铮
吴志海　李　娜　何银香

统　稿

林震宇　丘　泓

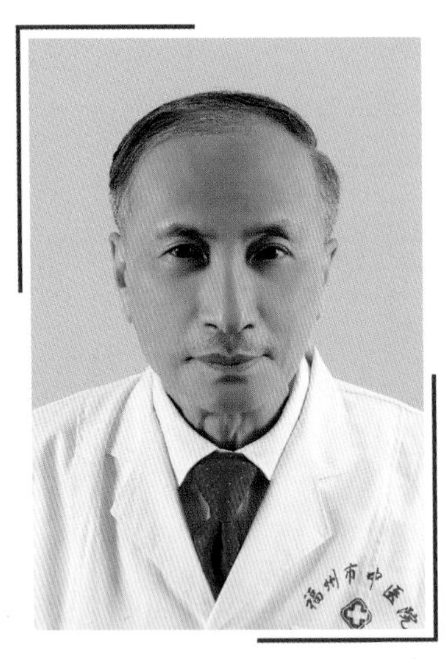

著者簡介

肖（萧）诏玮，福州市人，福州市中医院主任中医师，教授。曾任福建省中西医结合学会儿科专业委员会副主任委员。现任福建省中医药学会传承研究分会副主任委员、福建省中医药研究促进会常务理事、福州市中医药学会顾问。中国农工民主党党员，曾任中国农工民主党福建省第八届委员会委员。2011 年被福建省人民政府聘为福建省文史研究馆馆员，2013 年被评为福建省名中医，2014 年被国家中医药管理局评为“全国名老中医药专家传承工作室指导老师”，2017 年被评为“第六批全国老中医药专家学术经验继承工作指导老师”。

1961 年师承福建省名老中医、桂枝里陈氏儿科六世医陈桐雨先生，迄今从事儿科专业 60 余年。治疗上擅长清热，认为小儿有易热的病机，热病居多；重视脾胃，主张先天赖脾胃之生生不息，后天赖脾胃之化化无穷。临床擅治小儿反复呼吸道感染、支气管哮喘、小儿厌食、功能性消化不良、

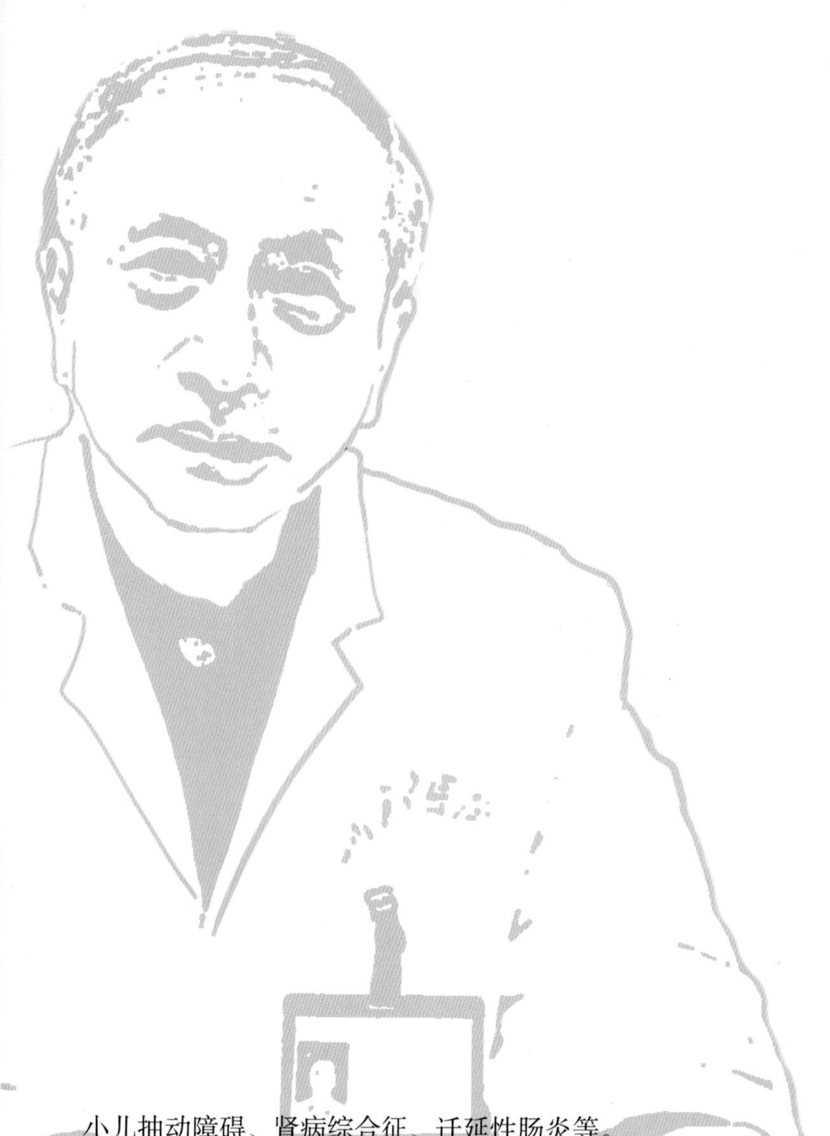

小儿抽动障碍、肾病综合征、迁延性肠炎等。

出版专著19部，参编著作20部，在国家级、省级刊物发表论文100余篇，在乡土、文史类杂志发表文章150余篇。其中《百病中医简易疗法》《榕峤医谭——福州历代中医特色》《壶天墨痕——近现代榕医锦翰》分别于2009年、2015年、2016年获中华中医药学会优秀著作三等奖。2013年获评“福州市十佳带徒名师”。

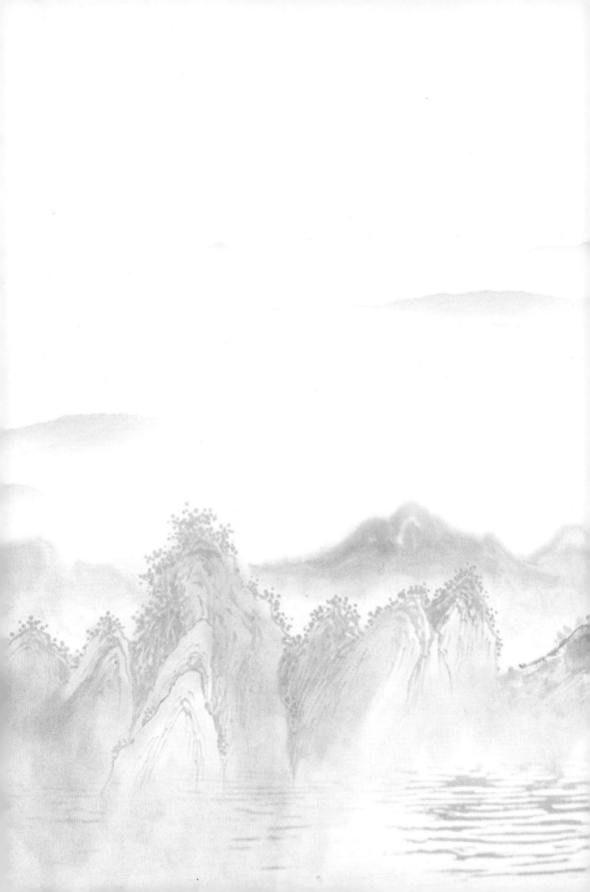

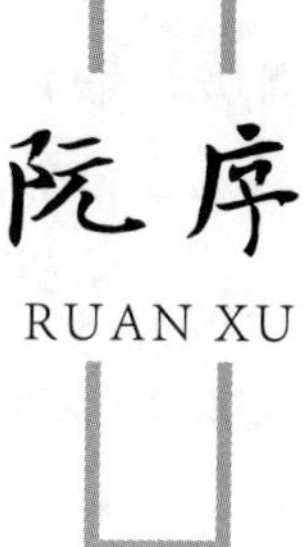

阮序

RUAN XU

中医药学源远流长、博大精深，是中华民族优秀文化中的璀璨明珠，是中国人民长期与疾病作斗争的实践经验结晶。中医儿科学是中医学的重要组成部分，也是中医学中最具有优势和特色的学科，荟萃了中华民族几千年来鞠养小儿和防治疾病的丰富经验，具有独特的理论和临床实践体系，为中华民族的繁衍昌盛做出了卓越的贡献。

福建地居东南，医学昌盛，文物骎骎，名医辈出。就儿科而言，北宋钱乙始列其为专门，而南宋福州杨士瀛对儿科殊有建树，著《仁斋小儿方论》，剖前哲未尽之蕴，摘诸家有效之方，济以家传及个人心得，垂范后世。明清以降，儿科名医如齐德成、聂尚恒、郑大忠、邓旒、陈扬祖、周士祢、李明辰等，皆有声名于当时。迨至近现代，福州儿科名家，星汉灿烂，如连江陈氏，历传十世；桂枝里陈氏、塔移影林氏，均有200多年历史；苍霞洲李氏亦历传百余年；高润生、张贞镜、高希焯、王著础等，声名卓著。可谓世医显赫，流派纷呈，绝学秘招，金针度人。儿科专业，备受重视，人们深知“倘若无小，卒不成大”的道理。

福州市中医院儿科萧诏玮主任医师，系福建省名中医、全国名老中医药专家传承工作室指导老师、全国老中医药专家学术经验继承工作指导老师、福建省文史研究馆馆员。他于1961年师从福建省名老中医陈桐雨先生。福州陈氏世业儿科，享盛名200多年，三世医刚济，曾治愈周莲知府公子之重病，周莲赠联曰“青囊三世泽，红杏万家春”；五世医笃初公自撰桂枝里医寓联曰“门前老树不知岁，河上长流无尽时”；

足征陈氏儿科源远流长。陈桐雨先生为第六世医，萧诏玮主任师出名门，得老师亲炙，杖履相从，克绍箕裘。出师后在福州市中医院儿科工作，迄今从医60多年，勤于实践，在治疗儿科疾病上有较深的造诣。学术上擅长清热，他认为小儿有易热的病机；重视脾胃，主张先天赖脾胃生生不息，后天赖脾胃化化无穷故也；同时研究院内制剂用于儿科临床。他对待患儿态度和蔼，耐心解释，勤于笔耕，发表论文100多篇，在乡土、文史类杂志上发表文章百余篇，出版专著19部，参编20部。退休以后被返聘，仍坚持每日上午门诊，常逾午，无倦色。他尚致力于闽中医流派及榕中医文化研究，20多年前与孙坦村教授合作完成福州近代中医流派研究并出版专著，曾获厅级科技成果奖二、三等奖各1项。退休之后，不惮烦劳，多方奔走，经寒暑，历岁月，完成多项课题，出版《榕峤医谭——福州历代中医特色》《壶天墨痕——近现代榕医锦翰》三辑。有3部著作获中华中医药学会优秀著作三等奖，2项科研分获福建省医学会、福州市人民政府科技成果奖。完成福建岁时民俗中医内涵研究，并承担《闽台文化大辞典》中福建中医药相关内容的写作。他以杖国之年，仍广拓博采，钩沉故实，自甘寂寞，潜心探究，终岁倥偬，未遑宁息，摇笔挥翰，踵事增华。可谓“苍龙日暮能行雨，老树春深更护花”。

萧诏玮医师近30年来持之以恒，致力于乡邦医学研究，因为中医治病讲究因人因时因地治疗，《黄帝内经》云“黄帝问曰：医之治病也，一病而治不同，皆愈何也？岐伯对曰：地势使然也。”医家经验的形成与特定的地域、风土、气候、天文、习俗、禀赋等因素关系密切，所以闽派中医有其临证经验和辨证思维特点。余以为萧诏玮等人对闽派中医的研究有了很好的成果，希望他沿着这条道路，继续研究下去，期待他取得更好的成绩。

目前其工作室同仁精诚合作，已出版《萧诏玮论医集·第一辑——榕荫医谭》，列师门传薪、医路心语、流派探赜、榕医溯源、民俗研究、文苑杏林、榕荫医话、医书序跋等；还拟出版萧诏玮论医集（第三辑）

《芝山医案》。现萧诏玮论医集（第二辑）《幼科传薪》清样已出，内容博赡，切合实用，文字典雅，增广见闻，将为中医儿科学增光添彩，也为老中医传承工作起推动作用，为发扬闽派中医特色做出贡献，故乐为之序。

中国人民政治协商会议福建省委员会副主席
原福建省卫生和计划生育委员会副主任
福建中医药大学教授、博士生导师
福建省人民医院主任中医师

阮诗玮

癸卯孟春

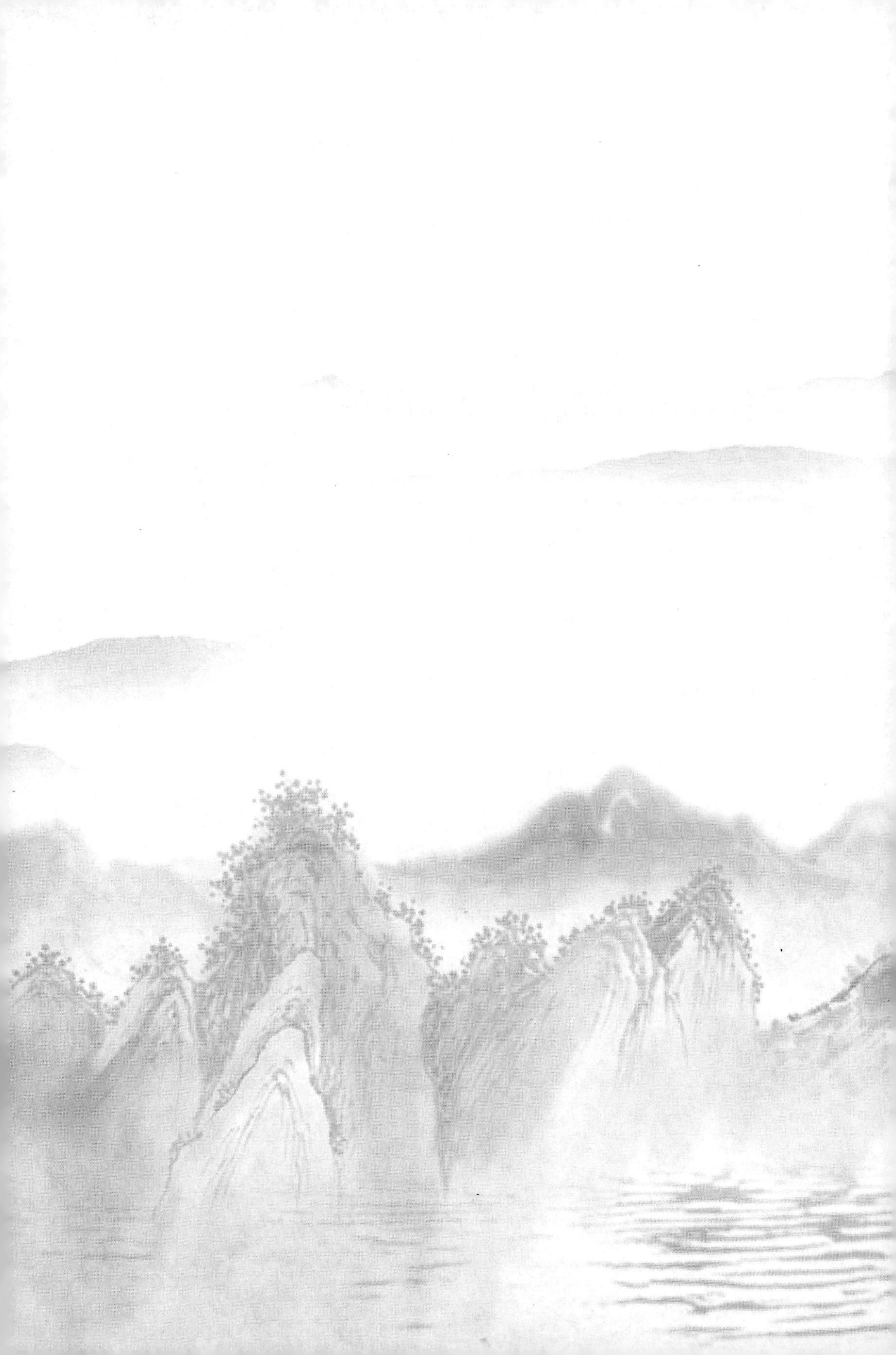

卢序

LU XU

萧诏玮医师日前以《幼科传薪》书稿见示，殷殷嘱我作序。长者命，不敢辞。匆忙翻阅内容，即感惊奇不置，佩服无地。由于此前曾经拜读过萧老于2006年所编62万字的《榕峤医谭——福州历代中医特色》，2012年后又陆续赏读《壶天墨痕——近现代榕医锦翰》3集，均系榕城名老中医之医案、医话及方笺墨宝等汇集之作，图文并茂，赏心悦目，引人入胜。今观本书稿，又复鸿篇巨制，内容皆是萧老自撰的文章，高议伟论或采故实，或出心裁，咸他人所不及道者。其资料搜罗之宏富，理据钩稽之详密，均令人惊诧赞叹。集腋聚沙之功，不同凡响，阅读此书，无疑会给读者留下深刻印象。

萧老论医大作，洋洋数十万言，均当医务旁午之隙力役而成，让人肃然起敬。萧老出生书香门第，幼承庭训，长得师传。拜在诸老名医门下，如榕医泰斗陈桐雨、吴味雪诸老，指授心传，获教良多；矢志从医，忽忽五纪。萧老谨身勤学，寝馈经典；爱书嗜读，颖敏善悟；涉猎既广，故具厚积薄发之深功。

众人皆知，医者乃仁心仁术之业，执此业者极见其品德修养与业务技能。萧老从医以来，口碑载道，无人不称誉其仁心待人；舆颂盈衢，众庶皆夸赞其仁术回春。人眼似称，公论如榜，业界自有定评。不数年间，萧老由省级名老中医，而为国家级名老中医，还特设其个人工作室，配助手，带徒弟，德厚流光，荣誉皆实至名归。

萧老以仁心行仁术，阅人无数而心志专一。传统中医均于望闻问切之中诊疾用药，斟酌配伍，权衡之术在于医家，纾解之效验诸患者。萧老从医受众人景仰，就医者络绎不绝，即缘于其细致诊治之仁心与触手见效之仁术。试想，年逾耄耋，仍能持续四五个钟头之案头工作，诊病、教学双管齐下；和颜悦色，不躁不愠，自然亲切，一以贯之。是何心也？其惟仁心乎！无怪乎萧老在堂，求医者盈门，医老长坐而无倦容，患者久候亦无怨言。仁心济众，敬持本业，为医如此，亦无愧于杏苑先贤。

萧老论医，实皆经验之谈，积学之得，摅心之语。本书前述两章，夫子自道其从医历程与学术思想；其后各章，或论述治法和用药心得；或探析流派，介绍名家，溯源医脉，考究风俗；或漫话养生和疾病防治，琳琅满目，令人目不暇接。读者不仅由此可知萧老之广闻博学，精研覃思，而且可见其对医道之深研细察，心有独见。我想，此书之出不仅有存史之功，嘉惠医林，而且有教化之用，沛泽读者。人们从中不仅可以学到中医学知识，而且也学得为人处事的道理。

《尚书》有言："功崇惟志，业广惟勤。"萧老弱冠立志从医，半个多世纪不曾间歇，其于职业信守不渝，故岐黄之术日益精进，救世济民，其功至伟；正为其敬业不怠，传承杏林宗风，于中医文化情有独钟，悉心收集先贤名哲之手泽墨宝，眼中所见，虽吉光片羽，亦无遗佚，旁搜远绍，聚沙成塔。其所编纂出版的各部大著，皆有填空补白之功，发前人所未发。辛勤劳作，著此大效，惠人以文，善莫大焉。

俗话说"公门好修行"，比喻公仆之业，宜于积德。我以为，医林最宜道，医家济人以术，淑世以心，力行其道，积善成德，渐备圣心。其所以如此勤劬黾勉，为人作嫁，实出于"扬芬榕医精诚"。萧夫子自道："谢绝纷华，不趋热络，青灯黄卷，甘耐寂寞，抱初衷而申夙志，存幼幼曲赤之心，服务桑梓，传承文脉。"萧老一生致力于悬壶济世，又出其绪余，杏苑耕耘不辍，收集医家文献，阐扬杏林文化。孜孜坚守，矻矻穷年，铢积寸累，终而蔚为大观。今读新著，谨向作者致贺，也为读者庆幸。萧老医论，是经验之谈，又是实践所得，其志可钦，其勤可嘉，是足为后生晚学之楷模。谊在同馆，故乐而为之执言。

福建省文史专家

福建省文史研究馆原馆长 卢美松

2023年春节前夕

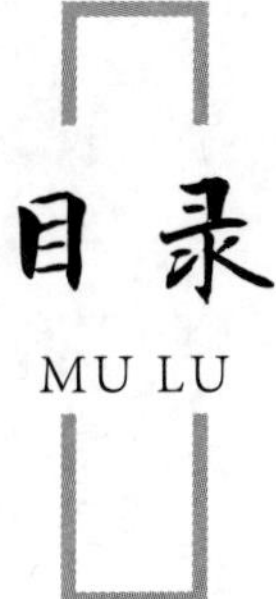

目录

MU LU

上篇　临证心得

第六章　外治一得　180

中篇　学术探究

第七章　流派研究　207

附录　报道和采访

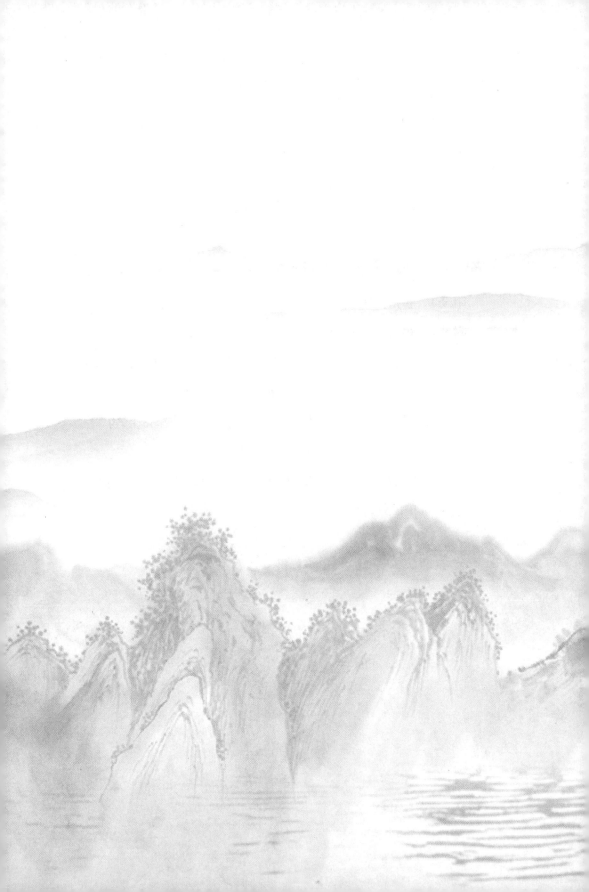

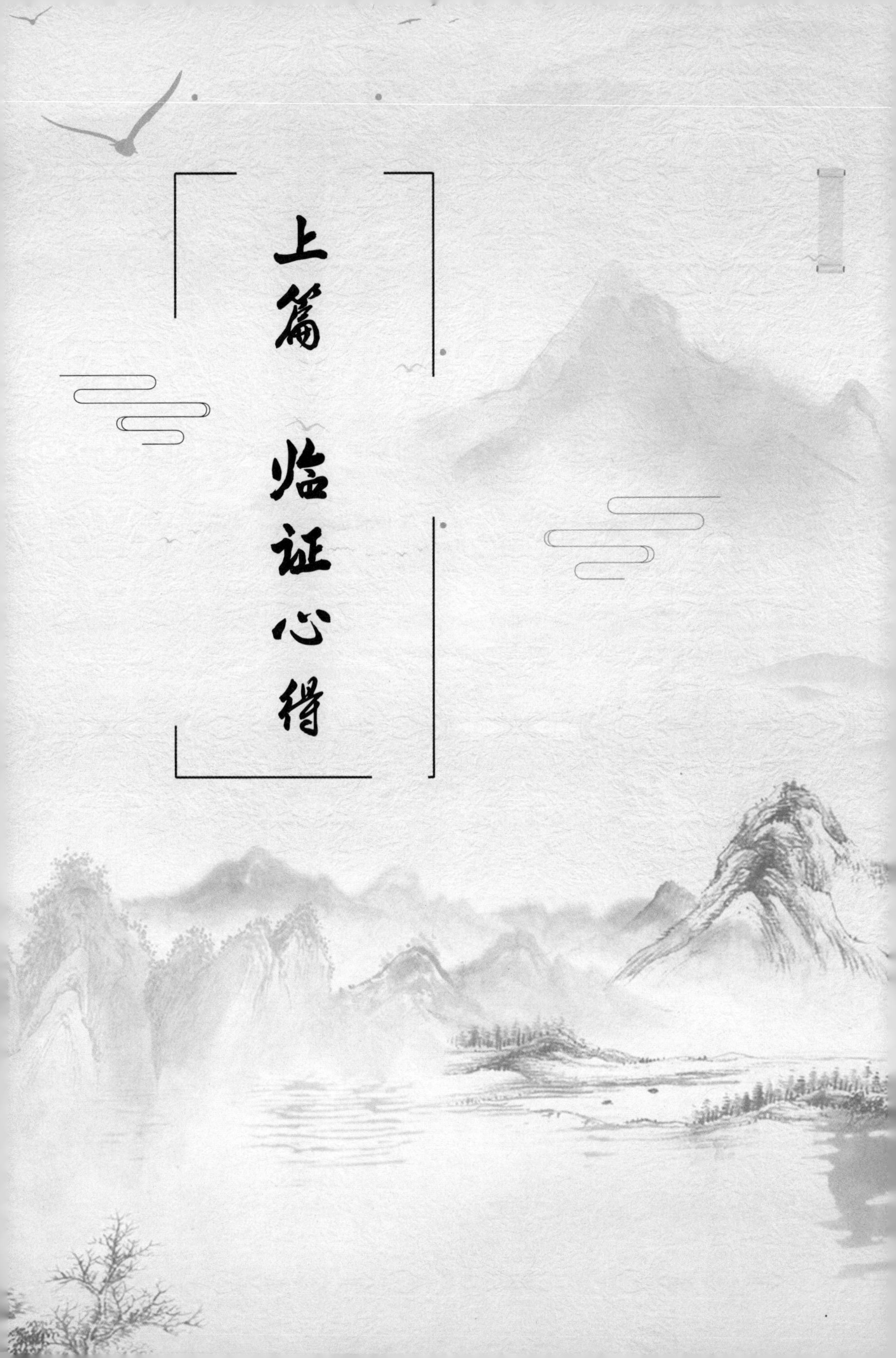

上篇 临证心得

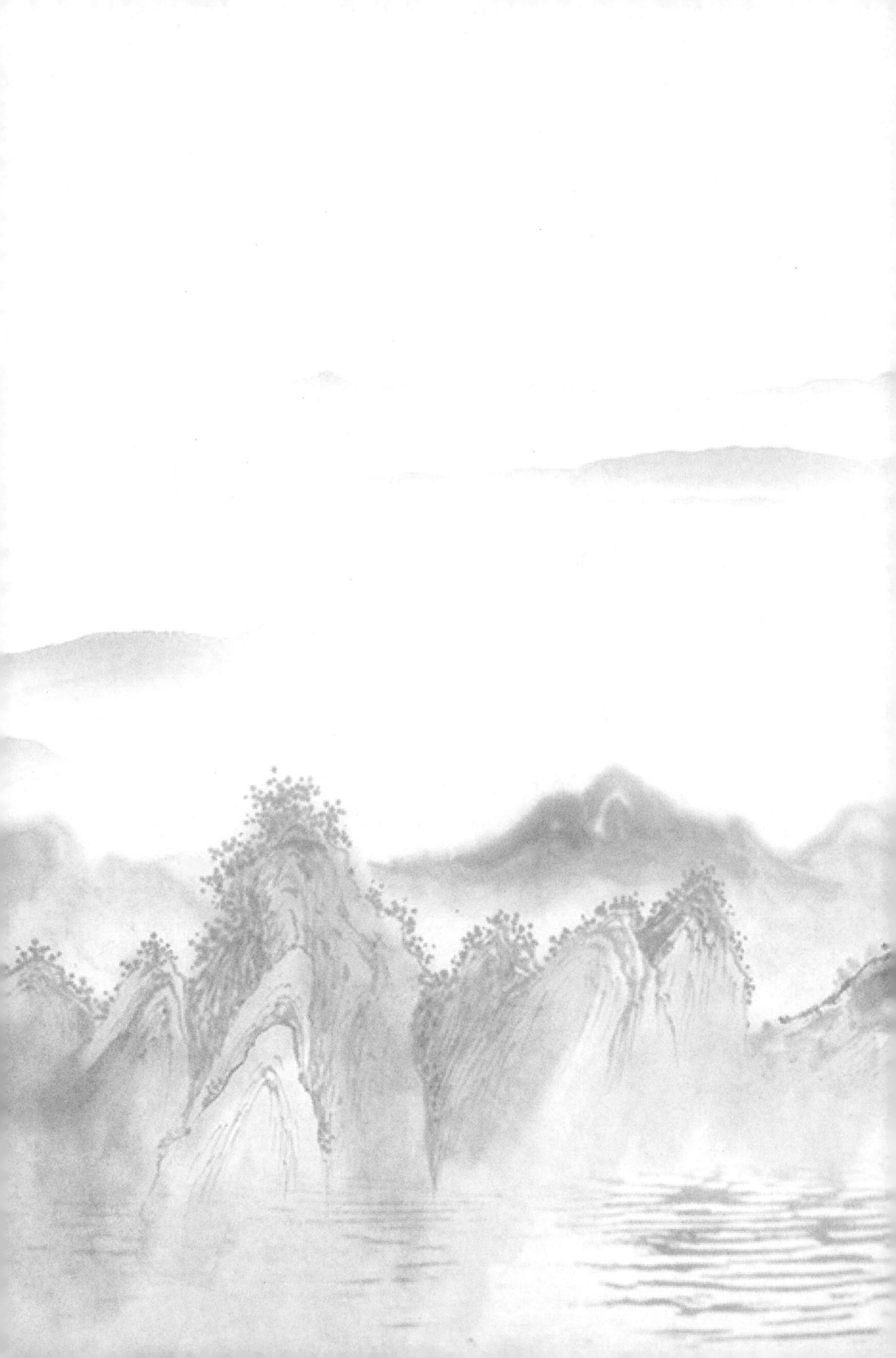

第一章 从医之路

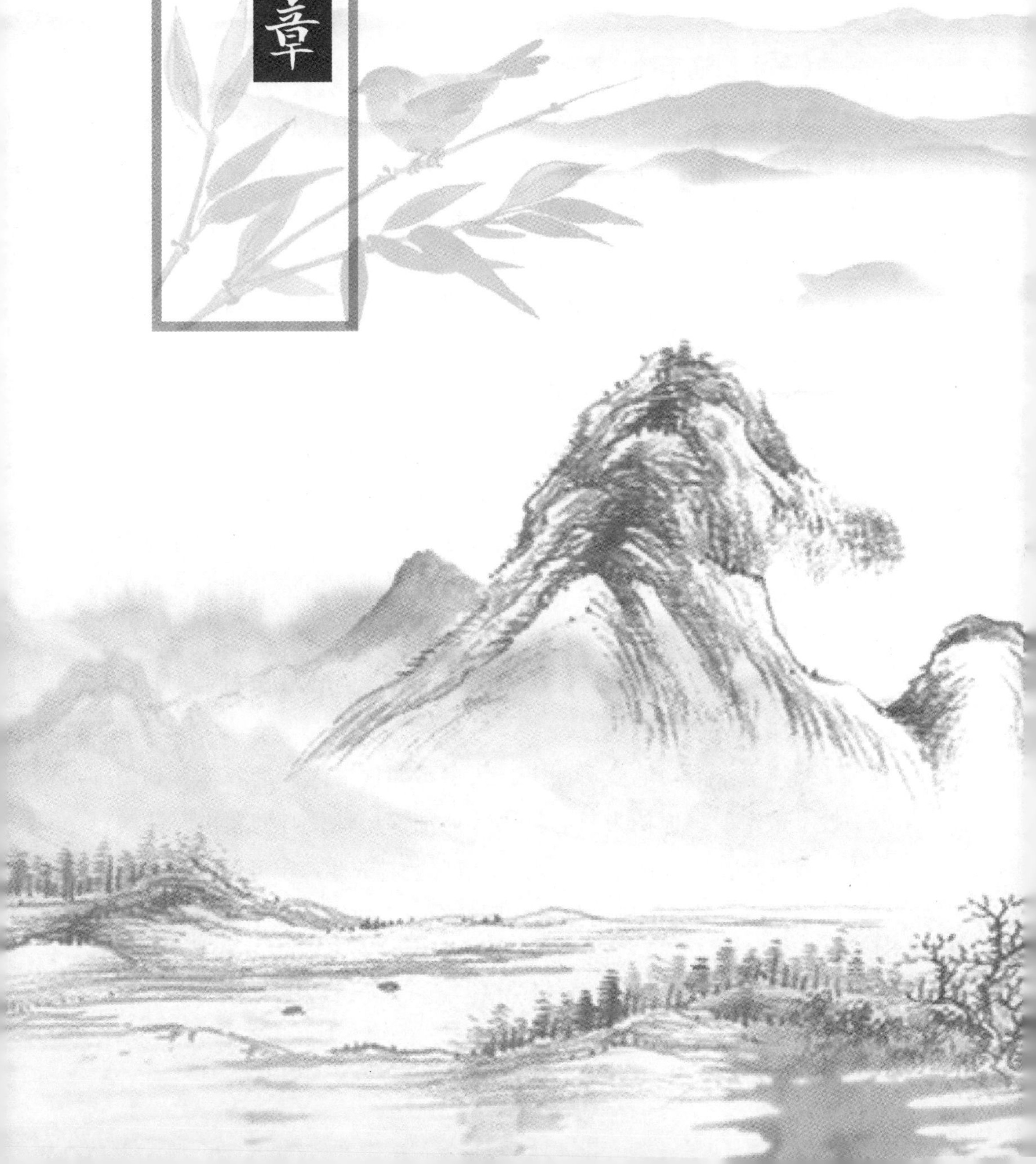

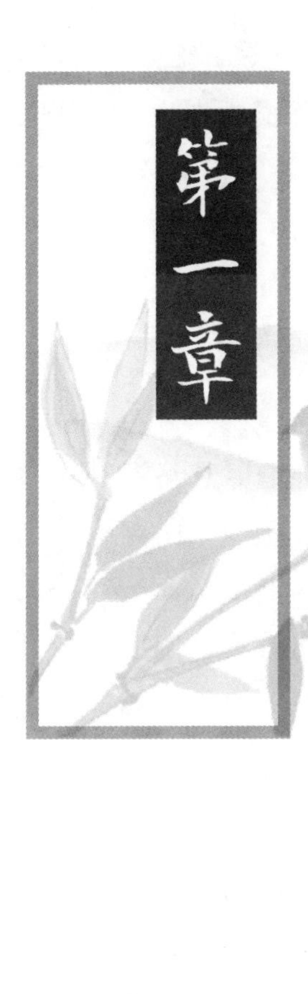

行云流水忆当年

笔者于1961年来福州市人民医院师从陈桐雨先生，日子飞轮，光阴脱兔，岁月不居，人情易老，细数流年，迄今已阅六十又二年矣。怀旧情切，琐忆如下，聊作岁月之留痕。

一、读书侍诊

（一）口诵手抄，童子功夫

福州市人民医院（现名福州市中医院），设有教务处，吴味雪先生兼任主任，他精通医、史、文、哲、诗、书、篆，堪称七绝；副主任是林浩观先生，他授课条理清晰，板书正楷，一丝不苟，字如其人；其余教师，如谢维勤先生风格生动活泼，倪筱楼老师谙熟榕医典故，陈兴珠先生烂熟伤寒，徐世龄先生擅长温病等，他们系专职教师，学富五车，又有长期临床实践，且经京、沪等地师资班游学，讲授基础科目自然游刃有余。

吴味雪先生的治学方法，给笔者的印象是刻骨铭心的。他认为治学第一要有背功，即要背书。有一次，他说医生是“狗”，四座闻之愕然，他接着说，狗有两大特性，一是会吠（福州话音为背书的背），二是会咬，不生吞，多咀嚼好消化。少年不背书，到了提笔忘字的年龄，有何能为？医生临证看病翻书偷阅，是为病人所不齿的。“旧书不厌百回读，熟读深思子自知”“记忆是学问的舟车”，诚哉至理名言。

吴师主张不动笔墨不读书，买书不如抄书读，笔者曾看到吴师手抄本数十册，他认为只有抄书才能加深记忆，有助领悟，此与泛泛之阅览者收效迥异。这与榕医前贤陈登铠先生“宁可读破心头血，勿使临证下笔愁”的座右铭异代同符。医生的经验在于读书与临证，不读书者何以业医？

吴师学习方法，有云“看厚、抓中、读薄”，厚、中、薄指书的厚薄，即码数的多少。以《伤寒论》为例，其时南京中医学院著三部书，《伤寒纲要》（薄）、《伤寒教参》（中）、《伤寒译释》（厚，上下两册），以“中”为教材，“薄”的书要烂熟，“厚”的书不时翻翻，为是记忆深刻，又可扩大视野。

吴师教诲：“闲书不闲。”因为中医与文史哲水乳交融，可看些医话、杂著、笔记之类，既轻松愉快，权作休息，又可增广见闻、裨益身心、补史阙事、有益医事，其中趣事逸闻，可抵掌风流、膏润笔端。

吴师治学，其间可追、可记、可品味之事甚多，而今宛然在目，余甘回味。其养成笔者爱书、嗜书、读书的习惯。忆昔，笔者是南街新华书店和古旧书店的常客，50 年前的书价今天看来也实在便宜，一本《幼科铁镜》只需三四角钱，对心仪资料有时用米票换书，在粮食按月定量供应的年代，虽称不上煮字疗饥，但枵腹读书，在其时是需要相当的勇气与毅力的。但笔者生性驽钝，又乏恒心，以致碌碌无成。黄任云：“少不及人今渐老，树犹如此我何堪。”抚今追昔，有负师尊教诲。

（二）随师临证，点滴积累

业师陈桐雨先生是福建省名老中医、福州桂枝里陈氏儿科第六代传人。福州陈氏世业儿科 200 多年，最早业医的是仕甡、仕渤兄弟，至第三世刚济，医声大噪，曾治愈周莲知府之子沉疴，周莲赠联曰：“青囊三世泽，红杏万家春。”四世医燮藩，1902 年任福州第一届中医公会（全省最早的中医公会）副会长，精治痘疹。五世医笃初，医诗画三绝，曾自撰楹联：“门前老树不知岁，河上长流无尽时。”以赞陈氏医学源远流长，诗书世其家，岐黄游于艺，闽省杏林重望。

笔者忝列门墙，追陪先生杖履 20 余年，师认为儿科由内科发展而来，至宋代始列为专门，故在内科基础上，须通读儿科专著，除

《小儿药证直诀》《幼科发挥》《幼幼集成》《幼科铁镜》等名著外，尚须通读《麻科活人全书》，所以诸弟子皆人手一册。

吾师遣药，有是病用是药，不废温凉补泻四笔，但小儿纯阳之体，有易热病机，毕竟热病居多，故更注重温病。师用药不立异矜奇，轻病用轻药，轻不离题；重病用重药，重不偾事。

吾师赠言："勤有功，嬉无益，莫将点滴等闲看，水到成渠从累积。"此乃历经练识之言，笔者以为可与时下师承者共勉之。

临证侍诊要领有三：

勤记。忆及吾随陈桐雨老师学习，师尊赠言，笔者心中存之，无日忘之。吾师门诊诊务繁忙，无暇解释，要求弟子勤于摘记病案，辨证要着，方药特色，比如芽儿哯乳（先天性幽门狭窄）用启膈散，先天性胆管闭锁不全用茵陈蒿汤加四川金钱草等，须及时记录，不理解的亦须及时发问。

多问。对于疑惑之处，诊余要及时请教，门诊闲暇之时亦可见缝插针简短发问。比如看到老师用郁甦参、连钱草等，及时质疑问难，蒙师详析底蕴，指点迷津，如醍醐灌顶，沁人心脾，如春风风人，如春雨雨人，开慧迪智，顿获解难之捷径，胜读十年书。笔者现在带教，与门人也时有切磋，比如某日某生见笔者开金蝉花，及时发问，笔者及时答疑。

敏思。临床札记，要加以整理，审谛覃思，对陈老师学术脉络才能有所理解，从中探索老师经验中的真知灼见、独特经验，总结探讨老师的学术思想与经验，对提高自己的学术水平大有裨益，也是弟子应尽的责任，对师门的回报，对杏林的贡献。

写文章下笔泉涌，此须有学问根底，平素必须勤读、勤记、勤背，这需要谢绝荣华，不趋热络，闭门枯坐，青灯黄卷。徐灵胎目尽五千卷，所以下笔有神；吴味雪先生常讲医生要有"背"功（背书）和"咬"功（消化），确是经验之谈。笔者以为临证侍诊所学的经验是鲜活的、亲目所睹的，无侈言之嫌，有独门之特色。

古代中医儿科四大症，麻疹居首位。所以专业儿科者，有的方笺上印有麻疹专科。桐雨吾师，系驰誉八闽的治麻泰斗。先师尝谓为儿医者，温病重于伤寒，麻疹发病过程充分体现了卫气营血的温病规律。他要求学生必须熟读《麻科活人全书》《舟仙瘄述》等著作。忆昔20世纪60年代后期至70年代初期，麻疹时在福州大流行或散在发生。福州市卫生局指定福州市人民医院和市传染病院为专收麻疹单位，福州市人民医院儿科病房麻疹病房床位最多时有50多张，1958~1964年收治患儿达1564例，其中肺炎、喉炎、脑炎者占多数，均由吾师主治或指导，效果甚佳。1964年以后，由于麻疹减毒活疫苗的使用，该病发病率大为降低，虽未绝迹，但已成强弩之末。但吾侪谨记师尊教诲，通过复习麻疹治疗，既可学习温病辨治规律，又可领会陈氏流派学术经验和独门绝技，所以1964年夏令，张德懋医师和笔者，着手将医院历年麻疹住院病历进行统计、梳理，二人利用下午时间在图书馆的阁楼上逐一检索，时届炎暑，气候闷热，汗出淋漓，部分医案年代较久，蠹鱼穿梭，鼠迹斑斑，霉臭之气扑鼻，但二人凭执着的信念，不厌其烦逐页翻阅，一丝不苟认真统计。历时近2个月，将病历资料完整的1330例整理出来，并加以探讨。完成《中医治疗麻疹1330例临床分析》一文。恰逢1966年的特殊时期，该文延宕至1977年才得以在《福建医药卫生》杂志上刊登。

由于历史原因，旧时病案均早湮没在烟尘之中，此文意外保存了历史资料，二人当时的辛劳还是不虚此役。此后笔者撰写了陈桐雨老师《麻疹医话》于1985年刊于《南方医话》，继于2012年被五部医话的选辑本《当代中医各家医话——儿科卷》所收录。现略介陈氏流派麻科经验如下。

1. 循肤摸疹，凭热可知

治疗麻疹必须审察麻路。吾师陈桐雨先生于冷天不必令患儿袒露身体，仅用手伸入，循肤抚摸，即可判断麻路所至。忆 20 年前，某日春寒料峭，吾师以此法断言一患孩麻路至膝盖，腹部疹朵密集，大腿至膝稀疏，膝下无疹。其母哑然失笑，怀疑手触何能如此精确，遂当众自行给患儿解衣，诚如其言。

吾师曰："麻为阳热之证，非热不出，疹朵出至何处，该处皮肤即呈温热，未至之处较冷。患儿腹部灼热、大腿温热、膝下较冷，泾渭分明。大腿虽疹子隐约，抚之尚未碍手，仍可以热感判断。"此乃陈氏家传儿科 200 余年之经验，屡试不爽。

2. 疹门望疹，信而有征

望面色，审苗窍，为麻科四诊之要领。吾师治疗首重观察两颧有无皮疹，若两颧见疹，疹色红活，便点颔笑曰："疹门已开。"若胸腹皮疹颇密，独两颧无疹，俗谓"白面痧"，刻刻须防变证。麻疹一证，脏腑之伤，肺则尤甚，两颧无疹，面色苍白，色白属肺，须防邪毒内闭肺生变。二铭居士《瘄略》附录中说："颧俗称瘄门，凡周身俱透独此处不起，即过月余亦多喘变。"

忆及吾师曾指导吾等弟子，对本院 200 例麻疹合并肺炎患儿的临床资料进行分析，其中"白面痧"者竟达 163 例之多，而且"白面痧"等出现在肺部体征之前。足见吾师重视"疹门"，可谓信而有征。

3. 宣肺启咳，功不可掩

福州民谚云："咳嗽一声，疹出一朵。"盖麻疹邪毒自口鼻而入，侵犯肺脾二经，肺主皮毛，脾主肌肉，故疹子隐隐于皮肤之下，磊磊于肌肉之间。吾师认为民谚不无道理，咳嗽可令皮毛疏松，有助麻疹外达，使邪有出路。吾师遇疹出不畅者，常追问有无咳嗽，如无咳嗽者，常用陈皮启咳，麻黄宣肺，南山楂和中透疹。

4. 一壶冰水，一炉炭火

麻后宜凉，甘凉生津确为善后之法。某年，时届溽暑，一患儿麻疹收没3天，恣啖荔枝，见绕脐腹痛，吐蛔，烦躁口渴。邀师往诊，望其舌红苔黄，按其脉数。师曰："麻后火毒未清，复啖荔枝，一粒荔枝一盆火，致胃火炽盛，迫蛔上窜。"师投清热安蛔汤，加重石膏（100g），以冀火清蛔安。师诊毕回府，途中遇一友人，其行色匆匆，面带愁容，诉曰其女泄泻不止，急邀吾师一诊，师至其家，得知麻后频服荸荠汁，始见便溏。家属不以为意，以为"千金难买六月泻"，服该汁已2天，今大便竟达10余次，神疲肤冷，面色苍白，舌淡苔白，脉象沉细。师认为该孩出疹如期，收没及时，发热和缓，疹谢热退，渐入佳境。仅须芦根、白茅根代茶足可善后，讵料过服寒凉，损伤中阳，既泻却不改陋习，以致脾肾阳虚，急予附子理中汤。

吾师一日之内治疗麻后症，一用石膏，一用附子。一壶冰水，一炉炭火，均获良效，一时传为佳话。

5. 推扬外治，与时变通

吾师推扬外治，临证运用得心应手。如麻疹肺炎常见腹胀如鼓，小便不通，胸高鼻煽，烦躁不安，肠鸣音减弱。此乃麻毒内陷，肺气闭塞所致，中医谓之肺炎喘嗽。麻为阳毒热邪，邪热内闭，气机阻滞，诸气膹郁，喘证乃生；肺失治节，不能通调水道，三焦痞塞，吾师认为宣开肺闭，清肺涤热是首务，然辰下腹胀溲癃，标邪甚急，小大不利当治其标，师疏方罨脐散（葱白、淡豆豉、砂仁、风化硝、田螺、鲜车前草、羊矢、冰片等味），以救其急。诸多患儿运用10~30min后能排气、消胀、排尿，明显可闻及肠鸣音，效果立竿见影。随师所见的乃鲜活的经验，并在实践中屡试不爽。但病者病情紧急之际，吾师所开处方，如鲜车前草要去院内园地寻觅，哪怕半夜三更，还是大雨滂沱；至于田螺，当时要去井关门外，营迹菜地上翻找，费时且易误事，其后屡经试验，遂将其改制成散剂以备不时之需。岁月其徂，人事消磨。1964年以来，由于儿童普遍接种麻疹减毒活疫苗，该病仅散在发生，且发病不典型。改革开放以来，代之常见的病种是厌食、胃肠功能紊乱、肠痉挛等，疾病谱发生改变，罨脐散系清热调气之剂，对热病腹胀为切中病机之剂。对于感受寒邪所致腹痛腹胀者或热象不著者，则非所宜。证分寒热，治宜两途，外治和内服的机制并无二致。于是笔者秉承陈师经验，结合多年临证心得，另组温中罨脐散（以肉桂、砂仁为主药）。并与吴维木主任一起于1987~1989年开展两例辨证论治婴幼儿泄泻疗效研究，效堪人意。先后有两篇文章《辨证罨脐治疗小儿腹泻75例疗效观察》《辨证罨脐治疗婴幼儿泄泻疗效观察》，分别发表于1991年《中医外治杂志》、1992年《浙江中医杂志》上，阐述罨脐法切之神阙，彻之于内；治分寒温，药贵辛香，拔本治源，缓急并济等见解，至今两种罨脐散剂均在儿科临床运用，体现了为医不废外治，内外合治，可增强疗效，但不可执一方而统施脐疗。

诚然阅读杂志、书籍是十分必要的，但有的医书纸上千般妙，下笔却不灵，尽信书不如无书。随师所见的病例亲历翔实，印定耳目，感泐至深，受用无穷。

嗟呼！先师见背，忽忽30余年，趋庭问字，俱成往梦！先师生为儒医模范者，殁作儿童保护神。其奠基福州市中医院儿科，全婴活幼，弘扬瑰宝，功莫大焉。正是：建院称稀长岁月，活幼望重寄春秋！

二、临证心悟

（一）哑科宜慎，啼必有因

儿科古称哑科，婴幼儿罹病，手不能指，口不能言，言未必足信，故古称哑科，儿科医生尤须周察，心微始会小儿心。

乙卯冬月，夤夜李氏患儿至院急诊，其母诉曰：入暮以来烦啼不已，举家不安。婴年甫十月，察其神色无病候，而啼声凄厉，按其腹部柔软，疑属夜啼，即拗哭是也。唯宽衣解带则患儿开颜欢笑；重裹棉衣时，复见尖声啼哭。时值严冬天寒，未令患儿袒衣露体，仅以手隔衣切腹，而哭声骤起。遂以温水暖手片刻，而后手贴肌肤详细检查，突感食指宛似针刺，急命解衣，乃是一松开的别针，脐眼已刺破，血珠沁衣。缘其母年轻孟浪，竟以别针系尿布，致成此患。

（二）观目察神，首占吉凶

小儿病诊断不离四诊，以望诊为重，“望而知之谓之神”。观目察神以占吉凶。神，是人体生命活动的总称，亦指人的精神意识和思维活动。得神者昌，失神者亡。它可反映小儿五脏精气的盛衰，分析病情的轻重，测定疾病的预后。凡目有光彩，精神奕奕，表情活泼，面带欢笑者，是脏腑气机灵活，气血调和，神气充沛，此多为无病，或轻病。若精神疲乏，不言不笑，目光呆滞，或似笑非笑，或锁眉苦脸者，多为真病或重病。

望神以察目为要，目光呆滞者，医者不可掉以轻心。俗云“小儿无假病”，记得有位名师告诫值班医生，如果上班很疲乏，困困欲睡，来了个患儿，他精神比你更差，你可千万不可大意。某日笔者上夜班，第二日门诊，来一患儿约 1 岁，其母代诉患儿昨夜烦吵，惊哭不宁，反复数次，吵得阖家不宁，还吐了几口。笔者视患儿，精神萎靡，面色苍白，目光呆滞，遂特别详细检查，但腹部扪诊欠合作，认为需排除肠套叠，建议腹部 B 超、肛门指检，家属认为多此一举，说该孩素有拗哭，昨日断乳换食，显系积滞所致，仅需开一些消积药即可。笔者耐心反复劝说，饮食积滞，胃不和卧不安，可致夜啼，但精神状态如此，切不可大意，以免坐失病机，抱憾万千。在笔者谆谆劝说下，其母姑且同意行 B 超等检查，果然诊断肠套叠，急转小儿外科，由于发现尚早，采取非手术疗法而愈。

（三）融汇民俗，另谱新方

中医药文化与文史哲共生，属中国传统文化的中坚和精粹，闪耀着中华民族的智慧和东方思想的熠熠光辉。中医学的理论和经验有深刻的文化内涵，中医根植文化，文化是中医的命门。笔者在多年临床实践中，深感中医药与民俗文化水乳交融，每一种岁时民俗都是历史长河湍流飞溅的投影，是文化的历史积淀，岁时民俗是人们顺应自然规律而生息的行为，其中保障人体健康消灾除病的意识占有重要地位。能够世代相传，有益身心的民俗，经过历史长河的大浪淘沙，能流传至今者多符合医理。因此2006年，笔者承担了“福建岁时民俗与中医药文化内涵研究”课题，该课题系林端宜研究员主持的省卫生厅重点课题“闽台传统医药文化渊源”的子课题之一。余等经3年研究完成3篇论文，并写就7万字左右书稿，与肖林榕教授的《人生礼俗》、罗宝珍教授的《卫生谚语》合编为《福建民俗与中医药文化》一书，由科学出版社于2010年出版，主编肖林榕、林端宜，副主编萧诏玮、罗宝珍，此外，笔者与李君君撰写的岁时饮食民俗的文章分别为《闽台民俗述论》《中国传统医学文化散论》等专著所收载。

笔者在岁时民俗课题的基础上，研制新方。民俗就是民间的风俗习惯。中医学与民俗的根同植于中华传统文化之中，二者水乳交融。福建民俗有两千多年的历史积淀，文化底蕴深厚，在历史的长河中，经大浪淘沙，流传不衰者，大多符合医理，有着丰富的医学内涵，它不仅是社会物质文明和精神文明的反映，也与人的生命活动及与之相应的医药卫生知识密切相关。尤其是岁时民俗与中医药的结合，是人们顺应时气而健身防病的一种有益方式。笔者在多年从事岁时民俗研究中，挖掘其有益于防病治病的措施，从而为中医临床和研究提供新的思路。

1. 馥馥兰汤翠釜煎

闽中端午有浴兰汤习俗，用的是艾叶、石菖蒲二味煎汤洗浴，硕儒郭柏荫《午日征事诗》云：“馥馥兰汤翠釜煎，振衣差喜俗尘蠲。”笔者经多年探索，自拟新端午洗剂（艾叶、石菖蒲、赤地利、鱼腥草、野菊花、土茯苓、白矾等味），煎汤洗浴或浸泡，治痱子、湿疹、荨麻疹等恙，有祛暑清热、除痒解毒之功，四季均可运用。

2. 制袋分香遗穉龄

端午有赠香包之习俗，早在《礼记》就有佩“衿缨”“容臭”的记载，清代吴尚先在《理瀹骈文》中也有辟瘟囊佩胸防治四时感冒之说。有鉴于此，笔者以藿香、苍术、石菖蒲、木香、砂仁、冰片等，制成醒脾香囊，佩戴胸前，也可缝在肚兜上，香囊贴于神阙穴，此亦属中医服饰文化范畴，让药物有效成分徐徐散发，有醒脾健运之功，用于小儿厌食、积滞、泄泻及胃肠功能紊乱等，有理气消胀、开胃进食之功。

3. 天赐恩物和中茶

端午节有制午时茶之习俗，午时茶有疏风散寒、清暑祛湿、健脾开胃、理气和中之功。笔者有感于闽地处神州东南，环山沃野，派江吻海，属亚热带季风气候，地气温暖多湿，湿干中道，困脾多痰，遂以端午常用之石菖蒲、清明制菠菠粿之鼠曲草（菠菠草）合陈皮、枇杷叶、余甘子（庵摩勒）及红茶按一定比例组方，名曰端午安康散，用于痰湿素盛之小儿，有治疗及保健功效。

4. 启脾巧制菠菠糕

清明粿又名菠菠粿。菠菠草，福州方物，清明取其汁作粿。笔者经多年临床实践，发现其有良好清热平肝之功。益以麦芽、山药、七层楼等味为汤剂，或以之制成菠菠糕，用于小儿脾虚之厌食症。有抑木扶脾、启脾开胃之功，寓药于食，口感良好。

（四）独处藏奸，宜拨蔽匿

小儿之病不离表里寒热虚实，明代张景岳主张“尤以虚实二字最为紧要”。好好道人强调，小儿之病异于大方，“医非眼明，虚实何以分光？”征之临床一边倒的虚实寒热辨之容易，难在虚实夹杂，寒热互见，当审虚实，寒热轻浅，如几成虚，几成实，孰真孰假，王伯岳先生所谓“神圣工巧，虚实知注”。寒热亦然，前贤有“阳明白虎辨非难，难在阳明背恶寒”之说，临床需拨开迷雾，始见庐山真面目。透过层层密网，方能捕捉到一线光明。笔者曾治疗林姓患儿，年甫三龄，曾因发热泄泻住某院治疗，出院诊断肠蛋白丢失症，低蛋白血症，出院时血生化检查总蛋白 30g/L，白蛋白 17g/L，球蛋白 13g/L，辰下少气懒言，纳呆腹胀，大便溏泻，面色萎黄，双下肢浮肿，舌质淡嫩，苔白厚，证属疳肿胀，治法亟宜健脾温肾，升阳利湿。但细审之下，舌根呈微黄腻。可知温邪久羁已有化热端倪，故在黄芪、白术、红参、陈皮、姜半夏、淫羊藿（仙灵脾）等味的基础上，合入黄连以清热燥湿。此案马榕花主任医师有专文总结报道。又如某男 7 岁，夙有哮疾，咳嗽痰鸣，宛如拽锯，痰白而稀，舌淡红，苔白，当属寒饮射肺，予小青龙汤，麻黄干姜细辛五味等。越 3 日，咳稍减，但烦躁，舌质较前略红，乃饮邪有化热之象，遂在前方加石膏，清热而除烦。又如一哮喘老妪咳嗽痰多，但口苦难当，夜间尤甚，前服诸多清胆平肝之味，前医或持口苦属热之说，笔者细审之下，此证或由饮动肝邪所致，予苓桂术甘汤。至于肝邪，木得桂则枯，果然服药五剂痰减嗽瘥，意外口苦若失。

张景岳倡导“独处藏奸”，是中医辨证论治的术语和高境界，在复杂或疑难病症中要独具细心，擅于发现“独”的真情，谨于微，慎于审，求其本。笔者在临床实践中体会，幼科变证似行云，虚实夹杂辨最难，乖违常情宜当慎，独处藏奸析热寒。

三、文化掬萃

（一）览胜壶天，扬芬精诚

福州乃八闽首邑，历史文化名城，自汉代无诸置垒设城以降，有 2200 多年文化积淀，晚唐已成“文儒之乡”，号称“海滨邹鲁”。福州中医，早在汉代，长乐董奉与华佗、张仲景齐名，称建安三神医。宋代朱端章、杨士瀛堪称双璧争辉，饮誉九州；明清名医云屯，名著山积；迨至近现代，儒医显赫，世医流衍，流派纷呈，科别齐全，绝学密招，金针度人。中医属中华优秀文化范畴，与文史哲共生，闪耀着中华民族的智慧和东方思维的熠熠光辉，中医学的理论和经验有深刻的文化内涵，任何一种文化，均在一定的地域环境的基础上成长起来的。此外，自然环境、居民构成及其特殊的生产生活方式皆可形成鲜明的地域特色，中医更重视天人相应，治疗要因人因时因地制宜，福州中医文化成就璀璨夺目，正是根植于中华优秀文化土壤之中，又形成独特的地域特色，而独树一帜。这正是笔者心怀敬仰的闽派中医。从医以来，留心榕医资料，不时抄录，忆及 1969 年某日，郑则文先生来访，郑老先生是先父中华人民共和国成立前在福建盐务局的同事，也是笔者同学的父亲，乃是父执辈，也是忘年交。郑老国学基础甚深，平生从事文牍工作，是榕城著名篆刻家、书法家，文人多知医，他看到笔者书桌上有一大叠何秀春、孙浩铭、林增祥、林英藩等名医讲稿、医案等手抄本或油印本等。他浏览之后甚感兴趣，说如此珍贵的资料，他想誊抄以存世。笔者岂敢劳动老前辈，郑老笑着说："百读不如一抄，既长知识又有益健康，闲着无事，既消磨时光，又不惹祸上身，此等好事，我做定了。"在特殊的时期，郑老抄了 7 本医学资料，后来还钤汉印一方，篆曰"平安有福"见赠。今郑老先生已归道山多年，其墨宝长存，字迹端庄遒丽，多次翻阅，崇敬之情油然而生。由于多次搬家，该方汉印无存，行文至此，不禁扼腕叹息。

多年来，笔者留心搜集榕医遗墨，曾多次在左海地摊捡漏，该旧书市场，只有周末才有摆摊，因为周六上午有医院门诊，所以早早起，天未明，吃点面包，离家穿过西湖到达左海，遗憾的是榕医文献寥如晨星。某日笔者偶然检索到一本民国福州医生医案手稿，细看内容系伤寒论方医案，一本数十页，有四家榕医手迹，且钤私章，笔者越翻越高兴，激动之情溢于言表，最后付款时，摊主说刚才以为是一家，现在你说的是一本有 4 家，价格应翻番，笔者虽心中不爽，但好不容易捡到的翰墨爱不释手，生怕稍纵即逝，遂立即买下。左海书摊不远是公交终点站，乘车回医院还来得及上班。忆往昔，某人愿让售某榕医处方，笔者用米票交换。改革开放 40 年来国内经济发展迅速，物质丰裕，与后生说起，有人一脸茫然，不知米票为何物，不能体会当时的执着与艰辛，但是大多数所搜集的资料还是靠抄写，后 20 多年，靠复印与拍照。

多年来，我们有幸积累一定数量的榕医方笺、书稿、著作、诗词、书法等，更深切体会榕医有精湛的文化素养和鲜明的地方特色，榕医的学术思想、临床经验应该加以总结，可以说是必须抢救，此项工作机不可失，时不我待。孙坦村先生是福州孙氏妇科的第六代传人。谙熟榕医历史，于 1984 年起担任福州市中医院院长，十分重视榕医学术的研究工作，他率同仁以福州近现代中医流派为切入点，着手研究，从 1986 年到 1994 年，寻寻觅觅，历尽艰辛，撰写数篇论文，并出版一部《福州近现代中医流派经验荟萃》（孙坦村、萧诏玮主编），是书横亘百年，致远钩玄，赅括 11 科，总揽名医 54 家，该研究和著作分获厅级科技成果二等奖和三等奖。2006 年福建中医学院林端宜研究员，申报“闽台传统医药文化渊源”项目获批为福建省卫生厅 2006~2008 年重点课题，她邀笔者参与二项内容：“福州历代中医特色”“福建岁时民俗与中医药文化”，这是一项意义深远但任务艰巨的研究。此时笔者已退休多年，却在门诊工作之余，治丝理棼，自蹈艰辛，为弘扬榕医学术瑰宝而尽绵薄之力，此举亦得到黄秋云院长的鼎力支持，同仁的精诚合作，得以有序进行。该课题研究分两步骤进行，第一是收集资料，第二是整理研究。

（二）茫茫人海，寻寻觅觅

首先要寻访福州十邑名中医后裔、门生、故旧，由于年代久远，且因旧城改造、房屋拆迁等因素，寻觅难度出乎意料。例如高润生，系近现代闽省知名儿科名医，善治麻疹、天花，光绪二十八年（1902年），福州第一届中医公会成立时，他任常务理事，1928年参与创办“福建医学专门讲习所”并任董事长，1933年任中央国医馆福建分馆董事长，执榕医之牛耳，人称“高帝”。其医寓在福州状元境，20世纪50年代修建五一路时已拆，今仅有公交车状元境站。笔者了解到当地居民多迁五一新村，多次去该新村寻访，时过境迁，无人认识，后来听说其高足吴某某在省中医研究所任职，到该所寻访，得知其已出国多年，线索断了。越数月，李楚銮先生告诉笔者，据云其孙在鳌峰洲木材综合加工厂工作。笔者遂骑自行车前往探访，被告知此人已离职，去向不明。又过数月，得知其孙在群众路老干部活动中心兼职，笔者急急忙忙前往，他正在食堂卖饭菜票。高先生热情接待笔者，交谈中获悉他父亲幼承家学为医，但英年早逝，故对祖父情况知之寥寥。回来路上，途经空旷的五一路，感叹：“昔日高帝家何在，五一道广无影踪。”后来在档案馆、图书馆查阅到高润生材料，虽吉光片羽，亦弥足珍贵。

新店陈老先生，两代人热衷收藏中医方笺、手稿书籍，笔者得知后，迫不及待随友人趋谒拜访，他住新店某山顶，乘车至森林公园，还要走山路25min，一见果然藏品甚丰，大开眼界，蒙先生俯允拍摄若干翰墨。二度寻访，笔者带门人沈聪副主任医师、肖颖哲、黄宗旺医师前往。请住闹市的陈先生的亲弟弟带路，他十分热情，领路前往祖宅，山路逶迤，步行费时，但收获甚丰，欣然而归。其兄知道我等沿山走来，指点说现在车路已通至村口，住宅旁尚开有小超市，以后可开车而来，我们不约而同赞叹改革开放真是成就惊人，山村之日新月异，可见一斑。

三年中我们访问人数不下200人，足迹遍布闽侯、连江、福清等地，还向客居杭州、上海、北京、台北等市医师函电联系，台湾陈钦铭教授、林永绥医师均曾慷慨提供资料。

搜集资料，困难颇多，如某老前辈遗墨或珍存墨宝，身后由多位子女继承，其子女若不从医者，有的一时不理解吾辈的苦心孤诣。近代名书画家萧梦馥赠倪筱楼老医师对联：“仁者螭头随俗变，医林麟角以君传。”赞其医精德诚，我们经多次沟通，三年后蒙其哲嗣拍照以赠，真是“二联三年得，一吟泪欲流”！

中医药属中华民族的优秀文化范畴。榕城文物收藏家甚多，如甘老先生他家数代人酷嗜收藏。某年中央电视台鉴宝节目组来榕，他上呈的家藏珍品获杂项组第一名。但令甘老先生视若拱璧的是家存民国榕垣名医如孙朗川、叶烺藩、曾益谦等毛笔书写的方笺，有医学价值，也是书法上品，无折痕破损，令人肃然起敬！

然而，岁月不居，人情易老，榕医资料还是大量散失。忆1986年，孙坦村先生和笔者开展榕医流派研究时，拜访某名医后裔，他家可称大宅，屋内半层楼（又称溪水楼）堆放层层叠叠先人处方之案底。历史的车轮前进不及20年，再次寻访他。由于老宅改造，以上资料都卖给废品收购站，每斤一角七分。收购员还嗤之以鼻，说霉味太重！珍品竟成不堪防风的破故纸。

本课题组还有成员原丹、马榕花、李君君、程宝灯大量检索民国时期报刊，如陈天尺，曾任中央国医馆福建分馆副馆长，既是诗人，也是名医，曾任《华报》主笔，先父曾藏有该报，惜于1966年付之一炬。但笔者重视该报，所以请原丹医生去省图书馆查阅该报，创刊至停刊跨度十年之长；马医生查阅了协和大学校刊数十本；李医生查阅了福州中医专门学校校刊——《医铎》及民国时期报纸；程宝灯医生查阅档案馆材料，都是地毯式查阅，耗时多，难度大，诸同仁诊务之余劳作，十分辛苦，由于任务繁重，时间紧迫，黄秋云院长表示举全院之力，鼎力相助，她选调了李君君硕士、程宝灯医生二位以课题为主业，二君殷殷助力，使课题进度加速。

此外上海方澍桐后裔，浙江林乾良教授、台北郑钦铭、林永绥医生亦函赐墨宝。

孤掌难鸣，众擎易举。请益咨诹，笔者得力于师友者良多，诚诚然尽致谢意，默默兮倾诵感怀！

（三）爬罗剔抉，上下求索

多方捭索的材料既有漫漫搜寻之费时，尚需遴选剔抉之劳心，个中辛苦难以为外人知。上午要诊病，下午或晚上外出寻访，整理研究工作多在晚间八点后进行，笔者家书房，实在是斗室，位于鼓西路的十字路口，入夜路面华灯灿烂，车喧人欢，外面的世界很精彩，必须将窗门关上，再拉上窗帘。关紧厅门，尽量减少太太收看电视所外溢的声音。无须焚香打坐，但须闭门塞听，隔离喧嚣。书房环壁堆满书籍资料，斗室间可容膝，面对独明之一灯。想起前贤有“书似青山常乱叠，灯如红豆最相思”句，但笔者发的是思古之幽情，采撷的是杏花之芳香。所借阅的书籍有的灰丝蒙翳，有的发黄霉变，有的蠹鱼穿梭，须小心翼翼翻阅，穷搜细检，认真甄别，尽量不许有益于时、有益于用的资料成为遗珠，隻字片楮，无不珍惜。夜深了才把窗户打开，让月亮灯光进来。俯视马路安静下来了，举头望星空。常忆及刘衡先生诗句：“满天明月皆归我，四顾人家已早眠。”前贤医理奥衍闳深，不易究殚，冥思共索，难以入睡，更深夜静，新村几座楼层人家都已熄灯，“不闻人语惟蛩语，数误月光为曙光。”这是真实的写照，爬格子是很辛苦的，做医史文献研究，思苦价菲，或难入时人青眼，但笔者却无怨无悔，日间或跋涉于郊野，或寻觅于书肆，夜间劳形于案牍，钩沉索隐，评骘补缺，若有所斩获，则如饮醇醪，香生两颊，沁人肺腑。如某次翻阅民国陈存慧处方，印有“一等军医陈登铠传姪男”“三山医学传习所毕业生”引起了笔者的注意。三山医学传习所为陈登铠等人所创立，是福州近代早期的中医学校。关于榕城近代中医教育的渊源，查阅资料，有的医史书云福州中医专门学校是福州最早的中医学校，有二部医史书提法准确，但简略得仅一两句。《福州近现代中医流派经验荟萃》也介绍方澍桐等人创办该校，聘任教师等语，亦待补遗。笔者经多方搜索，在省图书馆查到陈登铠的著作《华医病理学》，在民间查到该校教科书如民国初年三山医学讲习所发行的《中西生理论略》等教科书，可作推断福州近代最早中医学校之佐证。

又如我们收集了相当数量的榕医自撰对联或咏史，或寓志，或警策，或陶冶心情，发人深省，更喜欢将药名连缀成寓意深刻的对联，文人雅士亦常撰联句赠送名医，赞叹其精湛医术，旷世奇才，或颂扬其恫瘝在抱，恤苦怜贫的高尚医德。对此有存史传世的对联，遂逐联予以注释归类。

再如，福州医家星汉灿烂，酌选29位医家加以研究，按生平要略、学术见解、临床经验与医案选介等三部分，整理研究。编写组尚对近现代榕医内科、妇科、儿科名家学术流派进行梳理研究。写成《流派纷呈，各有发挥》（内科），《青囊世泽，保赤有术》（儿科），《代有传人，各领风骚》（妇科王玲撰写）3篇，研究榕垣地方为特色的学术流派更彰显了中医学因人因时因地制宜的辨证优势和地方特色。经课题组同仁3年勠力同心，本课题组发表了9篇论文，并出版专著《榕峤医谭——福州历代中医特色》，内容包括榕医溯源、杏林人物、百年特色、逸闻掌故四大章，全书62.9万字，图文并茂。既是榕医医术研究，也有史事琐谈。

同期，我们还完成了《福建岁时民俗与中医文化》书稿近7万字，与肖林榕教授的《人生礼俗》、罗宝珍博士的《福建谚语》，并为《福建民俗与中医药文化》一书，由科学出版社出版。

手边积累了若干榕医翰墨，以方笺、案底居多，也不乏书画篆诗等墨宝，遂于2012年结集出版《壶天墨痕——近现代榕医锦翰（第一集）》，是书出版后受到多方鼓励，曾获评中华中医药学会优秀著作三等奖，福州市人民政府社会科学三等奖。蒇事之余，颇生感慨，端赖前辈不吝赐教，友人殷殷助力，我们赓续捃摭旧文，钩沉索引，拾遗补阙，陆续出版了二集、三集和精选本。

回首近十余年我在临床之余笔耕不辍，但感叹榕医博大精深，览华采实，逶迤多艰；医海掬波，渊深难测，自知陋质，舛误难免。然览胜壶天，扬芬榕医，岂敢逡巡自退，所编诸书或作问路之石，谨奉方家，盼能广得正音以教余焉。嘤其鸣矣，求其友声，盼杏林诸贤不吝垂教，共襄盛举！

萧诏玮

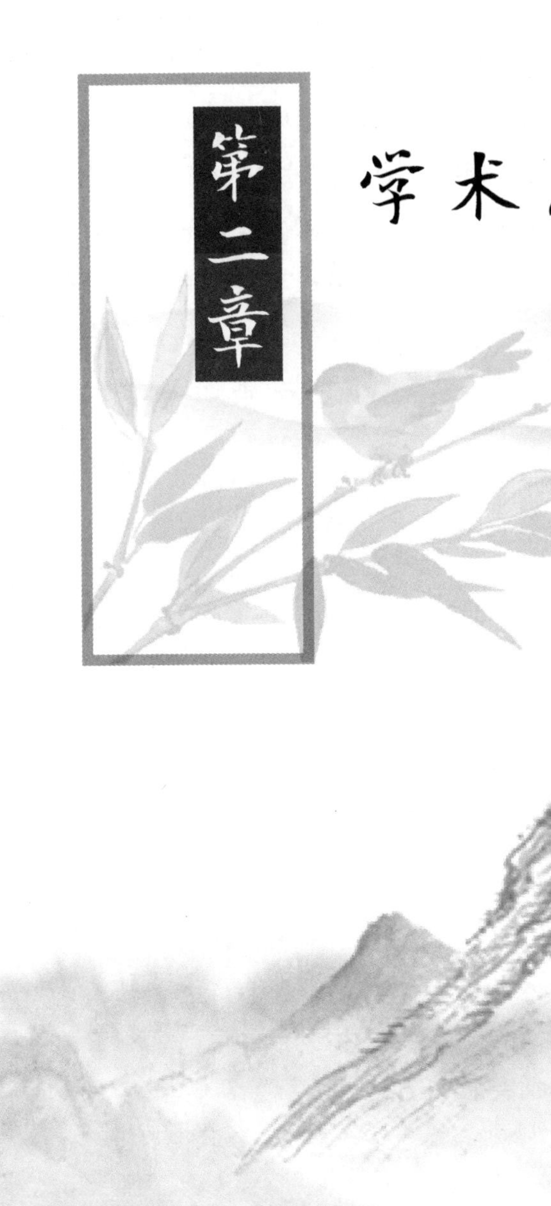

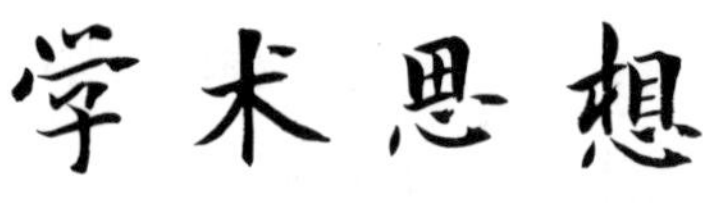

第二章 学术思想

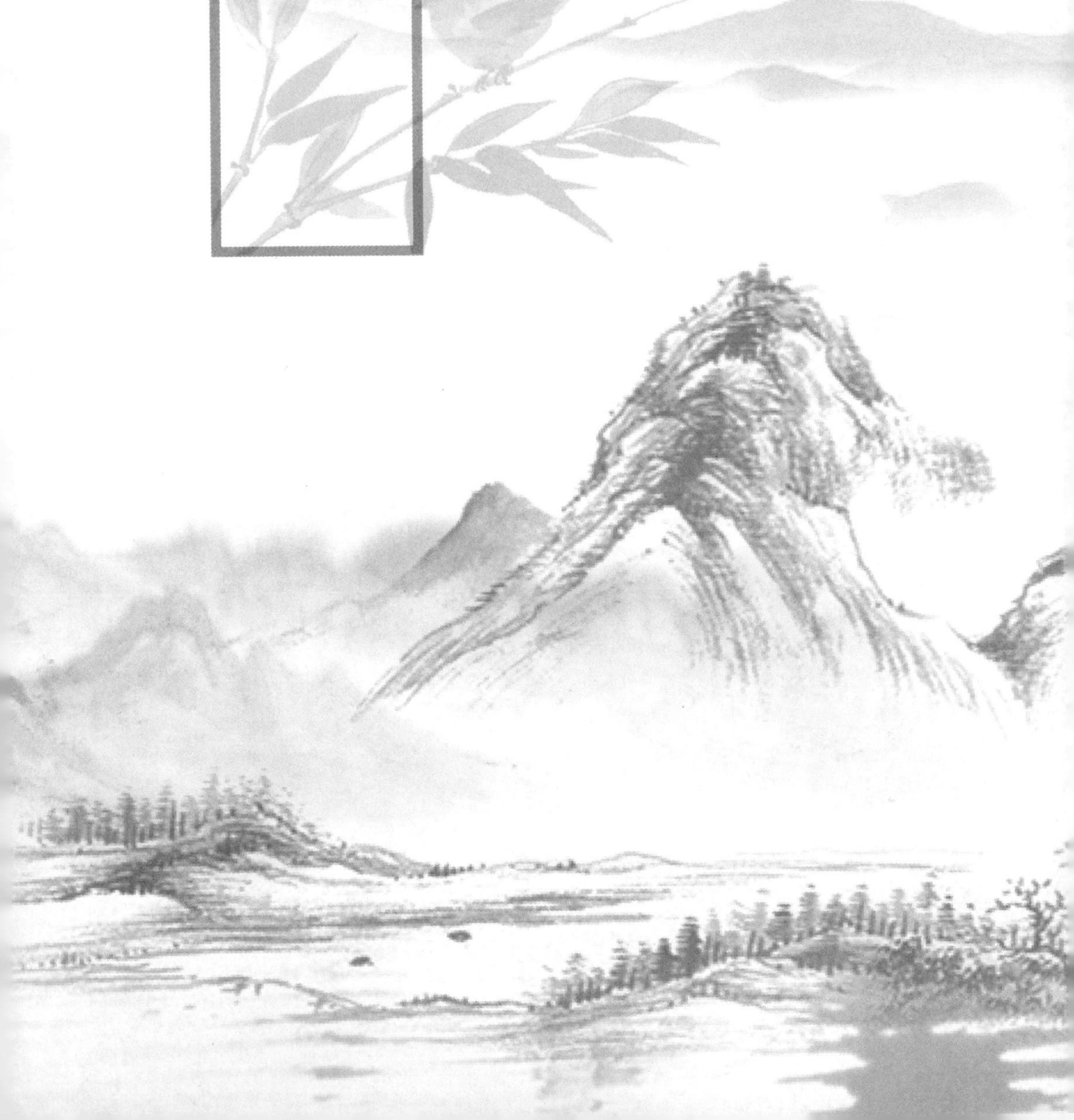

第一节 儿多湿热，药贵合机

——榕儿质薄而多湿热氤氲

中医历代重视体质辨证，《黄帝内经》首倡体质分型与辨体质论治的诊疗思想。笔者留心探究闽地小儿体质，体会到闽儿体质特点系“质薄多湿”。关于质薄，缘由小儿如旭日初升，草木方萌，五脏六腑，成而未全，全而未壮。此乃儿科之共识，但笔者体会闽儿应突出“湿”字。因闽地处中国东南，福州居福建省东部，闽江下游，北枕莲花峰，右擎翠旗，左标石鼓，闽江穿城而过，形成枕山、派江、吻海的格局。诚如宋梁克家所云：“闽宅东南负山而舐海。”属亚热带海洋性季风气候，常年温暖多湿，雨量充沛，四季常青。晚唐诗人韩偓惊讶福州气候：“四序有花常见雨，一冬无雪却闻雷。”近年气候资料示：平均气温在16~20℃，平均日照数为1700~1980h，平均降水量为900~2100mm，年相对湿度约77%。福建土地卑湿，夏则炎热郁蕴，冬则温暖无雪，风湿之气易伤人，阳燠之气常泄，儿生于地，命悬于天，与日月相应，与四时相副，所以小儿感邪易挟湿，且易化热，易呈湿热夹杂之势。

且小儿内湿易生，盖小儿脾常不足，而对水谷需求特别迫切，且饮食不知自节，近30年来随着国民生活水平的显著提高，家长片面追求高营养，“饮食自倍，肠胃乃伤”，损伤脾气，或过食生冷，或腹部感寒，损伤脾阳，或久病羁延，过用苦寒攻伐药物，以致戕伤中阳；前贤有云：“稍呆则滞，稍重则伤，稍不对证则莫知其乡。”以上种种，均可导致脾失健运，水湿不能转化，而致湿邪内生。此外，外湿与内湿亦可同气相求，又由于小儿体属纯阳，有易热的病机，湿邪易于化热，故在小儿疾病中湿热作祟，信而有征。

湿邪致病与儿科诸多疾病有关，如感冒、乳蛾、咳嗽、喘证、哮病、积滞、厌食、呕吐、泄泻、痹证、水肿、淋证、惊风、胎黄、水痘、手足口病等。在幼稚质薄气虚的学术观点指导下，笔者临证管见。

一、病有深浅，证有虚实，治疗轻不离题，重不偾事

夫稚阳未充，岂可伐生生之气，稚阴未长，还须防津液之戕，故轻证若立异矜奇，孟浪从事，药过病所，医之过也。现爰就小儿最常见之感冒、积滞二证，略陈管见。①感冒，治疗应以疏表散邪为主，“因其轻而扬之”，轻者，药性轻扬也，轻浅之证，笔者多用花用叶少用根，可用三花三叶治疗嫩草鲜花般的幼稚外感最为适宜。三花三叶没有固定的组成，而是随证组方。如外感风热，常用银花、葛花、豆蔻花、淡竹叶、薄荷叶、佩兰叶，以疏风解表，化湿清热；外感风寒，常用葛花、厚朴花、玳玳花、藿香叶、紫苏叶、薄荷叶，以散寒解表，化湿和中；若表邪未解，热象已萌，寒热夹杂，可加黄芩、蟛蜞菊、茵陈，以清热化湿。②伤食积滞：伤食乃儿科最常见之脾胃病，若饮食停滞中脘，不能克化，迁延时日，积而不消，气滞不行，升降悖逆，则积滞等病旋踵而至。笔者认为伤食初起，损谷可愈，即适当减食，脾胃之气可渐运，或毋须沾药。所以克食之药用而有节，伤而未甚者，惟以平和之药消而化之，故主张消宜有节，药遣专长；苦寒败胃，辛散耗气，呕家忌甘，攻下审慎。临证主张用闽产水果类药，如庵摩勒、果虎、橄榄、山楂、杨桃、黄皮果等。其优点有方简效宏，药食两宜，服用方便，口感良好，资源丰富，取材易得，可用轻证。若饮食自倍，损胃伤脾，运化失调，积湿痰咳，旋踵而至，桐雨先师点化经方半夏厚朴汤，以苏子易苏叶，名曰苏朴苓夏合剂，施之伤食、积滞、咳嗽、痰湿之证。如有化热之象可加连翘、竹茹、芦根。笔者体会：“小儿湿证多，陈师方最妥。苏朴茯苓夏，加味无不可。”方似平淡，却得儿科三昧。

二、湿之为治，宜别内外，审度兼挟，中和渗湿，加减治之

笔者治湿常用福州时方如银花连翘赤小豆汤、茵陈连翘赤小豆

汤、通解三焦方（郁金、豆蔻、通草等味）及经方麻黄连翘赤小豆汤。若风邪挟湿，常用藿香、防风、羌活、白芷，譬如清风荐爽，湿气自消也；如湿胜作泄，须茯苓、猪苓、泽泻以分消导泄，譬如水满沟渠，非疏导而不去也；若寒湿横亘中宫，须投干姜、白术、附子以温中祛湿，譬如离照当空，则寒湿自散也；若湿聚于脾，痰贮于肺，须陈皮、半夏、茯苓、白术以理气健脾燥湿化痰，譬如泥泞之湿，以灰土渗之，则湿自燥矣。又如尚可审患湿之处治以主药之外，可加引经之药，湿在上加防风，湿在中加苍术，湿在下加通草，湿在周身宜乌药、羌活、狗脊，湿在两臂宜桑枝、豨莶草，湿在下肢宜牛膝、防己。至于湿邪化热，当分湿、热之孰轻孰重，而选择茵陈、黄芩、滑石之清热药物。此皆治湿病之大法，无论内外之湿，他均重视苍术、白术之运用，一运一补健脾之式昭，陈皮、砂仁理气之法备，虽无奇方咄咄，确也正法堂堂，总之治湿不理脾非其治也，治湿须理气，方其捷也。

萧诏玮　李君君

第二节　木土同仇，保婴良诠

——木亢侮土，土壅木郁，抑木疏土，幼科指麾

小儿肝常有余，究此妙谛有二。肝气旺于春，春乃少阳之气，小儿犹如草木之方芽，受其初生，其气方盛，象征少阳之气长，生长发育迅速，蒸蒸日上，一也。小儿体属纯阳，有易热之病机，易从热化，肝气肝阳有余，邪气盛则实也，二也。笔者认为：肝郁作祟，征之临床尤为常见。饮食方面，父母对独生子女多纵其所好，以快其心，若过食辛辣、炙煿之品，则助阳化火，导致肝旺；情志方面，小儿无七情，指情窦未开，然喜怒忧思悲恐惊，中心存之，何日无之。若父母溺爱，对小儿所求常曲意顺从，导致小儿我行我素、脾气暴躁，养成骄横之性，怒则气机紊乱，肝失条达，或学习紧张，亦致肝气郁结，气有余，便是火也。外感方面，六气之邪多从火化，火热之邪燔灼肝经，劫伤肝阴，筋脉失养，肝风徒然而作，肝与四脏密切相关，就肝与心而言，风火相燔烟焰起。心肝二脏乃阳中之阳，心有热，肝有风，风主动，火得风则烟焰起。肝与脾，木旺土壅则为贼。木之性主疏泄，肝能疏泄，则水谷乃化，此即木可疏土之义也。肝与肺，肝升肺降，肝升太过，肝气化火，木火刑金。肝与肾，乙癸同源勿失和。肝藏血，肾藏精，精血互相滋生，故有肝肾同源之说。故儿科之治，须洞窥肝脏，推恻隐之端，拯疲癃之疾以济乎今，此以匡颠危之计也。

脾常不足，是一种生理现象，也包括病理方面的含义，它包括虚实两方面的内容。脾属土，执中央以运四旁，前贤谓之“后天之本”“气血生化之源”。为儿医者当体察须知，宜孜孜于仲阳立斋而传习，矻矻于东垣景岳而勤披，但木土相关之分光，调和脾胃之足重，乃儿科之肯綮，用兵之指麾也。究之儿科土木关系最为密切，土木不和儿之常也。临床寻常可见。肝病常见因素为精神与饮食因素，肝木乘土，以木性暴且正克故也，精神因素可致肝郁，脾胃之气亦

滞，则运化失健，肝郁太甚，阳气郁勃于中，可化内风，掀旋转动。若饮食积滞，脾失运旋，湿困中焦，土壅亦致木郁，木土同仇，征之临床诸恙纷纷，调治失宜，则变证有似行云。现举若干而证之。

一、盗汗

小儿盗汗多责阴虚。然心悟小儿木火易炽，且又易内伤饮食，积滞生湿，肝火炽盛，熏蒸湿邪，迫汗外出，此为小儿盗汗最常见的原因。证见盗汗如浴，夜喜俯睡，龂齿呓语，小便浑浊，舌质红苔浊或薄。当施清肝利湿之法。予验方茵陈丹栀汤：茵陈、黑栀子、茯苓、陈皮、牡丹皮、白芍等。

二、厌食

本病多主脾胃疾患，但肝主疏泄，性喜条达，有助脾胃升降，且与胆汁分泌有关，所以调理脾胃应重视疏木化谷。本病投消导或补益而不应者，往往是忽略了疏肝的缘故，而木土不和型厌食最为常见，其临床表现为厌食嗳气，口苦恶心，烦吵溲赤，夜寐龂齿，舌淡红苔薄白或薄黄等，以温胆汤加毛柴胡、白芍、薄荷、少许龙胆草等味予之。

三、泄泻

肝主惊，胜则乘脾土，即木贼脾土，致乳食不化，升降失司，水谷不分，清浊混淆，合污下降，泄泻作矣。证见泻前啼哭，泻后不宁，粪青如苔，夜卧不宁，舌苔薄白，泻责之脾，痛责之肝，脾责其虚，肝责其实，泻肝补脾，方能安和。以痛泻要方加阴地蕨等味治之。

四、太息

太息以胸脘满闷，嘘气不畅为主症，多因饮食伤脾，湿停中焦，木壅土郁，或因情志不舒，肝气抑郁，疏泄失常所致。证见：胸胁满闷，烦躁易怒，太息，纳少便干，舌质红，苔薄白，脉弦，治宜疏肝解郁，理气健脾。予验方三花解郁汤：合欢花、绿梅花、百合花等。

五、咳嗽

咳嗽变异性哮喘（CVA）在儿童颇为多见，临床表现为咳嗽长期不愈，常被误诊为急慢性支气管炎、慢性咽炎等疾病，采用抗生素及止咳化痰等治疗罔效。笔者辨证本病，主因感受外邪或异气以致肺气上逆。主气在肺，调气在肝，且小儿为纯阳之体，木火最易升腾，病延日久金所胜之木反而侮之，年长儿亦可因情志变化，肝失疏泄，“肝逆则诸气皆逆”，引动肺气上逆，致咳嗽缠绵不已。故常取平肝降逆、肃肺止咳之法，选金线莲为主药，创金线莲合剂：金线莲、胡颓叶、买麻藤、白芍、李根皮等。

六、抽动障碍

抽动障碍是儿童精神行为障碍的一种疾病，以多发性不自主抽动和不自主发声为主要特征。其病因为胎禀不足、过食肥甘、五志过极、紧张疲劳、外感六淫等。根据临床表现多属风邪为病，笔者认为小儿肝常有余，为风木之脏，若肝失疏泄，化热动风，风胜则动。肝风上旋，侵犯清窍则挤眉弄眼，上犯鼻窍则缩鼻耸动，上壅咽喉则咽痒不止，怪声连连，骂声不断，亦合肝“其声为呼”之说；流窜经络则肢体抽动不已。故临证每遵循经旨“诸风掉眩，皆属于肝”“诸暴强直，皆属于风”“诸热瞀瘛，皆属于火”，治从清热镇肝为大法，予春花金龙汤：金线莲、小春花（阴地蕨）、地龙、白芍等。

萧诏玮　李君君

第三节　燮理脾胃，生生不息

——逢原脾胃治顽疾

小儿脾常不足，笔者临证首重脾胃，以先天赖脾胃之生生不息，后天赖脾胃之化化无穷故也。为医者勿伐其生生之气，庶几中宫健旺，则能执中央以运四旁，回旋左右。故清气不可一刻不升，浊气不可一刻不降，为儿科之治，若不及时燮理脾胃，若中气一败，则百药难施矣。故脾胃安则五脏安矣。笔者受桂枝里陈桐雨老师亲炙，秉承陈氏“全婴活幼，燮脾为先”的学术思想之精髓，徵之疑难杂症，执绥调脾，可克顽疾。

一、顽喘留连，沃本荣叶——沃本荣叶汤治疗小儿迁延性肺炎

小儿肺炎病程迁延 1~3 个月，称迁延性肺炎。病延日久，且长期使用抗生素，患儿多见营养不良，抗病力弱，病久以体弱、宿痰为其证候絜要。起病多缘体弱正虚，为外邪所乘；或调治失当，气从中馁，致邪恋难解，或脾失健运，水谷精微化为痰浊，致肺失滋养，日久变成肺脾两虚之势。痰是本证要害，治喘不治其痰非其治也。然祛邪无效，当思补益。脾健胃和，培土杜痰。若一味祛邪，则犯虚虚之戒；纯予补肺，荣枝叶而不沃脾土，须健生化之源。前贤云：“喘气之证，多因肺脾气虚，腠理不密，真气虚而邪气实者多。”笔者体会其病不在邪多而在正虚。新近研究，健脾法对呼吸道疾病的疗效与其促进消化功能、提高肾上腺皮质功能、增强机体免疫功能的作用有关。

沃本荣叶汤：党参、白术、茯苓、买麻藤、胡颓叶、陈皮、紫菀、黄芪、桃仁、炙甘草。有健脾益气、顺气化痰之功效。本方党参、白术、炙甘草健脾益气、燥湿化痰，黄芪益气，茯苓渗湿健脾，陈皮理气，桃仁行瘀、止咳降逆，买麻藤、胡颓叶为久咳之良药。现代药理研

究发现，黄芪、白术有增强免疫作用，可增强细胞吞噬能力，提高淋巴细胞转化率。

二、脾旺四时，邪不可干——自拟福芪汤防治反复呼吸道感染

反复呼吸道感染以反复不断感冒、扁桃体炎、支气管炎、肺炎为主要征象。肇病特点为病程较长，每次上呼吸道感染可达 10 天以上，下呼吸道感染可达 3 周以上；或上一次病未愈，接续下次感染，或初起是上呼吸道感染，迅即发展为下呼吸道感染。脾胃为水谷之海，水谷之精气为营，悍气为卫，卫外功能不固，藩篱疏，易招邪，以致肺气失宣，诸患踵生。故有脾旺不受邪之说。运用健脾益气之味，未病可防范肺系疾病的发生，脾旺身健，邪不可干；既病虚则补其母，补土生金，可收治肺之良效。

福芪汤：福参、黄芪、桂枝、白芍、五味子、生姜、大枣、仙鹤草、炙甘草、白术。有益气健脾、调和营卫之功效。卫气有温分肉，充皮肤，肥腠理，司开阖之功，若表卫失固，则外邪易侵。本方重用福参、黄芪益气固表，桂枝、白芍调和营卫，生姜助桂枝通阳，大枣、甘草甘缓调和，助白芍以和营，仙鹤草有匡复正气之功，全方有调和营卫、益气固表之效。

三、运补相兼，佐以平肝——自拟启脾汤治疗小儿厌食症

厌食是指小儿长时期食欲不振，厌恶进食的一种病症。本病特点为虚实病变均不过甚，虚之过度，便成疳证；食积严重，是为积滞。肇病缘由脾运失职，胃纳失司，二气不能平调，而致杳不食思，食而无味。病延日久亦可见形体较瘦，气血不充之征。责之脾胃，治宜以和为贵，以运为健，运补相兼，笔者积多年临床体会，斡旋中宫，佐以疏木。新近实验研究证实，运脾平肝中药可增强大白鼠蛋白酶活性，促进家兔离体回肠吸收葡萄糖，提高小白鼠血清胃泌素水平，

因此，治肝对治脾大有裨益。

微乐汤：庵摩勒、苍术、黄芪、陈皮、麦芽、竹茹、白芍。有健脾助运，平肝和胃之功效。本病责在脾胃，治从运化，然斡旋中宫，必兼疏木。本方以庵摩勒为主，既可启脾，又可强气力，苍术健运，黄芪益气，陈皮醒脾，麦芽消食，白芍平肝，竹茹清胆和胃，开郁进食。目前该方正开发为院内制剂。

四、养血和营，治内攘外——自拟当归养血汤治疗慢性湿疹

慢性湿疹病情时轻时重，迁延难愈。若瘙痒剧烈或摩擦损伤可发感染。中医认为本病责之于脾。脾主肌肉，为气血生化之源。经曰："上焦开发，宣五谷味，熏肤，充身，泽毛，若雾露之溉是谓气。"李东垣《脾胃论》曰："夫元气、谷气、营气、卫气，生发诸阳之气，此四者，皆饮食入胃上行，胃气之异名，其实一也。"诸多皮肤病的发生与治疗皆与脾胃有关。若饮食不节，久病不愈，或脾胃虚弱，皆致脾失健运，肌肉失主，湿淫肌肤可发生皮肤疾病，所谓"诸湿肿满，皆属于脾"是也。临证脾虚湿困，营血亏虚而致病者并不鲜见。治外必本诸内，从整体观念出发，重视局部表现，将局部治疗与整体治疗相结合，可入佳境。

当归养血汤：当归、黄芪、地黄、熟地黄、川芎、白芍、赤芍、长叶冻绿、苍术、白术、土茯苓、苦参。有健脾祛湿，养血和营之功效。湿疹一证，初起祛湿解毒，配合外用，是其常法。若慢性湿疹，病情时轻时重，迁延难愈，当以内服为主，匡扶脾气，养血和营。本方以归、芍、熟地养血和营，黄芪与当归益气生血，苍术运脾，白术健脾，土茯苓渗湿，长叶冻绿、苦参祛湿解毒止痒。

萧诏玮　李君君

第四节　导源民俗，另辟新径

——民俗文化是中医临证的汩汩清泉

民俗是民间的风俗、习惯，是文化遗存，是不同文化层次的历史积淀，其中蕴涵着富有哲理的文化精华，包涵了许多中医药知识及深厚的中医养生保健内涵，因为从它产生之日起便与许多人文学科构成了近缘关系。中医与民俗同属于中华优秀文化，二者关系密切，中医的发展伴随着社会民俗民风的传承与发展。俗云：速生者速灭，渐生者渐灭。有的疗法被鼎力宣传而风靡一时，惜好景不长，迅即就被证明夸大或无效，甚则有害。而民俗历千年流传而不衰者，经历史长河大浪淘沙，因其符合医理，有益健康，为百姓所喜闻乐见。笔者曾承担福建省卫生厅重点课题之一“福建岁时民俗与中医药文化内涵研究”，深切体会到：①与中医药相关的福建岁时民俗根植于文化之中；②与中医药相关的岁时习俗有其独特的地理环境优势；③岁时习俗可为中医学的发展提供新思路。岁时民俗与中医药的结合，是人们顺时令而善天和，按照一年四季气候阴阳变化规律和特点，调节人体阴阳气血而健身防病治病的一种有益方式，当挖掘其有益健康的防治措施，为中医学临床科研提供新的思路。现略举二则以阐述之。

一、新端午洗剂

药物组成：艾叶、石菖蒲、鱼腥草、土茯苓、火炭母（赤地利）等煎汤淋洗。有清热解毒，疏风祛湿之功效。适用于湿疹、荨麻疹、皮肤瘙痒症、药疹、痱子、暑疖等。

本方源于农历五月五日的浴兰汤，民俗中辟秽求祥的形式丰富多彩，历史悠久，不过最早用的是兰系佩兰，以后多用艾叶与菖蒲，有除湿止痒，祛邪辟秽作用，笔者在二味基础上合入鱼腥草、火炭母、土茯苓等味以加强清热解毒的作用。

二、清明草糕

药物组成：清明草、鲜竹茹、稻香陈、山药、白术等。有清热平肝，健脾开胃之功效。适用于肝旺脾虚之小儿厌食症，临床表现为长期厌食或拒食，急躁易怒，好动多啼，龂齿呓语，便溏溲黄，舌红苔薄，脉弦细等。

清明节气，盖其时气温渐升，且木气当令，易于偏亢犯土，湿气偏重，脾运受困，土木同仇，升降易窒。清明草（菠菠菜），清肝健脾，乃富有时令养生内涵且能上应天时的节令食品，故乡前贤孙享文《闽俗清明》有“沿街陈列菠菠粿，红豆还兼萝卜丝”等句。以清明草为主药，加白术、山药等制成糕剂。其口感清香可口，小儿乐于接受。

此外，还在端午习俗的启引下，研制醒脾肚兜，有芳香醒脾，温中理气等作用，用于小儿功能性消化不良、肠痉挛、厌食症、腹泻病等。研制辟秽香囊，有芳香辟秽，疏表通窍等作用，对小儿感冒鼻塞头痛症状有辅助作用。

从民俗学研究视觉，遴选其符合医理的内容，它是中医临证的沃土，可从民俗中汲取丰富的营养成分，另辟新径，丰富治疗手段，推动中医临床科研的繁荣。

萧诏玮　李君君

第五节　杂合以治，活幼妙谛

——内外并治，儿科功捷，然外治须甄寒温

小儿服药依从性差，哑科内治法施用难度甚大。再者，小儿具有肌肤柔嫩，脏气清灵等特点，施以外治法，奏效较成人迅速，且毒副作用相对较少，堪称“绿色通道”。故对服药依从性差的小儿，尤其对急救患儿，更显示出独特的优势，故良医不废外治。

笔者主张内治当分寒热，外治遣药组方如同内服方剂，分阴阳水火两治。就使用非药物的推拿而言，亦须辨证论治。清代夏禹铸《幼科铁镜》明确以推代药的观点，并作推拿代药赋：“如推上三关代却麻黄、肉桂；退下六腑，替来滑石羚羊；水底捞月，便是黄连、水牛角。”推拿尚且如此，药物外治岂能不分寒热虚实，孟浪从治。就敷脐法而言，脐为神阙，内连脾胃，小儿皮肤嫩薄，神阙未密，腹壁最薄，药切神阙，彻之于内，外治与内服的原理并无二致。《理瀹骈文》中提到“中焦之病”以炒制药末布包缚脐为第一捷法，但泄泻有寒湿与湿热二型之异，笔者制之二方，寒湿型用温中罨脐散，药物组成：肉桂、徐长卿、砂仁、丁香等，有温中运脾、理气消胀之功；湿热型泄泻用清热罨脐散，药物组成：葱青、豆豉、芒硝、葎草、砂仁、冰片等，有清热利水、理气消胀等作用。二方均遣用辛香药物，具有芳香穿透、疏理气机的作用。方药一温一清，证治迥异。

萧诏玮　李君君

第六节　知文明医，以窥渊海

——文若基础医若楼

“儒”和“医”原是不同的学科，但有密切关联之处，四书五经是古代儒者的文化基础，也是医学的根源。明代徐春甫的《古今医统》有一篇专论“儒医”，曰：“儒识礼义，医知损益。礼义之不修，昧孔孟之教；损益之不分，害生民之命。儒与医岂可轻哉？儒与医岂可分哉？”后世将业儒而后习医的人，称为儒医。《辞海》释义为“旧时指书生而行医的人”。所以儒医可以是有功名的书生，也可指有坚实文化基础的医生。文若基础医若楼，《黄帝内经·素问注》序“将升岱岳，非径奚为，欲诣扶桑，无舟莫适”，所以儒医多凭借其坚实的文化基础而成为医者声望标帜。如《黄帝内经》，其哲学渊源多来自《洪范》《易经》等书，究其阴阳五行、精气学说等，亦与以上诸书密切相关。张景岳重视研究《易经》与医的关系，在《类经附翼》中专门写了一篇《医易义》，通过切身体会，他认为：“《易》之为书，一言一字皆藏医学之指南；一象一爻，咸寓尊生之心鉴。故医不可以无《易》，《易》不可以无医，设能兼而有之，则易之变化出于天，医之运用由于我。”儒医治学，注重病机理论的探讨，多家学派竞相立说，百花齐放，百家争鸣，促进中医学术的繁荣和发展。儒家以儒学核心，博施济众谓之仁，故心存仁义，道德为本，也是儒医一大特点，谨记儒家仁义之德，并身体力行之。

一、说文解字，探赜索隐

笔者认为习医者，首重文字之学习，文字传承文化，渗透着传统文化的诸多内容。《说文解字·序》云：“盖文字者，经艺之本，王政之始，前人所以垂后，后人所以识古……故曰本之而道生，知天下之至赜不可乱也。”研究中医文化，汉字是开启中医学宝库的锁匙，理论学习抑或临床实践，不明汉字则难窥中医奥妙，爰举四则以证之。

（一）纯阳（纯）

国内现存最早的一部儿科专著《颅囟经》云："孩子三岁以下，呼为纯阳，元气未散。"《晋书·郭璞传》载："时在岁首，纯阳之月。"谓小儿如一年之春，一岁之始，生机蓬勃，发育迅速，后世学者引证为小儿有易热的病机，热者寒之是颠扑不破的至理，但将纯者理解为有阳无阴，业医者不至如此，但纯阳者，并非盛阳，论治切勿寒凉太过，因为纯阳必须认清以下二者：纯阳乃丹灶家之言，言元气未散，未破身，真气未泄故也，此其一；从字又而言，"纯者，丝也"，《汉书·王褒传》："夫荷旃被毳者，难与道纯绵之丽密。"颜师古注："纯，丝也。"小儿生理上生机蓬勃，病理上易热，但幼稺，此"阳"乃柔弱之阳，临证虽热者，亦不过泻火太过，以免热去寒生，都谱纯阳鄙说，以致克伐从事，半致痉厥夭亡。夫稚阳未充，岂可伐化生之气。若能究心"纯"字，正确理解纯阳，临证不至孟浪从事。

（二）肺炎喘嗽（炎）

新近儿科教科书喘证以肺炎喘嗽立名。此典出自清谢玉琼《麻科活人全书》，按其罗列的症状属喘证毋庸置疑，但笔者认为值得商榷。《说文解字·段注》云："炎，火光也，从重火，为会意字。"《洪范》曰："火炎上，其本义也。"《云汉传》曰："炎炎热气也。"就文字而言，肺炎喘嗽应属热型喘证。纵观谢氏著作，其所为肺炎喘嗽缘由麻毒内陷闭肺所致。《麻疹西江月》云："只因肺与心通，肺气被火煎熬，以致气喘。"又云："火毒肺家炎，恐胸高气促。"可见谢氏指的是麻疹的并发症，属热证。再从遣方用药来看，谢氏疏方加减泻白散（桑白、地骨、茯苓、黄芩、人参、甘草、糯米）去人参、甘草与之。汪昂遵泻白散为"泻肺之准绳"，谢氏尚加黄芩、知母，以增强清金泻火之力，可见火毒之重，所以笔者质疑肺炎喘嗽作为喘证一个证型未尝不可。若作为章节名称或取代喘证，则是以偏概全，设若书写病案，病因为风寒闭肺或寒饮射肺，方遣三拗汤或小青龙汤，病名赫然在目——“肺炎喘嗽”，同仁诸君以为然耶否耶？

（三）字辨

笔者尝谓为医者应尽量不写或少写错别字，尤其是医案术语之类。常见有人在胸透单诊断上写“肺部感染”，“染”字其中九不能写丸，古代染衣多用草本植物如栀子之类，加水浸汁，衣料应浸多次方染得深色，因此染字右上部则是九而不是可吃的鱼丸的“丸”字，明白字义则不会以“丸”代“九”了。又如德字，其异体字右下侧是“心”，不写“一心”，两种写法均有所据，但从规范而言，病历应写正字，不写异体字。笔者引一字谜可令人没齿难忘：“明天是十五，一心想去看，一人看不到，两人重着看。”记住“一心”则写正字不难。又如“搏”写“抟”二字字形相近，常易形近而讹，如果辨析“搏”的意义为“击”，有拍击、跳动等含义，如脉搏，抟为聚会之义，如《灵枢·五色》：“察其散抟，以知远近。”二字不至于混用。

（四）顾名思义说果虎

福州有一专治水果类导致食滞的药食两用的药材，名曰果虎，民间俗称之“觔斗”，文人雅称之“拱斗”，其学名为岭南酸枣。民间以之浸卤以备不时之需。某日一老妪拈来一束缀有稀疏红色果实者，求证是否“觔斗”。笔者见其枝零星缀有扁平果实，环顾左右曰：非也。觔斗又叫滚斗、筋斗，散在地上，因是圆形，则如珠滚盘；雅称“拱斗”，拱者，《管子·霸形》谓“拱手而问”，意为双手合拍，此果略大于黄豆而圆，一串垂垂，近代同光派领军诗人何振岱作“拱斗赋”，谓之垂垂如列星，故以名之。医者，赞其剿水果如虎，赞曰“日啖荔枝三百颗，合夜吐泻祸旋踵。果虎剿积如虎贲，单方一味立鹄中。”望文生义，可资鉴药。

二、辅助医学，启瀹心灵

笔者诊余留心阅读笔记杂著医事杂著，此并非“不务正业”，既可愉悦心情，又增广见闻，博资借鉴。平素亦重视医话写作，以短文写成的临证体会，研究心得，掌故轶闻，流派评述等，这是医家的一种著述体裁，短小精悍，非确有心得者不能著笔，以小品的笔调，娓娓道来，文医并茂，切忌一本正经的说教，要像和挚友一起坐在软沙发上品茗谈心，或炉边小议，无拘无束，徜徉在绚丽的风景中，让人在兴味盎然中领略中医的精髓。笔者撰写大量的史海钩沉、医术拾贝、清娱漫笔等医话。现举隅如下。

（一）史海钩沉

如《断证无误，伪药杀人》一文介绍清末福州一起伪药杀人案。某医治一妇人，断为风寒感冒，方遣麻黄汤，妇人服后无汗发热，头项疼痛，恙未减，某医将麻黄9g，二诊加量，三诊加至24g，病人服后大汗亡阳而殆。医断证无误，揆此原因系药店老板重利缺德，初因麻黄缺货以芦草代替，迨至第三诊药店购进麻黄，以致酿成命案，此发人深思，希冀历史的悲剧不要重演。又为《声名赫赫，宅心宜慎》一文介绍清末某医恃才傲物，皆毁他医，夜间沉溺雀战，诊病精神恍惚，以致有“时来十二月受暑，运去三少爷得胎”之掌故，贻人笑柄，告诫为医者须谦虚谨慎。

（二）医术拾贝

介绍某榕医患肺痈证，久治无功，某草药医荐服土人参合冬瓜糖炖服而获愈，榕医遂改土人参为郁甦参（学名翻白草），笔者赞曰：“天涯何处无芳草，信有单方胜大医。莫道方物无颜色，郁甦佳话合刊碑。”又如笔者“文革”期间去北峰山山区巡回诊疗时，发现山路旁有一丛盛开的兰花，脑海中跳出郑板桥的名诗：“山中觅觅寻寻，觅得红心与素心。欲寄一枝嗟远道，露寒香冷到如今。”

其时在“文革”动荡的岁月只能伫立花旁，欲寄一枝并非“嗟远道”而是嗟人道。三十多年后其妻从北峰山区采回一株建兰植入盆中，翌年虽不开花，却枝繁叶茂，郁郁葱葱。建兰醒脾价值如何值得研究。笔者发出由衷的赞叹：“戏与山妻谈素心，一枝竟发满盆青。人前莫夸颜色好，醒脾何日续《本经》？”

（三）清娱漫笔

笔者介绍榕医诗话，医人辞章，诗家本色，或咏物，或存史，或寓志，或警策，在八闽文化历史长河中留下璀璨的明珠，如笔者多次谈及叶轩孙的回文诗，赞其功力上乘。笔者多次自谓不谙音律，不敢言诗，但适当插叙引用可令文章医文并茂，使人容易理解与印象深刻。医话需要文采，融知识性、科学性、趣味性于一炉。但医学不同于文学，切忌虚无荒诞，要求翔实严谨，病案书写如“头大如斗”“大汗如雨三五日不止”“床前流血可飘履”等，哗众取宠、夸大无稽之调应该摒弃。

萧诏玮

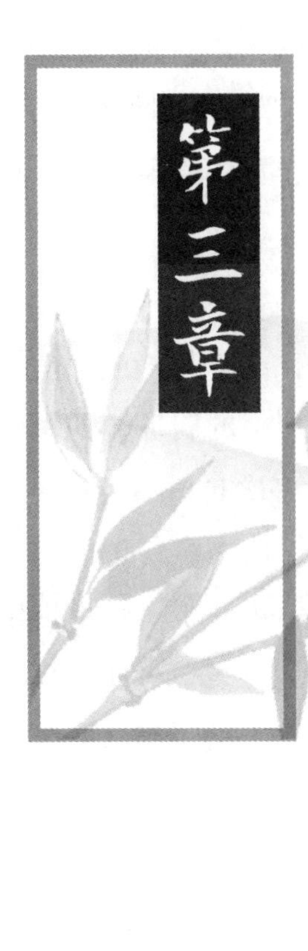

第二章 治法直指

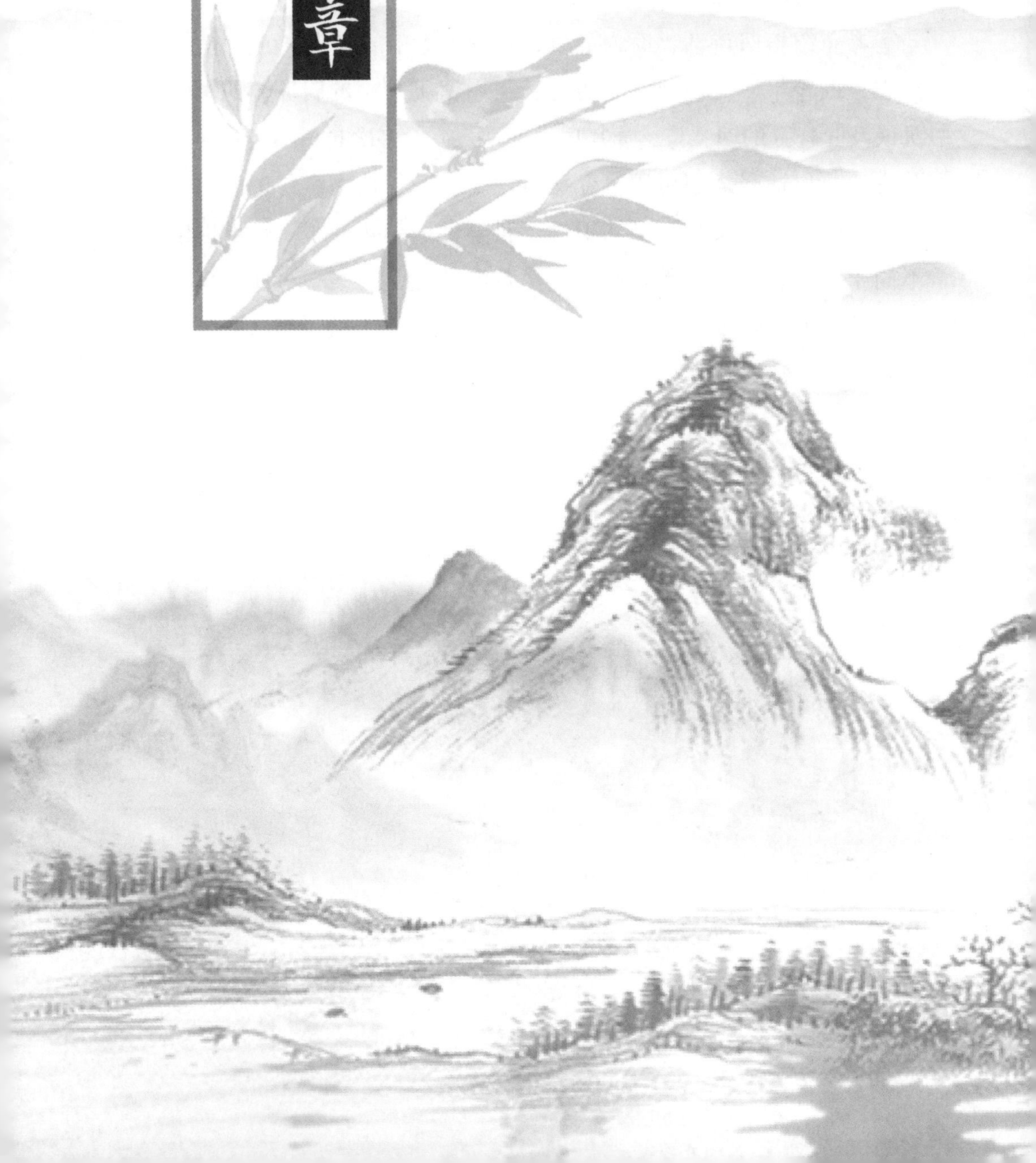

第一节　高热立八法

小儿气血未充，稚阴稚阳之体，旦感外邪，易从阳化热。外感发热多由外感时邪，郁于肌表不解，正气抗邪而发热，此类发热病势轻，不易传变；若肺胃素有积热，复感外邪，致邪热内炽外达而发热，则来势猛，若邪陷厥阴，则变证从生。外感高热，临床上常见于西医的急性上呼吸道感染、急性咽喉炎、急性气管支气管炎、肺炎、胃肠型感冒以及各种传染病引起的发热。笔者治疗小儿外感高热常用以下八法。

一、疏表散寒法

适用于小儿外感风寒，表气郁闭之外感高热。症见发热无汗，或有汗不畅，微恶风寒，头痛口渴，咳嗽咽痛，舌淡红，苔薄白，脉浮。

方用苏羌达表汤。药物组成：紫苏叶、羌活、防风、苦杏仁、白芷、橘红、生姜、茯苓皮。

二、调和营卫法

适用于患儿为风寒伤及肌表，腠理不固，卫气外泄，营阴不得内守，肺卫失和的太阳表虚证。症见高热，汗出，恶风，咳嗽，鼻流清涕，头项强痛，舌淡嫩，苔薄白，脉浮缓。

方用桂枝汤加味。药物组成：桂枝、白芍、兰花参、生姜、大枣、炙甘草。

三、疏风清热法

适用于感受风热或寒从热化，腠理开泄，发热重而有汗出者。症见发热微汗，或有汗不畅，微恶风寒，头痛口渴，咳嗽咽痛，舌尖红，苔薄白或微黄，脉浮数。

方用银翘散加减。药物组成：金银花、连翘、卤地菊（蟛蜞菊）、薄荷、板蓝根、淡竹叶、荆芥穗、淡豆豉、积雪草、甘草等。

四、解肌清热法

适用于邪热炽盛，壮热不已。即上有无形邪热，下有有形积滞。症见烦躁面赤，口舌生疮，谵语狂妄，口渴，唇焦咽燥，目赤鼻衄，大便秘结，小便不通，舌红，苔黄，脉数。

方用凉膈散加减。药物组成：葛根、连翘、黄芩、栀子、薄荷、竹叶、大黄、芒硝。

五、三阳并治法

适用于三阳并病证。症见既有恶寒、流清涕等寒象，又有热象；太阳证见项痛、背酸、骨节疼痛等；少阳证见口苦、咽干、头侧痛、恶心等；阳明证见高热、口渴、舌红苔黄等。

方用柴葛解肌汤加味。药物组成：柴胡、葛根、白芷、桔梗、羌活、石膏、黄芩、积雪草、白芍、甘草、大枣、生姜等。

六、清热化湿法

适用于湿热并重。症见发热稽留，呕吐，腹泻，并有肢酸，咽痛，口渴，舌质红，舌苔白或厚腻或黄厚，脉濡数或滑数等湿热交蒸之象。

方用甘露消毒丹。药物组成：滑石、黄芩、绵茵陈、石菖蒲、川贝母、藿香、连翘、豆蔻、薄荷、射干。

七、温阳解表法

适用于寒邪直中少阴而兼太阳表证，即太少两感证。缘由素体阳虚而感受寒邪，卫阳被遏，正邪相争，阳气不得宣发郁而发热者。症见恶寒，发热，精神疲惫，肢末冷感，舌质淡红或淡，苔白，脉沉、细、弱。

方用麻黄附子细辛汤加味。药物组成：麻黄、附子、细辛、淫羊藿。

八、通腑导滞

适用于患儿内伤乳食郁久化热，复感六淫之邪郁而化热。症见高热，纳差，大便干结，舌红，苔腻，指纹色紫，脉数，或兼咳嗽、流涕等表证。

方用枳实导滞丸。药物组成：枳实（炒）、大黄、黄芩、建神曲、马齿苋、木香、瓜蒌子、蜜紫菀、葛根、荆芥。

萧诏玮　李君君

第二节　久咳创十三法

小儿久咳，现代医学将其定义为慢性咳嗽，指小儿咳嗽8周以上，X胸片无明显病变者。本病属于中医学“内伤咳嗽”“久咳”“顽咳”“食咳”范畴，本病病因可由风、火、寒、湿、燥等外感因素引起，也可因饮食、劳倦等内伤因素所致，治疗颇为棘手。笔者在临证中细辨其病机转化，总结久咳辨治经验十三法及临证中久咳常用地方草药如下。

一、宣肺利咽法

适用于风邪犯肺证。症见咳嗽阵作，晨甚，干咳无痰或少痰，咽干咽痒或伴鼻塞流涕，喷嚏连连，咽部充血，咽后壁滤泡增生，舌质淡红，苔薄白。

方用山菊利咽汤（验方）。药物组成：山豆根、蟛蜞菊、薄荷（后入）、桔梗、甘草、射干、玄参、辛夷、防风、锦灯笼。

二、温阳化饮法

适用于寒饮射肺证。症见咳嗽，痰声辘辘，面色皖白，四肢冷，眼胞微肿，舌质淡，苔白而湿润，脉软。

方用福灵蠲饮汤（验方）。药物组成：福参、淫羊藿、干姜、细辛、五味子、白术、橘红。

三、燥湿化痰法

适用于痰湿蕴肺证。症见咳嗽痰多，痰白而黏，胸脘作闷，纳少恶心，舌淡红，苔白腻。

方用五子止咳汤（验方）。药物组成：紫苏子、莱菔子、白芥子、车前子、白附子、橘红、买麻藤、千日红、茯苓、白术、甘草。

四、蠲饮清热法

适用于寒饮化热证。症见咳吐白黏痰，气促，恶寒，无汗，头痛，身痛或发热，有的可有烦躁，口渴，尿黄，便秘。

方用小青龙加石膏汤。药物组成：麻黄、苦杏仁、桂枝、白芍、石膏、鱼腥草、干姜、细辛、五味子、胡颓叶。

五、化瘀止咳法

适用于久咳血瘀证。症见咳嗽，胸部刺痛，舌瘀点青紫，脉涩或指纹滞。所谓“久病必瘀”，病久不愈或失治误治，由气及血，由经入络，气滞不解可致血脉瘀滞，寒药频投致脉络凝涩，痰浊壅盛可痹阻经脉。

方用丹茜汤（验方）。药物组成：丹参、茜草、赤芍、橘络、地龙、土鳖虫、买麻藤。

六、镇痉止咳法

适用于气火上逆证。症见呛咳夜甚（刺激性干咳），感冒或冷空气、灰尘、浓烟等易诱发或加重，咳嗽呈痉挛性，伴咽痒、舌淡红，苔薄。风痰阻于气道，气道痉挛，风摇钟摆，迁延难愈。

方用蚕蝉镇咳汤（验方）。药物组成：蝉蜕、僵蚕、地龙、胡颓叶、芋环干、胆南星、茜草、乌梅、紫苏子。本方有舒缓支气管平滑肌，抗过敏作用。

七、升降气机法

适用于久咳气机失畅。肺主气，主宣发肃降，若应宣而反滞，应降而反逆，外邪久袭，肺气失降，肝失调达，郁滞日久，招惹咳嗽。治宜一升一降，调和气机，虽无奇方咄咄，却亦正法堂堂。

方用郁金柴桔汤（验方）：郁金、柴胡、前胡、枳壳、桔梗、丝瓜络、香附。郁金能开肺气之郁，其气上行而微下达，益以柴胡升而前胡降，桔梗升而枳壳降，升降相伍，共奏散郁滞，调和气机之功。

八、消食止咳法

适用于食痰阻肺证。《医学入门》卷五："食咳因食积生痰，痰气冲胸，腹满……"《病因脉治》卷二："食积咳嗽病名，其证每至五更嗽发……"慢性咳嗽与脾胃失和，痰食积滞密切相关。症见夜间阵发性剧咳，上腹部不适，胸痛咽痛，心动过缓，腹部胀满，嗳气纳少，苔薄或黄厚。

方用导滞下气汤（验方）。药物组成：余甘子、建神曲、麦芽、佛手、旋覆花、紫苏子、代赭石、买麻藤；苔黄者，加姜黄连。

九、泻肺豁痰法

适用于痰热郁肺证。此乃痰滞肺络，气血失常或内伤易化热伤阴，津血受灼，聚而成痰。治痰者必先降其火，治火者必先顺其气。邪热入里，化热灼津，炼液为痰。痰热胶结，阻于气道，肺失清肃，上逆为咳。或恣啖肥甘厚味，食滞化热，酿为痰热上贮于肺而致咳。症见咳嗽频发，喉间痰鸣，咳痰量多，色黄且稠，口干食少，便干溲赤，舌质红，苔黄厚，脉滑数。

方用苏子豁痰汤。药物组成：紫苏子、葶苈子、莱菔子、车前子、皂荚子、稻香陈、胆南星、苇茎、天竺黄、黄芩、翻白草。

十、清上温中法

适用于上热下寒证。素体脾寒，复感外邪，邪热熏蒸肺络，肺气上逆作咳。症见咳嗽痰黄，烦躁，大便溏泄，小便清长，肢冷，舌苔薄黄舌质淡红或淡，舌体胖，有齿印，治以清肺温脾。方用自拟麻芩姜术汤。药物组成：麻黄、苦杏仁、前胡、紫苏子、桑白皮、黄芩、干姜、白术。

十一、养阴润肺法

适用于久咳阴虚证。温热久羁，津液被灼，则阴虚生燥，故干咳。症见无痰或痰少而黏不易咳出，盗汗，喉痒声嘶，口干喜饮或痰中带血，午后潮热而颧色赤，舌红苔少或无苔或舌干而光，脉细数。

方用百合郁甦汤。药物组成：百合、郁甦参（翻白草）、太子参、玄参、川贝、北沙参、白芍。

十二、扶脾益肺法

适用于土不生金证。小儿禀赋不足，素体虚弱，或外感咳嗽，日久不愈，耗伤脾肺之气。症见咳嗽无力，痰白清稀，气短而喘，乏力懒言，汗出恶风，食少便溏，脉弱。

方用福参百花汤（验方）。药物组成：福参、七层楼、白术、黄芪、佛手、橘红、鼠曲草、姜半夏、防风、百部、蜜款冬花。

十三、清肝泻火法

适用于肝火犯肺证。肝脉布两胁上注于肺，二者经络相联，肝气升发，肺气肃降，二者制约与协调不可有废，若木火旺盛，或金不制木，木反侮金，肝火上犯于肺，则可致肺失肃降，上逆，即“木火刑金”之谓。症见咳嗽频频，气道咳时面赤，甚则呕逆，胁肋作痛，胸闷不适，舌淡红，苔薄白或薄黄，脉弦。

方用红白清肝汤（验方）：千日红、天青地白（鼠曲草）、李根皮、牡丹皮、白芍、代赭石、海蛤壳。

萧诏玮　李君君

第三节　厌食选十三法

厌食是指小儿较长时期见食不贪，食欲不振，甚则拒食的一种病症。本病多见于1~6岁儿童。现代医学认为儿童厌食症的主要病因有Hp感染、甲状腺激素水平下降和铁、锌缺乏及铅水平升高、慢性精神刺激及过度紧张等原因导致消化液分泌减少，消化酶活性降低。西医分别给予微生态制剂、补充微量元素、促进胃肠动力或予心理干预治疗。小儿厌食属于古代医学文献中所载“不思饮食”“不嗜食”“恶食”等。其病因纷繁，证治多门，笔者积多年临床实践体会，常用以下诸法。

一、醒脾健运法

适用于饮食不节，喂养不当，嗜食肥甘厚味，或病后脾气未复所致之厌食症。症见不思饮食，或食而无味，或拒进饮食，迫食则恶心呕吐，形体消瘦，精神形态多无异常，二便正常，舌苔白或白腻。治疗若偏补则壅滞气机，峻消则伤正，故以和为贵，以运为补。

方用余甘二术汤（验方）加减。药物组成：余甘子2枚、苍术、白术、砂仁（后入）、山药、白扁豆、麦芽、佛手、石菖蒲、鸡内金、福参。

二、安神定魂法

适用于神气怯弱，外受惊吓所致的厌食，类似现代医学的“神经性厌食”。症见精神萎靡，或烦吵不安，食欲不振或拒食，夜寐欠宁，呓语惊惕，指纹色青。

方用安神定魂汤（验方）。药物组成：合欢花、绿萼梅、百合花、玳玳花，代茶饮。

三、升清降浊法

适用于脾胃失和，升降失司，清气在下，浊气在上所致之厌食症。

症见食欲不振，多食则脘腹作胀，大便不调，多夹不消化物，恶心，呕吐，面色少华，形体偏瘦，舌质淡红，苔浊，脉缓。

方用荷蒂汤（验方）。药物组成：荷蒂、枳壳、白术、黄芪、桔梗、柴胡、升麻、姜半夏、麦芽、厚朴花。

四、理气活血法

适用于乳食壅滞，土壅木郁所致气机逆乱，气滞血瘀的厌食。笔者认为：临证不必悉具瘀血见症，凡具有长期厌食，面色晦暗，时有腹痛者，即可采用本法。

方用二术三棱汤（验方）。药物组成：莪术、白术、三棱、丹参、麦芽、谷芽、山药、山楂。

五、开郁润燥法

适用于饥饱失序，运纳失宜，病延日久，津液不生所致的胃脘枯槁的厌食。症见长期厌食，口干咽燥，大便干燥，形体消瘦，舌红苔少或无苔，脉弦细。

方用启膈散加减。药物组成：沙参、丹参、川贝、茯苓、荷蒂、郁金、砂仁壳、枳壳、陈皮、麦芽。

六、抑木疏土法

适用于木亢侮土所致的厌食。因小儿肝常有余，木亢易侮土，食气入胃，全赖肝木之气疏泄而水谷乃化，故后天脾胃难离于肝。症见厌食嗳气，口苦，恶心，烦吵，溲黄，夜寐龂齿，舌淡红，苔薄黄等。

方用温胆汤加味。药物组成：竹茹、法半夏、枳壳、稻香陈、茯苓、甘草、柴胡、白芍、龙胆草。

七、清肝利湿法

适用于湿热蕴肝所致的厌食。症见纳少，急躁易怒，打人咬人，面红目赤，小便浑浊，女婴可见阴部红赤腥臭，男婴可见阴囊湿疹，舌质红，苔黄腻，脉弦。

方用龙胆泻肝汤加减。药物组成：龙胆草、黄芩、栀子、柴胡、泽泻、地黄、车前子（布包）、爵床。

八、泻黄散火法

适用于过食辛热，或邪热犯胃，受纳失司所致的厌食。症见不思饮食，口唇干燥，手足心热，口臭便干，小便浑浊，舌红苔黄，脉数。

方用公英泻黄汤（验方）。药物组成：蒲公英、防风、芦根、黄连、鲜竹茹、枳壳、藿香、甘草。

九、化痰祛湿法

适用于乳食不节，痰湿滞留所致的厌食。症见厌食拒食，脘腹胀满，呕恶痰涎，咳嗽便溏，舌淡红，苔白或腻，脉濡。

方用云苓化痰汤（验方）。药物组成：茯苓、枇杷叶、神曲、厚朴、枳壳、半夏、白术。

十、化虫健脾法

适用于饮食不洁，感染诸虫，损伤脾胃所致的厌食。症见食欲不振，日渐消瘦，脐周疼痛，时发时止，寐中磨牙，嗜食异物，面有虫斑。

方用使君子汤（验方）。药物组成：使君子、苦楝皮、木香、槟榔、山楂、白术、白芍、山药。

十一、调和营卫法

适用于脾失健运，胃不受纳，生化乏源，以致卫虚营弱。症见厌食汗多，形体略瘦，容易感冒，腹软不胀，舌淡红无苔。

方用桂枝汤加味。药物组成：桂枝、白芍、生姜、大枣、甘草、炒麦芽、玉竹、太子参。本方调和营卫，以促进脾胃生化，气血运行充裕以苏醒脾胃。

十二、养阴益气法

适用于脾胃羸弱，阴津乏源所致的厌食。症见食欲欠佳，甚或拒食，口渴心烦，夜寐不宁，溲黄便干，舌红少苔或苔光。

方用二参汤（验方）。药物组成：北沙参、太子参、石斛、麦冬、山药、乌梅、甘草、白薇。

十三、佐餐食疗法

适用于厌食日久，脾胃俱虚之厌食患儿的食疗。

药物组成：山药、莲子、麦芽、茯苓、薏苡仁、鸡内金等各按适量，研细末，加米粉适量炖糊佐餐，借谷气以悦脾醒胃。

萧诏玮　赵伟强

第四节　腹泻论九法

小儿腹泻是指大便次数增多，和（或）性质改变。本病是小儿常见病之一。《幼科金针·泄泻》云：“泄者，如水之泄也，势犹纷绪；泻者，如水之泻也，势惟直下，为病不一，总名泄泻。”本病一年四季均可发生，但夏秋季更常见。临床多责之脾胃，治从运化，但证治多门。现介绍以下常用法。

一、清热利湿、解表和胃法

适用于湿热下注型腹泻。症见大便稀如水样或蛋花状，暴注下迫，肛门红赤，烦躁口渴，或见发热，尿赤，舌红苔黄腻或黄浊。

方用泄泻一号方。药物组成：葛根、黄芩、山楂炭、马齿苋、铁苋菜、乌梅炭、茯苓、泽泻、僵蚕、甘草。或用葛根芩连汤加味。药物组成：葛根、黄芩、黄连、马齿苋、车前草、泽泻、石榴皮、山楂炭、甘草。

二、芳香化湿、解表散寒法

适用于寒湿型腹泻。症见大便清稀，或呈白色，臭气不甚，或腹胀肠鸣，厌食泛恶，或发热，舌淡红，苔白腻。

方用泄泻二号方。药物组成：藿香、苍术、川厚朴、蚕砂、茯苓、泽泻、车前草、山楂炭、石榴皮。或用藿香正气散。药物组成：大腹皮、白芷、紫苏、茯苓、半夏曲、白术、陈皮、厚朴、苦桔梗、藿香、甘草。

三、泻火救津法

适用于燥热型腹泻。症见壮热烦躁，口渴多饮，大便黄臭，暴注下迫，肛门红赤，舌红少津，舌苔黄燥。

方用泄泻五号方（陈氏泻火救津汤加减）。药物组成：石膏、寒水石、黄芩、黄连、芦根、石斛、麦冬、白芍、甘草。

四、益气养阴法

适用于气阴两虚型腹泻。症见泄泻流连，体乏神倦，舌绛苔净。

方用健脾益胃汤。药物组成：山药、芡实、莲子、太子参、内金、石斛、芦根、沙参、麦冬。如气虚较甚，可以西洋参易太子参。

五、健脾燥湿法

适用于脾虚湿困型腹泻。症见大便溏薄，腹胀食少，身困乏力，舌质淡苔白厚腻。

方用七味白术散。药物组成：人参、茯苓、炒白术、甘草、藿香叶、木香、葛根。

六、健脾益气法

适用于脾气虚弱型腹泻。症见大便溏薄，色淡，水谷不化，纳呆，面色萎黄，舌质淡苔薄白。

方用泄泻三号方。药物组成：山药、茯苓、白扁豆、稻香陈、山楂炭、芡实、麦芽、谷芽、僵蚕。本方亦常用于泄泻患儿的恢复期治疗。

七、消食和胃法

适用于伤食型腹泻。症见大便酸臭，嗳腐纳少，腹胀，舌淡红苔厚浊。

方用保和丸加减。药物组成：焦山楂、六神曲、半夏、茯苓、陈皮、连翘、莱菔子、麦芽、余甘子（庵摩勒）。

八、疏肝理脾法

适用于肝脾不和型腹泻。症见哭而便泄，泄后仍烦吵，大便色绿，肠鸣，矢气频繁，腹胀，舌淡红苔薄。

方用痛泻要方加减。药物组成：白术、白芍、陈皮、防风。

九、温脾补肾、收涩止泻法

适用于脾肾阳虚型腹泻。症见面色皖白，肢冷，大便溏泄不禁或完谷不化，舌质淡苔白。

方用泄泻四号方。药物组成：肉豆蔻、诃子、吴茱萸、五味子、陈皮、僵蛹、丁香、伏龙肝。

萧诏玮

第五节　淋证制十四法

淋证是指以小便频数、淋沥涩痛、小腹拘急引痛为主症的疾病。多为湿热蕴结下焦，肾与膀胱气化不利。病理因素为湿热。病位在肾与膀胱。本病相当于西医学的急、慢性尿路感染，泌尿道结核，尿路结石，乳糜尿以及尿道综合征等。笔者治疗该病常用十四法。

一、清脬利湿法

适用于膀胱湿热型淋证。乃湿热邪毒，蕴蓄膀胱，气化不利所致。症见尿频、尿急、少腹胀痛，婴儿则溺时哭闹不安，舌红苔黄腻，脉濡数。

方用清脬汤（验方）。药物组成：瞿麦、萹蓄、爵床、车前草、白花蛇舌草、紫花地丁、冬葵子、石韦、甘草梢。

二、泻肝解毒法

本法适用于肝胆湿热，邪毒炽盛型淋证。乃肝胆郁热，疏泄失职，移热膀胱而成。症见发热恶寒，口苦纳呆，烦躁不安，腰酸胁痛，小便频急短赤，溺时涩痛，舌苔黄腻，脉滑数。

方用龙虎汤（验方）。药物组成：龙胆草、虎杖、爵床、九节茶（肿节风）、六一散、车前草、茵陈、白花蛇舌草。

三、活血化瘀法

本法适用于瘀血阻滞型淋证。湿热久羁，膀胱气化不行，气滞血瘀。热之所过，血亦为之结；或血淋迁延，离经止血，阻滞血脉，均是淋家致瘀之缘由。症见尿频，尿急，兼有少腹急结，腹部疼痛，部位固定，小便暗红，舌紫脉涩。

方用活血通淋汤（验方）。药物组成：赤芍药、蒲公英、马鞭草、丹参、泽兰、郁金、牛膝、六一散。

四、通关滋肾法

本法适用于湿热郁结，气不得舒，阻滞于阳而致的淋证。症见尿频，尿急不畅，小腹胀满，尿时灼痛或热辣感，舌质红苔薄黄，脉弦或舌脉如常。

方用重九通关汤（验方）。组成药物：九节菖蒲、九节茶、砂仁、肉桂、车前子、瞿麦、滑石、甘草梢。

五、宣肺通淋法

适用于“风火邪郁于上而热”的淋证。肺主制节，通调水道，风火上郁，肺失宣肃，津液不流，气不得下，而制节不达于州郁，遂病淋证。症见发热恶风，咳嗽流涕，鼻塞头痛，口干咽红，胞中气胀，少腹坚满，小便滴沥涩痛，舌苔薄白或黄腻，脉浮数或滑数。

方用宣肺通淋汤（验方）。药物组成：苦杏仁、桑白皮、前胡、桔梗、滑石、甘草梢、爵床、酢浆草、薄荷。

六、导赤凉血法

适用于心火炽盛型血淋。多因心火炽盛移热小肠，灼伤脉络所致。症见小便短少淋沥，色赤溺痛，夜睡不宁，心胸烦热，口舌生疮，舌尖红，脉数，尿常规红细胞多，甚则肉眼血尿。

方用火府丹汤（验方）。药物组成：牡丹皮、黄连、木通、地黄、竹叶、爵床、滑石、甘草梢、茯苓、瞿麦。

七、泄腑通淋法

适用于下焦热结，淋闭不通的淋证。症见少腹拘急或重坠感，腹部胀痛，尿少色黄赤或浑浊，大便不通或正常，舌红苔黄腻，脉实。以泻腑配合清热通淋，使下焦湿热从前后二阴而解。二肠并治，使邪热多一出路。临证运用，注意逐邪，勿拘粪结。

方用二黄三子汤（验方）。药物组成：大黄、黄柏、车前子、冬葵子、地肤子、木香、爵床、积雪草。

八、育阴通淋法

适用于湿热未清，阴津耗伤的淋证。证系肝肾阴亏，湿热下注。症见尿频、尿急、尿痛，兼有口渴口干，盗汗颧赤，舌质红，苔浊，部分剥落或无苔者。

方用育阴通淋汤（验方）。药物组成：爵床、滑石、猪苓、茯苓、萹蓄、白茅根、玄参、地黄、麦冬、蒲公英。

九、益气养阴法

适用于气阴两虚型淋证。症见淋证日久，缠绵不愈，遇劳即发，兼见倦怠乏力，面色少华，口舌干燥，食少便溏，夜寐烦躁，舌淡红少苔或无苔，脉细数。

方用石莲子饮（验方）。药物组成：石莲子、山药、麦冬、茯苓、太子参、地黄、车前子、泽泻、炙甘草。

十、补中益气法

适用于中气下陷型淋证。症见小便涩痛，少腹坠胀，遇劳即发，时发时止，倦怠乏力，语音低微，食欲欠佳，舌淡脉弱。在益气升提中，寓以利湿降浊。

方用黄芪公英汤（验方）。药物组成：黄芪、蒲公英、升麻、柴胡、党参、白术、萆薢、茯苓。

十一、滋补肾阴法

适用于肾阴不足，邪少虚多之久淋。多因素体阴虚，淋病羁延，利水太过，耗伤肾阳。症见尿流不畅，少腹疼痛，耳鸣眼花，腰膝酸软，头晕口干，低热盗汗，舌红无苔，脉细数。此宜扶正为主，若湿热未了，稍佐清热。

方用知柏地黄汤加蒲公英。药物组成：知母、黄柏、熟地黄、山茱萸（制）、山药、牡丹皮、茯苓、泽泻、蒲公英。

十二、健脾补肾法

适用于脾肾两虚型淋证。多因病久迁延，正气耗损，脾肾内虚，邪恋不去。症见气短懒言，面色皖白，纳呆便溏，乏力腰酸，形寒肢冷，舌淡苔白，脉沉细弱。

方用四君子汤合济生肾气丸加减。药物组成：党参、白术、茯苓、肉桂、淡附片、怀牛膝、熟地黄、山茱萸（制）、山药、泽泻、车前子、牡丹皮。

十三、和解通淋法

适用于下焦湿热熏蒸，上犯肝胆，郁于少阳，枢机不利，开阖失司之淋证。症见尿频、尿急、尿痛，寒热往来，恶心呕吐，不欲饮食，舌红苔黄，脉弦数。

方用柴芩公英汤（验方）。药物组成：柴胡、黄芩、蒲公英、法半夏、黄柏、瞿麦、萹蓄、萆薢、甘草。

十四、宣利三焦法

适用于湿热弥漫三焦，膀胱气化不利的淋证。症见尿频、尿急、尿痛，身重体困，渴不多饮或不渴，汗出热解，继而复热，舌红苔薄黄而滑，脉濡数。

方用爵床地胆汤（验方）。药物组成：爵床、生地、龙胆草、黄芩、滑石、通草、豆蔻、郁金、茯苓。

萧诏玮　赵伟强

第六节　尿频拟五法

白天尿频综合征临床症见白天尿意频繁，而夜间入睡后消失的一种病症。一年四季均可发病，以学龄前儿童较为多见。近年医学文献有的将本病归入“尿频”病中，该病尚包括西医尿路感染。尿频早在《黄帝内经》中即有论述，如《黄帝内经》曰：“中气不足，溲便为之变。”《素问·脉要精微论》亦云：“水泉不止者，膀胱不藏也。”隋唐时期多将尿频混于淋证中论述，如巢元方、孙思邈等。

一、清热导赤法

适用于恣啖辛热炙煿之品，或外感湿热，或坐地潮湿，酿湿生热，湿热内蕴下注膀胱，膀胱失约，以致尿频。症见小便频数，尿色黄赤，尿量较少，或点滴而下，或尿道口轻度发红，大便干硬、口渴不多饮，烦躁不安，舌质红，苔黄而厚，脉数有力。

方用白茅汤（验方）。药物组成：白花蛇舌草、爵床、茵陈、黄柏、牛膝、六一散、苍术、石韦、白茅根。

二、疏肝止溺法

适用于因学习紧张或暴受惊吓、呵责，以致肝失疏泄，气机不利，膀胱气化不利。症见小便频数，尿少，尿后滴沥，精神紧张，或烦躁不安，舌质淡红，苔薄白，脉弦或缓。

方用百合疏肝汤。药物组成：百合花、合欢花、玫瑰花、柴胡、青皮、白芍、枳壳、甘草。

三、益气固脬法

适用于肺脾气虚，肺为水之上源，通调水道，下输膀胱，肺气虚则宣降失常，水津不能四布，脾虚则运化失常，升清无能，导致水津不布而下行，而致尿频。症见小便频数，淋漓不尽，难以自控，入睡可止，面色萎黄，自汗疲惫，形态消瘦，食欲不振，或疝气下坠，或便后脱肛，舌质淡，苔薄或白，脉弱。

方用千斤人参汤（验方）。药物组成：蔓性千斤拔根、杠板归、人参叶、黄芪。

四、温肾固涩法

适用于先天禀赋不足，或后天营养失调，或病后失于调燮，以致肾虚而膀胱气化失常，约束无力，遂生尿频。症见病延日久，反复发作，小便频数，溲清量少，面色㿠白，手足欠温，腰痛绵绵，小腹坠胀，纳呆便溏，舌质淡，边有齿痕，苔薄腻，脉沉细无力，指纹淡。

方用胡仙汤（验方）。药物组成：胡芦巴、仙灵脾（淫羊藿）、益智仁、桑螵蛸、金樱子、山药、仙鹤草。

五、滋阴补肾法

适用于素体阴虚，或热病之后阴津亏虚，肾阴不足，不能潜阳，虚火内生，虚火下移膀胱，以致膀胱约束无力而致尿频。症见小便频数，量少色黄或赤，手足心热，颧赤盗汗，口干而渴，舌质红，苔少，脉细数无力。

方用知柏地黄丸合大补阴丸加减。药物组成：知母、黄柏、地黄、熟地黄、牡丹皮、山茱萸、泽泻、茯苓、黄花远志（黄花鸡骨草）、龟板。

萧诏玮　沈聪

第七节　急性肾炎订五法

急性肾炎，是一种以肾脏病变为主的全身变态反应性疾病。本病易发于学龄儿童，呼吸道或皮肤链球菌感染引起急性肾小球肾炎最为多见。临床表现以水肿、蛋白尿、血尿、高血压为主要特征。本病属于中医学“水肿”“阳水”范畴。其病因是外感风邪，肺气不宣，湿热内困伤及脾阳，疮毒内侵伤及肾脏。此外，饮食不节，劳倦内虚，正气不足引起脏腑阴阳气血失调，外邪循经入肾皆可发病。如《诸病源候论》指出：“肿之生也，皆由风邪寒热毒气，客于经络，使血涩不通，壅结成肿也。”《济生方水肿》曰：“又有年少，血热生疮变为肿满。”人体水液的代谢，是由肾主调节，脾主转输运化，肺主宣发、肃降，通调水道，以及膀胱的气化功能等器官配合完成。《黄帝内经·经脉别论篇》云：“饮入于胃，游溢精气，上输于脾，脾气散精，上归于肺，通调水道，下输膀胱，水精四布，五经并行。”故肺、脾、肾三脏，特别是肾功能失调，气化障碍，会使人体水液，排泄代谢失常，而发生水肿。笔者辨证本病常按以下辨证治疗。

一、疏风清热、宣肺利水法

适用于风水偏热型。症见眼睑浮肿，继而四肢及全身皆肿，来势迅猛，多有发热，怕风，咽喉红肿疼痛，四肢酸楚，小便减少，舌质红，苔薄黄。

方用越婢加术汤加减。药物组成：麻黄、石膏、白术、茯苓、桑白皮、赤小豆、茅根、葫芦壳、鱼腥草、蝉蜕。或用玉猫汤（验方）。药物组成：玉米须、肾茶（猫须草）、豆荚根、鱼腥草、车前草、大腹皮、桑白皮、葫芦壳、浮萍、茅根。

二、疏风散寒、宣肺利水法

适用于风水偏寒型。症见眼睑浮肿，继而四肢乃至全身皆肿，来势迅猛，怕冷，发热咳嗽，面部浮肿，或有全身水肿，皮色光泽，舌质淡红，苔薄白。

方用越婢加术汤去石膏，加桂枝、防风。或以上玉猫汤去鱼腥草加紫苏叶、生姜皮、桂枝。

三、清热解毒、利湿消肿法

适用于湿毒浸淫型。症见皮肤疮毒未愈，面部或全身的浮肿，口干口苦，尿少色赤，舌质红，苔薄黄或黄腻。

方用麻黄连翘赤小豆汤合五味消毒饮加减。药物组成：麻黄、连翘、银花、蒲公英、紫花地丁、鱼腥草、赤小豆、野菊花、紫背天葵。

四、清热滋阴、凉血解毒法

适用于阴虚血热型。症见以血尿为主，小便频数，有灼热感，多无尿痛，常伴烦热口渴，腰膝酸软，无怕冷发热及出汗，舌质红苔薄黄或少苔，脉细。

方用小蓟饮子加减。药物组成：小蓟、藕节、蒲黄、竹叶、山栀子、滑石、地黄、仙鹤草、当归、生甘草。或用紫墨散（验方），药物组成：墨旱莲、琥珀、紫茉莉根（胭脂根）、鲜荠菜、仙鹤草、紫珠草、六一散（成药）、阿胶（另炖）。

五、健脾化湿、通阳利水法

适用于水湿浸渍型。症见全身水肿，按小腿胫骨面等处凹陷没指，小便短少浑浊，身体困重，胸闷，不思饮食，时时欲呕，舌质淡红，苔白腻。

方用五皮饮合胃苓汤。药物组成：陈皮、桂枝、大腹皮、桑白皮、白术、苍术、厚朴、猪苓、泽泻、茯苓皮、生姜皮。

萧诏玮　施志强

第八节　肾病综合征酌五法

肾病综合征是由多种病因引起的肾小球滤过膜通透性增加，导致大量血浆蛋白从尿中丢失并引起一系列病理生理改变的临床症候群。其主要症状特征有大量蛋白尿、低蛋白血症、高脂血症、水肿为特征。本病属于中医的“水肿”“血尿”“腰痛”“虚劳”等范畴。本病外因有风、湿、热、毒等因素，内因主要与肺、脾、肾及三焦等脏腑输布水精的功能失调所致。笔者临证常予以下诸法调治。

一、健脾利水法

适用于脾虚湿困型。症见浮肿多见面部及四肢，持续时间较久，面色萎黄，倦怠乏力，食少，大便不成形，小便短少，或兼有腹胀，舌质淡，苔薄白或厚浊。

方用健脾补肾汤（验方）。药物组成：党参、黄芪、山药、芡实、莲子、桑椹、沙苑子、仙鹤草、白术、熟地黄、山茱萸、杜仲、胡桃仁。

二、温阳化水法

适用于脾肾阳虚型。症见全身浮肿，腹部胀大，或足部高度浮肿，按之凹陷，或眼皮浮肿，面色苍白而有浮肿，怕冷，四肢冷，精神疲惫，小便短少，可有胸水、腹水，舌色淡舌体胖，苔薄白。

方用真武汤加减。药物组成：制附子、茯苓、白术、白芍、泽泻、生姜、黄芪、葫芦壳、大腹皮。

若兼外感发热，恶寒无汗，头痛鼻塞，咽痒，咳嗽气急等风寒表证。方用麻黄附子细辛汤加味。药物组成：蜜麻黄、附子、细辛、桂枝、猪苓、泽泻、生姜、玉米须等。或用仙附汤（验方）。药物组成：仙茅、仙灵脾、胡芦巴、车前子、茯苓、白芍、白术、淡附片、大腹皮、葫芦壳、赤小豆。

三、活血利水

适用于水瘀互结型。症见面部和四肢水肿，或水肿不甚明显，腰痛如针刺，痛处固定，面色暗淡无光泽，皮肤粗糙，口唇或及肌肤有瘀点或瘀斑，舌质紫暗或有瘀点。

方用桃红四物汤加减。药物组成：桃仁、红花、川芎、赤芍、当归、泽泻、地黄、益母草、车前子。或用丹桃汤（验方），药物组成：丹参、怀牛膝、赤芍、泽兰、桑寄生、山药、益母草、马鞭草、桃仁、蒲黄。

四、养阴补肾、平肝潜阳法

适用于肝肾阴虚型。症见轻度浮肿，头痛头晕，眼睛干涩或视物模糊，面红潮热，手足心热，心烦易怒，失眠盗汗，舌质红，少苔。

方用知柏地黄丸合大补阴丸加减。药物组成：知母、山药、枸杞、地黄、熟地黄、黄柏、牡丹皮、山茱萸、泽泻、茯苓、龟板（先煎）。

五、益气养阴法

使用于气阴两虚型。症见面色苍白，腰膝酸软，或有浮肿，耳鸣目眩，咽干口燥，舌稍红，苔少。

方用地黄汤加减。药物组成：党参、黄芪、地黄、山药、玄参、麦冬、石斛、山茱萸、牡丹皮、茯苓、泽泻。

萧诏玮　施志强

第九节　麻疹论透效八法

先哲云“疹性喜透”，由于麻疹自内达外，贵在透彻，使毒尽达肌表，“麻毒从来解在初，形出毒解即无忧”。若不及时把握透疹一关，多致毒气内攻而生变证。就透表的时间而言，三日前宜升，四日后宜降，此可供参考，不宜胶刻偾事。笔者常用以下透疹八法。

一、辛凉透表法

适用于麻疹初期。症见发热，无汗或微汗，喷嚏流涕，目赤羞明，咳嗽不爽，口腔麻疹黏膜斑。舌质红或舌尖红，苔薄白或薄黄，脉浮数，指纹紫。

方用银翘散加减：银花、连翘、桔梗、薄荷、荆芥、淡豆豉、竹叶、牛蒡子、板蓝根、卤地菊、蝉蜕。或用陈氏葱豉合剂：葱白、淡豆豉、黄芩、连翘、淡竹叶、牛蒡子。按麻疹为阳邪，热证，所以以上治法为透疹常法。

二、辛温透疹法

适用于风寒外束，肌腠紧闭，以致皮疹不能透达。症见发热畏冷，鼻涕清稀，咳嗽痰白，无汗头痛，皮疹隐约皮内，逡巡不出，见风而隐，舌质淡红，苔薄白，脉浮紧或浮数。

方用五味透疹方。药物组成：蝉蜕、川芎、连翘、苏叶、浮萍。浮萍辛散，发汗开腠；蝉蜕，疏风透疹；连翘解毒散滞；苏叶、川芎，发散风寒，疏通营卫。若风寒一经表散，即当改弦易辙。

三、清热透疹法

适用于火毒壅滞麻疹不透。症见壮热烦躁，面赤唇红，口渴喜冷，小溲短赤，疹色深红，愆期难透，舌质深红，苔黄或燥，脉象洪数。

方用凉膈散加减。药物组成：葛根、银花、连翘、竹叶、黄芩、生栀子、薄荷、大青叶、卤地菊。或用三黄石膏汤加减，药物组成：蜜麻黄、淡豆豉、石膏、黄连、黄芩、黄柏、栀子、细茶、大青叶、卤地菊（蟛蜞菊）、淡竹叶。

本法为清透结合法，透疹勿忘清热，清热必兼透疹，使清热不遏邪毒外泄之机，透疹勿动火劫阴之弊。有异于见疹期的清热法。

四、解毒活血法

适用于火毒炽盛，血热血瘀者。症见壮热烦渴，汗出蒸蒸，便秘溲赤，疹色紫滞，或挟紫斑，或有谵语，舌质红绛。

方用大青解毒汤（验方）。药物组成：大青叶、银花、连翘、玉泉散、紫草、牡丹皮、白芍、鱼腥草、麦冬、薄荷、黄连。本方有清热透疹、凉血解毒之功效。

五、益气透疹法

适用于气虚不能托毒外出者。症见身热神倦，面色苍白，皮疹稀疏，色淡不红，逡巡难透，舌质淡，脉浮重按无力。

方用葱豉合剂加黄芪，适用于气虚较轻者。或用人参败毒散，药物组成：黄芪、党参、枳壳、川芎、茯苓、薄荷、柴胡、前胡、羌活、独活、甘草、桔梗。

六、助阳益血法

适用于素禀不足，阴虚血衰，不能托毒外出者。症见面色苍白，四肢逆冷，倦怠嗜睡，下利清冷，尿溲清长，舌淡红无华，脉沉细。

方用参归汤（验方）。药物组成：党参、黄芪、当归、淡附片、干姜、桂枝、葛根、炙甘草。

七、宣肺透疹法

适用于麻毒攻肺者。症见发热，咳嗽频频，气急鼻煽，痰多，疹出不畅，或疹出即没或两颧无疹，舌质红薄白或薄黄，脉浮数或洪。若恶寒无汗，口不渴，舌质淡红，宜解表散寒，宣肺平喘。

方用加味三拗汤。药物组成：蜜麻黄、杏仁、甘草、蝉蜕、薄荷、紫苏子、川厚朴、旋覆花。

若口渴痰黄，小溲短赤，舌质红苔薄白或微黄，脉浮数或洪，宜辛凉宣泄，清肺平喘，方用加味麻杏甘汤。药物组成：蜜麻黄、杏仁、玉泉散、金银花、连翘、鱼腥草、紫苏子、天竺黄、前胡。

特别指出“白面痧”往往系肺炎喘嗽之先兆（按两颧为疹门，如疹门未开，则邪毒易内遏而生变），若未见喘咳，宜使用宣肺透表法，并加荷蒂补清降浊，有助麻疹透发。

八、外治透疹法

适用于麻疹的辅助治疗。

1. 熏洗法

以薄荷、麻黄、浮萍、芫荽子，清水煎，趁热擦身及四肢。

2. 蒸气疗法

浮萍、芫荽子、西河柳，置于锅内，加入淡水，置室内炭火或电炉煮沸，使蒸气充满室内，让患儿呼吸药液蒸气。

3. 滚蛋法

将生鸡蛋煮熟，趁热滚擦身体及四肢。

以上诸法，当辨证求因，宜因论治，随证转法，灵活运用。

萧诏玮

第十节 小儿单纯性乳房早发育著四法

小儿纯阳之体，肝常有余，肾常虚。本病发病是由于忧思郁结，郁久化火，肝火旺盛，灼津为液，痰凝成核，聚于乳络，则乳核肿大；肾为先天之本，主元阴元阳，若肾阴亏虚，精血不足，阴不制阳，相火妄动，则冲任失调，乳核早发育；肝郁气滞，木克脾土，脾虚生痰，久则痰凝血瘀。《疡科心得集》曰："乳癖乃乳中结核，形如丸卵，或坠垂作痛，或不痛，皮色不变，其核随喜怒消长。"治疗常用以下四法。

一、疏肝解郁、化痰散结法

适用于肝郁痰凝证。肝气郁滞为病之本，痰凝气滞为病之标。症见乳房肿块，痛或不痛，表情郁闷，或伴胃脘不适，舌质淡红苔薄，脉弦滑。

方用逍遥散加减。药物组成：柴胡、白芍、牡丹皮、白术、茯苓、浙贝母、薄荷、陈皮、郁金、姜半夏、夏枯草、甘草。

二、滋阴降火法

适用于阴虚火旺证。肾阴不足为病之本，肝火偏旺为病之标。症见乳房肿块，痛或不痛，心烦失眠，口燥咽干，盗汗，小便短赤，大便干结，舌质红苔薄或少苔，脉细数。

方用知柏地黄丸加减。药物组成：知母、黄柏、牡丹皮、泽泻、山茱萸、地黄、山药、茯苓。

三、活血行气化瘀法

适用于气滞血瘀证。肝郁气滞为病之本，瘀血阻滞为病之标。症见乳房肿块，疼痛不适，舌淡红有瘀斑，苔薄，脉涩。

方用行气化瘀方（验方）。药物组成：赤芍、牡丹皮、桃仁、茯苓、白芍、夏枯草、三七粉、香附。

四、清热利湿、疏肝利胆法

适用于肝胆湿热证。肝郁脾虚为病之本，湿热内生为病之标。症见乳房肿块，疼痛，口黏腻不爽，小便淋浊，舌红苔黄腻，脉弦数。

方用龙胆泻肝汤加减。药物组成：龙胆草、柴胡、车前草、夏枯草、延胡索、栀子、地黄、白术、香附、甘草。

李婵

第十一节　调气宜六法

调气法，常用于治疗气滞、气逆、气虚的病证，在临床应用甚为广泛。笔者临证用药，依从“小儿脏气清灵、稍呆则滞，稍重则伤”的原则，讲求“精、轻、清、灵”，主张用药在精，不在多，注重气机活泼。结合辨证，擅用调气法，现爰举六则如下。

一、行气化湿、解表透热法——用于外感

适用于湿遏热伏证。外邪化热与内湿相搏，湿热燔聚于三焦，症见发热，时有汗出，热不解，头昏头重，鼻塞涕浊，时有咳嗽，心烦口渴，纳呆欲呕，尿短赤，舌苔黄腻，脉濡数。

方用通解三焦方（福州时方）加减。药物组成：郁金、豆蔻（后入）、通草、青蒿、薄荷、黄芩、兰花参、茯苓、厚朴、姜半夏、淡豆豉（后入）。

二、健脾理气、和胃止痛法——用于胃脘痛

适用于脾胃失和，气机不利者。症见胃脘部疼痛，进食时加重，纳欠，腹胀，大便干，小便黄，舌质淡红，苔黄厚，脉弦。

方用加味平胃散。药物组成：苍术、厚朴、稻香陈、香附、木香、延胡索、砂仁（后入）、薤白、蒲公英、建神曲、山药、花叶开唇兰。

三、调畅气机、宣肺开郁法——用于久咳

适用于因邪犯肺卫致肺气郁滞，宣肃失常之咳嗽等证。症见咳嗽，咳甚则气促，胸闷咯痰不利，纳欠欲呕，口不渴，舌质淡，苔薄。

方用柴前止咳汤（验方）。药物组成：柴胡、前胡、桔梗、枳壳、苦杏仁、法半夏、陈皮、茯苓、蜜连钱草、甘草。

四、疏木和土、开郁润燥法——用于呕吐

适用于肝失疏泄，气郁化火伤津，胃失和降，呕不能食证。症

见呕吐不能进食，急躁易怒，口干，夜不宁睡，龂齿呓语，大便干结难解，舌质红，苔薄，脉细弦。

方用启膈散加减。药物组成：北沙参、麦冬、丹参、川贝母、茯苓、郁金、砂仁、麦芽、佛手、山楂、白术、山药、白芍、竹茹。

五、补脾益气、健运脾胃法——用于厌食

适用于小儿厌食症属脾胃气虚者。症见食欲不振，面色萎黄，形体消瘦，倦怠少言，腹胀便溏，舌淡，苔白，脉虚。

方用健脾助运方（验方）。药物组成：党参、白扁豆、山药、鸡内金、砂仁壳、佛手、麦芽。

六、清心平肝，和胃理气法——用于太息

适用于肝郁气滞症见胸脘满闷，时作太息，夜不宁睡，龂齿呓语，纳少不呕，二便如常，舌淡，苔薄，脉弦。

方用三花汤（验方）。药物组成：合欢花、百合花、绿萼梅、柴胡、白芍、枳壳、郁金、佛手、桔梗、灯心草。

马榕花

第十二节　调肝心存十法

小儿肝常有余，究此妙谛有二。肝气旺于春，春乃少阳之气，小儿犹为草木之芽，受其初生，其气方盛，象征少阳之气方长，生长发育迅速，蒸蒸日上，一也。小儿体属纯阳，有易热之病机，易从热化，肝气肝阳有余，邪气盛则实也，二也。师认为：肝郁作祟，征之临床尤为常见。饮食方面，父母对独生子女多纵其所好，以快其心，若过食辛辣、炙煿之品，则助阳化火，导致肝旺；情志方面，小儿无七情，指情窦未开，然喜怒忧思悲恐惊，中心存之，何日无之。若父母溺爱，对小儿所求常曲意顺从，导致我行我素、脾气暴躁，养成骄横之性，怒则气机紊乱，肝失条达，或学习紧张，亦致肝气郁结，气有余，便是火也。外感方面，六气之邪多从火化，火热之邪燔灼肝经，劫伤肝阴，筋脉失养，肝风徒然而作，肝与四脏密切相关，就肝与心而言，风火相燔烟焰起。二脏乃阳中之阳，心有热，肝有风，风主动，火得风则烟焰起。肝与脾，木旺土壅则为贼。木之性主疏泄，肝能疏泄，则水谷乃化，此即木可疏土之义也。肝与肺，肝升肺降，肝升太过，肝气化火，木可刑金。肝与肾，乙癸同源勿失和。肝藏血，肾藏精，精与血互生滋生，故有肝肾同源之说。故儿科之治，须洞窥肝脏，推恻隐之端，拯疲癃之疾以济乎今，以拯颠危。笔者常予以下诸法用于调肝。

一、疏肝解郁、理气健脾法

适用于土壅木郁之太息。多因饮食伤脾，湿停中焦，土壅木郁，或因情志不舒，肝气抑郁，疏泄失常所致。症见胸胁满闷，烦躁易怒，太息，纳少便干，舌质红，苔薄白，脉弦。

方用三花解郁汤（验方）。药物组成：合欢花、玫瑰花、绿萼梅、毛柴胡、前胡、枳壳、苦桔梗、郁金、青皮、白术。

二、清肝明目法

适用于风热疫毒上攻于目所致之天行赤眼。本病多见春夏季节，猝感时邪，风热疫毒上攻于目。目为肝之窍，毒热蕴郁肝经，血脉阻滞。症见目赤痒痛，多眵羞明，头昏头痛，舌质红苔薄黄，脉浮数或弦数。

方用千叶汤（验方）。药物组成：千日红、叶下珠、野菊花、赤芍、牡丹皮、木贼、决明子。

三、清肝利湿法

适用于小儿盗汗。小儿盗汗多责阴虚。金元时期《丹溪心法》有“自汗属气虚、血虚、湿、阳虚……盗汗属血虚、阴虚。”叶天士《临证指南医案·汗》曰：“阴虚盗汗，治当补阴以营内。”《医学正传·汗证》云：“盗汗者，寐中汗出而浴，觉来方知，属阴虚，营血之所主也。”笔者服膺张景岳之说：“自汗、盗汗有阴阳之证，不得谓自汗必属阳虚，盗汗必属阴虚。”小儿木火易炽，且又易内伤饮食，积滞生湿，肝火湿邪，熏蒸作祟，迫汗外出，此为小儿盗汗最常见的原因。症见盗汗为浴，夜喜俯睡，龂齿呓语，小便浑浊，舌质红苔浊或薄。

方用茵陈丹栀汤（验方）。药物组成：茵陈、黑栀子、牡丹皮、薏苡仁、茯苓、白芍、柴胡、浮小麦。

四、平肝和胃法

适用于小儿因受惊所致肝气逆乱，肝胃不和，胃气上逆而呕吐症。陈守真《儿科萃精》云：“或食时触惊，停积不化而上逆也。”症见呕吐清水稀涎，面色发青，烦躁不安，不思饮食。

方用三花汤。药物组成：百合花、合欢花、绿萼梅、双钩藤、竹茹、白芍、姜半夏。

五、平肝安魂、宁神定志法

适用于猝受惊吓，肝不藏魂，神不守舍。盖心藏神而主惊，肝与胆互为表里，奉君行事，寤见魂行于外，寐则内舍于肝，若猝受惊吓，则发为梦魇惊恐。任应秋认为其有虚实之分：“若所述梦境多为日常生活中常见事物的人，大多数是虚证，而做噩梦的人则多属实证。”症见多梦呓语，寐中突然惊醒，作惊恐状，又称梦魇大惊，舌淡红，苔薄白，山根色青。

方用三花汤加味。药物组成：合欢花、百合花、绿萼梅、阴地蕨、金蝉花；迁延日久则以三花汤加远志、白芍、酸枣仁。

六、泻肝补脾、安和中焦法

适用于木胜克土之泄泻证。盖肝属木，主惊，胜则克脾土，即木贼脾土，致乳食不化，升降失司，泄泻乃作。症见泻前啼哭，泻后哭止，粪清如苔，夜卧不安，舌苔薄白。泻责之脾，痛责之肝，肝责之实，脾责之虚，泻肝补脾，方能安和。

方用异功散加味。药物组成：党参、白术、茯苓、炙甘草、稻香陈、白芍、阴地蕨、鼠曲草。

七、清肝泻火、滋阴壮水法

适用于女性性早熟。本病主要涉及肾、肝二脏。肾为先天之本，肾的精气盛衰关系小儿生长发育能力，其治疗多主从肾论治。小儿肝常有余，部分小儿禀赋父母阳虚体质，或精神因素或疾病，导致肝失疏泄，肝郁化火，肝火上炎；乙癸同源，肝火可耗损肾阴，阴虚肝木失养，肝阳益亢。中医有乳房属胃，乳络属肝之说，可资佐证。症见女孩 8 岁前出现乳房发育和阴毛生长，或 10 岁前发生月经初潮者，舌质红，苔薄或少，脉弦细。

方用春叶汤（验方）。药物组成：阴地蕨（小春花）、叶下珠、牡丹皮、白芍、黑栀子、墨旱莲、地黄、茯苓、山药、山茱萸、金瓢羹（吊竹梅）、黄花远志。

八、清热平肝、息风化痰法

适用于小儿癫痫。该病虽有风、惊、痰、瘀之分，但四者常兼挟作祟，征之临床，以风为首，多因大惊卒恐，郁怒伤肝，肝阳妄动，痰热内生，以致风痰热邪互结，上扰心神，发为晕厥，日久痰阻气滞，亦可瘀血见证。发病前症见头晕，头痛，胸闷，发作时突然仆倒，手足抽搐，喉中痰鸣，面色乍青乍白，便秘溺赤，苏醒后头晕身困，舌质红，苔黄腻，指纹色青或紫滞，脉弦数或滑数。

方用天蚕定痫汤（验方）。药物组成：天麻、僵蚕、地龙、石决明、珍珠母、钩藤、白马蹄、白芍、天竺黄。

九、清热凉肝法

适用于婴儿夜啼。小儿初生之夜啼，前贤曰脾寒郁滞、腹痛而啼；或曰邪热乘心、见灯愈啼；或曰惊骇客忤、梦中惊啼，即执脾寒、心热、惊恐三端。肝存魂，为刚脏，若乳食内滞，郁而生热，以致肝失条达疏和，难伸刚直之性，肝热内扰，或脾虚肝旺，则魂不守舍，亦可致夜阑啼哭。

临证遇此类患儿，以金线莲一味煎汤代茶，嘱患儿徐徐饮服，药精量轻，看似平淡，恰适合嫩草鲜花般娇嫩体质之新生儿，盖因金线莲有镇惊之功，或加钩藤、金蝉花同煎。

十、清热镇肝法

适用于小儿抽动障碍症。本病是儿童精神行为障碍的一种疾病，又称儿童多动症，以多发性不自主抽动和不自主发声为主要特征。中医可属于“慢惊风”“瘛疭”“抽搐”“筋惕肉瞤”等范畴，其病因为胎禀不足、过食肥甘、五志过极、紧张疲劳、外感六淫等。

根据临床表现多属风邪为病，小儿肝常有余，为风木之脏，若肝失疏泄，化热动风，风胜则动。症见挤眉弄眼，缩鼻耸动，咽痒不止，怪声连连，骂声不断，肢体抽动不已。故临证每遵经旨“诸风掉眩，皆属于肝”“诸暴强直皆属于风”“诸热瞀瘛，皆属于火”，治从清热镇肝为大法。

方用春花金龙汤（验方）。药物组成：花叶开唇兰、地龙、小春花、白芍。

萧诏玮

第四章 效方集锦

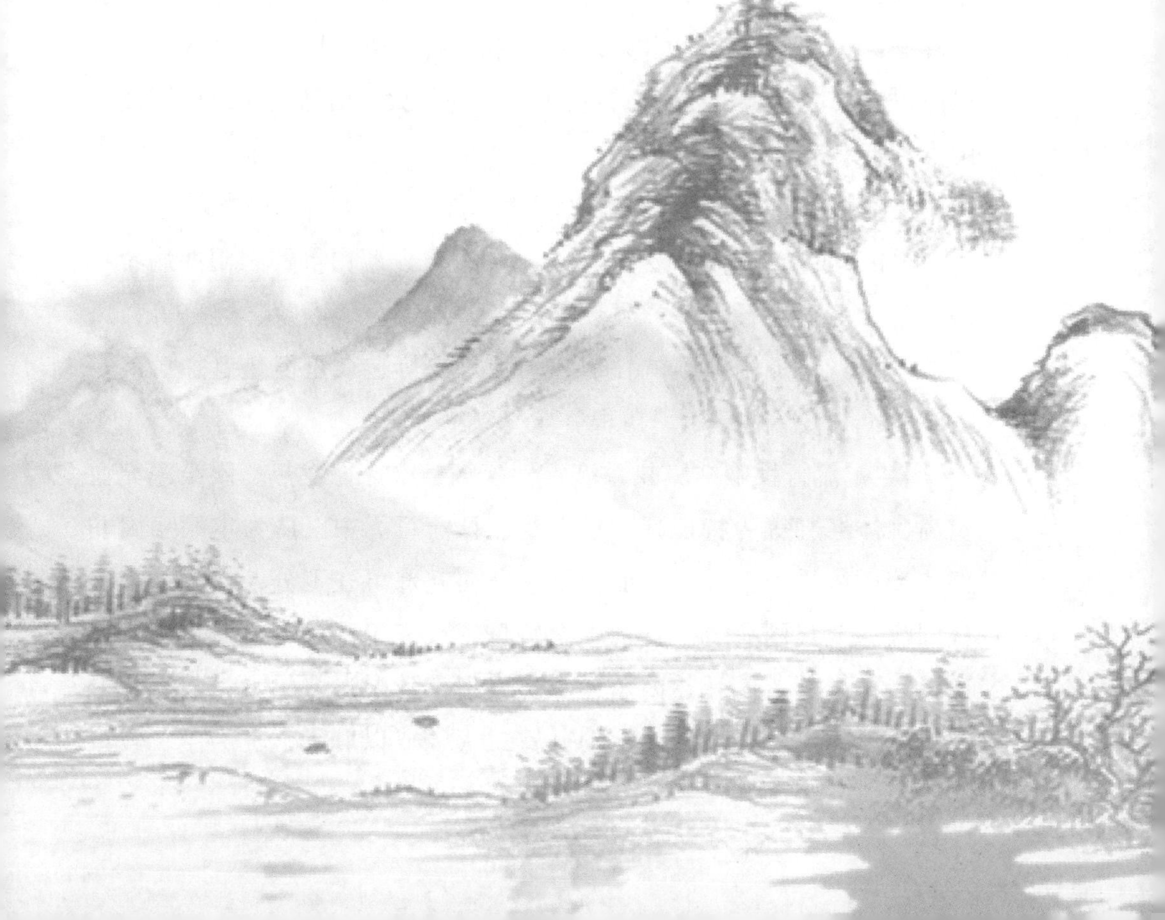

第一节　验方探究

一、疏风清热散

【组成】荆芥、薄荷、蒲公英、重楼、夏枯草、土牛膝、赤芍。

【用法】以上七味，每日 1 剂，水煎 2 次，分服。

【功效】疏风清热，解毒利咽，散结消瘀。

【主治】外感风邪，郁而化热。症见发热，恶风，无汗或少汗，咽痒而痛，口渴喜饮，烦躁不安，溲短微黄，咽红或喉核赤肿，舌质红，苔薄白或微黄，脉浮数。

【方解】荆芥、薄荷等疏表散邪，以风药之润剂，轻而扬之，不可妄用辛温以动其阳，忌守风药之旧样，当察发汗之例禁；以蒲公英、重楼等味清热解毒；蒲公英泻胃火，其气甚平，以泻火不损土故也；夏枯草、土牛膝，散结利咽，夏枯草以宣通泄化见长，能消释坚凝，善宣泄肝胆木火，土牛膝利咽解毒，且能活血散瘀；益以凉血散瘀之赤芍，逐贼血，清肿痛，泻脾火。诸药共奏疏风清热、解毒利咽、散结消瘀之功。

【临床研究】

（1）加减变化：风暑挟湿者，加香薷、葱白等；三阳并病者，加柴胡、葛根、石膏等；湿热郁蒸者，加郁金、豆蔻、通草等；风热挟肝火者，加阴地蕨、甘菊花、牡丹皮等；表里俱热者加黄芩、玉泉散（石膏、甘草）、芦根等。

（2）流行性咽结膜热系病毒性疾病，临床以发热、眼结膜充血及扁桃体红肿等为特征，常见于夏、秋流行。中医认为本病病因非仅一端，体质因素有别，证型不一。初起邪可在卫分，亦可径呈卫气同病。卫气同病者，宜别主次轻重，或表里同治，或清里为主，佐以轻扬之品。若暑热内蕴，水湿内侵，致湿遏热伏者，勿忘化湿清热。里热炽盛者，尚须甄别肝胃二火，或以肝火上炎为主，或以胃热熏蒸为主，故运用本方尚须加味变通。

于 1986 年针对该病的辨证分型进行深入探讨，并以疏风清热散为主方进行适当加减治疗，取得了显著疗效。本研究病例均有发热、扁桃体肿大、眼结膜充血，分别入主治疗组（疏风清热组）和对照组（西药组），其中治疗组疏清组根据其他临床表现，如恶风、纳呆、呕吐、尿短赤、无汗、咳嗽、咽痛、烦躁、便秘及舌脉表现如舌质淡红、舌质红、舌绛者、舌苔薄白、白厚、薄黄、黄腻、苔少，进一步进行证型分型并进行相应加减。西药组以红霉素、病毒灵为主治疗。两组部分高热病例配合应用退热剂或酒精擦浴。经过治疗发现治疗组在退热、消除目赤、扁桃体脓点等方面优于西药组。

{ 附医案 }

案例一

薛某，男，7 岁。1989 年 8 月 16 日初诊。肇病 3 天，壮热恶风，涕泪俱下，咳嗽痰黄，口干咽痛；纳呆恶心，小溲短赤，便溏 1 次。曾迭服红霉素、先锋霉素Ⅳ，注射复方氨基比林，安热静等退热剂，汗出热减，旋即复升，病前有游泳史。检查：体温 39.5℃，两眼结膜充血，咽赤（+++），呈暗红色，扁桃体肿大Ⅲ°，见脓性分泌物，易拭去，颌下淋巴结肿大 2 个，如黄豆大。舌质红，苔厚浊。双肺呼吸音粗，心率 124 次 / 分，心律齐。肝、脾未扪及，胸腹等处未见丘疹。血常规：白细胞计数 4.3×10^9/L，中性粒细胞 34%，淋巴细胞 62%，嗜酸粒细胞 4%。胸透心肺无异常。证属风暑挟湿，予疏风清热散 15g，香薷 6g，神曲 15g，沸水浸泡 15~20min 后频频饮用，每日 2 剂。翌日，肌热顿挫，咽痛锐减，小溲增利，咽赤（+），扁桃体肿大Ⅱ°，脓点消失，眼结膜充血减轻，赓服 2 剂，诸恙告愈。

案例二

张某，女，4 岁。1989 年 2 月 8 日初诊。壮热 4 日，微见恶风，目赤咽痛，鼻流浓涕，咳嗽痰黄，烦吵不安，打人咬人，溲短微黄，曾先后服银翘散、凉膈散等罔效。检查：体温 39.3℃，咽赤（++），扁桃体肿大，唇红，眼结膜充血，呈暗红色，见黄色分泌物。舌质红苔薄黄，脉弦数，心肺（-）。血常规：白细胞计数 8.2×10^9/L，中性粒细胞 35%，淋巴细胞 65%。胸透心肺正常。证属风热挟肝火作祟，予疏风清热散 15g，菊花 4.5g，阴地蕨 15g，清水煎服，每日 2 剂。服药 12h 肌热减轻，24h 后退热，烦吵大瘥，2 天后眼结膜充血消失。

本例表邪虽却，肝火已炽，银翘散疏表有余清里不足，凉膈散泻火力强而清肝则非所长，故以本方加清泄肝火之味予之。

二、固本糖浆

【组成】黄芪、白术、淫羊藿、桃仁等。

【用法】上述药物由福州市中医院制剂室制成糖浆，每瓶100mL，3~7 岁每次 10mL，每天 3 次；7 岁以上每次 15mL，每天 3 次。连服 2 个月为 1 个疗程。

【功效】健脾补肾，顺气祛瘀，止咳化痰。

【主治】咳喘虚证。症见咳喘流连，咳嗽或喘促无力，倦怠，乏力，短气，食少，便溏，或四肢欠温，夜尿频，面色苍白，舌质淡，苔薄白，脉弱或沉细。

【方解】方中以白术补益脾胃、燥湿化痰；桃仁破血行瘀；淫羊藿温肾，可使腠理固密，外邪不易入侵于肺，又可摄纳肺气，培土生金，有沃枝叶不如培根本之义也。现代药理证实黄芪、白术等具有促进血清干扰素的诱生作用，黄芪能改善心脏功能，增加心血流量，降低外周阻力，改善呼吸功能大有裨益。黄芪、白术与桃仁等活血祛瘀药同用能改善微循环，增强纤溶活性，提高免疫功能。

【临床研究】

（1）迁延性肺炎是指病程 1~3 个月的肺炎，其迁延日久，病因多样，多为感染性病因，常合并有基础疾病，如免疫功能障碍、先天性心脏病、气道发育异常、胃食管反流等，多见于3岁以下儿童。近年来因长期使用抗生素导致患儿免疫力下降多常见此病。中医学认为其体弱与宿痰系疾病症结所在，责在肺脾肾俱虚，当求固本，然蕴痰久阻，气滞血瘀，应兼予固气化瘀，缓以图功。1990~1994年曾以自拟纯中药制剂“固本糖浆”治疗小儿迁延性肺炎47例，治疗期间停用西药及其他中药。疗效标准按照痊愈、显效、有效、无效标准进行评估。其中痊愈31例，显效9例，好转3例，无效4例，总有效率为91.5%。湿啰音消失时间3天以内者4例，4~7天者26例，8~14天者5例。

（2）哮喘一证，病情冗长，反复发作。在发作期证治大多仅能控制症状，其根治之关键在于缓解期调治。本病治疗难度在于久病正气久虚，因而在发作缓解之后，仍有肺、脾、肾亏虚之证。临床常见肺脾气虚证，以喘促时作，发时可闻及喉间痰鸣哮吼，咳嗽无力，纳差，面色少华，便溏，舌质淡，苔薄白，脉细软为表现，脾肾两虚证，症见咳嗽时作，喘促乏力，气短心悸，面色苍白，四肢欠温，下肢无力，夜尿多，舌质淡，苔薄白，脉沉细。痰伏于内，夙因久留，御邪之力弱，治从脾肾，然伏痰久阻，气滞血瘀，当兼以顺气化瘀，缓以图功。固本糖浆功效在于健脾补肾、顺气祛瘀、止咳化痰，适合哮喘缓解期脾肾亏虚之证。我们曾对固本糖浆治疗小儿哮喘缓解期的临床疗效进行研究观察，研究中共纳入哮喘缓解期患儿260例，随机分为两组，各130例，治疗组予固本糖浆口服治疗，对照组予胎宝胶囊。治疗组根据《内外妇儿科病证诊断标准》进一步分为肺虚证、脾虚证、肾虚证、脾肾两虚证。参照全国统一评定哮喘病缓解期疗效判定标准，其结果示治疗组疗效优于对照组；治疗组中痊愈率肺虚证疗效较好，说明病浅易治，其次为脾虚证、肾虚证。以显效率而言，单纯脾虚证或肾虚证其疗效较脾肾两虚证为佳。唯脾肾两虚证不论从痊愈率或显效率来看，其疗效均较差，说明疾深难治。

{ **附医案** }

案例一

章某，男，1岁4个月。患儿于1月前因高热，咳嗽气促，曾肌内注射青霉素，继服先锋霉素Ⅳ、地塞米松等，1周后热退，但仍咳嗽未已，喉间痰鸣，剧烈咳嗽后可见气促，自汗，纳差，便溏，日2次，小便清长。检查：形瘦，面色苍白，口唇色淡，舌淡红苔白厚浊，咽（－），无鼻煽及紫绀，两肺闻及痰鸣音及湿啰音。心率112次/分，心律齐，心音有力。肋缘外翻，腹胀，肝在肋下1.5cm。血常规：白细胞计数3.4×10^{9}/L，中性粒细胞48%，淋巴细胞51%，嗜酸粒细胞1%，红细胞计数3.4×10^{12}/L，血红蛋白90g/L。胸片：右肺片状阴影。诊断：迁延性肺炎，营养不良，佝偻病，贫血。拟属肺脾气虚，蕴湿生痰，正虚邪恋之喘证。予固本糖浆10mL，每日3次，3天后咳嗽锐减，肺啰音减少，5天后喉间痰鸣、肺湿啰音及痰鸣消失，8天后胸片复查右肺阴影消失。

案例二

谢某，男，5岁。患儿宿喘3年余，不慎外感后每每引动内生痰饮而发，2年前入学后常易感冒，喘促屡发不止，外院予抗感染、止咳平喘治疗后症状缓解。查体患儿体倦乏力，面色少华，气短，体瘦，时有咳嗽，咳白黏痰，纳呆，小便清长，大便濡，舌淡暗，苔薄白，脉沉滑。病属哮喘缓解期，辨证肺脾气虚证，予固本糖浆以健脾益气兼以活血祛瘀以消痼邪，服用7日后气短、咳嗽症减，纳食增加，继予口服1月，患儿期间无再发喘促，乏力明显改善。嘱其调饮食，适寒温。

三、固本蠲哮膏

【组成】白术、淫羊藿、胡颓叶、翻白草、鼠曲草、潞党参、黄芪、女贞子、制黄精、山药、赤芍、竹茹、姜半夏、紫苏子、白芍、稻香陈、红枣、冰糖。

【用法】白术 150g、淫羊藿 100g、胡颓叶 100g、翻白草 150g、鼠曲草 150g、潞党参 150g、黄芪 120g、女贞子 120g、制黄精 120g、山药 150g、赤芍 90g、竹茹 150g、姜半夏 90g、紫苏子 150g、白芍 100g、稻香陈 90g、大枣 40 枚、冰糖。上述药材去杂质，清水洗净后，用冷水浸泡 8h，分 3 次煎熬其汁，后用文火浓缩至适量，再用山药收汁成胶，罐装冷贮。

年龄 5~8 岁者，1 次 5g，9~14 岁者，1 次 10g，均每日 2 次，连服 12 周，逢发作时停服。

【功效】健脾补肾，顺气化痰。

【主治】脾肾两虚，痰饮内阻证。喘促时作，发时可闻及喉间痰鸣哮吼，气短心悸，面色苍白，身困乏力，形寒肢冷，腹胀纳差，大便溏泄，舌质淡，苔薄白，脉细弱。

【方解】该方为经验方，方中以白术、翻白草、淫羊藿为君，白术为健脾第一要药，淫羊藿性温，味辛、甘，入肝、肾，具有温肾壮阳，强筋骨，祛风湿的功能，二者合用以补益先后天之脏，翻白草，原为闽地土产之物，民间俗谓“土人参”，清末福州喉科名医王郁川曾以此药治愈己之肺痈顽疾，并将是药公诸同仁，榕医亦用此药治疗肺痈等病，百余年来屡试不爽，堪称祛痰要品，故而三药相配以健脾益肾除痰；臣以党参、山药、黄芪，辅白术健脾补气，臣以女贞子、胡颓叶辅淫羊藿益肾固涩、敛肺定喘；佐以竹茹、半夏、鼠曲草、紫苏子、稻香陈化痰；痼疾必瘀，更少佐赤芍行血化瘀除滞；使以大枣、冰糖调和诸药并矫味。综观全方，针对肺脾肾功能不足，致痰饮留伏，外邪引发，触动伏痰，痰癖交结，痰阻气道，而发哮喘的病机，共奏健脾补肾、顺气化痰之功。

【临床研究】哮喘是儿童时期的常见肺系疾病，是一种反复发作的哮鸣气喘疾病。中医学认为，哮喘的病因有内外两方面，其内因责之肺、脾、肾三脏，三者皆与水液代谢相关，功能失司易致痰饮留伏于肺，成为夙根；外因责之感受外邪、接触异味、异物等，外因作用内因常致疾病急性发作，治疗当以未发时予扶正气为主，发时以攻邪气为主。临证时在其缓解期予扶助正气，以减少哮喘的发作频率正是哮喘防治的核心之一。

固本豳哮膏针对儿童哮喘缓解期治疗，在临床症状的改善，甚至控制哮喘发作方面，取得较好疗效。为进一步研究其具体的临证应用，将收集诊断为支气管哮喘缓解期的患儿 60 例随机分为治疗组 30 例，对照组 30 例。治疗组服固本豳哮膏，逢发作时停服；对照组服玉屏风颗粒。疗程结束后，每半年随访 1 次，随访 12 个月，在缓解期内禁用吸入性激素或口服激素。参照《中药新药临床研究指导原则》制定的标准，观察两组患儿治疗 12 周后临床证候积分，选择较小儿常见的 5 种证候及治疗后随访 12 个月内两组患儿的哮喘发作次数。比较两组患儿治疗后，各项临床症状和体征都有明显好转（$P<0.05$），治疗组在改善患儿纳差、喘息及哮鸣音方面明显优于对照组（$P<0.05$），而在改善患儿咳嗽和多汗方面，两组无明显差异（$P>0.05$）。治疗后 12 个月哮喘发作次数上，治疗组治疗后哮喘发作次数为 3.03 ± 2.19 次 / 年，对照组治疗后哮喘发作次数为 4.30 ± 2.64 次 / 年，治疗组可明显减少发作次数，与对照组比较有显著性差异（$P<0.05$）。并对两组患儿治疗前后 PEF 变化比较示两组治疗前后 PEF 均有显著差异（$P<0.05$），治疗后优于治疗前；在治疗第 4 周和第 8 周时，两组 PEF 均无显著差异（$P>0.05$）；治疗 12 周时及停药后 3 个月，两组 PEF 均有显著差异（$P<0.05$）。

{ 附医案 }

张某，男，6 岁。哮喘反复发作 3 年余，每感寒即发。其体瘦，面色苍白，神疲身困，纳少，咳痰清稀，饮食不慎即大便溏濡，小便尚调，舌淡胖苔白，脉沉细。证属脾肾两虚之证，予固本豳哮膏口服治疗 3 月余，其间发时治肺。服药以来，哮喘发作次数渐少，其后一年无发作，纳谷增馨，便实，体重增加。嘱其平素注意调护，适寒温，适当加强体育锻炼，避免各种诱发因素。

四、花叶开唇兰合剂

【组成】花叶开唇兰（金线莲）、胡颓叶、买麻藤、地龙。

【用法】花叶开唇兰、胡颓叶、买麻藤、地龙，每日 1 剂，水煎 2 次，分服。

【功效】平肝清热，肃肺止咳。

【主治】肝火上炎之喘咳、久咳。咳嗽，气急，胁痛，面赤，舌红苔黄，脉数。

【方解】本方以花叶开唇兰为主药，本品又名金线莲，有清热平肝，凉血解毒，滋养强壮之作用，清其本，拔其源，则木气得平，肺气可降；买麻藤，祛风除湿，活血散瘀，系久咳良药；胡颓叶，系福建胡颓子的叶，《中藏经》谓之“治咳嗽上气”。《本草纲目》称其可治“体虚短气”，可见其敛气止咳，虚实均宜；地龙清热平肝，止喘通络。全方合用起平肝清热，肃肺止咳之功。

【临床研究】

（1）加减变化：若兼见表证无汗恶寒者，酌加荆芥、薄荷、紫苏叶、桑叶以助其解表宣肺之力；肺热盛者，可加用黄芩、桑白皮等以增清肺泄热之功；脾虚痰壅者，加川贝母、法半夏、陈皮、茯苓以健脾化痰。

（2）咳嗽变异性哮喘（CVA）在儿童颇为多见，临床表现为咳嗽长期不愈，常被误诊为急慢性支气管炎，慢性咽炎等疾病，采用抗生素及止咳化痰等治疗罔效。本方在治疗小儿咳嗽变异性哮喘 60 例的临床疗效中发现治疗组口服花叶开唇兰合剂与对照组以中成药十味龙胆花口服治疗 14 天后，在参考国家中医药管理局《中医病证诊断和疗效标准》中咳嗽一节疗效标准评定方法下，治疗组 60 例中，临床控制 37 例，好转 18 例，无效 5 例，总有效率

91.67%，对照组 55 例中临床控制 17 例，好转 23 例，无效 15 例，总有效率 72.73%，治疗组疗效优于对照组，经统计学处理有显著差异（$P < 0.05$）。

{ **附医案** }

汪某，男，8 岁。咳嗽 2 个月，多呈刺激性干咳，夜间较甚。在某院摄胸片，肺无实质性病变影。曾服过头孢克洛、头孢羟氨苄、阿奇霉素等，继注射小诺霉素均未见效，改服沙丁胺醇气雾剂、酮替芬，磷酸苯丙哌林颗粒等咳嗽略减，数天后又增频。过敏原皮肤点刺试验：尘螨（+）。就诊时见咳嗽连声，欲呕，无痰，面赤，自诉咳时胸胁疼痛，舌质红，苔薄白，脉弦，肺呼吸音粗，未闻及干湿啰音。检血常规，白细胞计数 5.4×10^9/L，中性粒细胞 52%，淋巴细胞 48%。中医诊断：咳嗽（肝火上炎、木叩金鸣）。西医诊断：咳嗽变异性哮喘。处方：花叶开唇兰鲜品 5g，胡颓叶 15g，买麻藤 10g，地龙 15g，蜜款冬花 9g。2 天后咳嗽已宣，无胁痛、面赤等症状，续服 3 剂咳减过半，赓服 4 剂，诸恙若失，嘱续服花叶开唇兰、胡颓叶等味善后。

五、卤地菊汤

【组成】卤地菊、金银花、板蓝根、重楼、萆薢、荆芥、防风、苍术、白术、黄连、蝉蜕。

【用法】以上 11 味，水煎服，每日 1~2 剂。

【功效】疏风清热，渗湿解毒。

【主治】风热湿毒证。高热或低热，疱疹见于手足掌心、口腔、臀部，疹色红润，壁薄，疱液清亮，咽痛，咳嗽，纳差，恶心，呕吐，泄泻，舌质红，苔薄黄腻，脉浮数或滑数。

【方解】卤地菊性凉，入肝脾二经，可清热、解毒、利咽；金银花气味芳香，可疏散风热、清热解毒；板蓝根解毒利咽，重楼力专清热解毒；蝉蜕可祛风透疹，荆芥生用祛风、解表、透疹，上述药物相合可解热毒，散风热，透疹出；防风辛苦性温，祛风除湿；苍术辛苦而温，发汗除湿；白术以健脾除湿；黄连清热燥湿；萆薢利湿、分清化浊；五味相合以清三焦之湿毒、健运中焦之脾胃；全方共奏清热解毒利湿之效。

【临床研究】

（1）加减变化：若舌质淡红苔白厚者，加佩兰、茯苓、豆蔻；若舌质红苔黄厚加茵陈蒿、滑石、白蔻仁；呕吐加神曲、姜半夏，便秘加瓜蒌仁、风化硝。

（2）临床常用于治疗儿童手足口病，此病是由感受时邪（柯萨奇病毒A组）引起的传染病，常见于5岁以下小儿，主要表现为口腔炎及位于手足之皮疹。肺为水上之源，卫外合皮毛；脾居中焦，开窍于口，主肌肉四肢；小儿肺脾常不足，时疫之毒口鼻而入，易侵肺脾，二脏于疫毒所遏，气化失司，水湿内停，湿毒搏结，外透肌表，发为疱疹。卤地菊汤针对62例手足口病的临床研究，研究中予服药3剂诸证悉除者21例，4剂痊愈者20例，5~6剂痊愈者17例，另有4例服药2~3剂无明显改善而改用西药。疗程最短2天，最长6天。总有效率93.6%。肯定了卤地菊汤治疗手足口病中风热湿毒证的临床疗效。

{ 附医案 }

汪某，男，12岁，1991年8月13日初诊。发热皮疹2天，流涕，无咳嗽，咽痛，流涎，厌食，恶心，大便2日未通。检查：体温38.6℃，双手掌、手指背部和侧缘、臀部、两膝、足跟、足底等处皮肤，见圆形椭圆形米粒大小水疱疹，疱壁薄，内容澄清呈珠白色；口腔黏膜及舌面散见小疱疹和溃疡面，咽红（+），扁桃体肿大Ⅰ°，舌质红苔黄厚，肺音粗，未闻及干湿啰音，心律齐，心率113次/分。腹软，肝脾未触及。血常规：白细胞计数4.7×10^9/L，中性粒细胞36%，淋巴细胞63%，嗜酸粒细胞1%。胸透：心肺正常。诊断：手足口病。证属外感时邪与内蕴之湿热相搏，发于肌肤所致。治宜疏风清热、渗湿解毒为主，以本方合白蔻仁 4.5g，茵陈 9g，瓜蒌仁 15g，清水煎服，每日 1 剂。1 剂后热退，大便已通。续服 2 剂，手足部皮疹大减，臀部、膝部皮疹薄痂，口腔黏膜疱疹消失，溃疡部基本愈合，无流涎，纳增，遂去瓜蒌仁续服 2 剂善后。

六、夏兰汤

【组成】夏枯草、马兰、蒲公英、徐长卿、葱白、薄荷、积雪草。

【用法】以上七味，清水煎服，每日 1~2 剂，年长儿可兼作漱咽。

【功效】疏风清热，解毒化瘀。

【主治】风热外感，胃火内盛证。症见发热、喉核红肿，表面可见脓点，咽痛，吞咽时加剧，甚则痛连耳窍，口渴喜饮，口臭，尿黄便结，舌质红苔黄厚，脉滑数。

【方解】本方主药夏枯草，气寒味辛，疏风解热散结之功甚雄；马兰为清热解毒之要品，《日华子本草》谓其“破宿血”；蒲公英清热解毒散结之功最宏，且泻火而不损土；徐长卿活血解毒，葛洪《抱朴子》称其有“辟瘟疫”之功；积雪草清热利湿，消肿解毒，益以葱白、薄荷疏表散邪，以上 7 味组成本方，夏枯草、马兰、蒲公英系其主药，数味合用，疏其风，清其热，解其瘀，随证出入，施之本证，切中病机。

【临床研究】

（1）加减变化：恶寒等表证重者，加荆芥、防风；高热烦躁者，加石膏、黄芩；口渴多饮者，加玄参、芦根；呕吐腹泻者，加神曲、麦芽；便秘者，加瓜蒌仁或大黄。

（2）急乳蛾系急性化脓性扁桃体炎，系儿科之常见病与多发病。以往治疗本病多以银翘散为主方治疗，其疗效欠佳。揆度其因，本病与风、热、毒、瘀四者作祟有关，往往是风热外感，引动肺胃积热，互相搏结，壅集不散，上乘于咽，肉腐为脓，所以治疗本病化瘀血是一大关键。银翘散疏风清热解毒之功甚佳，而化瘀消肿排脓之功不力。运用福州北峰区南峰畲族验方化裁组成夏兰汤治疗小儿乳蛾进行疗效观察，其中治疗组160例服用夏兰汤，治愈136例，占85%；好转13例，占8.12%；未愈11例，占6.88%；总有效率为93.12%。对照组98例服用双黄连口服液，治愈56例，占57.1%；好转22例，占22.5%；未愈20例，占20.4%；总有效率为79.6%。$0.01 < P < 0.05$，有显著性差异，治疗组优于对照组疗效。本病中医分为邪在肺卫与肺胃火盛二型，该研究观察夏兰汤对不同证型的疗效。治疗组邪在肺卫型91例，治愈78例，占85.7%；好转7例，占7.7%；未愈6例，占6.6%；总有效率为93.4%。肺胃火盛型69例，治愈58例，占84.1%；好转6例，占8.7%；未愈5例，占7.2%；总有效率为92.8%。$P > 0.05$，无显著意义，夏兰汤用于邪在肺卫及肺胃火盛之急乳蛾，均有良效。

{ **附医案** }

谢某，男，6岁，其母代诉：壮热3天，现体温39.8℃（腋下），咽痛，吞咽不利，口渴多饮，头痛（前额较著），食欲不振，大便2天未通，曾服红霉素3天，注射退热针剂如安痛定、柴胡注射液，汗出而发热不退。查体：咽赤（+++），双侧扁桃体肿大Ⅱ°，右侧见脓性分泌物，未扩散出扁桃体外，易拭去。双侧颌下淋巴结肿大各如蚕豆大，轻度压痛。舌质红，苔花剥，脉洪数。检血：白细胞计数15×10^9/L，中性粒细胞80%，淋巴细胞20%。诊断为肺胃火盛型急乳蛾，予本方加石膏30g（先煎）、大黄5g（后入），药后10h便溏2次，13h后热减，28h后热退。翌日去大黄，上方续服2剂，扁桃体脓点消失，复检血常规：白细胞计数5.2×10^9/L，中性粒细胞53%，淋巴细胞47%。诸恙告愈。

七、微乐Ⅱ号糖浆

【组成】余甘子、苍术、黄芪、稻香陈、麦芽、竹茹、姜半夏。

【用法】福州市中医院制剂室配制糖浆，每瓶100mL装。6个月以下，每次5mL；7个月至2岁，每次10mL；2岁以上，每次

15mL；每天均为 3 次。病程在 15 天以内者 3 天为 1 疗程，病程在 15 天以上者 10 天为 1 疗程。

【功效】健脾消食，理气行滞，平肝化积。

【主治】

（1）乳食积滞证：不思饮食，呕吐酸腐食物，腹部胀满或时有疼痛，大便酸臭或便溏，舌苔薄或厚腻。

（2）土壅木郁证：纳呆嗳气，口苦恶心，夜寐龂齿，烦吵溲黄，舌质红苔薄或薄黄，脉弦。

【方解】本糖浆以余甘子为主药，其性凉，味甘酸，归肺、胃二经，统治诸积，又可强气力，为启脾良药。小儿脾常不足，太阴湿土常失健运而生内湿，阻滞中焦气机，故益以苍术燥湿健脾、行气和胃，黄芪健运脾胃之气以培土制水，稻香陈醒脾，麦芽消食，健中有消，消不伤正，庶几中宫健旺，脾气调和，则口能知五味矣，小儿肝常有余，易乘脾土，致土虚失运，斡旋中宫，合入竹茹，以奏清胆和胃、开郁进食之功。

【临床研究】

（1）积滞为小儿乳食内伤，中焦气滞，积而不化所成的以不思乳食、食而不化，脘腹胀满、嗳腐吞酸、大便秘结酸臭或溏薄臭秽为特征的胃肠疾病。可单独出现，也可与他病夹杂。常见证型有乳食内积、脾虚夹积两种。基于微乐Ⅱ号糖浆消食行滞之功，为进一步研究其在积滞的应用，开展了一项微乐Ⅱ号糖浆治疗小儿积滞的疗效观察。

研究共入组 325 例，病例均有食欲不振症状，偏食者 21 例，腹胀者 82 例，腹痛者 21 例，呕吐者 67 例，便溏者 41 例，夜吵者 51 例，龂齿者 36 例，手足心热者 35 例，唇红者 69 例，口臭者 61 例，尿黄者 61 例，汗多者 20 例，有痰者 18 例，疲乏者 7 例，面色苍白者 18 例，萎黄者 11 例。舌质红 57 例，舌质淡 40 例，淡红 228 例，苔薄 141 例，厚腻苔 57 例，白苔 72 例，黄苔 38 例，花剥苔 17 例。157 例检查大便常规，脓球≤ 6 个者 33 例，蛔虫卵偶见少许者 15 例，脂肪球 27 例，其他大便常规（–）。胸透检查心肺正常，25 例检查肝功能及 HBsAg 均正常。并分为乳食内积（乳积 61 例，食积 230 例）脾虚夹积（34 例）2 型，其中乳食内积型分为 4 型分别为单纯乳食积滞型、积滞化热型、积滞痰湿型、土壅木郁型；脾虚夹积型分为气阴两虚夹积型、脾胃虚寒挟积型。

研究结果示，微乐组痊愈 236 例，占 72.6%，显效 46 例，占 14%；好转 38 例，占 11.7%；无效 5 例，占 1.5%；总有效率 98.5%。其中病例以单纯型乳食积滞居多数，以单纯型乳食积滞及土壅木郁型效果最佳，脾胃虚寒型效果差。

（2）厌食为儿科常见病症，以长期食欲不振，厌恶进食，食量明显少于同龄正常儿童而除外其他外感、内伤慢性疾病。其病变脏腑多在脾胃，脾主运化，胃司受纳，其气不和，则致厌食，故临床多以运脾开胃为则，且小儿肝常有余，常易受惊恐或情志怫郁者乘脾犯胃而厌食时有发生。针对厌食，有一项微乐 II 号糖浆治疗小儿厌食症临床研究，该研究以鹿迪化积口服液为对照进行对比研究。

微乐Ⅱ号糖浆治疗组中主要标准为长期食欲不振（时间 2 个月以上，食量较本病发病前减少 1/3 以上）并排除其他疾病者（作胸透或胸片、肝功能等检查）。共入组 230 例，其中脾胃不和型 76 例，脾胃气虚型 103 例，肝旺脾虚型 37 例，脾胃阴虚型 14 例。对照组 230 例。按照国家中医药管理局发布的标准判定疗效，结果为治疗组痊愈 171 例，占 74.3%，好转 47 例，占 20.4%；未愈 12 例，占 5.2%；总有效率 94.8%；对照组痊愈 75 例，占 32.6%，好转 98 例，占 42.6%；未愈 57 例，占 24.8%；总有效率 75.2%。微乐组与对照组比较 $P < 0.01$，差异有统计学意义。其中治疗组不同证型疗效比较发现其对脾胃不和、脾胃气虚、肝旺脾虚证均有较好疗效。

{ **附医案** }

案例一

汪某，男，1岁6个月。食少呕吐2天，起病缘为恣啖肥甘厚味，随即食少，呕吐酸馊食物，日3~4次，时时恶心，无发热咳嗽等。舌淡红，苔厚浊。腹部微胀，无压痛表现，肝脾未扪及，心肺（-），检查大便常规（-），血常规：白细胞计数7.0×10^9/L，中性粒细胞42%，淋巴细胞58%，予微乐糖浆10mL，每日3次。翌日呕吐停止，腹胀消失，继服2天，纳食大增。

案例二

陈某，男，2岁。食欲不振2个月，食量约较前减少1/3~2/3。平素偏食，恶食鱼肉等味。面色萎黄，口唇淡红。舌质淡红苔薄白，各项检查排除其他原因导致厌食。体重10kg。予微乐糖浆服食。3天后食量增加约1/3，2周后增加一倍。治疗一疗程后体重11.5kg。

八、清明草糕

【组成】鼠曲草、竹茹、稻香陈、姜半夏、山药、余甘子、七层楼（老君须）、白术、粳米。

【用法】鼠曲草30g、鲜竹茹25g、稻香陈10g、姜半夏9g、山药25g、余甘子12粒、七层楼15g、白术15g、粳米100g。烹调方法：将山药、粳米研磨成均匀混合的粉；余药煎煮取滤液，加入适量冰糖放凉后，将粉倒入药液中，浸泡约6h，将少许发酵粉揉入米粉中，放30min发酵，后做成饼状（每块重10g），放到蒸锅中蒸熟。

1~3岁，每次1块，每日3次；3岁以上，每次2块，每日3次。餐后1h服用。

【功效】健脾和胃，清热平肝。

【主治】脾虚肝旺证。厌食或拒食，面色苍白，性躁易怒，好动多啼，咬齿磨牙，便溏溲少，舌淡红苔薄，脉细弦。

【方解】清明春季，肝气当令，肝气易于偏亢，根据中医五行生克理论，肝属木，脾属土，如果肝气过旺可伤及脾胃，影响脾胃消化功能，导致食少，鼠曲草恰在清明之时采摘，具有清热平肝健脾的功效；余甘子统治诸积，又可强气力，为启脾良药；益以白术健运脾气；稻香陈醒脾；姜半夏和胃；山药、七层楼健脾开胃；更以粳米安和脾胃。该方健中有消，消不伤正，中宫健旺，脾气调和，则口能知五味矣。小儿肝常有余，易乘脾土，致土虚失运，斡旋中宫，合入竹茹，共奏清热平肝、开郁进食之功。方中鼠曲草、余甘子、七层楼均为福州道地草药，该方组成既是药物，又多是食材，寓药于食。

【临床研究】小儿厌食属于古代医学文献中所载“不思饮食、不嗜食、恶食”等。金元时期朱丹溪及明代医家万全皆指出小儿肝常有余而脾常不足，体内阴阳之动态平衡及肝脾之间相互制约的生理关系处于相对不稳定，稍有偏颇则脾易虚而肝易旺，且当今小儿多为独生子女，家长溺爱，幼稚任性，恣啖杂食，稍乖意愿，急躁易怒，易致肝脾失调。若木失条达，土必壅滞，土木同仇，升降窒息，加上小儿情绪不稳，饮食不知自调，因此外感内伤均易导致肝旺脾虚之证。经临床观察发现肝旺脾虚型小儿厌食甚为常见。西医治疗虽可以增强患儿的食欲，但其难以从整体调理体质。清明草糕为福州地道草药组方，寓药于食，应用于临床，针对脾虚肝旺型厌食取得较好疗效。

纳入符合《中医病证诊断疗效标准》中厌食脾虚肝旺型的诊断标准及吴瑞萍的《实用儿科学》中“小儿厌食症”临床诊断标准共70例，随机分为2组，每组各35例。治疗过程中因各种原因不能规律用药者6例，失访2例，疗程结束后，资料完整者62例。2组间一般资料经统计学处理，差异无显著性意义（$P > 0.05$），具有可比性。

治疗组服用清明草糕，对照组予口服双歧杆菌乳杆菌三联活菌片，治疗 2 周为 1 疗程，连续观察 3 个疗程评定疗效。治疗期间观察患者食欲、食量变化、面色、性情、咬齿磨牙、大便、体重及舌脉（指纹）、治疗前后血红蛋白、尿淀粉酶变化。其疗效标准参照《中药新药临床研究指导原则》（试行）制定。经统计学分析示，治疗组显效 24 例，有效 5 例，无效 3 例，总有效率 91%；对照组显效 14 例，有效 7 例，无效 9 例，总有效率 70%。治疗组与对照组临床疗效比较，$P<0.05$，有显著性差异。主要症状评分比较，治疗组治疗前与治疗后组内分值比较 $P<0.01$，有非常显著性差异；对照组治疗前与治疗后组内分值比较 $P<0.01$；治疗组和对照组组间比较，两组本组间治疗前后评分比较 $\Delta P<0.05$，为显著性差异。次要症状评分比较，治疗组治疗前与治疗后组内分值比较 $P<0.01$，有非常显著性差异；对照组治疗前与治疗后组内分值比较 $P<0.01$；治疗组和对照组组间比较，两组本组间治疗前后评分比较 $P<0.05$，有显著性差异。治疗组和对照组组内治疗前后血红蛋白值比较均无显著性差异。治疗组组内治疗前后尿淀粉酶值比较有非常显著性差异；对照组组内治疗前后尿淀粉酶值比较有显著性差异；两组尿淀粉酶值组间比较有显著性差异。两组患儿改善舌象、脉象的疗效比较结果示治疗组能有效改善厌食患儿的舌象异常及脉象异常，对照组未能有效改善厌食患儿的舌象异常及脉象异常。治疗组疗效明显优于对照组，治疗过程中无一例不良反应，值得临床推广。

{ 附医案 }

张某，男，5 岁，2014 年 4 月 5 日初诊。其母代诉，患儿不思饮食已 2 月余，近 2 周来常多次拒食哭吵，性急，寐时常磨牙，便溏，察其面色少华，舌淡瘦小苔净，脉细弦。证属脾虚肝旺型厌食，考虑患儿服药困难且又拒食者，糕剂清香可口，易于接受。

九、七白参汤

【组成】七层楼、鼠曲草、福参（土人参）、麦芽。

【用法】七层楼、鼠曲草、翻白草、麦芽，2 岁以下者每味各用 10g，2 岁以上者每味各用 15g，清水煎，分 2 次，饭前服，10 天为 1 疗程。

【功效】调和脾胃，扶助运化。

【主治】

（1）脾胃不和证：食欲不振，食而乏味，或伴食后脘腹饱胀，嗳气，大便溏，形体尚可，舌淡红，苔薄白或薄腻，脉有力。

（2）肝旺脾虚证：不思厌食，或偏食，时有犯恶，烦躁少寐，肢倦，大便偏干，舌淡红，苔白，脉弦细。

【方解】七层楼，辛温，有健脾进食之功；鼠曲草，甘凉，清热平肝，开胃化食；福参，甘平（一说辛微甘，微温），健脾、益气、润肺，《本草纲目拾遗》云“福参产闽浙，颇似人参”，畲族乡间以其炖墨鱼骨，以治脾虚劳倦之症；麦芽，宣五谷味，《本草汇言》：“饮食不纳，中气之不利，以此发生之物而开关格之气，则效非常之比也。”四味组方，调和脾胃，扶助运化，解脾气之困，拨清灵脏气以恢复转运之机，脾和则口能知五味矣。

【临床研究】

（1）加减变化：挟有食积者加余甘子、咸金橘；胃阴不足者加麦冬、石斛；肝木乘脾者加白芍、千日红。

（2）近年厌食症系儿科常见病证之一，独生子女家庭，环境优越，片面追求高营养，饮食不节，喂养不当所致厌食，曾予畲族民间验方加减为七白参汤针对小儿厌食症进行一项临床研究。该研究以七白参汤治疗小儿厌食症 120 例（以下简称治疗组），并以化积口服液 60 例做对照（简称对照组），其中治疗组挟有食积者加余甘子、咸金橘；胃阴不足者加麦冬、石斛；肝木乘脾者加白芍、千日红。经治疗后治疗组：治愈 92 例，好转 20 例，无效 8 例，总有效率为 93.3%。对照组总有效率为 81.7%，治疗组优于对照组。治疗组在消除厌食、偏食、恶心、异食癖等临床症状疗效显著。脾胃不和组 45 例中，治愈 37 例，好转 7 例，无效 1 例，有效率 97.8%；脾胃气虚组 43 例中，治愈 28 例，好转 11 例，无效 4 例，有效率 90.7%；脾胃阴虚组 13 例中，治愈 10 例，好转 1 例，无效 2 例，有效率 84.6%；肝旺脾虚组 19 例中治愈 17 例，好转 1 例，无效 1 例，有效率 94.7%，因此该方对于脾胃不和组和肝旺脾虚组厌食治疗效果为佳。

{ **附医案** }

案例一

刘某，男，3 岁。厌食 3 个月。现每餐喂饭，饭量仅及病前一半，迫食则见恶心、呕吐。容易出汗，体重 12kg，舌质淡，苔薄白。腹平软，肝在肋下扪及边缘，质软，脾未扪及。胸透：心肺（-），肝功能正常，谷丙转氨酶 15U/L，乙型肝炎表面病毒抗原（HBsAg）阴性，血红蛋白 80g/L，拟属脾胃气虚型厌食，予七白参汤，连服 7 天食量超过病前水平，续服 7 天以巩固疗效。45 天后体重 14.5kg，复查血常规：血红蛋白 110g/L。

案例二

陈某，女，5 岁。厌食 2 个月，食量较正常减少一半，烦躁易怒，夜寐龂齿，小便短少。舌质淡红，苔薄白，脉弦。腹软，肝脾未扪及。检血（血红蛋白）Hb 100g/L，体重 15.5kg。拟属肝旺脾虚型厌食，以七白参汤加千日红 6g、白芍 6g，服药 5 剂后烦躁已平，纳食增加，继服 15 剂，食量恢复病前水平。45 天后测体重 17.5kg，检血 Hb 115g/L。

十、平搐膏、加减清肝达郁汤

（一）平搐膏

【组成】吴茱萸、栀子、全蝎。

【用法】

（1）药物制备：吴茱萸、栀子、全蝎分别加工制成粉末，按一定的比例混匀备用，临用时陈醋调膏。

（2）穴位选择：涌泉穴，位于足底前部凹陷处，第2、3趾蹼缘与足跟连线的前1/3与后2/3交点处。

（3）敷贴方法：先用热水泡脚15min，取适量药膏外敷足底涌泉穴，外用胶布固定，晚上敷双脚的穴位，次晨取下，每周用4天，休息3天。4周为1疗程，连用3疗程。

（4）注意事项：若皮肤出现瘙痒、刺激，可先涂一层茶油。皮肤过敏严重者停用，并予相应处理。

【功效】清热降火，息风止搐。

【主治】气郁化火、阳亢风动证。面赤，烦躁易怒，眨眼皱眉，摇头耸肩，夜寐不安，抽动发作频繁，抽动有力，或喉中异声，大便干结，小便短赤，舌质红，苔黄，脉弦数。

【方解】方中以吴茱萸为主药，栀子、全蝎为辅药，研末醋调成膏。吴茱萸，性辛、苦、热，具有散寒止痛，疏肝理气，燥湿的功效。《本草纲目》谓："其性虽热，而能引热下行。"吴茱萸穴位贴敷具有疏肝理气，引热下行之功效。药理试验表明，吴茱萸粉末醋调敷涌泉穴，其有效成分，具有透皮吸收的特性。因此对穴位、经络的刺激比较明显。栀子具有泻火除烦，凉血解毒，清热利湿的功效，能泻三焦之火，解郁热而行气。全蝎味辛、性平，归肝经，具有息风止痉，通络止痛的功效；《本草从新》记载"治诸风掉眩，惊痫抽掣，口眼㖞斜厥阴风木之病"。现代药理研究表明其具有抗癫痫、抗惊厥作用。醋，性味酸、苦、微温。有收敛、解毒之效，用之调和诸药以增其效。诸药合用，共奏清热降火，息风止搐之功。

（二）加减清肝达郁汤

【组成】柴胡、白芍、栀子、陈皮、天麻、钩藤、石决明、郁金、地龙、全蝎、甘草。

【用法】上 11 味，水煎服，早晚温服。

【功效】疏肝泻火，平肝息风。

【主治】气郁化火、阳亢风动证。面赤，烦躁易怒，眨眼皱眉，摇头耸肩，夜寐不安，抽动发作频繁，抽动有力，或喉中异声，大便干结，小便短赤，舌质红，苔黄，脉弦数。

【方解】本方从《重订通俗伤寒论》清肝达郁汤加减而成。柴胡、栀子、郁金清肝解郁泻火，可折其亢阳；天麻、钩藤入肝经，可清热平肝、息风止痉；白芍养阴柔肝疏肝，合用甘草以酸甘化阴、养阴舒筋；石决明咸寒可平肝息风除热；地龙、全蝎长于通络，可息风止痉；陈皮、甘草理气健脾。全方共奏清热息风平肝之功。

【临床研究】

（1）加减清肝达郁汤加减变化：喉部异声者加射干、蝉蜕；缩鼻者加辛夷花；眨眼者加菊花；肢体抽动者加伸筋草。疗程中若抽动缓解者，全蝎酌减。

（2）多发性抽搐症是一种以慢性、波动性、多发性运动肌快速抽搐，并伴有不自主发声和言语障碍为临床特征的综合征。发病原因及发病机制仍不完全清楚。本病属于中医“抽搐”“肝风证”等范畴，中医学认为，小儿为“纯阳”之体，“阳常有余，阴常不足”“肝常有余、脾常不足、肾常虚”。阳常有余，易化热生风，“风胜则动”。肝体阴而用阳，为风木之脏；肝主筋，开窍于目，主疏泄，喜条达。《黄帝内经》云：“诸风掉眩，皆属于肝”。故本病与肝的关系最为密切，肝风内动是主要病理特征。儿童幼稚任性，情绪不稳，如遇责罚训斥、精神刺激、学习压力大等，易致情志失畅，肝失疏泄，气机郁结化火，引动肝风而致抽动。风阳上扰，伤及头面，侧摇头，皱眉眨眼；肝失疏泄，脾失健运，聚湿成痰，痰气互结，肝风挟痰上扰走窜，或气郁化火，耗伤阴血，筋脉失养，则可见口出异声秽语，甩臂、鼓肚子、肢体抽动、颤动等症状。故临床上以气郁化火，阳亢风动之证较为多见。为进一步开展本病的临床研究，以常见、且抽动明显的“气郁化火型”患儿为观察对象，用中药清肝达郁汤颗粒剂口服，配合平搐膏贴敷涌泉穴，内、外治结合进行治疗。

研究参照《美国精神疾病诊断与统计手册》第4版修订本（DSM-IV-TR）诊断标准及新世纪全国高等中医院校七年制规划教材《中医儿科学》抽动症属“气郁化火，阳亢风动型”证候标准共纳入60例，采用随机数字表法，分为治疗组与对照组，各30例。治疗组采用中药口服加贴敷方案。对照组单纯口服中药清肝达郁汤加减治疗，4周为1疗程，连用3疗程（方药、用量、加减法同治疗组）。疾病疗效评定标准参考美国耶鲁抽动症整体严重程度量表（YGTSS）积分法，根据患儿治疗前后抽动严重程度的变化给予评分，计算临床症状减分率后评定疗效。中医症候疗效评定标准参照《中医病症诊疗标准》结合本病特点评定。按照由正常到轻、中、重度，分别给予0、1、2、3分进行评定，抽动和发声症状、小便、舌脉表现不计分，只作为中医辨证施治的参考诊断指标。将治疗前后中医症候进行评分，并计算减分率后评定疗效。结果示：治疗组30例，临床治愈20例，显效5例，有效4例，无效1例，总有效率96.6%；对照组30例，临床治愈10例，显效10例，有效4例，无效6例，总有效率80.0%；临床疗效治疗组优于对照组，有显著性差异（$P < 0.05$）；中医症候疗效方面，治疗组面红耳赤症状改善总有效率93.3%，对照组80.0%，治疗组疗效优于对照组（$P < 0.05$）；治疗组烦躁易怒症状改善总有效率96.6%，对照组80.0%，治疗组疗效优于对照组（$P < 0.05$）；治疗组夜寐不安症状改善总有效率

96.6%，对照组 76.6%，治疗组疗效优于对照组（$P < 0.05$）；治疗组大便秘结症状改善总有效率 96.6%，对照组 90.0%，治疗组与对照组疗效相当（$P > 0.05$）；抽动治疗起效时间比较，治疗组起效时间 9.14 ± 1.95 天，对照组起效时间 18.75 ± 5.44，两组有显著性差异（$P < 0.05$），表明治疗组控制症状起效较快。安全性比较，两组均无明显不良反应。

{ 附医案 }

林某，男，10岁。患儿不自主眨眼、鼻缩，点头，时发抽搐约4月余。起初家属不甚在意，但病情逐渐加重，曾就诊外院神经内科，考虑多发性抽搐症，予口服药物治疗2月余（具体不详），症状无明显减轻。遂来就诊，患儿症状如前，平素易怒，舌质红，苔薄黄，脉弦数，辨证属气郁化火、肝风上扰证。予清肝达郁汤基础上加用菊花、辛夷花口服及平搐膏外用治疗。服药后抽动明显减少，此后守方随症加减，直至症状完全消失。

十一、金线莲口服液

【组成】花叶开唇兰（金线莲）。

【用法】由佳乐达生物工程有限公司提供的人工栽培花叶开唇兰鲜草加工制成，每支 10mL。3~6 岁，每次口服 1 支，每日 2~3 次；6~14 岁，每次 1 支，每日 3~4 次。

【功效】清热解毒，凉血平肝。

【主治】肝郁化火、肝风内动证。注意力不集中，挤眉弄眼、缩鼻耸肩、咽痒而咳，怪声连连，急躁易怒，夜不宁睡，龂齿呓语，小便色黄，舌质红苔花剥，脉弦。

【方解】花叶开唇兰又名金线莲、金线兰、鸟人参、药王、药虎等，味甘淡，性平，有清热解毒、凉血平肝等功效，亦于祛邪之中兼有补益之功。

【临床研究】

（1）据福建省医学科学研究所研制的金线莲口服药主要药效与毒理研究报告，其“对急性损伤有较明显的保护，对免疫性肝炎有治疗作用，可通过提高机体免疫机能而发挥治疗及预防作用，且口服毒性极低，可推荐用于临床”。该药有研究价值，值得进一步观察疗效。此外在治疗中尚须配合心理治疗，药疗与心理治疗应双管齐下，持之以恒。

（2）抽动－秽语综合征是儿童精神行为障碍的一种疾病，以多发性不自主抽动和不自主发声为主要特征。本病多发于小儿，影响小儿学习，可迁延至青春期，少部分延续至成人，或可留有行为问题，必须予以重视。在中医文献中无此病名，可属于慢惊风、瘛疭、抽搐、筋惕肉瞤等范畴，其病因为胎禀不足、过食肥甘、五志过极、紧张疲劳、外感六淫等，根据临床表现多属风邪为病，小儿肝常有余，为风木之脏，阳常有余，若肝失疏泄，化热动风，风胜则动。肝风上旋，侵犯清窍则挤眉弄眼，上犯鼻窍则缩鼻耸动，上壅咽喉则咽痒不止，怪声连连，骂声不断，亦合肝“其声为呼”之说；流窜经络则肢体抽动不已。经曰“诸风掉眩，皆属于肝”“诸暴强直，皆属于风”“诸热督瘛，皆属于火”，故治疗大法以清热平肝为主。

在治疗方案上西药氟哌啶醇等在临床上有一定疗效，但长期应用多因锥体外系反应等副作用而使患儿不能持久治疗，为开展中医药治疗该病的疗效分析，在“清热平肝”的基本治则指导下，开展了一项针对49例小儿抽动－秽语综合征的患儿临床研究。在符合DSM－Ⅲ－R－Tourette综合征的诊断标准而入组的49例患儿中眨眼29例，皱眉25例，缩鼻20例，噘嘴20例，耸肩23例，点头13例，摇头9例，肢体抖动24例，喉出怪声49例，急躁易怒29例，夜惊梦呓31例，小便短赤17例，舌质红25例，淡红24例，苔黄17例，苔薄白23例，厚浊2例，地图舌7例，脉弦17例，脉数9例，脉缓8例，脉实7例，沉脉3例，脉滑3例，脉细3例。予“金线莲口服液”1月为一疗程，服药过程注意心理调适。按孙道开对综合症状、体征的评分法，并计算进步率后评定有效。判断标准根据患儿的发音和抽动部位的发作频度给予评分后病例中显效30例，占61.2%；有效15例，占30.6%；无效4例，占8.2%；总有效率91.8%。

{ **附医案** }

患儿，男，8岁，不自主抽动，喉中异音一年。患儿初起时见快速、频繁眨眼，时在课堂上发出类似干咳声，老师认为是恶作剧，屡经教育而未得改正。家长认为系眼疾或不良习惯，经眼科检查无异常，就诊儿科、神经科，检查血沉，抗链球菌溶血素O试验（抗O试验）均正常，心、脑电图无异常，诊断为抽动-秽语综合征，服氟哌啶醇、盐酸苯海索等药，效果不佳，兼见扭头、耸肩，遂转服中药。就诊时，平均每15min抽动及喉中怪声1次，急躁易怒，上课精神不集中，夜不宁睡，齘齿梦呓，小便色黄，舌质红苔花剥，脉弦。予“金线莲口服液”1支，每日4次，10天不自主抽动及发音减少，平均45min至1h 1次，夜能宁睡。嘱每日改服3次，续服20天，诸恙消失，第2个月每日服2次，第3个月每日服1次，以巩固疗效，一年内无复发。

十二、自拟三花汤

【组成】合欢花、百合花、绿梅花（绿萼梅）。

【用法】上3味，水煎服，分早晚温服。

【功效】清心平肝，理气和胃。

【主治】小儿情志疾病（胸闷太息、夜惊呓语、夜啼、惊泻、惊吐）。

【方解】合欢花能安心神，解郁开胃，则神明畅达，觉照圆通，百合花清心安神，《本草正义》谓“百合之花，夜合朝开，以治肝火上浮，夜不成寐，甚有捷效”；绿梅花疏肝解郁，开胃进食。三药共用对小儿某些情志疾病，疗效甚佳。

【临床研究】小儿五脏未健，心小胆怯，易受惊吓。小儿受惊，与心肝胆至为攸关。其致病特点有三：①小儿脏气清灵，纵受惊吓，事过境迁，易趋平复，若情志过亢，或持续日久，不能自我调节，病则由来；②易挟痰，《丹溪心法》云“惊则神出其舍，舍空则痰生也”；③易化热，《幼科要略》曰“五志动极皆阳”。故遣方用药的关键应从安神定魂入手。惟小儿脏娇嫩，用药宜清灵。

（1）胸闷太息：若肝木失其条达，横逆犯胃；思虑伤心，心气失常。多以胸脘满闷，嘘气不畅为特点。然纯阳之体，肝火易腾，心火易炽，常兼见烦扰欠宁，龂齿惊惕，小便短赤，舌尖偏赤，脉弦带数等。治宜清心平肝、和胃理气，常以三花汤合白芍、郁金、灯心草等。

（2）夜惊呓语：心藏神而主惊，肝胆互为表里，肝胆相济，奉君行事，寤则魂行于外，寐则内舍于肝，若卒受惊吓，肝不存魂，神不守舍，可致多梦呓语及夜寐突然惊醒，作惊恐之状。任应秋认为其有虚实之分：“若所述梦境多为日常生活中常见事物的人，大多数是虚证，而做噩梦怪梦的人多属实证。”治疗时实证者以三花汤加阴地蕨、蝉蜕；虚则加远志、白芍、枣仁。

（3）夜啼：若先天胎火偏盛，或乳母恣食辛热，移热于小儿，或受惊恐，则夜间啼哭，白天如常。心火内扰者，以手抓胸前衣服，仰面而啼；卒受惊恐者，紧偎母怀，面色乍青乍白。前者用三花汤加金蝉花、双钩藤、灯心草以安神清心；后者三花汤合金蝉花、千日红以安神定魂。

（4）惊泻：此病为惊伤心神，肝气横逆，胆汁妄溢，脾胃失调所致。以夜卧不安，粪稠若胶，色青为特点，治宜平肝安神，以三花汤加蝉蜕、茯苓。

（5）惊吐：受惊可致肝气逆乱，肝胃不和，胃气上逆而作呕吐。

以吐清水稀涎，面色发青，烦躁不安，发热不高，不思饮食为主证。治宜平肝和胃，以三花汤合双钩藤、竹茹。

【附医案】

案例一

薛某，女，10岁。1985年9月15日初诊。肇病兼旬，时作太息，胸闷不适，夜不宁睡，龂齿呓语，纳少不呕，二便如常。舌淡、苔薄，脉弦。心率94次/分，心律偶不齐，心电图示：窦性心律不齐。揆度病因，缘由学习成绩欠佳，抑郁使然。遂以本方合柴胡、前胡、枳壳、桔梗以升降气机，理气宽胸。方药如下：百合花9g，合欢花9g，绿梅花5g，柴胡5g，前胡6g，枳壳5g，桔梗5g。药进4剂，诸恙若失。

案例二

林某，男，9岁。1965年8月9日就诊。1周前患儿夜间起床屋外解小便，突然一只猫从胯下蹿过，顿时大惊失色，溺遂中断，后夜寐常做噩梦，且率然惊醒，起坐喊叫，面露恐怖，历时10min，安定后对噩梦依稀可记，及后每夜发作2~3次，经检查，排除小癫痫。舌质红、苔薄，脉滑。乃以三花汤加竹茹、天竺黄、阴地蕨。具体药物如下：合欢花9g，百合花9g，绿梅花4.5g，竹茹15g，天竺黄9g，阴地蕨15g。3剂后，发作次数、时间均减。服7剂，竟获全功。2年后随访，安然无恙。

案例三

汪某，女，7个月，1986年2月11日初诊。缘鸣炮受惊，至夜啼哭，睡时露睛，诊见偎依母怀，面色青灰，指纹色青。证系惊啼，投以三花汤加金蝉花、双钩藤。具体药物如下：合欢花4g，百合花4g，绿梅花3g，金蝉花2合，双钩藤4g（后入）。药选3剂，啼止寐安。续进2剂，病遂告愈。

案例四

胡某，女，1个月。1978年10月22日诊。其母代诉：呕吐腹泻2天。今呕吐止，泻青色稀便10余次，无里急后重，夜寐惊惕不安，指纹色青至气关。症属惊泻，方用三花汤加蝉蜕、竹茹、防风、茯苓。具体药物如下：合欢花3g，百合花3g，玫瑰花3g，蝉蜕3g，竹茹9g，防风3g，茯苓8g。药进2剂，腹泻减，夜寐宁。继服3剂，泻止诸恙亦瘥。乃以柴芍六君汤调理善后。

案例五

王某，男，1岁半。1985年2月15日初诊。今日上午，因受惊吓，旋即面色青白，后拒食欲吵，进食旋呕，频频恶心，二便正常，指纹青。予安神抑肝、和胃止呕，投三花汤方加双钩藤、竹茹、枳壳。具体药物如下：合欢花5g，百合花5g，玫瑰花4.5g，双钩藤4.5g（后入），竹茹9g，枳壳4.5g。2剂尽，神安呕止，嬉戏如常。

《疏风清热散治疗小儿流行性咽结膜热》，原载于《福建中医药》杂志1991年第1期，萧诏玮，吴维木。

《固本糖浆治疗小儿哮喘缓解期的临床研究》，原载于《中国中医药科技》杂志1998年第5卷，萧诏玮，沈聪，原丹，吴维木。

《固本蠲哮膏治疗小儿哮喘缓解期30例干预作用的研究》，原载于《海峡药学》杂志2011年第7期，原丹，萧诏玮，黄秋云，李君君，张南，李丹。

《花叶开唇兰合剂治疗小儿咳嗽变异型哮喘60例》，原载于《中医药学刊》杂志2004年第11期，萧诏玮。

《花叶开唇兰合剂治疗小儿咳嗽变异型哮喘60例》，原载于《中医药学刊》杂志2004年第11期，萧诏玮。

《卤地菊汤治疗小儿手足口病62例》，原载于《福建中医药》杂志1994年第2期，萧诏玮，张福泰。

《畲族验方夏兰汤治疗小儿乳蛾160例》，原载于《中国民族医药杂志》1997年第3期，萧诏玮，林鼎新。

《微乐Ⅱ号糖浆治疗小儿积滞325例疗效观察》，原载于《福建中医药》杂志1992年第2期，萧诏玮，吴维木，沈聪。

《微乐Ⅱ号糖浆治疗小儿厌食症临床研究》，原载于《中国中西医结合脾胃杂志》1999年第1期，萧诏玮，沈聪，原丹，吴维木。

《清肝达郁汤合平搐膏治疗儿童多发性抽动症30例》，原载于《福建中医药》2017年第2期，马榕花，萧诏玮。

《自拟三花汤治疗小儿情志疾病举隅》，原载于《浙江中医》1991年第5期，萧诏玮，赵伟强。

萧诏玮，沈聪，原丹，吴维木，黄秋云，李君君，张南，李丹，张福泰，林鼎新

第二节 名方心悟

一、略谈麻杏石甘汤在儿科临床的运用

麻黄杏仁甘草石膏汤（简称麻杏石甘汤）系辛凉泄肺、止咳平喘之有效方剂，在儿科应用十分广泛，今介绍临床运用如下。

（一）麻杏石甘汤的功效

《伤寒论》云："发汗后，不可更行桂枝汤，汗出而喘，无大热者，可与麻黄杏仁甘草石膏汤。"条文的含义是：太阳病表邪解后，余热壅遏于肺经，内热壅盛所以汗出，肺气膹郁所以作喘，故必须用麻杏石甘汤疏散肺邪，清化肺热，畅通肺气，以平喘息。"身无大热"，系指表无大热，因邪热已经入里，临证只要是肺热喘咳，无论有汗无汗，均可使用。

方以麻黄辛温开泄肺气，苦杏仁苦降宣肺平喘，石膏辛甘寒直清里热，甘草调和诸药，麻黄配杏仁可增强宣肺平喘的作用，配石膏则具有清泄肺热的作用。

据现代药理研究，麻黄可使支气管平滑肌弛缓，杏仁含有杏仁苷，可以镇静呼吸中枢，石膏有清热镇静之作用，甘草调和诸药，证实了该方确有止咳平喘之良好疗效。

（二）麻杏石甘汤在儿科的应用药范围与指征

《幼科要略》中提出"六气之邪，皆从火化；饮食停留，郁蒸化热；惊恐内迫，五志动极皆阳"之说，以论证小儿所患热病最多，温邪上受，容易陷肺而生喘咳诸证。我们曾经统计本院儿科十年麻疹并发支气管炎及肺炎患者655例，其中以麻杏石甘汤治疗者504例，占76.9%。小儿即使感受寒邪，都容易入里化热，朝用辛温，暮用辛凉的例子，并不鲜见，反映了小儿易热的病机。由于小儿肺经实热证居多，本方则成为儿科常用的方剂。

本方常用于下列疾病：①风热闭肺，咳嗽喘促（支气管炎、肺炎）。②麻疹不透、毒热攻肺而生喘咳，又称肺炎喘嗽（麻疹并发支气管炎或并发肺炎）。③外感时邪、内滞痰火而致的顿咳中期（百日咳痉挛期）。④属于外寒内热即寒包热的哮喘症。⑤咽喉肿痛因于风火者。⑥温邪陷肺并兼邪热上壅而致的喉炎者。⑦因于肺热所致的鼻渊症。⑧肺热蕴结型遗尿。⑨风热伤络型过敏性紫癜。

本方临床应用的指征：舌质淡红、红，舌苔薄白、黄、黄厚、燥，脉象浮数、滑数、洪大有力、指纹紫，呼吸深长、呼出为快，声息气粗、声高，有汗或无汗，痰黏稠、色黄，或咯吐不爽，小便短少、短赤，口渴，面色红、赤。

儿科以舌诊对判断邪正虚实，病性寒热，最有参考价值，远较脉诊重要。此外，可结合肺部听诊、X 线检查等物理诊断方法，如肺部听到细小水泡音，虽未出现喘息症状，而辨证属于实热者，可及早应用本方。

（三）本方在儿科的具体应用

1. 肺炎

本病以发热、咳嗽、气急、鼻煽等为主证。中医学认为该病起因以感受外邪为主，或由其他疾病所传变，感受外邪者以风温为常见。麻杏石甘汤对小儿肺炎疗效较佳；对危重病者的抢救，中西医结合更具有优越性。本院以中西医结合方法治疗 504 名麻疹肺炎及麻疹并发支气管炎患儿（中药以本方为主），死亡率仅 1.8%，也不少患者纯用本方治疗而获愈。福建省第一医院（今福建省立医院）儿科分中、西组治疗小儿流行性喘息型肺炎（病毒所致），中药（麻杏石甘汤组），疗效比西医组提高 14.8%。本方对细菌性、病毒性、过敏性肺炎均有一定疗效。细菌性肺炎可加鱼腥草、银花、紫花地丁等；大叶性肺炎可合用千金苇茎汤。病毒性肺炎可在本方加大青叶、板蓝根、重楼、僵蚕等。对于过敏性肺炎，可加用芋环干、铁包金（老鼠乌）、胆南星、蝉蜕等味。临证应用本方，必须灵活加减，与泻火药同用可增强清热作用，与养阴药物同用可兼滋阴液，与补脾益气药物同用则攻邪而不伤正，与助阳药物同用可治疗喘咳的某些虚脱变证，现举若干临床加味之例。

（1）高热。属于表邪未尽者，如无汗或少汗，可加用荆芥、淡豆豉等味，但切忌过剂大汗。属于里热炽盛者，当用清法，加用黄芩、生栀子、竹叶、知母、芦根等，以增强清热的作用。

（2）痰盛。痰盛往往导致气逆喘息，气喘能益增痰涎上壅，喘与痰关系密切。一般可以加用紫苏子、葶苈子、莱菔子、天竺黄、海浮石、川贝母等。对于痰涎壅盛，神志昏糊者，须用天竺黄、猴枣、土牛黄等豁痰开窍。大便干硬者，可泻利大肠以疏通肺气之壅塞，可加用瓜蒌子、风化硝等，或用礞石滚痰丸。应用化痰药物必须注意寒热虚实之分。《幼科铁镜》云“大黄芒硝乃脾虚送死之鸩毒；黄连贝母乃寒痰伐命之斧斤”，确系经验之谈。

（3）泄泻。吴鞠通云：“温邪由口鼻而入，鼻气通于肺，口气通于胃……上焦病不治，则传中焦脾与胃也。”对于肺移热于大肠而迫泻者，可加川黄连、马齿苋、北山楂等清肠热之品。

（4）腹胀。重症喘咳患儿由于邪热内闭，气化不通，出现腹胀症状，可外敷肚脐膏；淡豆豉、砂仁、葱白、芒硝、车前草、田螺、羊矢等。先将麝香（可以冰片代之）置脐上，余药共捣烂如泥摊贴纱布上覆盖脐上，用胶布固定，有利尿消胀等作用。

（5）心阳衰竭。在肺闭之时要注意防止转为脱证，如面色红赤，可陡然苍白肢冷，气短而促，脉虽数而无力，治宜宣肺平喘，扶阳救逆，双管齐下，以本方加附子，或加参附龙牡等以扶阳救逆益气。如属寒凝肺闭，阴霾四布而阳气不和的脱证，须改用麻桂各半汤加参附。

（6）邪陷厥阴。风热之邪化火迅速，容易内陷厥阴，如邪陷心包，则证见烦躁狂乱，神志不清等，宜加用清心开窍之法，可以本方合清宫汤、牛黄清心丸等。邪扰肝经，则风动惊搐，项强口噤，两目窜视，宜加用平肝息风之法，以本方合羚角钩藤饮等。亦可用熊胆冲服，止痉效果颇佳，曾见数例肺炎合并惊厥患儿，一天惊厥发作多次，应用冬眠灵、鲁米那等疗效欠佳，以后改用熊胆冲服，却收到止痉效果。

2. 麻疹并发肺炎

麻疹"脏腑之伤，惟肺尤甚"，肺炎在各种并发症中占第一位。此症麻疹初热期、见形期、收没期均可以发生。但多见于见形期。麻疹三期症状，症机都不一样，应用本方也有差异。一般说来，前驱期与见疹期，多见热毒之势猖獗，收没期多见余热留恋或正气不足。如在前驱期加宣毒透表之品，见形期兼用清热解毒之品，在收没期宜加入养阴和中之品。就本方来说，前驱期重用麻黄、杏仁重在宣肺，见疹期、收没期宜重用石膏，重在清热。

"白面痧"对麻疹肺炎的诊断有一定意义，我们曾统计1963~1966年初共收治麻疹肺炎200例，其中有白面痧者163例。按两颧属金，称为疹门，如疹邪内遏，易生喘变。临床上见麻疹患儿两颧无疹或疹子特别稀少而咳嗽频剧者，虽肺部检查未见明显体征，即视为邪毒攻肺之兆，常予宣肺透表之法，早期用本方，并加荷蒂以升清降浊，以助麻疹透发。

在麻疹期间或并发肺炎期间，还常见喉炎并发症，宜用本方加清肺利咽之品，在透疹期常加用桔梗、射干、卤地菊等，在收没期可加用地骨皮、桑白皮、北沙参、麦冬、卤地菊等，其中卤地菊宜大剂量，我们认为须用60~120g疗效更佳。

3. 百日咳

百日咳是儿科常见的传染病之一，抗生素对于早期应用有效，但本病早期特异诊断较不容易，咳喋法、鼻咽拭子培养等检查方法一般基层医疗机构不易进行。罹病一个月后，抗生素则往往疗效欠佳。

中医学认为，百日咳是由于感染时邪，肺失清肃，痰浊阻滞气道，肺气不能通达所致。痉挛期由于邪毒久稽，多郁而化火，所以我们常用麻杏石甘汤。据我们观察，在百日咳的前驱期、痉挛期、恢复期三期中，本方对痉挛期应用见效较快，比千金苇茎汤为优；而抗生素一般在罹病四周内应用较佳。应用本方一般都加百部、熊胆（可用鸡胆或蛇胆等代替），动物胆汁对百日咳杆菌的抑制作用已被证实，且兼有中枢性镇静等作用，可增强本方作用。本方甚至对百日咳的痕迹反射也有效果。

4. 哮喘

哮喘宿疾，发病因素有宿痰和停饮，前者偏热，后者偏寒，宜辨寒热虚实论治。一般发作时治肺，不发作时补脾肾。如证见咳逆上气，喉中如水鸡鸣声，呼吸喘促，烦闷不安，痰呈稠黏，口渴喜冷，苔多黄浊，脉象滑数。外寒内热或寒包热者，可用麻杏石甘汤。

5. 遗尿

肺热蕴结，宣降失职，以致肾水不摄，州都开阖失司可致遗尿，兼见口渴，时有咳嗽，小溲色黄，舌质红，苔黄或白，右脉略大而数。治宜宣肺清热之法，方选麻杏石甘汤加味。

6. 鼻渊

鼻为肺窍，风热外袭，循经上扰，热灼鼻窍而为病。症见鼻塞多涕色黄，嗅觉减退，或头痛，咳嗽，或有恶寒发热，舌质淡红或红，苔薄白，脉浮数，治宜疏风宣肺，清热通窍。方选麻杏石甘汤合苍耳子散加味。

7. 紫癜

风热之邪外袭，内伏血分，郁蒸肌肤，与气血相搏，灼伤脉络，血不循经，溢于皮肤，紫癜乃作。治宜宣肺清热，凉血安络。方选麻杏石甘汤加凉血止血之味。

{ **附医案** }

案例一

患儿李某，女，2岁。于1975年11月8日初诊。

发热咳嗽7天，近3天来咳嗽增频，甚则气促，喉间痰鸣，汗出不多，厌食欲呕，口渴喜饮，小溲短赤，大便正常。曾在某医疗站诊疗，服四环素，强力霉素等，注射青霉素、链霉素。检查：体温39.5℃，舌质红苔薄白，咽赤，扁桃体肿大Ⅰ°，后肺基底可闻及细小湿啰音。血检：白细胞计数6.2×10^9/L，中性粒细胞61%，淋巴细胞38%，嗜酸粒细胞1%。胸透：支气管炎。

拟属风热袭肺，表邪失解，内蕴肺经，肺气膹郁而致风热痰喘之候，治宜辛凉泄肺，止咳化痰之法。处方：麻黄6g，苦杏仁6g，玉泉散（石膏、粉甘草）24g，桑白皮9g，川贝母6g，鱼腥草15g，淡豆豉9g，服1剂。

二诊：服药后汗出津津，肌热减轻，继之服麻杏石甘汤加味，咳嗽减畅，咯痰较爽，气粗亦减，小溲增利。舌质红苔薄，后肺基底可闻及湿啰音，体温38.2℃。照上方去淡豆豉，赓服1剂。

三诊：肌热已挫，咳嗽大瘥，痰亦减少，纳食欠佳，舌质红苔薄，肺可闻及水泡音，体温37.5℃。照上方加鸡内金、麦芽，服1剂。

四诊：热已退净，咳嗽轻稀，纳食亦增，舌质红苔薄，肺水泡音减少。处方：紫苏子、葶苈子、莱菔子、苇茎、鸡内金、茯苓。上方赓服2剂诸恙告瘳。

案例二

患儿陈某，男，4岁。于1964年12月2日入院。

发热6天，见疹4天，壮热喘咳，曾服四环素，注射卡那霉素等西药，于入院前15min惊厥一次，咳嗽频作，痰声辘辘，轻度气促，体温39.8℃（肛），呼吸38次/分，心率141次/分，皮疹上半身已谢，下肢紫暗，两肺可闻及中小湿啰音。项软，神志清楚，舌质深红，舌苔黄，脉象滑数。血常规：白细胞计数 12.7×10^9/L，中性粒细胞 82%，淋巴细胞 28%。胸透示支气管肺炎。

互参脉证，显系毒热炽，毒陷肺闭，且内窜厥阴，热极生风之候，治宜宣肺清热，平肝息风之法。陈桐雨处方：①熊胆 0.6g（冲服）。②蜜麻黄 6g，苦杏仁 3g，生石膏 60g，粉甘草 3g，黄芩 6g，生栀子 9g，桑白皮 9g，地龙 9g，天竺黄 9g，紫雪丹 0.6g（冲服）。

服熊胆后惊厥未作，服中药 2 剂后体温降至 38.8℃，鼻煽、喘咳均见减轻，两肺转中大湿啰音。舌质红苔黄，脉滑数。再照上方去紫雪丹赓服 1 剂。体温下降至 38℃，喘息已平，喉间痰声减少，两肺闻及中、大湿性啰音，舌质红苔净，脉滑数。处方：北沙参、麦冬、黄芩、葶苈子、石斛、地龙、海蛤壳、芦根。上方服两剂后体温正常，两肺啰音减少，舌质红苔净。仍照上方去青黛、地龙，加山药等药，以清金肃肺，养阴益胃之法为治。共住院 8 天，肺啰音消失，一般情况良好出院。

案例三

陈某，女，11 个月。1975 年 5 月 4 日初诊。

咳嗽 20 余天，逐日增频，昼轻夜重，咳时连声阵作，面红耳赤，曲背弯腰，甚则作呕，有鸡鸣声，每日发作 20 余次。舌质红苔薄浊，在门诊探咽时引起典型百日咳样痉咳。肺音粗。血常规：白细胞计数 15.1×10^9/L，中性粒细胞 36%，淋巴细胞 64%。胸透示心肺正常。

方以麻杏石甘汤加蛇胆陈皮末 1 支（分冲）服 2 剂后痉咳减至日二三次，纳食略增，再照上方服 3 剂而痉愈。

案例四

唐某，男，12 岁。1975 年 12 月 7 日初诊。

罹患哮喘宿疾已 5 年许，3 天来喘逆，喉中痰声辘辘，有如拽锯，夜间尤甚，不能平卧，痰黄而稠，口干喜饮，舌质红苔薄黄，脉象滑数。

系素蕴痰热，复感风邪，外感引动宿恙，治宜泄肺平喘、化痰降逆之法。处方，蜜麻黄 9g，苦杏仁 9g，玉泉散 24g，紫苏子 9g，射干 9g，佛手 3g，桑白皮 9g，代赭石 15g，地龙 9g。

上方服二剂后喘逆较平，咳痰均减，仍照上方麻黄减至 6g，苦杏仁减至 4.5g，再服二剂，哮喘告平，咳嗽轻稀，痰多色黄，舌苔黄，脉滑数，仍予清热化痰之法，以善其后。处方：紫苏子、葶苈子、莱菔子、射干、佛手、桑白皮、黄芩、川贝母、海浮石、竹茹。

本文介绍麻杏石甘汤确系辛凉泄肺、治咳平喘之良剂。由于小儿疾患以热证实证居多，所以该方应用比较广泛。但小儿虚寒症也不可忽视，凡属风寒闭肺，寒饮射肺，肾不纳气等喘咳，则非本方所宜，临证必须辨证求因，审因论治。

二、略谈钱氏七味白术散的临床运用

宋代钱乙，专业儿科，自始列为专门，其传世著作《小儿药证直诀》乃“活幼之真谛，全婴之规范”。钱乙于方剂卓具建树，他照顾五脏的寒热虚实，不妄用耗损小儿身体津液的药物，而使用适合于小儿身体较柔润的药物，一反当时盲目使用香燥之风习。钱乙反复提出注意小儿脾胃和保存津液的问题。从治疗东都王氏子吐泻一例中，便可看出吐泻妄用下法，致使虚证变成慢惊，出现手足瘛疭、身冷等症。钱乙一反诸医治疗，改用补脾，继以补肾而愈。补脾胃和补肾是其治疗思想的主要特点，但是先天已定，而小儿处在生长发育阶段，故补脾至关重要。钱乙伟论雄才，迥迈前列，可谓杰出而振起者。

现就“七味白术散”而言，在中和、平补见胜的人参、白术、茯苓、甘草的基础上加木香、藿香、葛根而成。除健脾益胃的作用外，加强了芳香理气，化湿辟浊和升提止泻之功，钱乙认为可代理中汤而用于小儿。其治疗脾虚之呕吐、泄泻早已定论，本文试就该方之运用略述如下。

（一）脾疳——疳泻

钱乙云：“凡疳皆脾胃病，亡津液之所作也。”认为其用系小儿大病或吐泻后医生妄用攻下药物，使小儿脾胃虚弱，津液内乏而成。其分类简明，分心、肺、脾、肝、肾和筋、骨疳等，后世医家有所发展。临床对疳证而兼久泄患儿，具有面黄肌瘦，毛发稀疏，目无神采，泄泻日久，水谷不化，舌淡而苔浊者，属脾虚湿盛，可以本方煎汤口服及保留灌肠。挟积者，可加麦芽、谷芽、鸡内金；呕吐者，加丁香、盐陈皮；久泻者，加石榴皮、禹余粮、诃子等，并嘱以山药粉佐餐。

{ 附医案 }

张某，女，6个月。

患儿生后3个月因母乳不足，添加辅食品，遂告大便无序，日10~14次之多，先后用庆大霉素、呋喃唑酮片、乳酶生及复方苯乙哌啶等西药未效。现大便日10次左右，稀如水样，水谷不化，未见赤白，纳呆不呕，面色萎黄、肢瘦神疲，睡时露睛，舌质淡红，苔腻，大便常规：黏液少许，脓球少许；大便培养：未见致病菌。

西医诊断：营养不良，迁延性肠炎。

中医辨证：脾虚气弱型疳证。治以健脾益气，化湿止泻之法。处方：潞党参12g，白术6g，茯苓9g，炙甘草3g，木香4.5g（后入），藿香4.5g，葛根4.5g，麦芽15g，山药15g，一剂煎汤口服，另一剂浓煎成40mL，分2次保留灌肠。3天后大便减至日2~3次。遂仅以本方煎服，五剂后大便日2次，成形，精神好转，继以山药10g，莲子20g，茯苓9g，炒而研粉佐餐，月余日后面色好转，体重增加1.2kg。

（二）麻疹不透——“虚隐”

前贤或将麻疹的病因归于“胎毒”，或专主天行。麻为热证，忌用温热燥悍耗液之品。麻喜清凉，以透为顺。若疹子顺利外达，则不内陷生变。临床必须根据辨证求因，审因论治的精神，不可固执辛凉一法。若因正气虚弱而不能送毒外达者，必面色㿠白，身微热、神倦，疹色淡而不红，陈桐雨主任以“虚隐”立论，予以扶正达邪。谢玉琼主张：“麻虽胎毒，多带时行，气候暄热，常令男女传染而成。”历代医家诸说不一，但对该病初起多主辛凉。临床可用本方加薄荷，升麻以助透邪，若“白面痧”者加用荷蒂以升清，若无咳嗽者，可以陈皮启咳，疏松肌腠。

{ 附医案 }

谢某，女，4 岁。

素禀不足，现发热 7 天，咳嗽，3 日来耳后背部等处疹点稀疏，逡巡不出。昨更衣受凉后皮疹时隐时现。辰下：发热，体温 38.2℃，精神疲惫，面色苍白，背皮疹稀疏，色淡不红，四末微冷，大便溏日 2~3 次，舌淡苔薄白，肺未闻及干湿啰音，费－柯氏斑阳性。

拟属正气不足，复感风寒，麻疹不透，治宜扶正托毒之法。处方：潞党参 15g，白术 9g，茯苓 9g，甘草 3g，木香 5g（后入），葛根 5g，藿香 4.5g，蝉蜕 4g，薄荷 4.5g（后入），浮萍 4.5g，陈皮 4.5g。

二诊：药后微汗热升，面胸背等处皮疹朵密色红活，腹部等处疹稀，四末转温，舌较红、苔薄白，此为正气稍充，余邪未尽，予银翘散加党参，以辛凉透表稍佐扶正之味。

三诊：麻路已至足心，照上方去党参加黄芩、生栀子。

四诊：麻渐收没，神气清爽，热退纳增，予益胃汤出入善后。

外感之邪，必先能表，若素禀不足，药虽外发，气必中馁，便不能驱邪外出，治宜扶正祛邪，因药补中兼发，则邪气不致留连，发中兼补，则真气不致耗散。

（三）鹅口疮——脾虚湿泛型

其表现为口内白屑堆积、颜色转淡，周围红晕不著，且较湿润，面黄神疲，食少便溏，舌淡苔白腻，脉沉缓，指纹淡。习以本方加青黛、苍术；如恶心呕吐可加生姜、煮半夏；四肢欠温，神气怯弱，脉沉缓者，可加干姜、附子。

{ **附医案** }

叶某，女，7个月。

1周前罹患小儿秋季腹泻。现口内白屑堆积，如雪花叠叠，周围红晕不著，纳呆，恶心，便溏日3~4次，面色萎黄，口唇淡红，舌淡苔厚浊，指纹淡至气关。拟属脾虚湿浊不化，上泛于口所致，治宜健脾化浊之法，处方：党参9g，白术6g，茯苓9g，炙甘草3g，藿香4.5g，木香4.5g（后入），葛根4.5g，连服4剂。雪口消失，纳增，大便正常。

（四）尿床——脾肺气虚型

多发于病后，睡中遗溺，面白神疲，四肢乏力，食少便溏，舌淡脉缓或沉细，可以本方加益智仁、山药、桑螵蛸、银杏、金樱子等。

{ **附医案** }

史某，男，12岁。

患儿患肠伤寒症之后，尿床年余，神疲懒言，声怯，近1个月来经常感冒，现咳嗽无力，痰多清稀，纳呆便溏，舌淡苔腻，脉濡缓。诚如《金匮翼》所谓："脾肺气虚，不能约束水道而病不禁者。"治宜健脾益气，培元固涩之法。处方：潞党参18g，白术6g，茯苓9g，炙甘草3g，木香6g（后入），葛根4.5g，藿香4.5g，益智仁18g，桑螵蛸9g，金樱子15g，山药15g，银杏3g，连服7剂，尿床好转，赓服14剂而愈。

（五）五软证

宋代以前五迟与五软并论，如"长大不行，行则脚软"。即有迟缓与痿软之意。究其病因，多责先后天不足。临床见肌肉软而无力者，以脾亏失养、气血虚弱、四肢肌肉失禀故也。多以本方健脾益气为主，兼以养血或补肾治之。

{ **附医案** }

刘某，男，3岁。

出生数月后，发现下肢无力，站立不稳，3岁时步履蹒跚，容易跌倒，头项俯软，肌肉松软，神疲懒言，舌淡苔薄，面色不华，微有浮肿，牙齿6个。以脾气不足则四肢无力，肝肾不足则筋骨不强而头项软，以党参12g，白术6g，茯苓9g，炙甘草3g，葛根4.5g，木香5g（后入），藿香4.5g，合六味地黄丸10g布包同煎，本方补后天不足，脾健则气血充沛，亦有助肾精充沛，复以六味丸补肝肾之虚，合仲阳两方并治，连服30余剂，步履稳健，不易跌倒。

（六）夏季热——脾阳不振型

其临床表现为暑令长期发热，口渴，尿多而清，无汗或少汗，面色㿠白，短气懒言，肢软无力，睡时露睛，纳呆便溏，舌质淡而润，脉虚大或虚软无力，指纹淡，可用本方加山药、黄芪，健脾化湿，益气除热。

{ 附医案 }

李某，男，1岁。

1984年7月26日初诊。发热匝月，体温37.9~39.5℃，口渴，无汗，小便清长，面㿠短气，睡时露睛，皮肤未见痱子，舌淡红苔浊，指纹淡至气关，拟属暑气熏蒸，损伤脾胃，中阳既损，则元气不足，清气下陷，而致阴火独盛所致。处方：黄芪9g，党参15g，白术6g，茯苓9g，炙甘草3g，木香5g（后入），藿香5g，葛根6g，苍术5g，陈皮4.5g。三剂后苔浊渐化，纳食渐增，肌热减轻，续服五剂，体温正常。

（七）喘证——气虚邪恋型

临床表现为咳嗽无力，痰多清稀，动则多汗气促，神疲纳差，面黄肌瘦，低热起伏，舌淡苔白滑，脉细无力，指纹沉而色淡，或见鼻煽等。按“脾为生气之源，肺为主气之枢”，禀赋不足或病邪久羁，则脾失健运，肺失宣降，水津不布，痰湿中阻使然。临证习用本方，痰多加紫苏子、姜半夏，汗多加黄芪，咳嗽流连加款冬花、白前等。

{ 附医案 }

张某，男，4岁。

一个月前患“支气管肺炎”，经某医院予红霉素口服等，喘促已平，但低热起伏，体温波动在37.8~38.4℃，咳嗽无力，喉中痰鸣，宛如拽锯，倦怠懒言，纳呆便溏，面色萎黄，肺痰鸣音满布及少许湿啰音。处方：葛根6g，白术6g，茯苓9g，炙甘草3g，藿香4.5g，木香4.5g（后入），苏子8g（布包），姜半夏5g，蜜紫菀6g，服药四剂后，喉中痰鸣大减，咳嗽亦瘥，续服3剂热退咳平，肺痰鸣音及湿啰音消失。

三、新生儿验方五则

福州乃历史名城，汉唐以降，名医辈出，诸多效方，历经验证，疗效卓著。民间验方，蔚为可观，惜世传于口，未载于书。古人云：千方易得，一效难求。有感于此，多年来博采众方，潜心筛选，后组方谙合医理，遣药遵循法度，药味精专，剂量适当，疗效确切，流传不衰者，均予搜集，并加笺释。现遴选新生儿疾病验方5则。

（一）五福汤

【组成】竹茹9g，钩藤3g，蝉蜕3g，山楂4.5g，麦芽12g。

【用法】清水煎服，每日1剂。

【功效】和胃清热，平肝祛风。

【主治】食少吐乳，烦吵惊跳，夜间啼哭，目赤流泪，口生奶菰（鹅口疮），舌质红，苔薄白，指纹紫。

【方解】竹茹甘凉，入胃胆二经，清胆和胃，止呕除烦，是为主药，钩藤清热平肝，蝉蜕疏散风热，且可定惊，麦芽、山楂消乳积而和胃。

相传此方来自一邓氏老妪，其为接生婆，求之甚众，邓氏将此方授人，药精量轻，口感良好，价廉效捷。本方看似平淡，恰适合嫩草鲜花般娇嫩体质之新生儿，后人将该方精简至5味，故美曰其名五福汤。由于 3 文钱可购 1 剂，故民间又称三文钱汤，百余年来，婆以授媳，师以课徒，流传甚广（一说本方以谷芽易竹茹）。

五福汤源出邓媪，药不自秘仁者风。

竹茹钩蝉山楂麦，宜精宜轻效灵通。

（二）葱白薄荷人乳汤

【组成】葱白 3 寸，薄荷 3g，辛夷花 2 朵。

【用法】以上 3 味加母乳（或以牛奶代之）适量隔水炖，去渣取汁装在奶瓶中让新生儿吮服。

【功效】疏表散邪，宣通鼻窍。

【主治】鼻塞，流涕，打喷嚏，发热，咳嗽，舌质红苔薄白，指纹紫。

【方解】葱白发散通阳，《本草经疏》谓之“外来怫郁诸证，悉皆主之”，葱去青留白者，取其轻清温散也；薄荷助葱白疏风散邪，以其辛能散，性凉而清，善祛诸热之风邪，且善行头面鼻窍；辛夷宣开肺窍，母乳有益胃之功。

本方属食疗范畴，解表不误汗，疏风不伤胃，扶正助祛邪，可用于新生儿轻证感冒，亦可用于感冒之后鼻塞不已者。

葱荷辛夷治伤风，人乳养血护中宫。

嫩草鲜花表当慎，护正祛邪奏厥功。

（三）花叶开唇兰汤

【组成】花叶开唇兰干品 3g 或鲜品 5g。

【用法】清水煎汤，徐徐服之，每日 1 剂。

【功效】清热镇惊。

【主治】夜来啼哭不已，或一夜啼哭数次，面赤唇红，多梦，烦躁，舌质红，苔净或薄白，指纹紫或青色。

【方解】花叶开唇兰，又名金钱莲、金钱兰、乌人参等，有清热平肝镇惊之功。

花叶开唇兰系珍稀之品，有“药王”之美誉，其药价昂贵，近来福州等地人工栽培本品成功，价格低廉，适合推广应用。据药理研究，其含强心皂苷、甾体、多种有益人体的微量元素、人体必需氨基酸及延寿防衰老的牛磺酸，还有一些隐秘因子及糖类，值得深入研究。本品不宜用于脾寒型夜啼，此外小儿夜间阵发性啼哭要排除肠套叠等其他疾病后方可按夜啼治疗。

清芬林下幽谷间，金丝嵌叶耐人看。

人工栽培珍稀品，清肝扶脾葆儿安。

（四）三黄散

【组成】大黄、黄连、甘草各等量。

【用法】3味按以上比例研细末如面粉状，加蜂蜜调成糊状喂服，每次0.6~0.9g，每日2次。亦可按以上剂量清水煎汤分服。

【功效】泻火解毒，润肠消胀。

【主治】新生儿胎粪不下，或大便不通，腹胀，目赤多眵，鹅口疮，舌质红薄净或薄白，指纹紫。

【方解】大黄泻火解毒、荡涤积垢，有犁庭扫穴之功，胎毒随而下解；黄连去中焦湿热且泻心火，甘草泻火解毒，得中和之性，可和大黄刚药之性。

昔闽地习俗，小儿初诞，必服三黄散以解胎毒，父以传子，婆以授媳，举世同风，牢不可破。若初诞之儿热毒炽盛，用本方则甚有效，若先天不足，体质虚寒者不可服用，且无病服药，徒伤中气而已。

胎粪不下急须防，荡垢泻火觅连黄。

甘草蜂蜜矫苦味，消弭胎毒此方良。

（五）金英汤

【组成】花叶开唇兰（金线莲）鲜品5g，白英（白毛藤）12g，茵陈9g，茯苓9g。

【用法】清水煎汤，徐徐服之，每日 1 剂。

【功效】清热利湿。

【主治】黄疸逾期不退，目黄，身黄，黄色鲜明，哭闹不安，呕吐腹胀，乳食减少，尿黄便结，舌质红苔黄腻或薄白，指纹紫滞。

【方解】花叶开唇兰清热平肝利水，白英清热利胆，茵陈可随佐使之寒热而理黄疸之阴阳，系黄家必用之药，茯苓渗湿健脾。

本方药性寒凉，用于阳黄证，一般可酌加麦芽、扁豆等健脾和中之品，预护其虚。可用于新生儿肝炎综合征、先天性胆管不完全阻塞症。

胎黄流连治非难，药推花叶开唇兰。

益以茵苓与白英，清热利湿挽狂澜。

《新生儿验方五则》，原载于《中医药学刊》2005 年第 11 期，林鼎新，肖家沂。

林鼎新　肖家沂

第五章 草木春秋

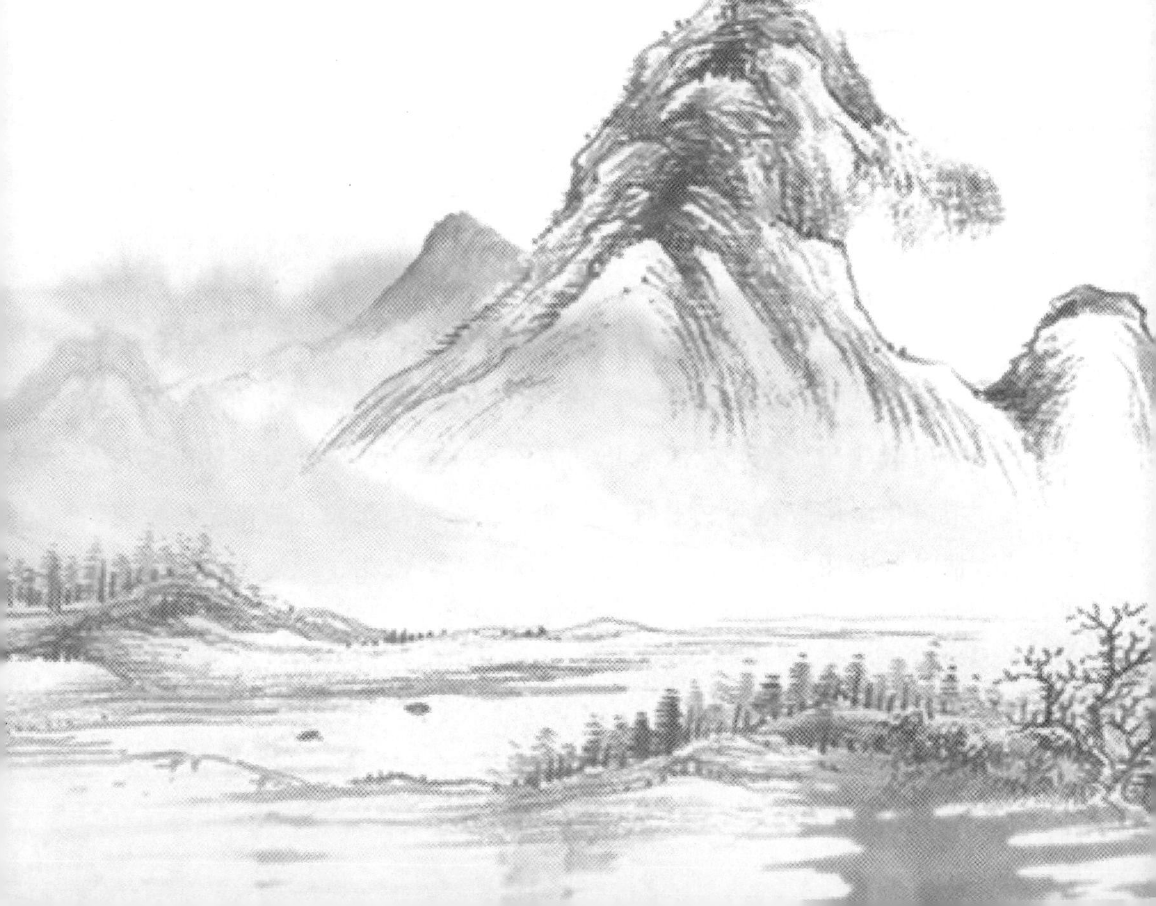

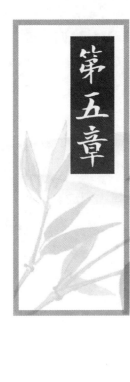

第一节　治疗小儿感冒遣药摭谈

感冒是小儿最常见的疾病之一，《幼科释谜·卷四》云：“感者触也，冒其罩乎？触则必犯，犯则内趋，罩则必蒙。”其病因多因六淫所致，轻浅者谓之伤风，以发热、鼻塞、流涕、喷嚏、咳嗽为特征。本病与时令气候变化有关，小儿脏腑薄，藩篱疏，冷暖不知自调，饮食不知自节，若气候骤变，最易感触。常见有风寒、风热、风燥、风暑、湿热之别，内则有食、热、痰之兼夹，在致病中，诸多内外合因。重者感受疫疠之邪《素问·遗篇·刺法》论云：“五疫之至，皆相染易，无问大小，病状相似。”此属传染性疾病，二者轻重不同，证治迥异。现将治疗小儿感冒的遣药经验介绍如下。

一、宜轻宜扬用花叶

对于伤风感冒，治疗应以疏表散邪为主，“上焦如羽，非轻不举”“因其轻而扬之”，轻者，药性轻扬也，当然年龄有大小，体质有强弱，剂量也有不同。轻病用轻药，轻不离题，凡药当病必用，不当病必吝，轻病重药，孟浪施之，或致偾事。伤风浅证，宜用花用叶少用根，习用福州时方三花三叶，榕医前辈如陈登铠、何秀春、陈桐雨、林增祥等名师熔化创新，独具一格，各家运用各有灵机。三花三叶用于治疗嫩草鲜花般的幼稚外感最为适宜，常有以下组合：疏表散寒用紫苏叶、薄荷叶、藿香叶、粉葛花、豆蔻花、玳玳花；散寒化湿用藿香叶、佩兰叶、紫苏叶、豆蔻花、川厚朴花、粉葛花；疏风散热用冬桑叶、薄荷叶、淡竹叶、金银花、甘菊花、粉葛花；清暑化湿用香薷叶、生荷叶、薄荷叶、金银花、甘菊花、密蒙花；清热利咽用大青叶、卤地菊、薄荷叶、金银花、野菊花、粉葛花。三花三叶，无固定组合，随证配伍，变化万千，最适合于脏腑娇嫩、形气未充之小儿外感轻证，若用重药，则药过病所，挫伤元气，非所宜也。

二、遣温遣凉双管下

小儿外感六淫，风暑燥火属于阳邪，寒湿属阴邪，但易从阳化热，且小儿感冒最常见于气候骤变之时，如春季乍暖还寒，先受温邪，继为寒遏；或素体热盛外感，形成外寒内热即寒包热之象，所以小儿外感一派风寒表证较成人为少。临证主张风邪犯表，温凉并击。习用兰菊汤：兰花参、卤地菊、荆芥、防风、薄荷、金银花、连翘、积雪草。以兰花参、荆芥、防风之辛温，卤地菊、金银花、连翘、积雪草之辛凉组方，随症加减，如寒邪重则温重于凉，如热邪重则凉重于温。兰花参性微辛温，味甘，有祛风散寒、化痰止咳之功，且可治劳倦乏力，其解表散寒之功最捷，且不过汗伤正，幼幼甚宜；卤地菊微苦甘凉，有清热解毒利咽之功，乃利咽妙品，二味均是方中主药。

三、疏表清气识浅深

小儿形气未充，藩篱疏，极易感受外邪，感邪之后又易深入，往往表邪未解，里热已炽，形成卫气同病；倘若感受时邪，多侵犯肺胃，其临床表现较伤风发热、邪犯肺卫者为重，往往初起即呈表里同病，表现为壮热恶寒，无汗或汗出热不解，目赤多眵，头痛咽痛，全身肌肉酸痛，精神疲惫，或烦躁不安，乳蛾肿痛，口干喜饮，恶心呕吐，舌质红、苔薄白而干或苔黄，脉数，其表证表现为恶寒、头痛、肢节酸痛，里证为壮热，汗出热不解，口渴烦躁，舌红、苔黄，脉数。若纯用疏表药则汗出热退，移时热复，反复发汗，徒令致虚；若一味清热，则表邪不能扫荡，表闭越重，热不得越，治宜解表清里，予双解汤：柴胡、葛根、淡豆豉、黄芩、石膏、积雪草、重楼。若恶寒重，可加寒草、紫苏叶；肢节疼痛，加羌活、忍冬藤；乳蛾咽痛，加板蓝根、卤地菊；壮热口渴，加栀子、苇根。

四、结合时令药不同

诊治小儿感冒，临证常以下方出入：金银花 9g，连翘 9g，薄荷 4.5g（后入），淡豆豉 9g（后入），桑叶 6g，板蓝根 12g，蝉蜕 4.5g，荆芥 6g，花叶开唇兰 5g。遇冬春时令，风寒束表证显著者，常用紫苏，藿香易桑叶；亦可酌以重用荆芥、淡豆豉。夏暑当令则常用香薷、豆蔻、葛花、赤小豆等味。秋日久晴少雨，则常伍用宣润之品，如活芦根、玉竹、竹叶、枇杷叶等。要之，岁时节令不同，用药亦各异，但总以疏表无忘清热为法度。

五、邪热燔炭加芩膏

小儿脏腑娇嫩，纯阳多火，时邪外袭，则外邪夙热相合，化热传变最速，易见壮热烦及口渴诸候，此为邪热燔炭。凡遇此候，临证于解表同时，注重清除里热，谓单纯解表，往往汗出热退但移时汗收热复，反复发汗徒令致虚，须在解表同时应用清热药，使表解热清，一汗而愈。且及时应用清热之法，对截断邪热向纵深发展，杜绝病势逆转，防止惊厥的发生有重要意义。临证最常加入黄芩、石膏二味药。黄芩，味苦，性寒，功能清热泻火燥湿，擅清上焦之火。黄芩不独寒以胜之，直折火热，尤能透风热于肌表，使无邪热深入之虞。石膏，味甘而辛，性寒，主清肺胃之火，入气分，有发汗、解肌、止渴、除烦、透邪外达等功效。石膏寒能清热，甘能生津，辛能解肌，外感实热者，其效胜金丹，里热炽盛已成燎原者，则非其而不能制淫威，故尊其为阳明经之圣药、儿科之大药。临证多以石膏辅弼入方，用治肺胃炽盛、肌热炙手、大汗烦渴等症，立见奇功。

六、攻下导滞别有天

小儿外感高热稽留，经表散罔效，攻下导滞可辟另径。小儿脾常不足，外感可致运化失健，食滞内停，壅塞不通，气滞不行，疏表不能化其滞；或邪热炽盛，热壅气滞，腑实不通，此亦高热不退之渊薮。蒲辅周先生云："温病最怕表气郁闭，热不得越；更怕里气郁结，秽浊阻塞……治法总以透表宣膈，疏清通气，而清小肠，不使邪热内陷或郁闭为重点。"故消积导滞，通腑泄热，表里双解，表气得宣，里热得除，诸恙可解。导滞可选神曲、莱菔子、木香、槟榔，通腑选用瓜蒌、芒硝、大黄。

七、湿遏热阻解三焦

榕城地处东南，闽江奔流不息，榕城气候温暖，地多湿气，故每感外邪，易致湿阻热遏，氤氲三焦之候。临证则立通解三焦之法：郁金宣上，豆蔻畅中，通草渗下。药仅 3 味，然切中病机。再参以四诊，判断湿、热孰轻孰重，随证加味，如此则抽丝剥茧，诸恙可解。如湿多热少，多加入藿香、紫苏叶、六一散等味；湿热并重，加黄芩、连翘、苍术等味；热多湿微，则重用石膏，酌加茵陈、六一散等味。

八、取汗取效寓八法

治疗表证，大法是疏宣，"其在皮者，汗而发之"，汗法确是发散表邪、解除表证的重要方法，可使燔炭之体，汗出乃散。但小儿脏腑娇嫩，稍重则伤，如汗之太过则徒伤气阴，甚则发生亡阴亡阳之变。尤其是暑月，阳气发热于外，六腑开泄，尤易虚脱。好好道人《解儿难赋》云："夫稚阳未充，岂可伐化生之气；稚阴未长，还须防津液之戕。"告诫曰："不论风寒暑湿，守风药之旧样，一概柴葛防羌，或消导以耗其津液，或辛温以动其真阳，不知发汗之例禁，仲景注详。"故小儿解表之药用之有节，通常以风药之润剂为宜。温病所谓"在卫汗之可也"。其代表方银翘散，此乃辛凉宣透之范例，可斟酌加解表药如防风、葱白等，解表非徒持发汗，一法之中，百法备焉。气虚可加党参、黄芪、白术，阴虚可加玉竹、沙参、麦冬，食滞加神曲、麦芽、山楂，便秘加瓜蒌、大黄、芒硝，里热炽盛可加黄芩、栀子、石膏。若风寒束表，则宜用荆防败毒散；阳虚外感，可用麻黄附子细辛汤，亦非银翘散可统治小儿一切外感。

九、邪羁邪延益肺脾

小儿感冒若屡受外邪，流连日久，或愈后又作，多属虚人感冒，西医学称反复上呼吸道感染。其表现为感冒次数多（2 岁以下年发作 7 次，2~5 岁 6 次，5~14 岁 5 次），病程长，每次发病时间达 10 天以上。此已成为儿科常见病、多发病，尤多发于婴幼儿，治疗颇为棘手。关于疾病重复发生，中医早有论述。隋代巢元方在《诸病源候论·伤寒病后令不复候》云："复者，谓复病如初也，此由经络尚虚，血气未实，更致于病耳。"此说并非专论儿科，与小儿反复上呼吸道感染亦有共通之处。本病发生与小儿先天禀赋不足、后天燮理失调有关，脏腑脆嫩，皮骨软弱，气血未盛，经络如丝，是以更易外感，或愈后又作。本病与肺脾二脏尤为密切，脾胃壮实，四季脾旺不受邪，脾胃虚弱，则百病蜂起。脾与肺为母子之脏，若脾胃生化之源匮乏，不能化生气血，不能滋养于肺，卫外不固，即母子俱虚，不能相营也。故治宜健脾益肺，补气固本为主。予福参、黄芪、白术、仙鹤草、买麻藤。发作期须标本同治，如发热、流涕等，可选加三花三叶；咳嗽加前胡、蜜款冬花、蜜肺风草；痰多加稻香陈、煮半夏、川贝母；咽痛、乳蛾加卤地菊、重楼、山豆根；自汗、恶风、发热、神疲加桂枝、白芍、生姜、大枣、甘草；缓解期，面色萎黄或苍白、头晕加黄精、当归、熟地黄；厌食加砂仁、佛手、麦芽；形寒肢冷加淫羊藿、淡附片；夜不宁睡、烦躁加白芍、竹茹、合欢皮；口渴、盗汗、便秘、舌红加麦冬、石斛、五味子。

十、未雨绸缪清肝热

小儿藩篱疏薄，易感时邪，时邪外袭，皆从火化；又因小儿乃纯阳之体，平素蕴湿积热夙伏于内，郁热伏气，相互搏结，发则易表里俱急，甚或牵营动血，则神识昏谵，甚或痉厥抽搐接踵而至。故临证常以金线莲、千日红、双钩藤等平肝之品随证加入，取其清热平肝之功，寓未病先防之义，对昔有惊风史之小儿更是必由之选，以期未雨绸缪。

{ **附医案** }

案例一

陈某，男，6月，2011年2月13日初诊。发热4天，体温38.5~39.0℃（腋下），咳嗽，流清涕，纳少恶心，口渴喜饮，大便溏稀，每日2~3次。服中药荆防败毒散、美林、小儿解感颗粒等，汗出热减，旋即炽热如故，舌质淡红、苔浊，咽赤，听诊两肺呼吸音粗，血常规示，白细胞计数 $8.4\times10^9/L$，中性粒细胞35%，淋巴细胞56%，C反应蛋白（CRP）＜5mg/L。处方：薄荷叶5g，紫苏叶5g，佩兰5g，豆蔻花6g，川厚朴花6g，粉葛花6g，神曲9g，重楼9g，卤地菊9g，清水煎服，服2剂后热大减，复诊时体温36.8℃（腋下），纳增不呕，大便每日1次，成形，原方去紫苏叶，加青蒿8g，以善其后。

本案如风寒夹湿使然，发热流清涕为风寒之征，纳呆便溏，舌苔厚浊如湿邪之象，口渴喜饮，汗出热退，但移时汗收热复，此从阳化热之象初萌，故以三叶之花疏表散寒，化湿化中，用花用叶，清扬之品，祛邪不伤正，正合鲜花般的芽儿体质，且针对化热之征象，予重楼清热，是以外邪疏解可散，内湿芳香可化，热象得清可宁。

案例二

何某，男，6岁，2012年8月13日初诊。高热3天，咳嗽，流涕，不恶寒反恶热，口渴喜饮，汗出热不退，大便正常，小便短赤。曾服银翘散、头孢克肟颗粒、牛磺酸颗粒等无效。舌质红、苔薄黄，脉数有力，咽赤（++），扁桃体Ⅱ°肿大，充血。血常规示白细胞计数 $9.8\times10^9/L$，中性粒细胞68%，淋巴细胞42%。处方：葛根6g，连翘9g，淡竹叶9g，石膏25g，黄芩5g，积雪草15g，板蓝根15g，卤地菊15g，水煎服。服2剂后热减，口不渴，小便清利，遂去石膏后服2剂，以善其后。

本案表邪未却，里热已炽，壮热口渴，汗出热不解，小便短赤，舌红、苔黄，作热邪之证，故以双解汤予之。以葛根解肌，石膏、积雪草、枯黄芩清热泻火，板蓝根、卤地菊清热利湿，佐以连翘、淡竹叶等清扬之品，使邪无留恋之乡。

《萧诏玮老中医治疗小儿感冒遣药摭谈》，原载于《中医儿科杂志》2014第10卷，林鼎新。

《萧诏玮老中医诊治小儿感冒临证经验初探》，原载于《福建中医药》2008年第39卷，原丹，施志强，马榕花。

林鼎新　萧诏玮

第二节　久咳遣药经验

小儿久咳西医学将其定义为慢性咳嗽，指小儿咳嗽 8 周以上、X 线胸片无明显病变者。本病属于中医学“内伤咳嗽”“久咳”“顽咳”“食咳”范畴，病因可由风、火、寒、湿、燥等外感因素引起，也可因饮食、劳倦等内伤因素所致，治疗颇为棘手。在临证中应细辨其病机转化，现总结其临证中久咳常用遣药心得如下。

一、麻黄

味辛，微苦，性温，入肺、膀胱经。其中空而浮，长于升散。具有发汗散寒、宣肺平喘、利水消肿之效。麻黄乃治咳第一药。《本草正义》载：“麻黄轻清上浮，专舒肺郁，宣泄气机。”其有生、水、蜜之分，久咳以蜜炙为宜，有润肺止咳之功，可用于表证已解、咳嗽未解者。临证运用，有汗不忌，夏月不拘，虚证不避，有是病用是药则病受之，无是病则元气受之，关键是如何据证施用。故久咳凡表邪未清者，或启门祛邪，或宣开肺郁，或补不留寇，或直捣窠臼，运匠心，获良效。用麻黄常与紫苏子为伍，以起臂助，宣降功奇，偏热选加桑白皮、黄芩、石膏，偏寒选加细辛、干姜、化橘红，偏虚选加胡颓叶、黄芪、白术，热痰者选加葶苈子、莱菔子、天竺黄，寒痰者加白芥子、白附子、川椒目，有汗加麻黄根、黄芪、党参，下虚者加沉香、肉桂、附子，灵活配伍，切勿过量，中病即止。

二、鼠曲草

又名鼠耳、佛耳草、菠菠草。味甘性平，入肺经。功能化痰止咳，适用于咳嗽痰多之症。《本草纲目》载：“鼠曲草，《别录》云，治寒热咳嗽。”东垣云：“治寒嗽，言治标也。”《日华子本草》云：“治热嗽，言其本也。”大抵寒嗽多是火郁于内而寒覆于外也。福州别名菠菠草，清明粿即以本草的汁染制而成，故又称菠菠粿。以之治一切咳嗽，无论新旧，昼夜无时，以咳嗽痰黄者为宜。表邪未解，可与麻黄同用；呛咳者，可加蜜炙款冬花；痰多者，可伍川贝母、化橘红。以本草食疗用于支气管炎、腹泻、小儿夜啼及小儿夏季热。

三、胡颓叶

味酸、性平，无毒，入肺经，具有止咳、敛肺定喘之功。可用于肺虚短气、咳嗽多喘、肺结核出血等。《中藏经》曰："可治咳嗽上气。"《本草纲目》云："其可治肺虚短气。"又云："蒲颓叶治咳喘等，出《中藏经》，甚者亦效。云有人患喘三十年，服之顿愈。甚者服药后，胸上生小瘾疹作痒，则瘥也。甚者加人参等分，名清肺散。大抵皆取其酸涩，收敛肺气耗散之功耳。"现代药理证实其有抗过敏功效。在久咳、喘息及湿疹等疾患中常施之。

四、买麻藤

又名倪藤、山花生、大节藤，福州地区又称其为葛蔓子藤。苦、涩，微温，有消肿止痛之功，其茎叶可消肿、止痛，续筋骨。临床常用于急性呼吸道感染、慢性支气管炎、急性胰腺炎、风湿痹痛、跌打损伤，是福州常用民间草药之一，常将其用于久咳。本品有毒，不宜过量、久服，中毒可出现头晕、呕吐等症状，常用量以6~9g为宜。

五、千日红

别名百日红，甘、平，具有清肝散结、退热祛风、止咳平喘之功。主治：头风、目痛、咳嗽、气喘，百日咳、小儿惊风、瘰疬、疮疡。《中国药物志》载其"治气喘"。《广西中药志》载其"止痉喘，治百日咳"。其止咳平喘化痰功捷，常用于小儿慢性支气管炎。

六、土鳖虫

又名地鳖虫、蟅虫。性寒、味咸，有毒，能入心肝脾三经，具有逐瘀、破积、通络、理伤以及接骨续筋、消肿止痛、下乳通经等功效。本品最早见于《神农本草经》，原系治跌扑损伤之药。《本草经疏》："蟅虫，治跌扑损伤，续筋，具有奇效。"《长沙药解》曰："蟅虫，善化瘀血。"肺气久滞，则多致血凝而经脉不通。取其逐瘀之效用于小儿久咳而有瘀血见证者。常与补气之黄芪、行气之郁金合用，则气行瘀化，营卫畅通，则咳嗽易愈。临证上常取其逐瘀之效用于小儿久咳。

七、翻白草

又名郁甦参、土人参。味甘、苦，性平，有清热解毒、化痰凉血之效。《本草纲目》："主治吐血、下血崩中，疟疾痈疮。"常用于肺痈、咯血、吐血、痈疮等症。根据福州前贤之治疗肺痈奇效之经验，推广治疗咳久痰黄者，或独味煎煮食之。赞曰："天涯何处无芳草，胜有单方胜大医；莫道万物无颜色，郁甦佳话令刊碑。"

《萧诏玮老中医诊治小儿久咳心法》，原载于《中医儿科杂志》2014年第10卷第1期，李君君，萧诏玮。

李君君　萧诏玮

第三节　治脾胃病擅用果子药经验纵横谈

伤食是小儿最常见的脾胃病，若乳食停滞中脘，不能克化，迁延时日，积而不消，气滞不行，升降悖逆，则积滞、厌食、疳证等恙旋踵而至。清代陈复正云：“伤食为有形之物。”又云：“盖小儿呕吐，有寒有热有伤食，然而寒热呕吐，未有不因伤于食者。”萧诏玮尝谓：“伤食乃脾胃病之源。”征之临床，其存在四个阶段：食积中脘、滞而化热、郁而伤津、损伤脾气，亟需早期干预，及时截断，若寇盗之不剿，境内终不得安宁也。萧诏玮主张伤食初起，损谷可愈，即适当减食，脾胃之气可渐运，或毋须沾药。所以克食之药不可多用，下积之药尤须审慎；伤而未甚者，唯以平和之药，消而化之。遣药见解：消宜有节，药遣专长；苦寒败胃，辛散耗气，呕家忌甘。主张用闽产水果类药，其优点如下：方简效宏，服用方便，口感良好，药食两宜，资源丰富，取材易得，果品类治病历史悠久，《神农本草经》收载40多味，李时珍《本草纲目》云：“木实曰果，草实曰蓏。熟则可食，干可脯，丰俭可以济时，疾苦可以备药，辅助粒食，以养民生。”可知其既可养生，又可疗疾。现代研究，橘、柑、佛手、菠萝等含芳香油的果品具有健脾醒胃，理气消胀之效。现将萧诏玮运用果子药经验及人文特色汇报如下。

一、余甘子

余甘子又名庵摩勒，性味：甘、酸、平。功效：统治百积，化痰生津。用法：以余甘子3~5粒，水煎服，或嚼食。或余甘子干燥研粉备用。

榕地山谷中皆有余甘子。木高1~2丈，3月开花，至冬而熟，如李子略小，青白色，福州习俗，以余甘浸卤，居家必备，小儿食积，家长每以卤汁冲开水喂食，或嚼食之。传统以陈久者为佳，时下认为霉变者不宜。

二、果虎

别名滚斗、筋斗、拱斗。性味：甘、酸、平。功效：消积健胃、醒酒。用法：适量生食，或煮食，或浸卤备用。

闽产之物，福建中医药专著惜载未详。榕地昔果虎亦是居家必备之品。考《中医大辞典》，其学名为岭南酸枣。近代八闽国学泰斗何振岱曾作《拱斗赋》："拱斗，果名也。大如黄豆而圆，垂垂如列星，或以拱斗名之。志载未详，究莫测其朔。性峻削，消百果之积滞。"萧诏玮盛赞果虎："日啖荔枝三百颗，合夜吐泻旋踵至。果虎剿积如虎贲，单方一味中鹄的。"

三、橄榄

别名青果、谏果、福果。性味：甘、酸、涩、平。功效：消积导滞、清肺利咽、生津醒酒、解毒。用法：鲜橄榄生吃，或捣汁饮用，或制成咸橄榄备用。小儿呕吐泄泻常以咸橄榄10g，煎汤代茶。

《日华子本草》称其"开胃、下气、止泻"。前人题咏橄榄的诗句很多，其中乡土情味较浓的，如清魏秀仁的诗："饷郎橄榄两尖头，上口些些涩莫嫌，好处由来过后见，待郎回来自知甜。"吃橄榄先苦涩，后甜。橄榄蜜浸、盐藏均致久远。厦门菩提丸即以橄榄配以红糖、砂仁、豆蔻、丁香等味制成，驰誉海内外，又名"云菩提丸"。至今已有200多年历史，福州家家盐橄榄亦是消食必备良药。

四、山楂

别名红果、胭脂红。性味：甘、酸、微温。功效：消食化积、散瘀、透疹、善消肉积。用法：生食、浸卤、蜜饯，适量食用。

山楂有南北之分，南楂偏于散瘀透疹，北楂偏于清肠。李时珍《本草纲目》："化饮食，消肉积。"为风味食品，心脏良药。萧诏玮常以山楂入药疗疾，如小儿食肉积滞，以山楂 12g，杨桃 10g，清水炖服。食欲不振，以山楂 5g，余甘子 3 粒，清水炖服。萧诏玮认为，山楂久食多食能伐脾胃生发之气。食后宜漱口，可避免对牙齿的损害。前贤有诗赞曰:“露水白时山里红，冰糖晶映市中融，儿童戏食欢猴鼠，也解携归敬老翁。”

五、金橘

别名金柑、金弹。性味：辛、甘、温。功效：醒脾消食、辟秽化痰。

萧诏玮常以金橘入药，如小儿纳呆，可以金橘 4~8 枚，嚼食。食少痰多而咳嗽者，以金橘适量压扁，去核饮汁。《本草纲目》称其：“下气快膈，止渴解醒，辟秽。”又是止咳良药，据述，三国时期陆绩因母久咳难愈，日思金橘，却难以寻觅。故他往南阳太守袁术家中做客时，藏了一些金橘。袁术得知实情，不但不怪罪，还赞为孝子之行，并赠与金橘一斗。明代钱士升《金橘》：“密密金丸不禁偷，最怜悬著树梢头。老人口腹原无分，留得深秋供两眸。”以制盐金橘备用为宜。

六、甘蔗

又名拓浆。性味：甘、平。功效：助脾和中、消食镇咳、止呕治噎、润燥滋养。

甘蔗为脾家之果。以之治小儿积滞化热者，有消食开胃、清热生津之效，常与余甘子合用。蔗浆，又名拓浆，其历史可追溯至《楚辞·招魂》。其清热消积功效，萧诏玮常引用唐代王维句“饱食不须愁内热，大官还有蔗浆寒”以证之。常用于麻疹、猩红热后期，由于其有清热生津功效，故前贤赞之为“天生复脉汤”。

七、佛手

别名佛手柑、五指柑、佛手香橼。性味：辛、苦、酸。功效：行气、开郁、止痛。

佛手因果形像观音菩萨的手指而得名。香气浓郁，有理气健胃之功效。《随息居饮食谱》："醒胃豁痰，辟秽，解酲，消食止痛。"萧诏玮对其理气、开郁、健胃之功效推崇备至。常用于伤食脘腹胀闷、腹痛者，常与余甘子或橄榄或金橘等配伍。

八、阳桃

别名羊桃、杨桃、五敛子。性味：甘、酸、微凉。功效：消食导滞、生津止渴。

常用于肉类积滞，亦用于风热咳嗽。可生吃、盐腌、蜜浸，尚可捣烂绞汁饮服。阳桃是福州地产水果。南宋爱国词人辛弃疾知福州对阳桃情有独钟，在《临江仙·和叶仲洽赋羊桃》词中写道"忆醉三山芳树下，几曾风韵忘怀。黄金颜色五花开。味如庐橘熟。贵似荔枝来。"萧诏玮亦极赞其色灿如金，味同金橘。

九、橘

别名福橘、红橘。性味：甘、酸、凉。功效：开胃理气、止咳化痰。

橘皮以陈久为佳，前人有六陈之训，以置放无刺激气味即可，切忌长期变质使用。对于小儿纳呆、恶心、呕吐者，以陈皮6g，粳米15g（微火炒），佛手3g，水煎代茶；若长期食欲不振者，将鲫鱼一尾，去肠杂，洗净，纳入陈皮6g，砂仁4.5g，清水炖熟，喝汤吃肉。橘红（橘皮外层红色部分），性较橘皮略温且燥，对胃寒呕吐或咳嗽痰白者，以橘红5g，佛手4.5g，清水煎服。橘络，味甘苦、性平，对胃寒疼痛，以橘络3g，佛手5g，清水煎服。橘饼，用福橘，用蜜糖浸渍而成，味甘，性温，可运食宽中、化痰止咳，治疗小儿伤食使用方便，口感甚佳。

常用的果子药，如橄榄、余甘子、山楂、果虎。赞曰："一粒橄榄三两油，三粒余甘百积求，五粒山楂消肉积，廿粒果虎任逍遥。”

《萧诏玮老中医治脾胃病擅用果子药》，原载于《中国民族民间医药》2013年第2期，施志强。

施志强

第四节　治疗小儿脾胃病用药规律初探

明代万密斋云："幼科方中脾病多，只因乳食致沉疴。失饥失饱皆成疾，寒热交侵气不和。"脾胃病为儿科之常见病，回顾性选取 2016 年 1 月至 6 月福州市中医院儿科门诊收治经萧诏玮主任治疗并开具内服中药的 140 张处方作为研究对象。处方所标注西医诊断病名为特指胃炎、消化不良、胃肠功能紊乱其中任意一项。数据分析及统计方法采用 Excel2013 进行数据整理分析，以求客观准确地分析其用药规律。

一、药物使用频次和频率分析

140 张处方共使用 102 味中药，计 1683 频次，平均每张处方使用 12.02 味中药。其中出现频次为 1 次的药物共 22 味，频次为 2 次的药物共 14 味，频次为 3 次的药物共 8 味，大于等于 10 次的药物共 34 味，共计频次 1478 次，占总频率的 87.81%。频次大于等于 10 次的药物见表 1。常用药的高频次使用，体现出了萧诏玮主任治疗小儿脾胃病的临证用药的规律。其中出现频率最高的神曲，共出现 118 次，处方中所用神曲，即为福建道地药材建神曲，又名范志曲，以多种中药材发酵而成，具有"辛而微散、甘而不壅、温而不燥"的特点，既能消食和胃，又兼解表之效，可广泛用于多种脾胃积滞之证；出现频次居于第 2、3 位的陈皮与姜半夏，出现频次分别为 115 次和 113 次，二者主要功能为理气健脾、燥湿化痰，此二味药为二陈汤之主药，萧诏玮主任常吟之福州话二陈汤汤头歌则有"痰饮病最多，二陈方最妥"之句；频次居第 4 的山楂，共出现 83 次，功能消食化积、止泻止痢，又常与频次居第 16 的马齿苋共组时方"马苋北楂汤"；此外，出现频次居第 19 位的凤尾草，共出现 39 次，其功能为"清热利湿，消肿止痛"，对小儿腹泻与消化不良都有很好的疗效，亦为福州民间常用草药；频次居第 20 位的石榴皮，共出现33次，功效为涩肠止泻，且涩中有清，可免于闭门留寇之虞。

二、药物分类使用频次和频率分析

本次所统计的102味中药，在药物分类方面，其中出现频次居首位的药类为理气药，常用药物为陈皮、沉香、枳壳、佛手、香附等，该类药出现频次共为349次；频次居第2位的为消食药，常用药物为神曲、山楂、麦芽、谷芽、莱菔子，该类药出现总频次为279次；频次居第3位的为化痰药，常用药物为姜半夏、竹茹、川贝母、前胡等，该类药出现总频次为225次；频次居第4位的为化痰药，常用药物为姜白术、太子参、甘草、山药、党参等，该类药出现总频次为186次；频次居第5位的为化湿药，常用药物为砂仁、厚朴、苍术、广藿香等，该类药出现总频次为125次。此外，频次居于前10位的药类还有利水渗湿药、清热药、收涩药、解表药及补血药。说明萧诏玮主任在治疗小儿脾胃疾病时，多采取“运补相兼，消利且涩”之法，将理气药与补气药合用，且加入清热药与收涩药；又因小儿脾胃娇嫩，又不知饮食自节，易伤食积滞，聚湿生痰，故配合化痰药与化湿药以燮理脾胃。

表5-3-1　小儿脾胃病常用药物频次和频率

排序	药物	频次	频率（%）	排序	药物	频次	频率（%）
1	神曲	118	84.29	9	砂仁	66	47.14
2	陈皮	115	82.14	10	竹茹	64	45.71
3	姜半夏	113	80.71	11	枳壳	52	37.14
4	山楂	83	59.29	12	白芍	50	35.71
5	茯苓	77	55.00	13	太子参	48	34.29
6	沉香	73	52.14	14	甘草	43	30.71
7	白术	68	48.57	15	凤尾草	39	27.86
8	麦芽	67	47.86	16	马齿苋	38	27.14

续表

排序	药物	频次	频率（%）	排序	药物	频次	频率（%）
17	石榴皮	33	23.57	26	紫苏梗	20	14.29
18	丁香	29	20.71	27	葛根	19	13.57
19	厚朴	26	18.57	28	薄荷	18	12.86
20	苍术	25	17.86	29	川贝母	17	12.14
21	佛手	25	17.86	30	木香	16	11.43
22	猪苓	23	16.43	31	前胡	14	10.00
23	香附	22	15.71	32	山药	13	9.29
24	泽泻	21	15.00	33	芡实	12	8.57
25	钩藤	20	14.29	34	延胡索	11	7.86

表 5-3-2 药物分类使用的频次和频率

药物分类	功效	中药药味	频次	频率（%）
理气药	理气健脾，行气调中	陈皮、沉香、枳壳、佛手、香附、紫苏梗、木香、乌药、薤白、柿蒂、檀香、枳实	349	20.74
消食药	消食化积，和胃	神曲、山楂、麦芽、谷芽、莱菔子	279	16.58
化痰药	燥湿化痰，降逆止呕	姜半夏、竹茹、川贝母、前胡、瓜蒌仁、旋覆花、天竺黄、浙贝母、瓜蒌	225	13.37
补气药	补脾益气	白术、太子参、甘草、山药、党参、黄芪、白扁豆、人参叶	186	11.05
化湿药	燥湿健脾，化湿行气	砂仁、厚朴、苍术、广藿香、扁豆花、车前草、佩兰	125	7.43

续表

药物分类	功效	中药药味	频次	频率（%）
利水渗湿药	利水消肿	茯苓、猪苓、泽泻、冬瓜皮	124	7.37
清热药	清热解毒，清热燥湿、清热泻火	凤尾草、马齿苋、蒲公英、连钱草、黄芩、玄参、地黄、淡竹叶、荷叶、青蒿、石膏、野麻草、鱼腥草、栀子、重楼	115	6.83
收涩药	涩肠止泻	石榴皮、芡实、浮小麦、莲子、赤石脂、覆盆子、桑螵蛸、诃子	67	3.98
解表药	发散风寒、风热	葛根、薄荷、蝉蜕、白芷、辛夷、防风、麻黄、生姜	50	2.97
补血药	养血柔肝	白芍	50	2.97
温里药	温中降逆	丁香	29	1.72
平肝息风药	清热平肝降逆	钩藤、赭石	24	1.43
活血化瘀药	活血行气止痛	延胡索、丹参、郁金	17	1.01
补阳药	温补脾阳	益智仁、仙灵脾、菟丝子	10	0.59
补阴药	养阴生津	麦冬、枸杞、北沙参	7	0.42
止咳平喘药	降气化痰，止咳	紫苏子、款冬花、枇杷叶	7	0.42
驱虫药	杀虫消积行气	槟榔	7	0.42
安神药	宁心安神	茯神、龙骨	5	0.30
泻下药	润肠通便	火麻仁	5	0.30
止血药	止血解毒	地榆、仙鹤草	2	0.12
祛风湿药	祛风止痛	黄山药	1	0.06

从上述分析结果来看，萧诏玮主任治疗小儿脾胃疾病首选福建道地药材，用药极具地方特色，盖因小儿体质易受所处地理环境之影响，导致发病时病情表现各有差异，道地药材经历代医家临床实践检验，功效可靠，品质亦有保障。每剂处方药味多在12味左右，则因“小儿躯体娇弱如草木萌芽，其脏腑薄而藩篱疏，肌肤嫩而神气怯，用药稍呆则滞，处方稍重则伤”，如此处置，可使小儿无既伤于病再伤于药之虞。用药多以补中行气，清热燥湿为法，则可见萧诏玮主任秉承先师陈桐雨小儿“脾胃娇嫩，积湿生痰”“健脾宜动，切忌壅补”之学术思想，认为脾贵在运，运脾则宜补中寓消、消中有补，消补兼施，补不碍腻，消不伤正故组方时多选用理气药、消食药、化痰药与补气药。

《萧诏玮治疗小儿脾胃病用药规律初探》，原载于《福建中医药》2017年第48卷增刊，张玉宁，吴童。

张玉宁　吴童

第五节　儿科运用麻黄的心得

萧诏玮认为，麻黄为儿科大药，功专发散风寒、宣肺通窍，止咳定喘，有“发汗第一药”及“喘家圣药”之美称。虽为辛温发表之品，若辨证准确，配伍灵活，则运用广泛，疗效显著。现将萧诏玮活用麻黄的经验介绍如下。

一、解肌泄邪治疗斑疹

高某，男，8 岁，2006 年 3 月 29 日初诊。双下肢皮肤出现紫斑伴双膝关节疼痛 3 天。紫斑形态不一，双下肢对称分布，颜色紫红，按之不褪，食纳尚可，夜寐龂齿，口干，尿赤便结，舌质红，苔薄黄，脉细数。发病前 1 周曾有上呼吸道感染病史。血常规示：白细胞计数 9.8×10^9/L，中性粒细胞 63%，淋巴细胞 21%，嗜酸性粒细胞 6%，血小板计数 130×10^9/L，凝血时间及出血时间正常，毛细血管脆性试验（+），24h 血块退缩试验良好，尿常规正常，粪潜血（–），血沉 25mm/h，C 反应蛋白 6mg/L。西医诊断：过敏性紫癜（关节型）。中医诊断：紫斑（血热型）。方用金黄梧桐汤：麻黄 5g，铁包金 15g，臭梧桐 15g，牡丹皮 6g，赤芍 6g，藕节 24g，地黄 15g，仙鹤草 15g，土茯苓 15g，甘草 3g。服药 5 剂，膝关节疼痛已减，紫斑亦渐消退。守方迭进 6 剂，紫斑消失，余症悉除，2 年追访未见复发。

过敏性紫癜是一种以毛细血管炎为主要病变的变态反应性疾病。中医属“血证”范畴，亦称紫斑。热毒之邪为致病的主要因素。本例为外感热毒，郁蒸营分，迫血妄行，溢于肌表，而发为紫斑。治以清热解毒，凉血消斑。方用金黄梧桐汤。方中臭梧桐、铁包金、土茯苓有祛风解毒的作用；牡丹皮、赤芍、地黄、藕节、仙鹤草清热凉血止血。麻黄一味贵在解肌泄邪，调理血脉。《日华子诸家本草》曰麻黄能“调血脉，开毛孔皮肤”。《名医别录》载麻黄“通腠理、解肌、泄邪恶气，消赤黑斑毒”。故萧诏玮在辨证的基础上加麻黄，使热毒之邪宣泄于外，血脉调和，则毒解斑消，病自告愈。

注：①铁包金：性味微苦，平，功效固肾益气，祛风除湿，消肿解毒。②臭梧桐：性味辛，苦，甘，凉，功效祛风除湿，通络止痛，解毒消肿。

二、解表散寒治疗瘾疹

林某，男，6岁。2006年8月4日初诊。皮肤瘙痒，伴见淡红色风团2天。皮损形态不一，随搔抓而增多，恶寒，遇风加剧，舌质淡红，苔薄白，脉浮紧。西医诊断：荨麻疹。中医诊断：瘾疹（风寒型）。方用麻黄汤加减：麻黄6g，桂枝4.5g，白芍4.5g，浮萍6g，白鲜皮9g，芋环干12g，蝉蜕5g。服药3剂，痒止疹退而愈。

荨麻疹是一种常见的过敏性皮肤病。中医认为是风邪外袭，客于肌表，营卫不和所致。本例为风寒之邪外侵，郁于肌表，不得宣泄，营卫失和而发。故用麻黄汤宣肺解表散寒。方中麻黄辛温解表散风寒于外，宣泄气机，配以桂枝、白芍调和营卫，浮萍、白鲜皮、蝉蜕、芋环干祛风止痒，诸药合用，使邪祛正安。

注：芋环干（芋头的叶、柄）性味辛，平，功效祛风止痒，散结，止血。

三、肺司藏魄治疗遗尿

杨某，女，6岁，2005年12月12日初诊。睡中遗尿已2年。面白神疲，纳呆汗多，小便清长，大便溏薄，偶尔咳嗽有痰，舌质淡红，苔薄白，脉细。证系肺脾气虚，肾气不固，膀胱失约。治宜益气健脾，温肾固涩止遗。处方：乌药6g，益智仁10g，桑螵蛸10g，山药15g，金樱子15g，芡实15g，牡蛎24g（先煎），龙骨24g（先煎），党参10g，枸杞子10g，蜜麻黄5g。服药6剂，夜尿次数减少，继以健脾益肾调治1个月，随访1年未再发。

肾主二阴而约束水道。张景岳云："小水虽利于肾，而肾上连肺，若肺气无权，则肾水终不能摄。故治水者必先治气，治肾者必先治肺。”且肺为魄之处，气之主。经曰“并精而出入者，谓之魄”，而“魄之为用，能动能作，痛痒由之而觉也”。联想遗尿患儿，多有夜间不易唤醒的特点，故肺存魄，主治节，亦是治疗小儿遗尿不可忽视的一环。本例在益气健脾温肾固涩的基础上，用麻黄入肺以行治节，司藏魄之职，使治节得行，魄为所用则遗尿可愈。现代医学也认为，小儿遗尿与大脑觉醒意识迟缓有关。药理研究证明，麻黄有促进大脑皮层中枢的觉醒而建立排尿反射的作用。

四、宣肺开郁治疗乳蛾

于某，女，8岁，1984年8月初诊。发热咽痛3天。曾服银翘散、玄麦甘桔汤均罔效。症见：发热（体温39.0℃），畏冷，流涕，喷嚏，口干欲饮，二便正常。扁桃体Ⅱ°肿大，有脓性分泌物，易拭去，吞咽困难，饮水即痛，舌质红，苔薄黄，脉浮数。方用赤黄桔甘汤加减：麻黄3g，赤芍6g，射干6g，一枝黄花15g，牛蒡子6g，蝉蜕3g，桔梗6g，甘草3g。服药3剂，病愈。

本例为外感风热邪毒，郁结咽喉，胃火炽盛，热盛肉腐而致。方用赤黄桔甘汤，清热解毒，泄热祛腐。方中一枝黄花，性味辛、苦、凉，功效疏风清热，消肿解毒，为利咽要药；赤芍凉血祛瘀；《本草正义》指出：“麻黄轻清上浮、专疏肺郁、宣泄气机，是为治感第一要药，虽曰解表，实为开肺，虽曰散寒，实为泄邪，风寒固得之而外散。即温热亦无不赖之以宣通。”咽喉为肺胃之门户，肺胃热盛，故以麻黄宣肺开郁，疏达肺气，泄热于外。本方在清热基础上，运用麻黄透邪，一枝黄花等清热解毒，外疏内清，令邪无留恋之乡。

五、宣肺托毒治疗麻疹

陈某，男，1岁。2007年9月18日诊。发热6天，见疹3天。咳嗽气促，喷嚏流涕，身热烦闹，夜不能寐，纳呆，溲赤便稀。3天前自头面部开始见暗红色斑丘疹，现已至膝盖部以上周身皮肤，面部两颧无疹，胸部较稀。舌质红，苔薄黄。指纹紫红，见于气关。体温 39℃，柯氏斑（+），双肺呼吸音粗糙，闻及痰鸣音，腹软，肝脾未触及肿大。血常规：白细胞计数 4.8×10^9/L，中性粒细胞 57%，淋巴细胞 23%。X 线胸片示：支气管肺炎。西医诊断：麻疹合并肺炎。中医诊断：麻疹（麻毒闭肺）。治以宣肺化痰，清热解毒，透疹。方用麻杏石甘汤加味：麻黄 5g，杏仁 4g，生石膏 24g，甘草 3g，金银花 9g，桑白皮 9g，前胡 4.5g，僵蚕 6g。1 剂麻疹已至膝下，2 剂后咳喘渐平，皮疹透至足底，皮疹颜色转淡，发热（体温 37.5℃），寐稍安，纳少便稀，舌质红，苔黄干。仍守前方，加白茅根 24g，麦冬 12g。2 剂尽，发热已退，偶咳，不喘，纳寐尚可，溲清便稀，舌质红，苔薄黄。听诊双肺呼吸音粗糙。再以麻杏石甘汤加紫苏子 6g，前胡 6g，白茅根 24g，山楂炭 6g，山药 15g，陈皮 3g。再进 2 剂，热解咳平，面部、胸背部皮疹渐收没，纳佳寐安，二便调。复查血常规正常，2 周后摄 X 线胸片示正常。

本例感受麻毒时邪，邪热化火内陷，郁闭于肺。予麻杏石甘汤清热化痰，宣肺平喘；配以前胡、紫苏子、桑白皮、金银花等，加强清化热痰之力。方中麻黄，疏泄肺郁，宣肺托毒，透疹，平喘止咳。邪毒闭肺非麻黄不能直捣窠臼。

《萧诏玮儿科运用麻黄的经验》，原载于《福建中医药学报》2008 年第 18 卷第 1 期，马榕花。

马榕花

第六节　活用花叶开唇兰（金线莲）撷要

萧诏玮老中医临证处方多变，用药别具一格，喜用地产风物，常用鲜药。花叶开唇兰为福建道地药材，别名金线莲、金线兰、金丝草，为兰科开唇兰属，现仅就萧诏玮临证活用此药撷要介绍如下。

一、安魂定惊，夜啼最宜

小儿初生之夜啼，前贤或曰脾寒郁滞、腹痛而啼，或曰邪热乘心、见灯愈啼，或曰惊骇客忤、梦中惊啼，即执脾寒、心热、惊恐三端。萧诏玮则以为肝存魂，为刚脏，若乳食内滞，郁而生热，以致肝失条达疏和，难伸刚直之性，肝热内扰，或脾虚肝旺，则魂不守舍，亦可致夜阑啼哭。临证遇此类患儿，萧诏玮恒以花叶开唇兰一味煎汤代茶，予患儿徐徐饮服，每效如桴鼓。药精量轻，看似平淡，恰适合嫩草鲜花般娇嫩体质之新生儿，盖因其清热凉肝有镇惊之功。

{ 附医案 }

患孩张某，男，甫诞20天。其母诉患儿近3天昼则如常，夜则烦吵不安，啼哭不已，通宵达旦，面赤唇红，多眵，大便日2次，色黄，腹部扪诊无包块，舌质红，苔薄净，指纹紫现于风关。萧诏玮诊为肝热内扰之夜啼，处以下方：鲜花叶开唇兰5g，清水煎汤徐徐服之。2剂之后，啼止寐安，药已建功。

二、抑木疏土，启脾进食

小儿厌食多由饮食不节，喂养不当，先天不足，后天失调，多病久病等病因损伤脾胃，使脾运失职，胃纳失司，二气不能平调，则杳不思食。日久既有脾气不足，又有运化失常。萧诏玮虑及肝与脾胃在生理上相互为用，病理上互相影响，且食气入胃，全赖肝木。鉴于此，临证每在辨治基础上加入花叶开唇兰，斡旋中宫，以奏清胆和胃、开郁进食之功。

{ 附医案 }

患孩王某，女，4岁。患儿厌食已近1年，平素偏食。多次就诊，体检及化验未发现其他疾病，曾口服葡萄糖酸锌、多潘立酮片及中药温补之剂而罔效。来诊时症见形瘦面黄，纳谷少思，嗳气脘胀，口苦恶心，烦吵易怒，夜喜伏卧，睡中龂齿，溲黄便结，舌淡尖红，苔中花剥，脉弦细。诊为木亢乘土之厌食。处方：鲜花叶开唇兰5g，新竹茹15g，玳玳花4.5g，川厚朴花4.5g，稻香陈4.5g，煮半夏5g，茯苓9g，山楂6g。并嘱不勉以劝食，少食冷饮及浓薄厚味之品。药进5剂，患孩即有进食之要求，原方留花叶开唇兰与陈皮代茶饮，食思益增，诸症若失。

三、解表清热，未雨绸缪

小儿藩篱疏薄，易感时邪，又因小儿乃纯阳之体，感受诸邪，化热至速，热极生风，易成急惊。萧诏玮临证以花叶开唇兰随证加入，取其清热平肝之用，寓未病先防之义，对昔有惊风史之小儿更是必由之味，未雨绸缪。

{ 附医案 }

患孩朱某，女，4岁，素有惊风之疾，此次又感邪作热，壮热不已，鼻塞流涕，偶咳，喉有痰声，纳呆口渴，面赤唇红，烦躁不安，偶有谵语，溲短而赤，舌红绛，脉洪数。萧诏玮往诊，为风热郁怫之感冒，须防邪热深入，内陷心肝，出现抽搐昏迷之变证。处方：鲜花叶开唇兰5g，金银花10g，连翘10g，荆芥6g，卤地菊15g，薄荷6g，板蓝根15g，淡豆豉9g，葱白3茎。药进1剂，大便通下，壮热略挫，2剂之后，肌热即退，神清气爽。继以花叶开唇兰伍白茅根、芦根等调理而愈。

四、平肝降逆，肃肺止咳

咳嗽变异性哮喘（CVA）在儿童颇为多见，临床表现为咳嗽长期不愈，常被误诊为急、慢性支气管炎，慢性咽炎等疾病，采用抗生素及止咳化痰等治疗罔效。萧诏玮辨证本病，认为从气息声响而言，不属于中医之喘证与哮证，当属咳嗽范畴，主因感受外邪或异气以致肺气上逆。萧诏玮常言主气在肺，调气在肝，且小儿为纯阳之体，木火最易升腾，病延日久其所胜之木反而侮之，年长儿亦可因情志变化，肝失疏泄，“肝逆则诸气皆逆”，引动肺气上逆，致咳嗽缠绵不已。故萧诏玮治本病常取平肝降逆、肃肺止咳之法，选金线莲（花叶开唇兰）为主药，创“金线莲合剂”（该方主药为花叶开唇兰、买麻藤、胡颓叶等），以清热平肝，敛气止咳，正其本，清其源，庶几则木气得平，肺气可降，每获良效。

{ 附医案 }

患孩蒋某，女，10岁。反复咳嗽月余，晨夜较甚，咳呛少痰。曾摄胸片示肺无器质性病变，支气管舒张实验阳性，诊断为咳嗽变异型哮喘。前医曾进阿莫西林克拉维酸钾干混悬剂、克拉霉素等消炎药，又兼服沙丁胺醇气雾剂、西替利嗪、磷酸苯丙哌林颗粒等药，咳嗽仍时轻时重。转诊于萧诏玮时仍晨夜作咳，咳呛面赤，胸胁掣痛，咳甚引吐，无痰，舌质红，苔薄白，脉弦。诊为肝火上炎、木叩金鸣之咳嗽。处方：鲜花叶开唇兰10g，胡颓叶9g，买麻藤10g，紫苏子（布包）9g，地龙12g，蜜款冬9g。药进2剂，咳嗽已宣。续服3剂，咳减过半。赓服4剂，诸恙若失。后循其意，服花叶开唇兰、胡颓叶、淫羊藿等味善后，调理月余建功，逾年未发。

五、清热镇肝，息风止痉

抽动－秽语综合征是儿童精神行为障碍的一种疾病，又称儿童抽动症，以多发性不自主抽动和不自主发声为主要特征。在中医文献中无此病名，可属于慢惊风、瘛疭、抽搐、筋惕肉瞤等范畴，其病因为胎禀不足、过食肥甘、五志过极、紧张疲劳、外感六淫等。根据临床表现多属风邪为病，小儿肝常有余，为风木之脏，若肝失疏泄，化热动风，风胜则动。肝风上旋，侵犯清窍则挤眉弄眼，上犯鼻窍则缩鼻耸动，上壅咽喉则咽痒不止，怪声连连，骂声不断，亦合肝“其声为呼”之说；流窜经络则肢体抽动不已。故萧诏玮临证每遵经旨“诸风掉眩皆属于肝”“诸暴强直皆属于风”“诸热瞀瘛皆属于火”，治从清热镇肝为大法，选花叶开唇兰为主药，随证伍用地龙、阴地蕨、白芍等，屡有奇效。

{ **附医案** }

患孩方某，男，10岁，不自主抽动，喉中异音年余。初时作眨眼缩鼻，在课堂上喉出异声。教师认为是恶作剧，屡教而不得改。家长带患孩就医，经查抗O试验、血沉、心电图、脑电图及眼科检查无异常，诊断为抽动－秽语综合征，服氟哌啶醇等药，效果欠佳，且日渐见扭头、耸肩诸证，乃慕萧诏玮之名求服中药。就诊时，抽动频繁，喉中怪声连连，口出浊气，心烦焦躁，夜不宁卧，龂齿呓语，舌质红苔黄干，脉弦。萧老诊后，处方：鲜花叶开唇兰10g，阴地蕨15g，白芍9g，叶下珠15g，珍珠母24g，双钩藤4.5g，牡丹皮6g，地龙15g。药仅8味，孰料建功甚速，一周后不自主抽动及喉中异音减少，口无浊气，夜能安睡。二诊效不更方，继投前方10剂，诸恙得除。后萧诏玮嘱其间断守服此方以巩后效。

花叶开唇兰为兰科开唇兰属多年生植物花叶开唇兰的干燥全草，又名金线莲、金线兰、鸟人参，素有“药王”“金草”等美誉。《福建药物志》记载其“性味平、甘，具有清热凉血、祛风利湿功效”。民间多用于小儿高烧不退、急惊风。该药系珍稀药材，药源匮乏，萧诏玮采用福州佳乐达公司人工栽培成功之鲜草。近年来研究表明花叶开唇兰中氨基酸与微量元素的含量均高于西洋参和野山参，能提高人体的免疫功能。有人检测发现，花叶开唇兰中含有大量Ca、P、Mg、Na、K、S及Fe、Co、Cu、Mn、Zn、Mo和Cr等微量元素，多糖含量达13.3%，也提示其具有提高机体免疫力的作用。动物实验研究表明，野生、栽培、组培3种花叶开唇兰均有明显的安定、镇痛及抗炎作用，这为应用人工栽培的花叶开唇兰提供了研究基础。从萧诏玮活用花叶开唇兰的经验可知，该药具有清热解毒、平肝祛风、启脾开胃、肃肺止咳、增强免疫等作用，祛邪中兼有补益之功，且口感良好，未发现毒副作用，洵为儿科良药。

《萧诏玮老中医活用金线莲撷要》，原载于《福建中医药》2006年第37卷第2期，原丹。

原丹

第七节　儿科常见病医案用药规律研究

本次研究所使用的医案资料来自萧诏玮主任 2016 年 1 月 1 日至 2016 年 12 月 31 日之间的儿科门诊病例。纳入就诊日期、姓名、性别、年龄等基本信息完整，年龄≤ 18 周岁；中、西医病名及中医证型信息完整，用药处方为内服中药处方且药名、剂量、帖数信息完整的病例，共计收集 7133 例。本研究是采用 Microsoft Excel 软件对建立的相应数据表格进行频数分析，采用 IBMSPSSModeler 软件，以 Apriori 算法进行关联规则分析。

一、医案疾病种类分布

（一）总体医案疾病种类分布

总体 7133 例儿科医案共涉及疾病计 76 种，涵盖了肺系病证、脾胃病证、心肝病证、肾系病证、传染病、皮肤病、耳鼻喉病、其他病证八个疾病类。医案中不同种类疾病按出现频次从高到低排列以肺系病证、脾胃病证、耳鼻喉病最多；按出现频次从高到低排列，医案中疾病以咳嗽、乳蛾、感冒三种肺系病证最多，分别占总医案数的 48.56%、9.7%、7.23%。说明萧诏玮主任临床所诊治的儿科疾病种类虽广，但仍以肺系疾病中的咳嗽病最为常见。

（二）不同种类疾病分布

肺系病证的 5375 个医案中包含疾病 6 种，出现频次从高到低依次为咳嗽、乳蛾、感冒、喘病、肺炎喘嗽、哮病。

脾胃病证的 750 个医案中包含疾病 10 种，出现频次从高到低依次为积滞、厌食、腹痛、口疮、便秘、呕吐、泄泻、疳病、鹅口疮、营养性缺铁性贫血。

心肝病证的 206 个医案中包含疾病 10 种，出现频次从高到低依次为汗证、儿童抽动症、不寐、胎黄、胸痹、病毒性心肌炎、夜啼、头痛、眩晕、癫痫。

肾系病证的91个医案中包含疾病6种，出现频次从高到低依次为性早熟、尿频、水疝病、遗尿、热淋、疝气病。

传染病的69个医案中包含疾病5种，出现频次从高到低依次为疱疹性咽峡炎、奶麻、手足口、水痘、痄腮。

皮肤病的88个医案中包含疾病6种，出现频次从高到低依次为湿疹、瘾疹、粉刺病、过敏性皮炎、疖、疣。

耳鼻喉病的394个医案中包含疾病4种，出现频次从高到低依次为鼻鼽、喉痹、鼻渊、鼻衄。

其他病证的160个医案中包含疾病29种，出现频次从高到低依次为腰痛、紫癜、虚劳、流痰、腹股沟斜疝、内伤发热、脏躁、便血病、肥胖病、月经后期、暴风客热病、齿衄、儿科癌症、喉气管炎、牙痈、痹病、赤脉传睛病、肌痹病、积病、急风病、睑弦赤烂病、面痛病、目痒病、皮痹病、五迟、五软、小儿痴病、小儿痿病、牙痛病、特应性皮炎。

二、医案总体用药频数统计与分析

根据统计，医案中共使用药物292味，药物总频次为878479次，药物使用频率以该药总频次除以总处方数（7133例）而得。

根据《中药学》的中药分类，并参考《中华人民共和国药典》《中药大辞典》《福建药物志》等著作，将药物种类分为解表药、清热药、泻下药等20种。根据7132例儿科医案中处方所用药物的数量，统计出医案处方中最多用药为16味，最少为2味，并计算得医案处方平均用药味数为12.31味。

使用频率不小于10%的常用中药剂量统计分析，单个药物最大用量可为最小用量的3到15倍不等，鱼腥草、神曲、蜜麻黄、川贝母、半夏、天竺黄、浙贝母、薄荷、甘草、连翘、金银花、防风、辛夷、牛蒡子、旋覆花、板蓝根、地龙等药物的最大剂量是最小剂量的5倍以上。但平均用量与常用量（以《中药学》为参考）相比仍属偏小剂量。可知萧诏玮儿科用药是根据小儿的年龄及病情轻重灵活选择药量的。

三、常见病用药数据挖掘结果与分析

为了解具体疾病的用药规律，本节选取了萧诏玮医案中频数出现较多且具有代表性的6个疾病作为研究对象，肺系病证中选取了频数最高的两种疾病——咳嗽病、乳蛾病，脾胃病证中选取病频数最高的积滞病，耳鼻喉病证中选取频数最高的鼻鼽病，皮肤病证中选取病频数最高的湿疹病，由于结合临床发现心肝病证中频数最多的汗证用药特色并不突出，故选取病频数第二的儿童抽动症。肾系病证、传染病与其他病证则由于其中单个疾病的例数过少而未有入选。

（一）咳嗽病

1. 药物频数结果分析

医案中3463例咳嗽病中共使用药物185种（由于咳嗽病中所使用的麻黄全部为蜜麻黄，故将该药名中的炮制方法保留），总频数为42682次，其中有88种中药的出现频次大于10，共出现42382次，占总体频数的99.30%。使用频数最多的前61种药，频数均在50以上，其中紫苏子共使用了3216次，约92.84%的方剂使用了紫苏子。

2. 药物关联规则结果分析

（1）2味药物组合的规则：2味药物组合而成的规则共18条，其中置信度最高的药对为茯苓→半夏、厚朴→紫苏子、蜜麻黄→紫苏子、天竺黄→紫苏子、茯苓→紫苏子、茯苓→前胡，其置信度均高于97.00%，说明这些药对的关联较强。提升度最高的规则为茯苓→半夏，其提升度为1.65。所有两味药物的组合出现实例数均大于1500次，说明这些药对在咳嗽病医案处方中使用广泛。

（2）3味药物组合的规则：由3味中药组合而成的规则共53条，其中蜜麻黄＋前胡→紫苏子、重楼＋前胡→紫苏子、重楼＋蜜麻黄→紫苏子三条的支持度分别为75.32%、62.27%、60.33%，出现实例数分别为2609例、2157例、2090例，说明蜜麻黄、前胡、紫苏子、重楼在咳嗽医案处方中配伍使用较多。置信度最高的规则为厚朴＋蜜麻黄→紫苏子、茯苓＋重楼→半夏、茯苓＋紫苏子→半夏、茯苓＋前胡→半夏，其置信度均在99.00%以上，这些规则的实例数均超过1300例，说明这些规则是较为可靠的。置信度为99.00%以上的规则中，以茯苓＋重楼→半夏、茯苓＋紫苏子→半夏这两条规则的提升度最高，均为1.66，说明茯苓、重楼、紫苏子的出现明显提高了半夏出现的概率。

（3）4味药物组合的规则：由4味药物组合成的规则共58条，置信度在99.50%以上的规则为茯苓＋重楼＋紫苏子→半夏、茯苓＋前胡＋紫苏子→半夏、茯苓＋重楼＋前胡→半夏，其出现实例数均超过1400例，说明这些药组配合相对固定，比较可靠。规则中频次最高的为重楼＋蜜麻黄＋紫苏子→前胡，其出现实例数为2059例，其置信度为90.92%，支持度为59.44%，提升度为1.04，可信度较高，为咳嗽病所使用药物中比较有意义的药组。

（4）5味药物组合的规则：由5味药物组合成的规则共25条，在这些规则中置信度均高于98.00%的分别为茯苓＋重楼＋前胡＋紫苏子→半夏、半夏＋重楼＋蜜麻黄＋前胡→紫苏子、茯苓＋半夏＋重楼＋前胡→紫苏子、茯苓＋半夏＋重楼＋紫苏子→前胡、天竺黄＋重楼＋蜜麻黄＋前胡→紫苏子，且以上规则支持度均高于40.50%，说明这些药物的相互配伍使用相对固定，可信度高。规则中半夏＋重楼＋前胡＋紫苏子→蜜麻黄、半夏＋蜜麻黄＋前胡＋紫苏子→重楼两项的频次最高，支持度分别为49.22%和47.92%，置信度分别为91.85%和94.34%，提升度分别为1.10和1.37，说明此五味药物在咳嗽病医案处方中配伍应用较为广泛。

（5）6味药物组合的规则：由6味药物组合成的规则共2条，分别为茯苓＋半夏＋重楼＋前胡＋紫苏子→天竺黄、茯苓＋半夏＋

重楼＋前胡＋紫苏子→蜜麻黄，且支持度均高于40.30%，置信度分别为91.91%和91.62%，提升度分别为1.65和1.09，说明这些药物的配伍使用相对固定，可信度高，为咳嗽病医案处方中较为有意义的药物组合。

（二）乳蛾病

1. 药物频数结果分析

医案中696例乳蛾病中共使用药物135种，总频数为8683次，其中有62种中药的出现频次大于10，共出现8472次，占总体频数的97.60%。使用频数最多的前48种药，频数均在20以上，其中连翘共使用了623次，约89.51%的方剂使用了连翘。

2. 药物关联规则结果分析

（1）2味药物组合的规则：2味药物组合的规则共11条，其置信度由高到低的前6项为淡豆豉→连翘、荆芥→连翘、金银花→连翘、荆芥→金银花、淡豆豉→薄荷、荆芥→薄荷，其置信度均高于98.00%，说明这些药对关联较强。提升度最高的规则为荆芥→金银花，其提升度为1.14。出现频次最高的规则为连翘→金银花，出现实例数为623例，说明这个药对在乳蛾病医案处方中使用广泛。

（2）3味药物组合的规则：由3味中药组合的共45条，其中金银花＋连翘→薄荷、薄荷＋连翘→金银花、金银花＋薄荷→连翘这三条的支持度分别为85.49%、84.48%、82.62%，出现实例数分别为595例、588例、575例，说明金银花、薄荷、连翘在乳蛾医案处方中配伍使用较多。置信度为100%的规则为荆芥＋淡豆豉→连翘、荆芥＋重楼→连翘、荆芥＋金银花→连翘、荆芥＋薄荷→连翘、淡豆豉＋重楼→连翘、淡豆豉＋金银花→连翘、淡豆豉＋薄荷→连翘、重楼＋金银花→连翘，以上规则的实例数均超过300例，说明这些规则是较为可靠的。以上置信度为100%的规则其提升度均为1.12，说明荆芥、重楼、金银花、薄荷、淡豆豉的出现明显提高了连翘出现的概率。

（3）4 味药物组合的规则：由 4 味药物组合的规则数共 48 条，共有 13 条规则的置信度为 100%，分别为荆芥 + 淡豆豉 + 金银花→连翘、荆芥 + 淡豆豉 + 薄荷→连翘、荆芥 + 重楼 + 金银花→连翘、荆芥 + 重楼 + 薄荷→连翘、荆芥 + 金银花 + 薄荷→连翘、淡豆豉 + 前胡 + 重楼→连翘、淡豆豉 + 前胡 + 金银花→连翘、淡豆豉 + 前胡 + 薄荷→连翘、淡豆豉 + 重楼 + 金银花→连翘、淡豆豉 + 重楼 + 薄荷→连翘、淡豆豉 + 金银花 + 薄荷→连翘、前胡 + 重楼 + 金银花→连翘、重楼 + 金银花 + 薄荷→连翘，以上规则出现实例数均超过 350 例，说明这些药组配合相对固定，比较可靠。规则中频次最高的为重楼 + 金银花 + 连翘→薄荷，其出现实例数为 513 次，置信度为 98.24%，支持度为 73.70%，提升度为 1.12，可信度较高，为乳蛾病所使用药物中比较有意义的药组。

（4）5 味药物组合的规则：由 5 味药物组合的规则共 21 条，在这些规则中置信度最高的分别为荆芥 + 淡豆豉 + 金银花 + 薄荷→连翘、荆芥 + 重楼 + 金银花 + 薄荷→连翘、淡豆豉 + 前胡 + 重楼 + 金银花→连翘、淡豆豉 + 前胡 + 重楼 + 薄荷→连翘、淡豆豉 + 前胡 + 金银花 + 薄荷→连翘、淡豆豉 + 重楼 + 金银花 + 薄荷→连翘、前胡 + 重楼 + 金银花 + 薄荷→连翘，其置信度均高达 100%，且支持度分别为 51.87%、50.43%、51.01%、51.01%、56.32%、59.63%、59.77%，说明这些药物的相互配伍使用相对固定，可信度高。规则中前胡 + 重楼 + 金银花 + 连翘→薄荷、前胡 + 重楼 + 薄荷 + 连翘→金银花两项的频次最高，支持度均为 60.35%，置信度均为 99.05%，提升度分别为 1.13 和 1.15，说明此五味药物在乳蛾病医案处方配伍应用较为广泛。

（5）6 味药物组合的规则：由 6 味药物组合的规则共 3 条，分别为淡豆豉 + 前胡 + 重楼 + 金银花 + 薄荷→连翘、淡豆豉 + 前胡 +

重楼 + 金银花 + 连翘→薄荷、淡豆豉 + 前胡 + 重楼 + 薄荷 + 连翘→金银花，其置信度分别为 100%、99.43%、99.43%，且支持度分别为 50.72%、51.01%、51.01%，说明这些药物的相互配伍使用相对固定，可信度高，此六味药在乳蛾病医案处方配伍应用较为广泛。

（三）积滞病

1. 药物频数结果分析

医案中，454 例积滞病共使用药物 152 种，总频数为 5681 次，其中有 59 种中药的出现频次大于 10，共出现 5384 次，占总体频数的 94.77%。使用频数最多的前 35 种药，频数均在 50 以上，其中神曲共使用 386 次，约 85.02% 的方剂使用了神曲。

2. 药物关联规则结果分析

（1）2 味药物组合的规则：2 味药物组合的规则共 18 条，其置信度由高到低的前 6 项为凤尾草→山楂、枳壳→竹茹、枳壳→半夏、马齿苋→山楂、石榴皮→山楂、枳壳→陈皮，其置信度均高于 96.00%，说明这些药对关联较强。提升度最高的规则为马齿苋→凤尾草，其提升度为 3.30。出现频次最高的规则为半夏→陈皮、半夏→神曲，出现次数均为 355 次，说明这两个药对在积滞病医案处方中使用广泛。

（2）3 味药物组合的规则：由 3 味中药组合的共 53 条，其中陈皮 + 神曲→半夏、半夏 + 陈皮→神曲、半夏 + 神曲→陈皮这三条的支持度分别为 75.33%、72.91%、72.69%，出现实例数分别为 342 例、331 例、330 例，说明陈皮、半夏、神曲在积滞医案处方中配伍使用较多。置信度最高的规则为枳壳 + 陈皮→竹茹，其置信度为 100%，其次为枳壳 + 神曲→半夏、凤尾草 + 神曲→山楂、竹茹 + 神曲→半夏、枳壳 + 竹茹→陈皮、马齿苋 + 凤尾草→山楂，这些规则的置信度均在 98.00% 以上，且以上规则实例数均超过 115 例，说明这些规则是较为可靠的。100% ＞置信度 ≥ 99% 的规则中，以凤尾草 + 神曲→

山楂、马齿苋+凤尾草→山楂这两条规则的提升度最高，分别为1.71、1.70，说明凤尾草、神曲、马齿苋、凤尾草的出现明显提高了山楂出现的概率。

（3）4味药物组合的规则：由4味药物组合的规则数共49条，共有2条规则的置信度为100%，分别为枳壳+半夏+陈皮→竹茹、枳壳+陈皮+神曲→竹茹，其出现实例数均超过110例，说明这些药组配合相对固定，比较可靠。规则中频次最高的为山楂+半夏+神曲→陈皮，其频次为200次，其置信度为93.00%，支持度为44.05%，提升度为1.10，可信度较高，为积滞病所使用药物中比较有意义的药组。

（4）5味药物组合的规则：由5味药物组合的规则共14条，在这些规则中置信度最高的为枳壳+半夏+陈皮+神曲→竹茹，其置信度高达100%，且支持度为25.55%，说明这些药物的相互配伍使用相对固定，可信度高。规则中茯苓+山楂+半夏+神曲→陈皮的频次最高，支持度分别为32.82%，置信度分别为91.95%，提升度为1.10，说明此五味药物在积滞病医案处方配伍应用较为广泛。

（四）鼻鼽病

1.药物频数结果分析

医案中314例鼻鼽病中共使用药物185种，总频数为3808次，其中有49种中药出现频次大于10，共出现3614次，占总体频数的94.91%。使用频数最多的前29种药，频数均在30以上，其中辛夷共使用286次，约91.08%的方剂使用了辛夷。

2.药物关联规则结果分析

（1）2味药物组合的规则：由2味药物组合的规则共6条，提升度最高的规则为路路通→石菖蒲，其提升度为1.46。规则置信度由高到低排列为路路通→石菖蒲、路路通→辛夷、太子参→辛夷、石菖蒲→辛夷、土茯苓→辛夷、薄荷→辛夷，其置信度均高于

95.00%，说明这些药对关联较强。且上述规则出现实例数均大于150例，说明这些药对在鼻鼽病医案处方中使用广泛。

（2）3味药物组合的规则：由3味药物组合的规则共25条，其中石菖蒲+薄荷→辛夷、重楼+薄荷→辛夷、土茯苓+薄荷→辛夷3条的支持度分别为60.19%、59.87%、59.55%，出现实例数分别为189例、188例、187例，说明石菖蒲、薄荷、辛夷、土茯苓、重楼在鼻鼽医案处方中配伍使用较多。置信度较高的规则为土茯苓+薄荷→辛夷、太子参+薄荷→辛夷、路路通+辛夷→石菖蒲、路路通+薄荷→石菖蒲、路路通+薄荷→辛夷，其置信度均在98.00%以上，这些规则的实例数均超过150例，说明这些规则是较为可靠的。置信度为98.00%以上的规则中，以路路通+辛夷→石菖蒲、路路通+薄荷→石菖蒲这两条规则的提升度最高，均为1.08，说明路路通、辛夷、薄荷的出现明显提高了石菖蒲出现的概率。

（3）4味药物组合的规则：由4味药物组合的规则共41条，共有7条规则的置信度在98.00%以上，分别为太子参+土茯苓+薄荷→辛夷、太子参+重楼+薄荷→辛夷、土茯苓+重楼+薄荷→辛夷、土茯苓+石菖蒲+薄荷→辛夷、太子参+石菖蒲+薄荷→辛夷、路路通+石菖蒲+薄荷→辛夷、路路通+薄荷+辛夷→石菖蒲，其出现实例数均超过150例，说明这些药组配合相对固定，比较可靠。规则中频次最高的为太子参+土茯苓+薄荷→辛夷，其出现实例数为170例，其置信度为98.24%，支持度为54.14%，提升度为1.08，可信度较高，为鼻鼽病所使用药物中比较有意义的药组。

（4）5味药物组合的规则：由5味药物组合的规则共22条，在这些规则中置信度最高的规则为太子参+土茯苓+重楼+薄荷→辛夷，其支持度为50.96%，说明这些药物的相互配伍使用相对固定，可信度高。规则中出现实例最多的为太子参+重楼+薄荷+辛夷→土茯苓、太子参+土茯苓+重楼+辛夷→薄荷、土茯苓+重楼+薄

荷 + 辛夷→太子参、太子参 + 土茯苓 + 重楼 + 薄荷→辛夷四项，支持度分别为 52.54%、52.23%、51.60%、50.96%，置信度分别为 95.15%、95.73%、96.91%、98.13%，提升度分别为 1.44、1.25、1.48、1.08，说明此五味药物在鼻鼽病医案处方中配伍应用较为广泛。

（5）6 味药物组合的规则：由 6 味药物组合的规则共 3 条，分别为太子参 + 土茯苓 + 石菖蒲 + 重楼 + 薄荷→辛夷、土茯苓 + 石菖蒲 + 重楼 + 薄荷 + 辛夷→太子参、太子参 + 石菖蒲 + 重楼 + 薄荷 + 辛夷→土茯苓，其出现实例数均大于 130 例，说明此六味药物在鼻鼽病医案处方中配伍应用较为广泛。

（五）湿疹病

1. 药物频数结果分析

医案中 64 例湿疹病中共使用药物 77 种，总频数为 663 次，其中有 14 种中药的出现频次大于 10，共出现 501 次，占总体频数的 75.57%。其中金银花共使用了 61 次，约 95.31% 的方剂使用了金银花。

2. 药物关联规则结果分析

（1）2 味药物组合的规则：由 2 味药物组合的规则共 20 条，其置信度最高的为蒺藜→土茯苓、蒺藜→甘草、蒺藜→蝉蜕、白鲜皮→土茯苓、白鲜皮→金银花、白鲜皮→蝉蜕，其置信度均为 100.00%，说明这些药对关联较强。提升度最高的规则为蒺藜→白鲜皮，其提升度为 1.16。出现频次最高的规则为金银花→土茯苓、金银花→蝉蜕，出现次数为 61 次，说明这两个药对在湿疹病医案处方中使用广泛。

（2）3 味药物组合的规则：由 3 味中药组合的规则共 37 条，其中土茯苓 + 甘草→金银花、土茯苓 + 金银花→甘草、土茯苓 + 甘草→蝉蜕、土茯苓 + 蝉蜕→甘草、甘草 + 蝉蜕→土茯苓、土茯苓 + 金银花→蝉蜕、土茯苓 + 蝉蜕→金银花、金银花 + 蝉蜕→土茯苓、甘草 + 蝉蜕→金银花、金银花 + 蝉蜕→甘草的支持度均为 90.63%，出现实例数均为 58 例，说明土茯苓、甘草、金银花、蝉蜕在湿疹医案处方中配伍使用较多。置信度为 100% 的规则为蒺藜 + 土茯苓→甘草、蒺藜 + 甘草→土茯苓、蒺藜 + 土茯苓→蝉蜕、蒺藜 + 蝉蜕→土茯苓、蒺藜 + 甘草→蝉蜕、蒺藜 + 蝉蜕→甘草、白鲜皮 + 甘草→土茯苓、白鲜皮 + 土茯苓→金银花、白鲜皮 + 金银花→土茯苓、白鲜皮 + 土茯苓→蝉蜕、白鲜皮 + 蝉蜕→土茯苓、白鲜皮 + 甘草→金银花、白鲜皮 + 甘草→蝉蜕、白鲜皮 + 金银花→蝉蜕、白鲜皮 + 蝉蜕→金银花、甘草 + 金银花→土茯苓，以上规则的实例数均超过 50 例，说明这些规则是较为可靠的。

（3）4 味药物组合的规则：由 4 味药物组合的规则数共 28 条，共有 13 条规则的置信度为 100%，分别为蒺藜 + 土茯苓 + 甘草→蝉蜕、蒺藜 + 土茯苓 + 蝉蜕→甘草、蒺藜 + 甘草 + 蝉蜕→土茯苓、白鲜皮 + 土茯苓 + 甘草→金银花、白鲜皮 + 甘草 + 金银花→土茯苓、白鲜皮 + 土茯苓 + 甘草→蝉蜕、白鲜皮 + 甘草 + 蝉蜕→土茯苓、白鲜皮 + 土茯苓 + 金银花→蝉蜕、白鲜皮 + 土茯苓 + 蝉蜕→金银花、白鲜皮 + 金银花 + 蝉蜕→土茯苓、白鲜皮 + 甘草 + 金银花→蝉蜕、白鲜皮 + 甘草 + 蝉蜕→金银花、甘草 + 金银花 + 蝉蜕→土茯苓，以上规则出现例数均超过 50 例，说明这些药组配合相对固定，比较可靠。规则中频次最高的为土茯苓 + 甘草 + 金银花→蝉蜕、土茯苓 + 甘草 + 蝉蜕→金银花、土茯苓 + 金银花 + 蝉蜕→甘草，其出现实例数均为 57 例，其置信度均为 89.06%，支持度均为 98.25%，提升度分别为 1.05、1.03、1.07，可信度较高，为湿疹病所使用药物中比较有意义的药组。

（4）5 味药物组合的规则：由 5 味药物组合的规则共 9 条，在这些规则中置信度最高的分别为白鲜皮 + 土茯苓 + 甘草 + 金银花→蝉蜕、白鲜皮 + 土茯苓 + 甘草 + 蝉蜕→金银花、白鲜皮 + 甘草 + 金银花 + 蝉蜕→土茯苓，其置信度均高达 100%，且支持度均为82.81%，说明这些药物的相互配伍使用相对固定，可信度高。规则中白鲜皮+土茯苓+金银花+蝉蜕→甘草的频次最高，支持度为84.37%，置信度均为98.15%，提升度为1.07，说明此5味药物在湿疹病医案处方配伍应用较为广泛。

（5）6味药物组合的规则：由6味药物组合的规则共1条，为白鲜皮+土茯苓+甘草+金银花+蝉蜕→蒺藜，其置信度为96.23%，支持度为82.81%，说明这些药物的相互配伍使用相对固定，可信度高，此6味药在湿疹病医案处方配伍应用较为广泛。

（六）儿童抽动症

1. 药物频数结果分析

医案中47例儿童抽动症中共使用药物53种，总频数为610次，其中有20种中药的出现频次大于10，共出现531次，占总体频数的87.05%。其中白芍共使用了45次，约95.74%的方剂使用了白芍。

2. 药物关联规则结果分析

（1）2味药物组合的规则：由2味药物组合的规则共16条，其置信度由高到低的前10项为天麻→石决明、钩藤→石决明、石决明→钩藤、白芍→石决明、石决明→白芍、地龙→白芍、地龙→石决明、钩藤→白芍、天麻→钩藤、天麻→白芍，其置信度均高于97.00%，说明这些药对关联较强。提升度最高的规则为天麻→石决明、钩藤→石决明、石决明→钩藤，其提升度为1.04。出现频次最高的规则为天麻→石决明、钩藤→石决明、石决明→钩藤、白芍→石决明、石决明→白芍、地龙→白芍，出现实例数均为45例，说明这些药对在儿童抽动症医案处方中使用广泛。

（2）3味药物组合的规则：由3味中药组合的规则共24条，其中钩藤+石决明→白芍、白芍+石决明→钩藤、钩藤+石决明→地龙、白芍+石决明→地龙这四条的支持度均为93.62%，出现实例数均为44例，说明白芍、石决明、钩藤、地龙在儿童抽动症医案处方中配伍使用较多。置信度为 100% 的规则为天麻 + 地龙→石决明、天麻 + 钩藤→石决明、天麻 + 白芍→石决明、地龙 + 钩藤→石决明、钩藤 + 白芍→石决明，以上规则的实例数均超过 40 例，说明这些规则是较为可靠的。以上置信度为 100% 的规则的提升度均为 1.04，说明天麻、地龙、钩藤、白芍的出现明显提高了石决明出现的概率。

（3）4 味药物组合的规则：由 4 味药物组合的规则数共 16 条，共有 4 条规则的置信度为 100%，分别为天麻 + 地龙 + 钩藤→石决明、天麻 + 地龙 + 白芍→石决明、天麻 + 钩藤 + 白芍→石决明、地龙 + 钩藤 + 白芍→石决明，以上规则出现例数均超过 39 例，说明这些药组配合相对固定，比较可靠。规则中频次最高的为钩藤 + 白芍 + 石决明→地龙，其出现实例数为 43 例，其置信度为 95.35%，支持度为 91.49%，提升度为 1.02，可信度较高，为儿童抽动症所使用药物中比较有意义的药组。

（4）5 味药物组合的规则：由 5 味药物组合的规则共 4 条，在这些规则中置信度为 100% 的为天麻 + 地龙 + 钩藤 + 白芍→石决明，其支持度为 80.51%，说明这些药物的相互配伍使用相对固定，可信度高。频次最高规则为天麻 + 钩藤 + 白芍 + 石决明→地龙，支持度为 85.11%，置信度为 95.00%，提升度为 1.02，说明此五味药物在儿童抽动症医案处方配伍应用较为广泛。

四、萧诏玮儿科常见病医案用药特点

（一）咳嗽

1. 中药频数

医案中 3463 例咳嗽病中共使用药物 185 种，使用频数最多的前 10 味药依次为紫苏子、前胡、蜜麻黄、鱼腥草、重楼、川贝母、半夏、款冬花、天竺黄、神曲。其中蜜麻黄特用蜜制，是因为生麻黄发汗之力较强，而蜜麻黄发汗之力弱而偏于宣肺，且副作用较小。紫苏子能降气化痰，止咳平喘，与蜜麻黄一宣一降。而前胡则外感内伤咳嗽皆宜，以此三药为底，随证加减，由于福州小儿体质受地域湿热气候影响，不仅素体热盛感邪后易化热且多生痰积，故常伍鱼腥草、重楼等清热之药与川贝母、半夏、款冬花、天竺黄等化痰药及神曲等消食化积之药。

2. 中药关联

结合临床，2 味中药关联分析中支持度≥ 40，97 ≤置信度< 100 时发现如下规则：茯苓→半夏、厚朴→紫苏子、蜜麻黄→紫苏子、天竺黄→紫苏子、茯苓→紫苏子、茯苓→前胡，从两药关联来看，两药之间均为相须、相使配伍，茯苓与半夏、茯苓与紫苏子、茯苓与前胡等配伍均可利湿化痰，厚朴与紫苏子配伍可降气化痰，麻黄与紫苏子配伍宣降肺气，天竺黄与紫苏子配伍可清热化痰，以上均为萧诏玮治疗咳嗽病的常用药对。

通过 3 味、4 味、5 味、6 味中药关联分析发现萧诏玮临床治疗咳嗽病的基础药物为厚朴、重楼、紫苏子、茯苓、天竺黄、蜜麻黄、浙贝母、半夏。而半夏、重楼、蜜麻黄、紫苏子、前胡为萧诏玮治疗咳嗽病的基础配伍，此方为萧诏玮主任治疗咳嗽之经验方，体现其治疗咳嗽多以宣肺止咳，清热化痰为法；痰黄属热者，则加葶苈子、莱菔子、桑白皮清热化痰；痰白而多者，则加化橘红燥湿化痰；伴胸闷咳嗽不舒者，则加桔梗、枳壳、佛手调畅气机；咳嗽日久、虚实夹杂者，加白术、淫羊藿固护脾肾。

{ 附医案 }

连某，男，2 岁 8 个月，2016 年 8 月 30 日初诊。反复咳嗽 1 月余，加重 3 日，痰多色黄，未见发热，纳寐尚可，二便调。查体：舌红苔薄黄，肺痰鸣音，咽赤（+）。

辨证：虚实夹杂。治法：宣肺止咳，清热化痰。方药：蜜麻黄 3g，前胡 6g，紫苏子（炒）9g，天竺黄 6g，浙贝母 8g，蜜款冬花 9g，茯苓 9g，姜半夏 4.5g，建神曲 15g，川贝母 2g，重楼 6g，肺风草 9g，旋覆花 6g，鱼腥草（破壁颗粒）2g。3 剂。

二诊：2016 年 9 月 2 日，前日又感风寒，现咳喘频作伴皮肤过敏，仍未见发热，大便微溏。加射干平喘止咳、土茯苓抗过敏止痒。方药：蜜麻黄 5g，前胡 6g，紫苏子（炒）9g，鱼腥草 15g，重楼 9g，蜜款冬花 9g，佛手 4.5g，神曲（焦）15g，川贝母 2g，姜半夏 5g，射干 5g，土茯苓 15g。3 剂。

三诊：2016 年 9 月 2 日，药后咳减，今晨最高体温为 38℃，现体温为 37.5℃，纳可，二便调。合麻杏石甘汤清肺热。方药：蜜麻黄 4.5g，前胡 4.5g，紫苏子 9g，天竺黄 8g，鱼腥草 15g，川贝母 3g，重楼 6g，苦杏仁 3g，石膏 18g，甘草 2g，神曲 15g。3 剂。

本例患儿反复咳嗽一月，又因风寒致咳剧发热。萧诏玮主任以蜜麻黄、紫苏为伍，佐前胡、旋覆花等以宣降肺气，用鱼腥草、重楼、石膏等清肺热，用前胡、佛手、川贝母、天竺黄等理气化痰。可知其治疗本病时以宣肺止咳、清热化痰为主。

（二）乳蛾

1. 中药频数

医案中 696 例乳蛾病中共使用药物 135 种，使用频数最多的前 10 味药依次为连翘、薄荷、金银花、神曲、重楼、前胡、防风、淡豆豉、板蓝根、荆芥。连翘、金银花辛凉透邪又兼清热，且气味芳香能辟秽解毒，薄荷既能解表又可利咽，萧诏玮主任在选择药物时常注重选择一专多能之药，这样既切合病情又可精简药物使用。重楼清热解毒力强，板蓝根能利咽。而在辛凉药物中配伍防风、荆芥、淡豆豉等味辛性温的药物可以开腠理逐邪外出，以加强解表之功。

2. 中药关联

结合临床，两味中药关联分析中支持度≥ 55，97% ≤置信度＜ 100% 时发现如下规则：淡豆豉→连翘、荆芥→连翘、金银花→连翘、荆芥→金银花、淡豆豉→薄荷、荆芥→薄荷、淡豆豉→金银花，从两药关联来看，两药之间均为相须、相使配伍，淡豆豉与连翘、荆芥与连翘、金银花与连翘、荆芥与金银花、淡豆豉与金银花等配伍均能清热解表，淡豆豉与薄荷、荆芥与薄荷的配伍可解表利咽，以上均为萧诏玮治疗乳蛾病常用的药对。

通过3味、4味、5味、6味中药关联分析发现萧诏玮临床治疗乳蛾病的基础药物为荆芥、重楼、金银花、薄荷、淡豆豉、连翘。此六味药亦为萧诏玮治疗咳嗽病的基础配伍，此方从银翘散化裁而出，体现其治疗乳蛾总以疏风解表，清热利咽为法；咽痒不舒者，则加蝉蜕、桔梗利咽止痒；咽痛较甚者，加龙舌草、积雪草清热解毒止痛。

{ 附医案 }

汤某，女，13岁，2016年5月20日初诊。咽痛伴发热2日，昨日最高体温为39℃，现体温37.8℃，偶有咳嗽，恶寒乏力，无鼻塞流涕，纳寐可，二便调。查体：舌红苔薄黄，肺音粗，咽赤（++），扁桃体Ⅱ°肿大。

辨证：风热犯肺。治法：疏风解表，清热利咽。方药：金银花9g，连翘9g，板蓝根10g，薄荷6g，荆芥6g，淡豆豉9g，防风6g，重楼9g，前胡10g，浙贝母9g，神曲（焦）10g。3剂。

二诊：2016年5月23日。药后热退一日，咽痛仍在，目赤不舒。故加菊花以清利头目，增炒牛蒡子增加利咽功效。方药：金银花9g，连翘9g，板蓝根15g，薄荷6g，荆芥6g，淡豆豉9g，防风6g，重楼9g，前胡10g，浙贝母9g，神曲（焦）10g，牛蒡子（炒）9g，菊花6g。3剂。

三诊：2016年5月27日。药后已无发热，咽痛减。去荆芥、淡豆豉。方药：金银花9g，连翘9g，板蓝根15g，薄荷6g，防风6g，重楼6g，前胡10g，神曲（焦）10g，牛蒡子（炒）9g，菊花6g，川贝母2g。3剂。

本例患儿为感受风热之邪，热毒搏结于喉而致乳蛾。萧诏玮主任依据银翘散加减，保留其中辛凉透邪、芳香辟秽解毒的银花连翘，加入清利咽喉的板蓝根与清热之重楼等药。可知其治疗本病时以疏风解表，清热利咽为主。

（三）积滞

1. 中药频数

医案中454例积滞病中共使用药物152种，使用频数最多的前10味药依次为神曲、陈皮、半夏、白术、山楂、茯苓、麦芽、砂仁、沉香、竹茹，其中神曲、山楂、麦芽均为消食药又各有所长，神曲能消各类食积，山楂偏消肉类食积，麦芽偏于消奶类食积。陈皮与半夏理气健脾、燥湿化痰，此二味药为二陈汤之主药，福州方言二陈汤汤头歌亦有“痰饮病最多，二陈方最妥”之句，陈氏儿科主张“健脾宜动，切忌壅补”，认为脾贵在运，运脾则宜补中寓消、消中有补，消补兼施，补不碍腻，消不伤正。故将运脾化湿之砂仁、行气之沉香与健脾之茯苓、白术相配伍。而竹茹的运用则是源之陈氏儿科“斡旋中宫，必兼疏木”的学术思想，认为脾胃运化依靠肝木之气的疏泄，患积滞病的小儿常伴脾虚而出现肝气不疏所致烦吵易怒，所以多用竹茹以清热除烦。

2. 中药关联

结合临床，两味中药关联分析中支持度≥22，96%≤置信度＜100%时发现如下规则：凤尾草→山楂、枳壳→竹茹、枳壳→半夏、马齿苋→山楂、石榴皮→山楂、枳壳→陈皮，从两药关联来看，两药之间均为相须、相使配伍，凤尾草与山楂、马齿苋与山楂、石榴皮与山楂配伍均能清热止泻；枳壳与半夏，枳壳与陈皮配伍均能理气健脾；枳壳与竹茹配伍能理气除烦，以上均为萧诏玮治疗积滞病常用药对。

通过3味、4味、5味中药关联分析发现萧诏玮临床治疗积滞病的基础药物为枳壳、神曲、半夏、凤尾草、山楂、茯苓、石榴皮、苍术、陈皮、马齿苋、砂仁、竹茹。而神曲、山楂、陈皮、半夏、茯苓为萧诏玮治疗积滞病的基础配伍，结合临床可知萧诏玮主任治疗积滞的主方为温胆汤加减，体现其治疗本病总以和胃消食化积为法，伴呕吐者，则加丁香、柿蒂降逆止呕；食欲不振者，则加余甘子开胃强气力；伴腹痛者，则加香附、延胡索行气止痛。

{ 附医案 }

王某，女，1岁6个月，2016年8月2日初诊。纳欠腹胀3日，未见发热，偶见恶心，无呕吐及其他不适，寐时烦吵，二便尚可。查体：舌红苔白厚，肺（-），咽赤（-）。

辨证：伤食证。治法：和胃消食化积。方药：竹茹（姜）9g，枳壳（炒）4.5g，稻香陈4.5g，茯苓9g，姜半夏5g，甘草3g，神曲（焦）10g，白芍6g，白术6g，麦芽15g，山楂6g，沉香2g，鱼腥草（破壁颗粒）2g。3剂。

二诊：2016年8月5日。药后症减，大便微溏，故加用砂仁理气化湿、石榴皮涩肠止泻。方药：竹茹（姜）9g，枳壳（炒）4.5g，稻香陈4.5g，茯苓9g，姜半夏5g，甘草3g，神曲（焦）10g，白芍6g，白术6g，山楂6g，沉香2g，砂仁4.5g，石榴皮12g，鱼腥草（破壁颗粒）2g。3剂。

本例患儿为伤食后乳食停滞而致腹胀纳食不馨，萧诏玮主任用温胆汤加减，取此方温胆和胃、消食化痰之效，另加山楂、麦芽、神曲等消导药与鱼腥草等清热药。可知其治疗本病时以和胃消食、清热化积为主。

（四）鼻鼽

1. 中药频数

医案中314例鼻鼽病中共使用药物185种，使用频数最多的前10味药为辛夷、白芷、薄荷、重楼、石菖蒲、土茯苓、太子参、川贝母、路路通、甘草，其中辛夷、白芷、薄荷为宣通鼻窍常用药，石菖蒲芳香开窍，路路通“其性大能通十二经”（《本草拾遗》），两药亦有助于宣通鼻窍，重楼与土茯苓清热解毒且现代研究发现土茯苓有良好的抗过敏作用，对过敏性鼻炎有针对性治疗作用。因为鼻鼽病多为肺气虚，卫表不固，感邪而发，且病程长，易反复发作，多属虚实夹杂之证，故用太子参、甘草益气健脾，以达标本兼治的目的。此外，鼻鼽常伴发鼻后滴流综合征，即鼻部的分泌物经鼻腔倒流引发咽部的不适和咳嗽，故用川贝母辅以化痰止咳。

2. 中药关联

结合临床，两味中药关联分析中支持度≥ 53，95% ≤置信度< 100% 时发现如下规则：路路通→石菖蒲、路路通→辛夷、太子参→辛夷、石菖蒲→辛夷、土茯苓→辛夷、薄荷→辛夷，从两药关联来看，两药之间均为相须、相使配伍，路路通与石菖蒲、路路通与辛夷、石菖蒲与辛夷均为宣通鼻窍的配伍；太子参与辛夷配伍能补虚通鼻窍；土茯苓与辛夷配伍能通鼻窍止痒；薄荷与辛夷配伍能解表通鼻窍；以上均为萧诏玮治疗鼻鼽病常用的药对。

通过 3 味、4 味、5 味中药关联分析发现萧诏玮临床治疗咳嗽病的基础药物为路路通、石菖蒲、薄荷、辛夷、太子参、土茯苓、白芷、重楼。而土茯苓、薄荷、白芷、辛夷、太子参亦为萧诏玮治疗鼻鼽病的基础配伍，此为萧诏玮主任自拟方，体现其治疗鼻鼽总以通利鼻窍，清热凉血为法；伴鼻衄者，则加仙鹤草，白茅根凉血止血；伴肺热涕黄者，则加重楼、黄芩以清热。

{ 附医案 }

张某，女，12 岁，2016 年 4 月 9 日初诊。素有鼻炎史，现鼻塞流涕加重 2 日，涕白质清，偶作鼻衄，未见发热及咳嗽不适，纳寐可，二便调。查体：舌红苔薄黄，肺痰鸣音，咽赤（－）。

辨证：虚实夹杂。治法：通利鼻窍，清热凉血。方药：辛夷 6g，薄荷 6g，白芷 6g，炙甘草 3g，仙鹤草 15g，土茯苓 15g，石菖蒲 6g，路路通 10g，重楼 6g，太子参 15g，川贝母 5g。7 剂。

二诊：2016 年 4 月 16 日。药后症减，仍守上方。方药：辛夷 6g，薄荷 6g，白芷 6g，炙甘草 3g，土茯苓 15g，石菖蒲 6g，路路通 10g，重楼 6g，太子参 15g，川贝母 5g，仙鹤草 15g，建神曲 15g。7 剂。

本例患儿素有鼻炎史，现感时而发，萧诏玮主任方中广用辛夷、薄荷、白芷、石菖蒲等通鼻窍之品，加重楼、仙鹤草等清热止血药，并辅之以太子参、建神曲等健脾益气之品，并加土茯苓以抗过敏。可知其治疗本病时以通利鼻窍，清热凉血治标，健脾益气固本。

（五）湿疹

1. 中药频数

医案中 64 例湿病中共使用药物 77 种，使用频数最多的前 7 味药为金银花、蝉蜕、甘草、土茯苓、白鲜皮、蒺藜、神曲，其中金银花、土茯苓能清热解毒且土茯苓兼具抗过敏功效，而蝉蜕主治一切风热证，李时珍有云："治皮肤疮痒风热，当用蝉蜕。"（《本草纲目》）白鲜皮、蒺藜能祛湿、祛风。由于湿疹病瘙痒难耐，患儿常会出现纳食不馨甚至拒服汤药，故加入神曲消食开胃，用甘草调和诸药并改善汤剂味道。

2. 中药关联

结合临床，两味中药关联分析中支持度 ≥ 80，置信度为 100% 时发现如下规则：蒺藜→土茯苓、蒺藜→甘草、蒺藜→蝉蜕、白鲜皮→土茯苓、白鲜皮→金银花、白鲜皮→蝉蜕，从两药关联来看，两药之间均为功能利湿止痒的相须、相使配伍，以上为萧诏玮治疗湿疹病的常用药对。

通过 3 味、4 味、5 味、6 味中药关联分析发现萧诏玮临床治疗咳嗽病的基础药物为土茯苓、甘草、金银花、蝉蜕、蒺藜，以上药物亦为萧诏玮治疗湿疹病的基础配伍，此为萧诏玮主任自拟方，体现其治疗本病总以清热解毒、利湿止痒为法；瘙痒难耐者，则加芋环干、铁包金以祛风解毒止痒，或配合福州时方新端午洗剂（艾叶

30g、石菖蒲15g、鱼腥草30g、土茯苓30g、野菊花20g，赤地利30g、浮萍15g、苍术15g、青蒿20g、甘松5g、白矾5g）水煎外洗或局敷。

{ **附医案** }

朱某，男，4岁5个月，2016年10月1日初诊。四肢躯干及面部皮肤红色丘疹伴瘙痒4日，未见发热，咳嗽偶作，纳寐欠，二便可。查体：舌红苔薄黄，肺（－），咽赤（－）。

辨证：湿热蕴肤。治法：清热解毒，利湿止痒。方药：前胡9g，土茯苓15g，蝉蜕4.5g，金银花10g，苍耳子5g，蒺藜10g，甘草3g，神曲10g，白鲜皮10g，赤小豆12g，连翘9g，川贝母6g，鱼腥草2g。3剂。

二诊：2016年10月5日。药后瘙痒缓解，汗多，故加浮小麦、黄芪、茵陈止汗。方药：前胡9g，土茯苓15g，蝉蜕4.5g，金银花10g，蒺藜10g，甘草3g，神曲10g，白鲜皮10g，川贝母8g，浮小麦18g，黄芪6g，茵陈6g，鱼腥草2g。3剂。

三诊：2016年10月8日。皮疹面积减小，瘙痒减，夜寐差，纳稍欠。故加钩藤、阴地蕨平肝助眠，余甘子补脾开胃。方药：土茯苓15g，蝉蜕4.5g，金银花10g，蒺藜10g，甘草3g，神曲10g，白鲜皮10g，浮小麦18g，黄芪6g，茵陈6g，钩藤6g，阴地蕨5g，余甘子5.4g，鱼腥草2g。3剂。

本例患儿属湿热内蕴而致皮肤湿疹。萧诏玮主任用土茯苓、蝉蜕、金银花、蒺藜、白鲜皮等清热解毒止痒之品，加赤小豆以化湿，并辅之以甘草调和诸药。可知其治疗本病时以清热解毒，利湿止痒为主。

（六）儿童抽动症

1. 中药频数

医案中47例儿童抽动症中共使用药物53种，使用频数最多的前8味药为白芍、石决明、地龙、钩藤、天麻、阴地蕨、珍珠母、太子参，其中白芍、石决明、钩藤、天麻、珍珠母平肝息风潜阳，地龙可息风通络止痉，太子参健脾益气。阴地蕨为福建地方草药，味甘、苦，性微寒，功能清热解毒，平肝息风，为萧诏玮治疗本病之要药。

2. 中药关联

结合临床，两味中药关联分析中支持度≥85，97%≤置信度<100%发现如下规则：天麻→石决明、钩藤→石决明、石决明→钩藤、白芍→石决明、石决明→白芍、地龙→白芍、地龙→石决明、钩藤→白芍、天麻→钩藤、天麻→白芍，从两药关联来看，两药之间均为功能平肝疏郁的相须、相使配伍，以上为萧诏玮治疗儿童抽动症常用药对。

通过3味、4味、5味中药关联分析发现萧诏玮临床治疗咳嗽病的基础药物为天麻、钩藤、白芍、石决明、地龙，亦为萧诏玮治疗儿童抽动症的基础配伍，此方从《重订通俗伤寒论》中的清肝达郁汤化裁而出，体现了萧诏玮治疗本病总以平肝息风、疏郁泻火为法；颈部动作较多者，则加葛根、伸筋草；喉中异声重者，则加射干；眨眼频繁者，则加叶下珠、菊花；夜寐不安者，则加合欢皮、茯神；此外本病病程较长，需要长期治疗，还需注意配伍白术、神曲以固护脾胃后天之本。

{ 附医案 }

魏某，男，9岁，2016年4月26日初诊。近半年出现频繁清嗓、歪脖耸肩，眨眼等动作，眼科及耳鼻喉科检查均无异常。现无发热及其他不适，纳可寐欠，二便调。查体：舌红苔黄，肺（-），咽赤（-）。

辨证：肝火上炎。治法：平肝息风，疏郁泻火。方药：天麻9g，钩藤9g，石决明20g，白芍10g，地龙12g，陈皮6g，合欢花15g，沉香3g，太子参12g，菊花6g，葛根9g，珍珠母20g，伸筋草9g，阴地蕨9g。3剂。

二诊：2016 年 4 月 30 日。药后动作稍减，夜间寐可，本病治疗需要一个长期过程，仍守上方。方药：天麻 9g，钩藤 9g，石决明 20g，白芍 10g，地龙 12g，陈皮 6g，合欢花 15g，沉香 3g，太子参 12g，菊花 6g，葛根 9g，珍珠母 20g，阴地蕨 9g。5 剂。

本例患儿属肝失疏泄，气机郁结化火而致抽动频发。萧诏玮主任方中广用天麻、钩藤、石决明、白芍、地龙等平肝息风止痉之品，加伸筋草、菊花以舒筋活络，清利头目，并辅以陈皮等健脾理气之品。可知其治疗本病时以平肝息风，疏郁泻火。

五、用药规律总结

（一）善用福建本地药物

医案中总共使用药物 292 味，药物出现总频次为 878479 次，其中福建地区地方特色中药除儿童抽动症中所使用的阴地蕨外，神曲、买麻藤、余甘子、连钱草、九节茶、胡颓子叶、积雪草的出现频次均超过 100 次。

医案中所使用的神曲多为福建道地药材建神曲，又名范志曲，以多种中药材发酵而成，具有“辛而微散，甘而不壅，温而不燥”且能统消百积，又兼解表之效，能针对小儿多积的病理特点，可广泛用于多种小儿脾胃积滞之证及夹滞之表证。

买麻藤，味苦涩，性微温；功能燥湿化痰、祛风通络，药理研究也证实其生物碱有直接扩张支气管的作用，能缓解支气管平滑肌痉挛，亦有消炎和修复病变组织的作用。不仅对急慢性气管炎具有较好的疗效，也能治疗喘息性支气管炎。临床上常与胡颓子叶同用，萧诏玮主任认为两药为治疗久咳之良药。需要引起注意的是本品有毒，中毒可出现头晕、呕吐等症状，所以不宜过量、久服，用量要限制在 6~9g 为宜。

余甘子，又名庵摩勒，味甘酸，性平，功能统治百积，化痰生津，《本草拾遗》中认为“（庵摩勒）主补益、强气力”。此药在榕地山谷中常可见到，福州民俗中也有以余甘子浸卤保存的习惯，取少量余甘卤冲开水喂服可以治疗小儿食积，但余甘卤容易发生霉变，医案中所使用的余甘子药材是采取现代干燥粉碎的技术保存的，更为安全。

连钱草，福建地区常以肺风草代用，肺风草味甘性平，功能清热润肺止咳，主治伤风咳嗽、百日咳等。福州地区人民在伤风感冒后常将蜜制本品与蜜枇杷叶煎水同服，疗效极好。

九节茶，为福建三明地区的道地药材，味涩，性平，功能清热凉血、祛风除湿，现代研究也认为本药有良好的消炎抗菌与退热效果。

胡颓子叶，又名福建胡颓子叶，味酸性平，功能止咳平喘，多用于治疗肺虚气短，咳嗽多喘。《中藏经》称本品“可治咳嗽上气”。盖因其味酸能涩，配伍其他宣肺药物使用时能防止肺气过耗，又能治疗久咳。

积雪草为福建地区民间草药，味辛微苦，性平，可疏风清热、利水解毒。萧诏玮主任常用来疏风清热的银菊合剂中即有此药。

（二）用药切合福建小儿病理特点

医案药物按功效分类频数分析显示按药物出现频次排列，居前三位的为化痰药、清热药、解表药，在6种常见病医案用药分析中也可以发现化痰药、清热药使用均较多。这一特点除与医案疾病中肺系病证占首位有关，还与福建小儿的病理特点有关系。

福州陈氏儿科素有“活幼全婴，燮脾为先”的主张，盖因闽地气候多湿，小儿脾胃娇嫩，饮食不知自节，寒湿不知自调，一旦积滞中阻，脾失健运，积湿生痰，如此则积、湿、痰、咳渐次而生。萧诏玮主任继承陈氏儿科这一观点，在临床用药时针对闽地小儿易生痰湿这一特点，十分重视化痰药的使用。

福州地处东南沿海，四周群山环抱，闽江自西北向东南穿越其间，此为典型的河口盆地地形，属于温暖湿润的亚热带海洋性季风气候，且榕地愈古愈寒，近百年气候又有转暖趋势，故多湿热之气。再加上小儿本有易热多火的病理特点，所以百余年来福州儿科名家皆崇尚清热之法，多用清热之药。而陈氏儿科传人陈桐雨还认为，结合福州小儿体质素热以及福州湿热的气候特点，福州小儿外感疾病多为外感风热，不然在素体热盛的情况下复感风寒，或者在气候乍暖还寒时先受温邪，继为寒郁，虽外感风寒，也不会是一派表寒之象，且化热极易，易形成寒包热或寒热错杂之证候，所以在使用解表药的同时也会配合清热药使用，温凉并击，解表同时截断邪热的纵深发展。因此，萧诏玮主任继承了福州儿科名家崇尚清热与陈氏儿科解表需兼清里热的观点，十分重视清热药与解表药的使用。

（三）遣药入微，用药轻灵

根据处方用药味数统计，7132 例儿科医案处方中每方最多用药为 16 味，最少为 2 味，医案处方平均用药味数为 12.31 味。根据常用药剂量分析，医案用药的平均用量较常用量小，且药物用量十分灵活，最大用量可为最小用量的 3~15 倍不等。陈氏儿科有“药在精不在多”的主张，萧诏玮主任亦认为儿童的年龄有大小，体质有强弱，药的剂量自然也有不同。轻病用轻药，轻不离题，凡药当病必用，不当病必吝，轻病重药，孟浪施量，是不对的。所以萧诏玮主任临床上根据小儿脏气清灵，用药稍呆则滞、稍重则伤的特点，严格按照年龄及病情轻重灵活选择处方药量与药味数量的，从不冗方赘药，力求避免对草木萌芽般娇弱的病儿造成伤害。

（四）注重使用调气法

根据萧诏玮常见病医案用药特点可知，萧诏玮治疗儿科疾病时十分注重调气之法，力求能使气机调畅、补而不滞。如在治疗咳嗽时一方面主张宣降肺气以止咳，另一方面在化痰时多配伍理气药使得气机无滞，津液运行通畅而使痰无所生。在治疗积滞病时则更是根据此病病机多为饮食停聚中焦，积而不化，气滞不行而广用健脾助运、理气和胃之品，在补益脾胃的同时配伍气味芳香的理气药以醒脾散滞，活泼气机，从而避免补益药滋腻碍脾。又如治疗儿童抽动症时对于肝气郁遏，脾虚肝旺而致寐时磨牙烦扰欠安者加以合欢皮、绿梅花疏肝蠲忿、调气开郁。

六、结论

本研究通过收集整理萧诏玮儿科门诊医案 7133 例，采用数据挖掘技术中的频数分析方法先对其医案疾病和总体用药进行分析，再采用须数分析和关联规则分析方法总结咳嗽、乳蛾、积滞、鼻鼽、湿疹、儿童抽动症共 6 种儿科常见病所常用的药物、药对及药物组合，得出治疗咳嗽病常用药物为紫苏子、前胡、蜜麻黄等，基础配伍为半夏、重楼、密麻黄、紫苏子、前胡，治法以宣肺止咳，清热化痰为主。治疗乳蛾病常用药物为连翘、薄荷、金银花等，基础配伍为淡豆豉、前胡、重楼、薄荷、连翘、金银花，治法以疏风解表，清热利咽为主。治疗积滞病常用药物为神曲、陈皮、半夏等，基础配伍为神曲、山楂、陈皮、半夏、茯苓，治法以和胃消食化积为主。治疗鼻鼽病常用药物为辛夷、白芷、薄荷等，基础配伍为土茯苓、薄荷、白芷、辛夷、太子参，治法以通利鼻窍、清热凉血为主。治疗湿疹病常用药物为金银花、蝉蜕、甘草等，基础配伍为白鲜皮、土茯苓、金银花、蝉蜕、甘草，治法以清热解毒，利湿止痒为主。治疗儿童抽动症常用药物为白芍、石决明、地龙等，基础配伍为天麻、钩藤、白芍、石决明、地龙，治法以平肝息风，疏郁泻火为主。综上得出萧诏玮儿科常见疾病用药规律为善用福建本地药物；切合福建小儿多痰湿多热的病理特点，常用化痰药与清热药；遣药严谨入微，用药轻灵；注重使用调气法。此外，受限于医院药房中部分地方草药存在采购不便的情况，本次研究未能将萧诏玮主任对于福建本地药物的应用经验悉数挖掘呈现，希望在下一步研究时得以改进和完善。

《萧诏玮儿科常见病医案用药规律研究》，原文为福建中医药大学硕士学位论文，2018年6月，张玉宁，指导老师吴童。

张玉宁　吴童

第六章 外治一得

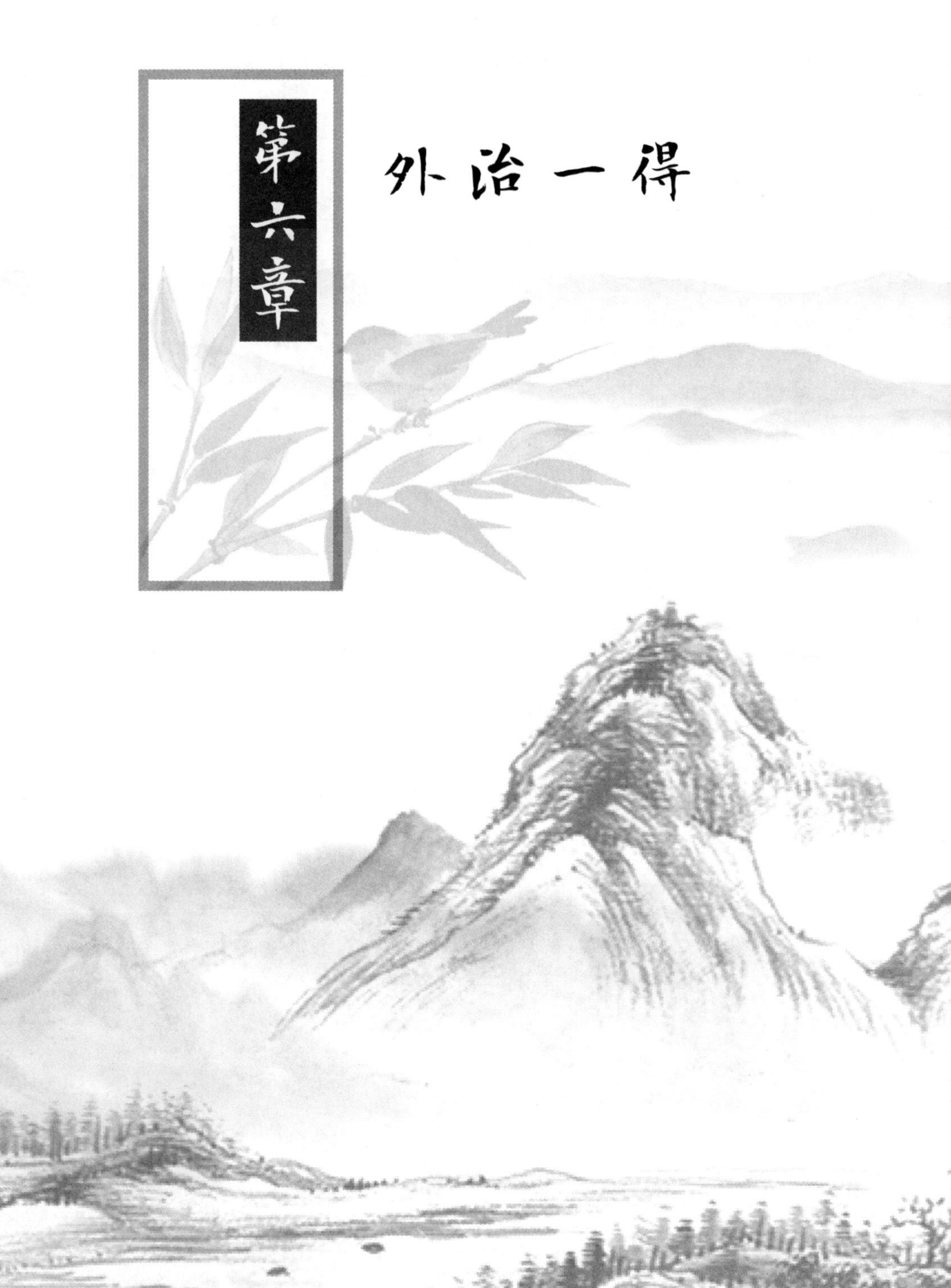

第一节　导源民俗摭谈外治

民俗是民间的风俗、习惯，是文化遗存。每一种民俗均堪称历史长河湍流飞溅的投影，是不同文化的层次的历史积淀。民俗习惯是构成一个民族意识的不可缺少的因素，是民族智慧的结晶，其间蕴含着富有哲理的文化精华，是老百姓的科学，其中包涵了许多中医药知识及深厚的中医养生保健内涵，因为从它产生之日起便与许多人文学科结成了近缘关系，中医与民俗同属于中华优秀文化范畴，两者具有水乳交融的密切关系，中医的发展伴随着社会民俗民风的传承和发展。

《礼记·曲礼》云："入国而问俗。"我国现存的第一部中医经典著作——《黄帝内经·灵枢》之"师传"篇云："入国问俗，入家问讳，上堂问礼，临病人问所便。""师传"之告诫说明医生必须了解当地民俗，切不可因其俚俗而鄙视。中国有句古话：速生者速灭，渐生者渐灭。我们在临床工作中深有体会，有的疗法曾风靡一时，红遍大江南北，如鸡血疗法，纵然有关部门亦鼎力宣传推荐，可是没多久便被证明为被夸大或无效，甚则有害。而民俗历经千年流传不衰者，因为其符合医理，为百姓所喜闻乐见，历史长河，大浪淘沙，吹尽黄沙始见金，因为有益健康是以流传千年而不衰。有的民俗可直接用于治疗，张珣先生有云："民俗治疗是指一个民族对付疾病的方法，尤其指其俗民大众所使用的自然的与超自然的、经验性的、不成文的当地教育孕育出来的医疗观念与行为……是每个人基本的一套医疗知识，是一有疾病便首先采用的反应。"为此，我们多年来从事福建岁时民俗与中医药文化的内涵研究，从中汲取新知，丰富治疗手段，另辟研究思路。

福州乃历史名城，八闽首府，人文荟萃，历史文化积淀深厚，从无诸置垒建城算起，已有2200多年的历史。唐宋以降，有"海滨邹鲁"之美誉，在悠久的历史长河中孕育出丰富多彩具有地域特色的民俗文化。福州地区的民俗文化，是以中原文化为主体，结合闽越族文化，具有其独特的地域特色。缘于对“福建岁时民俗与中医药文化的内涵研究”的课题研究，我们研制了新端午洗剂，用于防治湿疹、疖肿、疮疡、荨麻疹；从穿肚兜、佩香囊等民俗而研制辟秽香囊，四季可用于小儿胃肠病等。

一、新端午洗剂

（一）导源

华夏有沐兰汤之古俗，五月五日，百姓多采集一种或多种草药和水煮开，洗头洗身，清除污垢，舒筋活血，有药沐洗百病之说。其历史悠久，屈原《楚辞·九歌·云中君》中有“浴兰汤兮沐芳”之句。《荆楚岁时记》云“五月五日，谓之浴兰节”。

兰是一种芳草，据考证此处之兰，并非兰花，系中药佩兰，它有芳香化湿，祛暑辟浊，醒脾开胃等功能，煎水沐浴有利于头发的清洁，所以又名省头草，也可防治皮肤病，端午以后是皮肤疾患高发的季节。古代上至王公大臣，下至黎民百姓，均重视药浴。宋代苏东坡诗云：“嘉辰共喜沐兰汤，毒沴何须采艾禳。”明代闽人谢肇淛《五杂俎（组）》亦载：“兰汤不可得，则以午时取五色草拂而浴之。”清代福州郭柏荫（1807—1884）《午日征事诗》：“馥馥兰汤翠釜煎，振衣差喜俗尘蠲。桃花汤尽榴花喷，修禊依稀上巳天。”足纪福州浴兰节之盛况。不过后世福州用的是艾叶、石菖蒲等香草熬汤。福州诗人叶在琦（1866—1906）《冶城重午曲》：“瓷盆盥手艾煎汤，辟毒兜胸五毒良。最爱雪儿新浴后，爪儿解弄虎儿黄。”佐证后世香草用的是艾叶之类。端午节之后，天气渐渐湿闷炎热，瘴气毒虫肆虐，易于发病，所以五月五日被视为恶月恶日，为了驱除疾病，民间辟秽求祥的习俗丰富多彩，如浴兰汤，悬挂艾叶、石菖蒲，制午时茶，佩香囊，饮（或挥洒）雄黄酒，烟熏除毒等，所以有的学者称之为人民防疫节、卫生节、保健康节。

药浴诊法历史悠久，早在周朝就盛行香汤浴，《五十二病方》记载用雷丸水浴治“婴儿痉病”；《黄帝内经》中有“摩之浴之”“其有形者溃形以为汗”等有关记载。东汉医圣张仲景在《金匮要略》中记载治疗马坠及一切筋骨损伤用百合洗方，为后世所推崇。此后本法不断发展、充实、完善，清代吴师机撰述了中医外治专书——《理瀹骈文》，从理论上对外治法进行了深入的探讨，为药浴疗法提供了理论依据，他将药浴分为熏、洗、沐、浴、浸、浇。

汗孔，中医称之为“气门”“玄府”，汗孔不仅是排泄由津液所化之汗液，也可随肺的宣散和肃降进行体内外的气体交换，所以唐容川在《医经精义》中所云：皮毛有“宣肺气”的作用，药浴疗法，直接作用在接触的肌肤、黏膜部位而产生药效，如杀菌、杀虫、消炎、消肿、止痛、止痒等，尤其是治疗某些皮肤病具有给药途径直接、无痛苦、收效快、疗效好的特点，对某些内科疾病可依靠药物通过皮肤吸收，渗透到体内而发挥药理作用，达到内病外治的效果。基于端午民俗的中医内涵和外治疗法的长处，经多年探索与研究，自拟新端午洗剂应用于临床。

（二）药物组成及分析

【药物组成】艾叶 30g，石菖蒲 15g，鱼腥草 30g，土茯苓 30g，野菊花 20g，赤地利 30g，浮萍 15g，苍术 15g，青蒿 20g，甘松 5g，白矾 4.5g。

【适应证】湿疹、荨麻疹、皮肤瘙痒症、药疹、痱子、暑疖、汗疱疹等。

【功效】清热解毒，疏风祛湿。

【操作】上药加水适量，浸泡 0.5h，煮沸 30min，可煎两次，去渣取液，可用于冲洗、熏洗或浸泡患处，或用干净纱布浸药敷局部。每日 1~2 次，6 天为一疗程。

【注意事项】①水温不可过烫，以免烫伤皮肤；②皮肤破溃处慎用；③施行全身药浴时，应保持药温及室内温度，防止感冒。

【方解】艾叶，苦辛，偏温，有除湿止痒，温经止血，散寒止痛作用，现代药学研究证实有抗菌、抗病毒且对皮肤真菌有抑制作用。石菖蒲是水草之精英，辛，偏温，有开窍化痰，和中辟浊功效。现代药理研究，石菖蒲含挥发油，水浸剂对各种皮肤真菌均有不同程度的抑制作用。鱼腥草，辛，微寒，有清热解毒之功，《本草纲目》言其“散热毒痈肿”。土茯苓，甘，淡，平，清热解毒，除湿止痒。野菊花，苦，甘，辛，凉，疏风清热，解毒杀虫，《本草纲目》云“治痈肿疔毒，瘰疬眼瘟”。赤地利（学名火炭母），酸、甘，凉，清热利湿，消肿解毒，《图经本草》云其“去皮肤风热”，《植物名实图考》云“用以洗毒消肿”。浮萍，辛，寒，发汗解表，祛风止痒，风去热散，瘙痒可止。苍术，辛，苦、甘，温，燥湿健脾，祛风湿。青蒿，苦寒，清热解毒，《神农本草经》：“主疥瘙痂痒，恶疮，杀虱。”甘松，辛、甘，温，行气醒脾，收湿拔毒，《普济方》甘松方，以本品配荷叶煎汤洗足以收湿拔毒。白矾，酸、涩，寒，外用有收敛燥湿，杀虫止痒之功，诸味相伍，风可疏，热可清，湿可燥，痒可止。

附医案

案例一

苏某，男，7岁。腹股沟及大腿反复湿疹3年。2012年8月24日初诊。母代诉于2011年2月右大腿散见丘疹，瘙痒，继之逐渐增强，曾服中药及外用皮炎平，症状缓解，但停药后复作，近日蔓延至腹股沟，瘙痒难堪，影响学习、睡眠。现腹股沟簇集红色大小不等丘疹，皮肤潮湿，大腿亦见丘疹，密集成片，见皮损，部分血痂，舌质红苔黄腻，脉有力。拟诊湿疹（湿热型），予新端午洗剂煎汤，以纱布浸液，外敷患处，每次15~20min，每日2次，3日后瘙痒已平，继之皮疹减少，7日后痒止，皮疹消失。

案例二

刘某，男，10岁。2011年6月17日初诊。其母代诉：皮肤瘙痒3月，躯干、四肢为主，伴见红色丘疹，曾服赛庚啶、维生素C、葡萄糖酸钙、氯雷他定等效果不明显，外用炉甘石洗剂无效。现躯干、四肢见红色丘疹，舌质红，苔薄黄，脉弦滑，外院检血清IgE（+++）。拟属湿疹（湿热型），予新端午洗剂，冲淋身体，每日2次，2日后瘙痒明显减轻，丘疹减少，6日后痒止，丘疹全消。

案例三

苏某，女，8岁。2015年7月14日初诊。其父代诉：全身皮肤瘙痒25日，胸、背、腹尤甚，瘙痒难堪，不起丘疹，部分皮肤破损，夜间影响睡眠，纳食尚可，大便2日1次，先硬后溏，小便红赤。曾服马来酸苯那敏片、氯雷他定、葡萄糖酸钙、维生素C等西药，亦曾服防风通圣颗粒等，均未见效果。现胸腹等处皮肤粗糙，有明显抓痕血痂，个别区域苔藓样变，无渗出液体，舌质红，苔薄白，脉象滑数。拟诊：皮肤瘙痒症。予新端午洗剂水煎，淋洗躯干下肢，面部用纱布蘸药液湿敷，每次约5min，每日淋洗，湿敷3次。配合内服方（芋环干15g、蝉蜕4.5g、老鼠乌12g、铁包金12g、泽泻6g、野菊花4.5g），经治疗3日后瘙痒消失，嘱续服5日，以善其后。

二、醒脾肚兜

（一）导源

该疗法导源于端午肚兜，自古以来，我国男女老少都有穿肚兜者，尤多用于儿童。闽中端午节，儿童必着新肚兜。闽中诗人郑丽生云：“红红绿绿自斓斑，绣上龟蛇更可观。共信护身真有物，肚爿换彩祝平安。”小孩穿上肚兜，可以保暖，防止风邪侵犯肚腹而产生脾胃病证。陈文中在《小儿病源方论》记载了养子十法，其中重视“腹要暖”。

肚兜可保护脐部，神阙又称气舍，具有调理先后天之气进而协调五脏六腑功能的特殊作用。

脐疗历史悠久，近年有所创新与发展，各种防病治病的药兜甚多，药芯对准神阙——“黄金点”，使药物经脐部吸收而起作用。

（二）药物组成及分析

【药物组成】艾叶 10g，石菖蒲 10g，丁香 10g，砂仁 10g，山柰 10g，肉桂 10g，冰片 3g。

【适应证】小儿功能性消化不良、肠痉挛、厌食症、小儿腹泻病。

【功效】芳香醒脾，温中理气，缓急止痛。

【操作】先将前 6 味药研细末，再加冰片调匀，缝制药袋，装入药物 5g，缝平在肚兜上。本药兜疗效取决于药物有效成分的散发，所以布料最好选用丝绸或棉布，不宜使用尼龙化纤布。

【注意事项】①穿戴肚兜时，应注意药袋对准脐眼，并系好药兜带子；②约 5~7 日可更换药袋。

【方解】艾叶，温中散寒；石菖蒲，和中辟秽；山柰，温中消食，辟秽行气，专入脾胃，《本草汇言》云：“山柰暖中气，辟寒瘴之药也。辛温而香，祛寒暖胃，凡入山行，宜常佩之。”又云其治“一切寒中诸证”。丁香辛温，温中降逆，行气止痛，《本草经疏》曰：“其主温脾胃……辛温散结，而香气又能走窍除秽浊也。”砂仁，行气调中，和胃醒脾，《本草求真》：“缩砂，书号为醒脾调胃之要药，其言醒脾调胃，快气调中，则于腹痛痞胀有功。”肉桂，温中补阳，散寒止痛，《神农本草经》谓其“补中益气”，《名医别录》云“宣导百药”。本方贵在温通，芳香性中药具有鼓舞正气，芳香健脾等作用，现代药理研究证明芳香药多含有挥发油成分，多可促进消化液分泌，抑制胃肠道发酵，缓解肠痉挛作用，可改善消化功能，促进食欲。

{ 附医案 }

案例一

杨某，男，4岁，2010年6月13日初诊。3周前恣啖荸荠、冰冻西瓜等味，遂致食欲不振，或有恶心，脐周有不适，大便时溏泄，日一、二行，舌质淡红，苔白浊，腹部微胀。拟诊小儿厌食症，揆此病因，系过食寒凉，以致寒湿困脾，纳运失调，杳不思食，穿佩药兜2日后，腹胀已消，脐周不痛，续穿3日后知饥索食，五日后纳食正常，舌苔转薄，已奏运脾化湿之功。

案例二

郑某，男，6岁，2011年7月8日初诊。反复腹痛6个月，近3日脐周疼痛时作，多发餐后，痛时拒按，食欲欠佳，或有呕吐，每次发作多能自行缓解，二便正常，舌质淡红，苔薄白，脉缓，曾检^{13}C呼气试验：阴性，拟诊胃肠功能紊乱，中医诊断当属腹痛，系中焦气机失展，不通则痛，施用药兜3日后痛止，续用数日，3周后因他病来诊，述腹痛无再发。

三、香囊

（一）导源

此疗法传源于端午香囊。香囊，又称香包，荷包，闽中以五色碎锦，各凭心巧，挑绣花样，作囊可贮芳香药物，佩于胸前，借以辟毒，《神州风俗竹枝调》云："女红忙事节三青，制袋分香遗稺龄。插入茱萸嬴杂佩，惜难照字复囊萤。"又云："茧虎虾蟆各有形，悬身常惹眼垂青。普庵符并黄烟卖，输却斯囊一段香。"香囊所选药材各地不同，常用香料多选自下列药物：石菖蒲、冰片、薄荷、苍术、樟脑、炮姜、川芎、木香、细辛、白芷、艾叶、藿香、辛夷、川椒、肉桂等。可归为解表药、清热解毒药、芳香化湿药、温里药、理气药、活血化瘀药、开窍药和攻毒杀虫止痒药等。佩香囊也属中医服饰疗法的一部分，儿童使用药袋时，药物的有效成分徐徐散发通过人体的嗅觉及呼吸起治疗作用。药物对局部腧穴起缓慢的刺激作用，其中药物成分不仅作用于皮肤感觉神经末梢，而且反射性引起深部血管扩张，以达到宣痹通络，活血止痛的效果。

（二）药物组成及分析

【药物组成】藿香 10g，白芷 10g，砂仁 10g，柑橘 10g，石菖蒲 10g，山柰 10g，薄荷 10g，冰片 3g。

【适应证】小儿感冒、流行性感冒、支气管炎等，有一定防治或辅助治疗作用。

【功效】芳香辟秽，疏表通窍。

【操作】将以上前 7 味按上述比例研成细末，再加冰片混匀，设计小儿喜欢的颜色和形状缝制布袋（丝绸或棉布），每袋约 5g，装入药末，佩戴胸前。

【注意事项】①白天让小儿佩戴胸前，睡前可置枕边。②香囊可对准膻中穴。③香囊香气减少时可换新药。

（三）说明

香囊，笔者所在医院使用甚广，于端午日或流感季节等大量发放，临床多用于辅助治疗，对感冒鼻塞头痛等症状有一定缓解作用，其临床应用尚待进一步研究。

国内关于香囊的药用价值报道举隅如下：荆芥、苍术、樟脑各 15g，野菊花、高良姜各 20g，丁香 30g，细辛 3g，白芷 20g 等粉碎成细粉后，每取药末 8g，用布缝制成小袋。有防治非典型肺炎作用。（收载于《内蒙古中医药》2003 年 23 卷第 4 期）

健脾香囊：山柰 20g，桂皮 8g，樟脑 1g，砂仁 1g，白蔻仁 1g，丁香 1g，薄荷脑 1g，石菖蒲 10g 组成。将上药共研细末，装入布袋，每袋 3~5g，10 日换药 1 次，治疗厌食症。（收载于中国中医药出版社出版的《民间治疗小绝招》）

体会岁时民俗与中医药文化，水乳交融，从民俗学的研究视角，可见其符合医理，可从民俗中吸取丰富的营养成分，另辟新径，推动中医药临床科研领域的繁荣。

沈聪　萧诏玮

第二节　辨证罨脐治疗婴幼儿泄泻疗效观察

罨脐法由来已久，历代医家对其论述颇丰。现存最早的方书《五十二病方》中叙述了肚脐填药、敷药、涂药及灸脐等疗法。汉代《金匮要略》载有脐疗法治疗中暍，温脐法治疗中暑。明代李时珍在《本草纲目》中载有诸多病症的敷脐方药。清代陈复正《幼幼集成》曾录罨脐法治小儿受寒、发热、泄泻等症方。吴尚先所编纂《理瀹骈文》提及脐疗方药达300多处，推扬了脐疗的优势和卓效。

师承前贤罨脐治泄泻之心法，采集民间有效之单方，结合多年临证之一得，曾对辨证罨脐治疗婴幼儿泄泻进行临床研究。选取福州市中医院门诊于1987~1989年秋冬季诊断为泄泻的患儿149例，入选病例随机分为两组，罨脐组75例，对照组74例，两组病人症状与体征无明显差异。

罨脐组根据症状分为湿热型19例，选用清热罨脐散（葱白、淡豆豉9g，葎草9g，风化硝15g，车前草15g，砂仁3g，田螺3个，羊矢4枚，麝香0.05g，或用冰片0.2g代），先置麝香或冰片于脐部，余药共捣为泥，摊贴在纱布上，继以覆盖脐部，并用胶布或绷带固定，6~12h换药1次。寒湿型56例，选用温中罨脐散（肉桂2g，徐长卿7.5g，砂仁3g，丁香1.5g），上药研成细末，以温水调匀，制成饼状，置于脐部，覆盖以胶布或风湿膏，可时时用手按摩，或覆盖温水袋10~15min，每12h换药1次。对照组以口服助消化药或抗生素为主。两组病例若伴有脱水者，均配合口服补液盐。另罨脐组若出现脐周皮肤焮红，须暂撤置6h后再用。如皮肤破损者不宜采用罨脐法。

疗效标准：治疗3日，泄泻停止，伴随症状及体征消失为痊愈；泄泻次数减少，大便性状改善，伴随症状及体征基本消失为好转；大便次数、性状较治疗前相同或加重为无效。治疗结果，罨脐组痊愈54例，好转15例，无效6例，总有效率92%；对照组痊愈44例，好转 17 例，无效 13 例，总有效率 82%。且 6h 内腹胀消失罨脐组为 28 例，对照组仅 13 例。

小儿脏腑娇嫩，脾常不足，若因饮食不节，或外感风寒，伤于脾胃，致脾失健运，不能腐熟水谷乳食，清浊不分并走大肠而成泄泻。脐为神阙穴，神阙穴属任脉，任脉与诸经百脉相通，内连五脏六腑，外贯四肢百骸，故药物敷于神阙穴，通过刺激经络，从而调节脏腑气血功能，因此罨脐疗法与内服药治病的原理是一致的。《理瀹骈文》曰："中焦之病以药切细末炒香，布包缚脐上，为第一捷法。"又云："外治之理，即内治之理，外治之药，亦即内治之药，所异者，法耳！"外治法亦应辨证用药，故自拟清热罨脐散，葱白通阳，淡豆豉宣郁祛腐，砂仁理气，风化硝软坚消胀，葎草、车前草清热利尿，羊矢以浊导浊，田螺清热利水，麝香辛香走窜，无所不至，率领诸药直达病所，共奏调气宣郁、清热利水之功，用于湿热型泄泻。对寒湿型、风寒型、脾胃虚寒型则选用温中罨脐散，取肉桂散寒邪而理气，暖脾胃而止泻，徐长卿辛温祛寒消胀，辟秽消食；砂仁行气和胃醒脾，丁香暖脾胃、行滞气。以上两方寒温大相径庭，但均具有芳香穿透、疏理气机的作用，以冀药力彻于内里，融于体液之中，药效与穴效合而为一，故取得满意的疗效。

《辨证罨脐治疗婴幼儿泄泻 75 例疗效观察》，原载于《中医外治杂志》1991 年第 1 期，吴维木，萧诏玮。

吴维木　萧诏玮

第三节　杏苑奇葩说脐疗

罨脐法，即敷脐法，是选用适当的药物，制成特定的剂型，如散、糊、膏、丹等填敷脐中，以治疗疾病的方法。由于神阙穴禁针，故可在脐部进行艾灸、热熨、按摩等。本法可药灸并用。

一、溯源

汉代张仲景《金匮要略》，记载中暍用热泥、瓦碗、人尿等温敷热熨。晋代葛洪《肘后备急方》："救卒死中恶方，灸脐中百壮。"明代龚廷贤《万病回春》治"小儿久泻不止，五倍子、陈醋稀熬成膏，贴脐上"。明代李时珍在《本草纲目》百病主治药三、四卷中，对诸多病症都记载了敷脐方药，如治水肿尿短，以针砂"同猪苓、地龙、葱涎贴脐"。运用脐疗最广，成就最高的当推清代吴尚先编纂的《理瀹骈文》所载的敷脐方数十首，冠其他经穴、要穴之首，涉及内、外、妇、儿等科病证，标志着中医外治学的发展和成熟。他认为"中焦之病，以药切粗末，炒香，布包，敷脐上为第一捷法""对上、下焦之病，也可用敷脐而上下相应"。

二、分类

脐疗其可分为填脐法、贴脐法、填贴混合法；其中填脐法可分为填药末、填药糊、填药饼；贴脐法可分为贴膏药、贴布膏。

（1）填药末：将所有药物研为细末，适量填于脐中以胶布固定。

（2）填药糊：将药物切成细末，根据需要用温开水，或醋，或酒，或药汁，或山茶油等调成糊状，适量填脐中，以胶布固定。

（3）填药饼：将所有药物捣烂如泥，做成饼状填脐中，以胶布封固。

三、作用机理

神阙，又名环谷、气舍、维会。神是心灵、生命力，阙是君主居城之门，为生命力居住的地方。《会元针灸穴》：“神阙者，神之所会其中也。”它也是胎儿从母体吸收营养物质的通道，出生后虽然封闭了，但它不同于其他皮肤组织的解剖结构，仍不失为特殊通道。神阙穴属于任脉，任脉与诸经百脉相通，内连五脏六腑，外贯四肢百骸，故药物敷于神阙穴，通过刺激经络，从而调节脏腑气血功能，故可治上中下焦疾病，《理瀹骈文》曰：“外治之理，即为治之理，外治之药，亦内治之药，所异者，法耳！”《医学源始》亦云：“脐者，肾间动气也，气通百脉，布五脏六腑，内走脏腑经络，使百脉和畅，毛窍通达，上至泥丸，下至涌泉。”现代有人用“黄金律”测量人体发现，肚脐正位于人体的黄金点上，按照现代数学理论，“黄金点”是调整人体的最佳作用点。

现代医学对脐部用药经皮肤吸收的认识表明药物经皮肤吸收包括两个时相：①穿透相，药物通过皮肤表现结构（表皮、真皮、皮下脂肪组织），进入细胞外间质。②吸收相，药物分子通过皮肤微循环，从细胞外液迅速弥散入血液循环，它能防止化学物质的穿透，角化细胞含有结构脂质及水溶性物质，能缓慢吸收水分，细胞间隙充满着板层结构样脂质，控制着水溶性物质的扩散。由此可见，水溶性与脂溶性药物可经被动弥散。此外，皮肤附属器汗腺、毛囊皮脂腺也是药物吸收的通道。脐在胚胎发育过程中为腹壁最后闭合处，表皮角质最薄，药物最易穿透弥散，且脐皮下无脂肪组织，皮肤和筋膜腹膜直接关联，故渗透力强。脐皮肤除了一般皮肤所具有的微循环外，脐下腹膜还有丰富的静脉网。药物在脐皮肤穿透以后，直接扩散到静脉网或腹下动脉分支而进入人体循环。

脐疗，即通过药物对脐部的刺激作用，激发经气，疏通经络，促进气血运行，调整人体脏腑功能，协调人体阴阳，扶正气，袪邪气，从而达到治病之目的。

四、验方介绍

（一）陈氏罨脐散

【组成】葱白9g，淡豆豉9g，葎草9g，芒硝15g，鲜车前草15g，田螺3个，羊矢4枚，砂仁5g，麝香0.05g（多以冰片0.2g代）。

【用法】先置冰片于脐眼，余药共捣如泥，摊贴在纱布上，继以敷盖脐部，并用胶布或绷带固定。

【功效】清热利水，理气消胀。

【方解】见第二节《辨证罨脐治疗婴幼儿泄泻疗效观察》。

【临床应用】

（1）小儿腹泻病：本方常用于湿热泻，泻热急迫，一日数次或更多，大便稀薄呈水样，或如蛋花状，射远，或夹少许黏液，气味秽臭，肛周红赤，或有发热，烦吵，口渴引饮，小溲略赤，舌质红，苔黄腻，脉滑数，指纹紫滞。

（2）中毒性肠麻痹：陈桐雨先生曾用于重症麻疹肺炎（麻毒攻肺）之腹胀的辅助治疗，此病多见于麻疹见形期，证见发热频咳，气促痰鸣，胸高鼻煽，甚则摇身撷肚，口渴喜饮，口唇青紫，腹胀如鼓，小便不利，舌质红或绛者，即肺炎喘嗽之候。常施以肚脐膏以救急，本方对消胀利水效果显著。笔者等曾作报道，此后笔者等曾用于中毒性肠麻痹，该病多系肺炎、重症腹泻、暴发性菌痢等感染性疾病的并发症。

{ **附医案** }

案例一

魏某，男，1岁。1989年12月6日初诊。泄泻2日，大便每日6、7次，蛋花便，臭秽，口渴，进食即呕，哭吵不安，舌质红，苔黄厚。证属湿热型泄泻。选用清热罨脐散敷脐，1h后矢气频频，腹胀减消，大便次数减少，赓续2日，诸症悉除而获愈。

案例二

谢某，女，2岁。1964年9月21日入院。发热7天，见疹2天，现咳嗽痰多，气促鼻煽，喉间痰鸣，小便短少，体温39℃，呼吸32次/分，心率162次/分，精神萎靡，意识清晰，两肺细小湿啰音，心律尚齐，心音无明显低钝，肠鸣音减弱，两胸部皮疹渐谢。血常规：白细胞计数13.2×10^9/L，中性粒细胞78%。胸片：肺炎。腹部透视横结肠多量充气，未见液平面及膈下游离气体。入院后予青霉素等输液治疗，曾以松节油热敷，效果不著，遂予清热罨脐散（肚脐膏），并置入肛管排气，15min后排气，腹胀渐消，肠鸣音恢复，气促好转，患儿经静滴等治疗，口服中药麻杏石甘汤加味，8日后痊愈出院。

（二）温中罨脐散

【组成】肉桂2g，徐长卿5g，砂仁3g，丁香1.5g。

【用法】诸药按以上比例研成细末，以茶油或温水调匀，置于脐部，覆盖以胶布，或风湿膏，或用绷带固定，可时时用手按摩，或覆盖温水袋。

【功效】温中运脾，理气消胀。

【方解】见第二节《辨证罨脐治疗婴幼儿泄泻疗效观察》。

【临床应用】

（1）厌食：厌食是指小儿长期食欲不振，见食不贪，甚则拒食的病证。

（2）功能性腹痛：本病多发于2~12岁的儿童。腹痛以脐周为主，疼痛发作时间长短不一，可自行缓解，或呈周期性，或伴见纳呆，恶心，呕吐，便溏等。

（3）痛经：痛经是指妇女在经期或经前经后（1周以内）出现周期性下腹痛，伴有其他不适，以致影响工作及生活者称为痛经。揆其病理乃气血运行不畅，胞宫经血瘀阻，或冲任胞宫失其温煦所致。以温中罨脐散治疗寒湿凝滞，气滞血瘀痛经，应急措施有效。

【附医案】

案例一

林某，女，7岁。2010年8月24日初诊。食欲不振2月余。患儿素喜零食，20日前恣啖生冷瓜果，继之纳呆，食量较前减少一半，多食则见恶心，偶有见呕，脘腹胀闷，上课久坐或见疲乏，大便时干时溏，小便正常。每至午、晚二餐其父呵责，其母乞求，患儿进食无多，家无宁日。面色少华，形体无明显消瘦，舌质淡红，苔浊而白，脉缓，拟属生冷伤脾，脾阳失展，运化失职，胃钝懈纳。以温中罨脐散4剂后纳食略增，恶心呕吐未作，赓续6剂，纳食如常，精神转佳，嘱改为一周施用2次，巩固疗效。

案例二

谢某，女，10岁。2000年3月15日初诊。脐周疼痛2年，时作时止，近2日疼痛较剧，喜按，食欲尚可，偶有呕吐，大便溏，日1次，小便颇利。昨起疼痛较剧，或吐清涎，腹痛喜温喜按。腹软，脐周轻度压痛，未扪及包块及索状物，麦氏征（－），肠鸣音正常。舌质淡红，苔白，脉细，20天前在外院行胃镜检查无异常。血常规：白细胞计数7.5×10^9/L，中性粒细胞58%。血清淀粉酶100U/L，拟诊功能性腹痛，中医属腹痛范畴，本病属脾阳不足失却温煦，寒凝血滞，不通则痛。以温中罨脐散每日贴12h，连贴8天，后改为每周2次，5天见效，15天后病止，4个月未见发作。

案例三

陈某，女，18岁。痛经2年，本次因贪凉饮冷，今月经来潮，少腹疼痛难忍，面色苍白，手足欠温，经量不多，经色暗，舌淡红，苔薄白，脉缓。时值高考，自服止痛片未缓解，嘱施以温中罨脐散，据述，2h后疼痛明显缓解，考试结束后以中药调理。按本方具温通气血、鼓舞畅行之功。

五、体会

萧诏玮师承福州桂枝里陈氏儿科，擅用“肚脐膏”治疗幼科疾病，主张良医不废外治，临证内外合治，现制“陈氏罨脐散”“温中罨脐散”施用于临床，效堪人意。现报告萧诏玮运用该法尝谓“外治之理即内治之理；证有寒热，治分两途；切于神阙，彻之于内；拔本正源，缓急并济”。

《辨证罨脐治疗婴幼儿泄泻75例疗效观察》，原载于《中医外治杂志》1991年第1期，吴维木，萧诏玮。

吴维木　萧诏玮

第四节　罨脐外治法经验摭拾

罨脐法是一种中医外治法，其作用主要是疏经通络、行气活血，进而调节人体阴阳与脏腑功能，最终达到防治疾病的目的。其具体做法是将药物做成合适的剂型（如糊、散、丸、膏等）敷在脐部，或配合在脐部给予某些物理刺激如隔盐灸、隔姜灸、隔葱灸、隔附灸、药饼灸、拔罐、推拿等法。萧诏玮老中医主张一法百法，良医不废外治，临证内外合治，善用罨脐法治疗幼科疾患，多获奇效。现报告萧诏玮临证运用罨脐外治法经验，具体内容如下。

一、切于神阙，善治中焦

脐，亦称“神阙”，萧诏玮极言其要。“神阙者，神之所会其中也”（《会元针灸穴》），“神”为心灵、生命力，“阙”乃君主居城之门，故“神阙”为生命力居住之处。《难经》曰“脐下肾间动气者，人之生命也”“五脏六腑之本，十二经之根，呼吸之门，三焦之源”“经历于五脏六腑”，即脐与十二经脉之气和五脏六腑相通联。《医学源始》云“脐者，肾间动气也，气通百脉，布五脏六腑，内走脏腑经络，使百脉和畅，毛窍通达，上至泥丸，下至涌泉”（“泥丸”即今之脑部，如叶桂《临证指南医案·卷八·心痛》载“是急心痛症，若上引泥丸，则大危矣”），故谓借由神阙穴上引下达、通行诸身，罨脐疗法可统治上中下三焦疾病，如咳嗽、呕吐、遗尿等病证。吴师机《理瀹骈文》曰“中焦之病，以药切细末炒香，布包敷脐上，为第一捷法”，《灵枢·经筋》曰“足太阴之筋……上结于脐”，可知脐关乎脾”，《幼科全书·论脐》曰“脐之弯属大肋”，亦表明神阙穴与中焦脾胃密切相关。故萧诏玮认为罨脐疗法治疗中焦疾病最佳，可以温中散寒、理气除满、温壮脾阳、缓肝理脾，每于泄泻、厌食、腹痛、臌胀、呕吐等中焦病之治疗随证并施罨脐一法，而有如斯之应。

二、内外同理，辨论罨脐

萧诏玮倡外治、内治法异而理同，须辨论寒温，治分脏腑。吴师机《理瀹骈文》云："外治之理，即内治之理，外治之药，即内治之药，所异者，法耳！"即外治与内治机理并无二致，不可执一方而统施于脐疗。故萧诏玮临证处以罨脐法时亦首析寒温、别脏腑、分虚实、辨病期而立法选方。就寒温而言，创"清热罨脐散"以清热消积，创"温中罨脐散"以温中暖脾。就脏腑而论，治腹痛、泄泻、厌食、呕吐等脾胃疾病，多处以丁香、肉桂、砂仁、木香、枳实等味入方罨脐，或温中散寒，或理气消积；治肾系疾病，急性期以商陆、大戟、甘遂、大黄、芒硝、枳实等入罨脐方，以峻逐开闭，通利除满为务，缓解期则温固元气，兼以行气，选药如炮姜、肉桂、小茴香、大蒜等辛温厚味。

三、药贵醇厚，辛香透达

萧诏玮罨脐法选药喜用辛香味厚之品，谓此类药行散走窜，透达疏泄，有通关开窍之功，如散寒喜用姜桂辛之属，清热用冰麝之类，皆欲"得气味俱厚，药性走窜，或力猛有毒之品""可以通经走络，开窍透骨""率诸药开结行气，直达病所"（吴师机《理瀹骈文》）。诸药之中，萧诏玮尤常用麝香。麝香为雄麝香腺囊分泌物，辛温，芳香走窜，能通诸窍之不利，开经络之壅塞，率领诸药直达病所，开其壅、散其结、通其闭。杨士瀛谓此物能化阳，通腠理，引药透达。近年麝香药源匮乏，萧诏玮以冰片代替或药物填脐后上覆麝香风湿止痛膏，惜冰片虽气芳馥，却浮而易散，不及麝香之沉着幽远，麝香风湿止痛膏胶黏固密，易诱发丘疹及瘙痒。现代医学研究证实细辛、冰片、花椒、丁香、肉桂、麝香等辛香味厚之药，皆富含挥发油和辛辣素，生物活性强，具有易渗透吸收和辛灼高效的优势，有效使皮肤毛细血管扩张，穿透体表屏障，不仅自身药效得以实现，且可作为中药透皮促进剂，一举两得。

四、导源文化，另辟蹊径

萧诏玮博学渊识，力主医文理通，取他山之石以攻玉。其选田螺入罨脐方，即受《医方考》及明吴门四家之一唐寅为祝允明之子开治腹胀痛之逸事所启发。《医方考》载江西上饶熊彦城医生患二便不通5日，后慧月和尚得异客授以田螺治之，"以盐半匕，和壳生捣碎，置病者脐下三寸三分，用宽帛紧系之，仍办触器，以须其通""騞然暴下"而告愈。祝允明之子腹胀如鼓，小溲不利，唐寅亦以田螺捣碎敷脐治之，收功，其处方以谜诗示之："尖顶宝塔五六层，和尚出门慢步行。一把团扇半遮面，听见来人就关门。"一时间传为佳话。萧诏玮受此启发，考镜源流，发现田螺敷脐一方亦载于元代仇远《稗史》及赵溍《养疴随笔》等中。《稗史》载："水气浮肿，用大田螺、大蒜、车前子等分，捣膏摊贴脐上，水从便旋而下。象山县民病此，得是方而愈。"赵溍《养疴随笔》载："象山县村民有患水肿者，以为田祸。讯之卜者，卜者授之方。用田螺、大蒜、车前草和研为膏，作大饼，敷脐上，水从便出，数日而愈。"萧诏玮认为宋元笔记可证，以田螺捣碎罨脐治腹胀、水肿等病作为单方在当时盛行，当有效验，故其受此启迪，以田螺伍青盐、车前草等，捣碎敷脐，除胀利水，每有如斯之应。《本草纲目》记载田螺"肉，甘、大寒、无毒。壳，甘、平、无毒"。历代医家以田螺为方敷脐者不乏其人。《丹溪心法》载田螺治噤口痢，"田螺肉捣碎，入麝香少许，盒脐内"，封脐引热下行。《鲁府禁方》载治"水肿臌胀神验秘方""大田螺四个、大蒜五个（去皮）、车前子三钱（为末），上三件，研为一处为饼，贴入脐中，以手帕缚之。贴药后少顷，水从小便出，一二饼而愈"。《医钞类编》载田螺治小便不通、腹胀如鼓"田螺二枚，盐半匙，生捣敷脐下一寸三分"，谓"捣烂贴脐，引热下行，止噤口痢，下水气淋闭"。

五、另出手眼，选药独特

萧诏玮临证常用鲜品入罨脐药方，谓鲜药捣用，药汁鲜纯，味厚力宏，且鲜药指顾可得，为地产风物，宜养一方，尤便捷廉验，其常辅弼入罨脐方的鲜药有葎草、车前草、徐长卿、铁苋菜、田螺等。萧诏玮尚以青盐、花椒、生姜、淡豆豉、大蒜、葱青等调味料入罨脐方，谓此类皆辛香味厚之物，正合以穿透弥散、行气通络，且家家皆备，随时取用，贵在便捷应急，此皆师匠心之用也。

葎草，《新修本草》载其“味甘、苦，性寒”“主五淋，利小便，止水痢”，师用于小儿泄泻便溏如注属热泄者。车前草，味甘、咸，性寒，功擅清热利水，《本草述》载“车前草，甘滑，最利水”，师以车前草鲜品捣烂为主药罨脐，视其证候寒温，随伍以他药，佐治小儿腹胀、小溲不利、浮肿诸证。徐长卿，味辛、苦，性温，入肝、胃经，具温经散寒之功。20 世纪 60 年代福州市中医院迁往福州北峰山麓，萧诏玮曾随当地乡医采药，得乡医介绍徐长卿既能活血，又能行气，具有良好止痛功效，且能解毒蛇，《神农本草经》载其“解鬼物百精蛊毒”，故雅称“逍遥草”，选徐长卿鲜品捣烂入罨脐之方，取其辛香走窜攻捷之特点，吟赞曰：“乡医授我徐长卿，辛香走窜攻最捷，何惧鬼物毒蛇扰，永葆世代不病腰。”

六、拔本正源，缓急相济

《素问·标本病传论》云“先病而后生中满者治其标”“小大不利治其标”，萧诏玮解经义指中满及大小便不利需“急则治其标”，故广施罨脐法于腹满、腹痛、纳欠、泄利、小溲不利、浮肿诸证，对小儿“纯阳之体”而言，尤能疏通气血、鼓邪外出，一时可收桴鼓之效。然于病而言，须恪守拔本正源、缓急相济之道，故每审证立法疏方，内外合治，外以缓急，内而标本兼治。

七、杏苑奇葩，用之有度

萧诏玮善用罨脐法，谓脐疗一法乃中医一大特色，堪称杏苑奇葩，借由药物、穴位的双重作用来取效，可补内治之不足，方法简便，可随时取用，适应证广，不经口服给药，故不良反应少，使用安全，但仍需使用注意：须脐部清洁、常规消毒；观察局部皮肤敷贴反应，若有焮红、丘疹、皮损等，应随即停用，并相应处治；寒冷季节施以本法，应注意室温，避寒就温；若配合灸疗、烫熨等法，应把握好温度，密切观察，以防烫伤；居家使用本法自治之疗，应慎防外用之药误服；本法有标本应急之用，应视病证轻重，或须赓续治疗以免贻误病情。

《萧诏玮老中医罨脐外治法经验撷拾》，原载于《河南医学研究》2020年第5期，原丹，萧诏玮。

原丹　萧诏玮

第五节　新生儿、婴儿疾病外治五则

一、脐湿

脐带结扎后，应于3~7日干瘪脱落，若脐部湿润浸淫，久而不干，此为脐湿。可予黄白掺脐散：黄连末1.5g，龙骨6g，炉甘石6g，冰片1.5g。本方为陈桐雨先生验方，有敛口胜湿、清热解毒之功。

二、奶癣

婴儿头顶或眉端有黄色或黄褐鳞屑，厚积成痂，若经摩擦洗浴，可致成片糜烂渗液，缠绵难愈，其类似于脂溢性皮炎。治用湿敷方：鱼腥草15g，野菊花15g，蛇床子15g，芋环干15g，苦参12g。浓煎，去渣待冷后，以消毒纱布蘸液湿敷，有清热解毒、祛湿消肿之功。外涂方：紫草油合剂（紫草片9g，茶油适量同炖，去渣待冷后，调黄连粉3g，青黛末2g，炉甘石粉9g），有清热解毒、敛口脱痂之功。

三、目赤目烂

本病内因胎热，外因产时秽血入眼，或风热时邪入目，与气血搏结化热化火，令气滞肝热冲目使然。可予熊连溶液（10mL内含黄连末1g，熊胆0.1g）点眼；若多泪封眼者，宜先予千紫液（千里光15g，紫花地丁15g，煎液）洗眼，继予熊连液点眼。以上二方能使郁散络通，红肿消除。

四、猴疳、湮尻

臀部大腿内侧等处皮损，或伴脱皮渗液，此为尿布皮炎，与猴疳疮相近。若手足、腹股沟等皱襞皮肤充血，发红擦烂，表皮脱落，此为擦烂红斑，属中医湮尻疮范畴。二者均缘毒热内蕴，复因局部潮湿，湿毒入侵使然。外洗宜野菊花汤（野菊花15g，鱼腥草15g，马齿苋15g），煎汤，待冷后外洗或用纱布湿敷；继之搽敷紫黄油（紫草片9g与茶油适量同炖，后下绿萼梅4.5g，去渣后调入黄连末3g，炉甘石9g）。

五、五硬

胎禀不足，复感寒凉，损伤阳气，温煦无权，寒凝经络，气滞血瘀，可致全身或局部皮肤肌肉发凉发硬，体温不升，此属五硬范畴。予橘桂红汤：橘皮30g，红花15g，二味先煎，去渣，继下肉桂1.5g，搅拌均匀，待液温降至40℃时，以纱布浸液温敷，至皮肤潮红为度，每日2~3次。按：橘皮属理气之珍，能散能和，红花善通络脉，能破能行能和能调；宜以肉桂温暖条畅，横走通行，共奏温阳散寒、行气化瘀之功，对于五硬（类似于新生儿硬肿症）有效。

萧诏玮

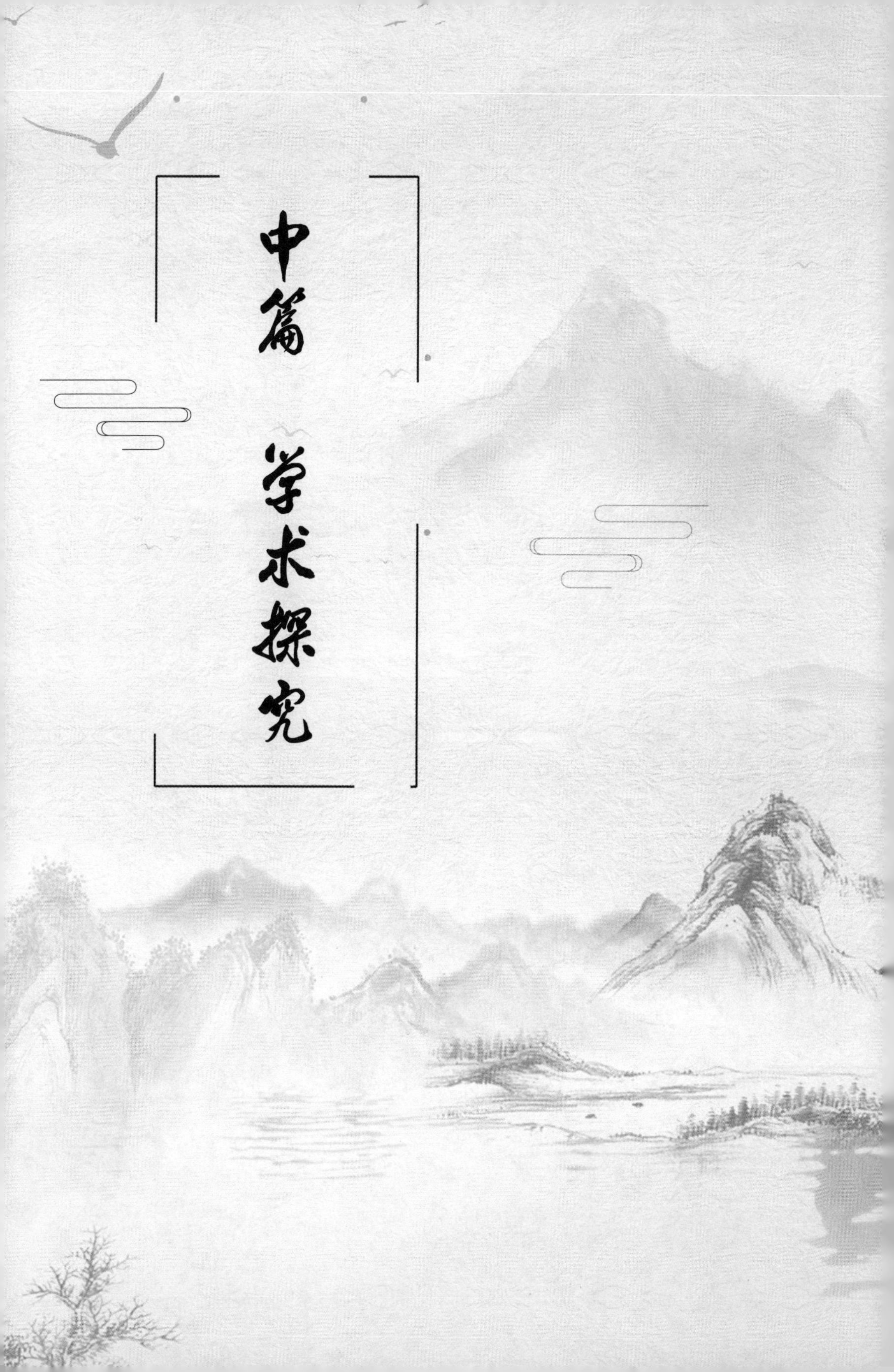

中篇　学术探究

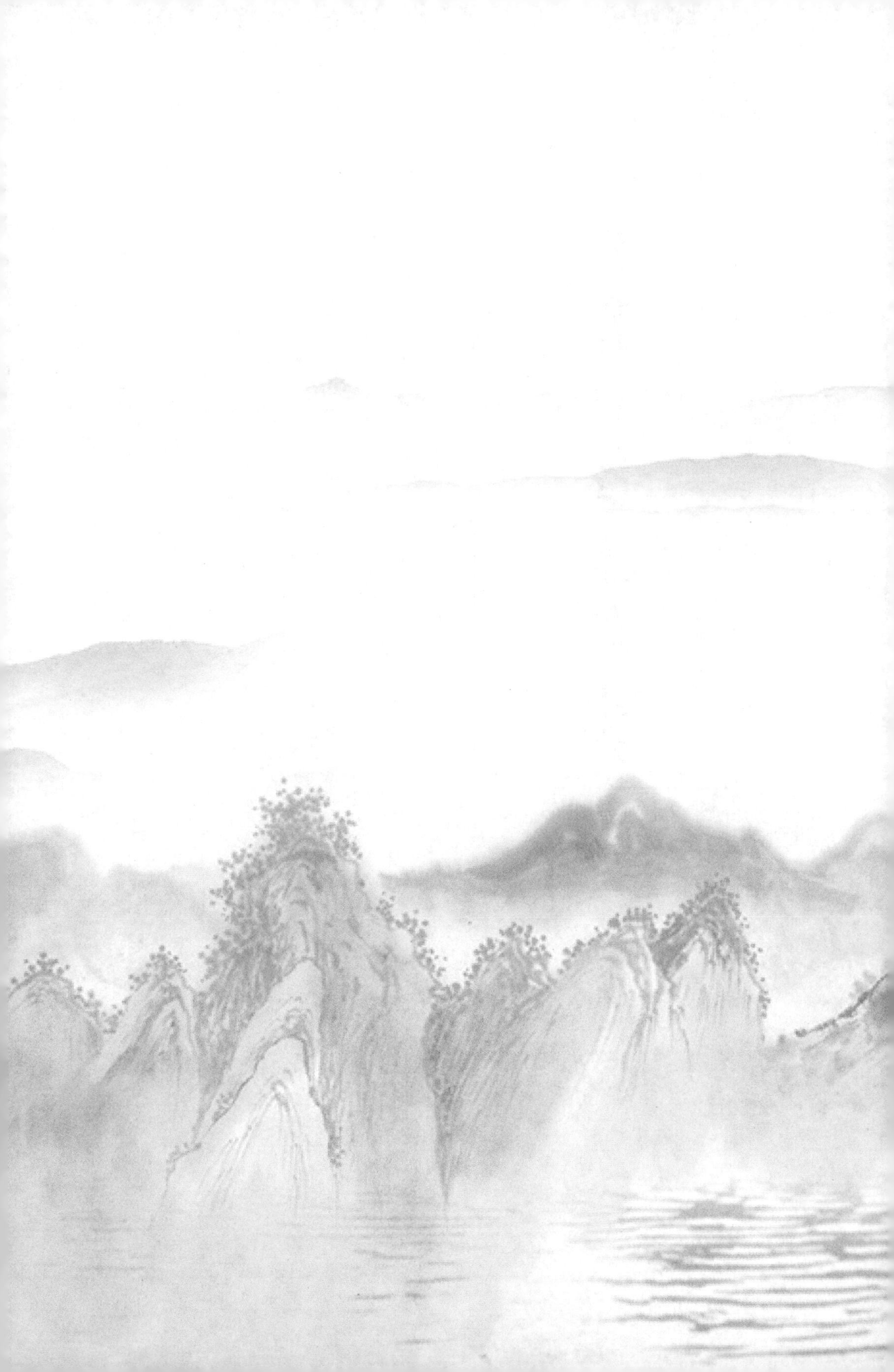

第七章 流派研究

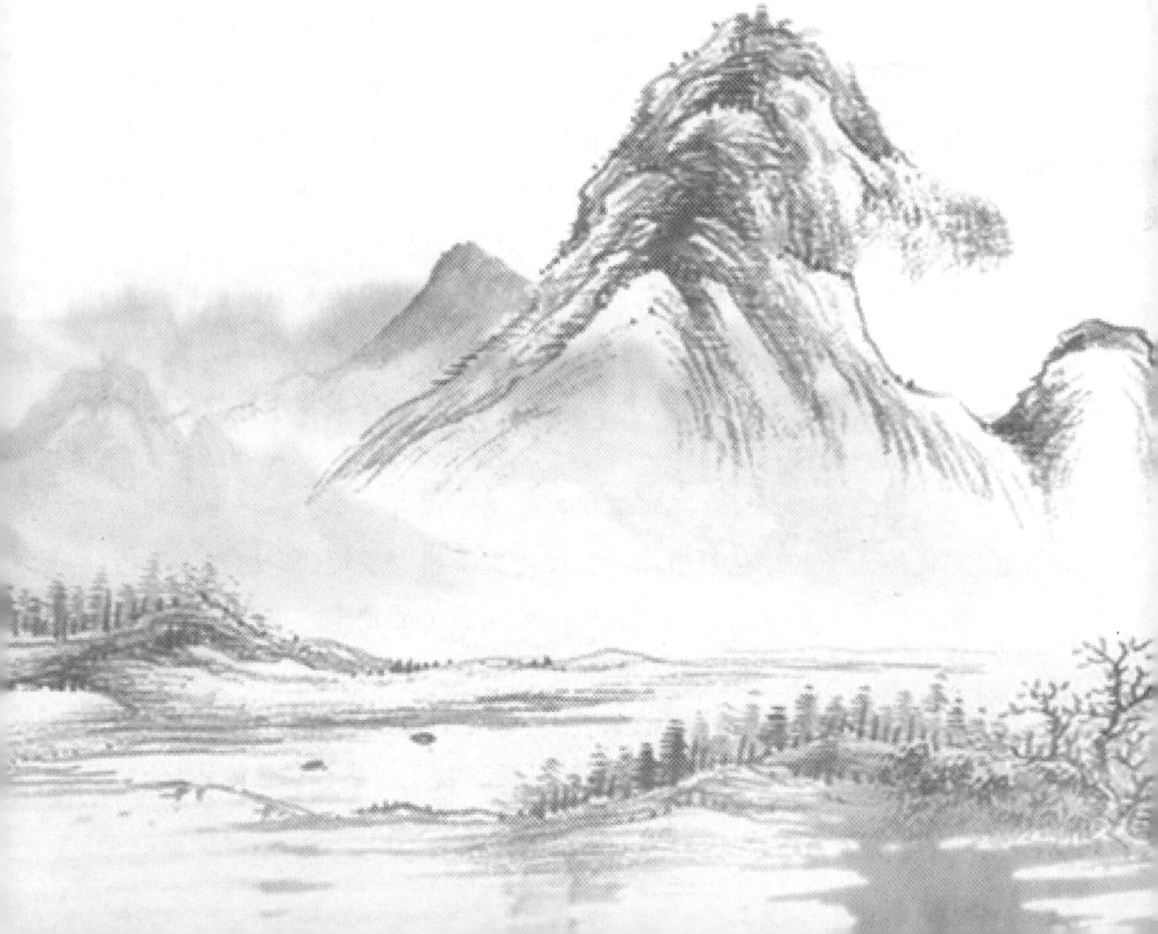

第一节　青囊世泽，保赤有术

——近现代榕医儿科名家特色介评

一、青囊世泽，红杏万家

（一）源远流长

北宋钱乙为中医儿科之开山祖师，福州中医儿科历史悠久。南宋杨士瀛精内、儿科，著《仁斋小儿方论》。杨士瀛以降，儿科名医，灿若群星。迨至近代专业儿科者，多为世医，如连江陈氏、桂枝里陈氏、塔移影林氏及苍霞洲李氏等，均有200多年历史，享有盛名。

陈氏其祖少邱于清代乾嘉年间从河南迁居榕城，其四世医燮藩精痘疹，五世医笃初，六世医逸园、桐雨，均为儿科名医。桐雨为福建省名老中医，福州市人民医院儿科主任医师，行医近50年。

林氏学术始于开芳，200多年已历七传。近代寿淇精治喘证、泄泻等常见病及疑难疾患，学术传于其侄景堂，景堂为省名老中医，福州市第一医院中医儿科主任医师，他与著名西医儿科专家叶孝礼长期科研合作，其治泻成果尤为国内同仁推崇。1964年他赴北京参加全国第六届儿科学术会议，被推选为主席团成员。

连江陈氏，儿科世家，祖传十代。第九代传人为陈建桐，擅种痘，长治麻疹之术。建桐身后传其子宜根，为十代传人，幼承家学，又受业于福州中医专门学校，从医60余年，学验俱丰，为全国首批500名老中医。

李氏原籍永泰，迁居福州苍霞之滨百有余年，子孙一脉相承，二代传人子光，驰誉榕城。三代传人学耕，系福建中医学院教授，全国中医儿科学会、福建省中医药学会常务理事，福建省中医儿科学组主任委员，桃李满天下，是福建省中医儿科学的带头人。

福州南台李氏累世业医，传至李明辰（清同治年间）名声大噪，精于闻诊，闻啼声能断病，擅长外治，其子根武、与敬传其业。

其余名家亦各有师承，如张贞镜幼随其母学习，继师从母舅（怡山长庆寺福慧方丈）深造五年。高润生，其祖父长仁亦有医名，他幼孤家贫，随其世父寿仁学医，精于痘疹，名重当时。高希焯，幼随母舅卢幼叔学医，曾任福州市第二医院中医主任医师。王著础，早年拜福州温病名师郭云团为师，潜心钻研温病及儿科，为福建中医学院附属医院儿科主任医师。

（二）兼擅儿科

除上述专业儿科中医外，诸多大方脉医生亦诊治小儿疾病，且负盛名。如水肿专家萧乾中，著《儿科要诀》；国家级专家俞慎初，其门人有《俞慎初儿科用药独具匠心》等总结文章；刘通撰有《妇婴集》；刘保尚撰《儿科医话》；李楚銮治疗小儿过敏性紫癜、肾病综合征等甚有心得。郊县大方脉医生尤是一专多能，内妇幼均治者。

（三）名重当时

1902年福州中医公会成立，陈燮藩任副会长，高润生、林寿淇为理事。20世纪30年代中央国医馆任命高润生为福建国医分馆董事长、陈笃初为董事。高润生于1941年任福建私立国医专门学校董事长。张贞镜于1919—1934年曾任上海群生医学研究院委员，还曾任福州市三山中医学会会长。

（四）人才济济

1933年福州中医公会成员63名，其中专业从事儿科者有张贞镜、林寿淇、陈笃初、高润生、林雪樵、高希焯、王跛公、王耀星、赵天哲、连鸣涛10人，尚不包括大方脉而兼治儿科者，可见福州中医专业儿科者所占比例可观。

（五）著述颇丰

陈纪西（陈燮藩之弟）著《活幼刍言》，李明辰著《研究幼科摘要》，陈桐雨著《陈桐雨医案医话集》，林景堂著《林景堂医案医话》、林景堂与叶孝礼合著《新儿科临床手册》，张贞镜著《中医汉字八音字典》《张氏祖传医方秘集》《祖传婴冲秘旨》《贞镜医案集》，李子光著《杏园老人论医集》《李子光临诊医案汇编》，李学耕著《小儿心针疗法》《李学耕医论》等，王著础著《王著础临床经验选编》，陈宜根著《中医儿科诊治要诀》。

二、司外揣内，望而通神

（一）五色辨证

苍霞李氏儿科经验：面赤如朱心火燃，左腮赤色肝有热，右腮发赤肺热痰，鼻准唇红属脾热，惊风将作面颊红，山根色红夜啼频。若左颊红赤甚于右颊，为心火传于木位，肝风心火相煽之征，须防惊风将作，宜羚角钩藤汤加地龙干、紫雪丹，以清心泻火，凉肝息风；若面唇红赤，属心脾积热，用清热泻脾散以清泄心脾；若右颊红赤偏甚，兼见鱼际红紫，则为肺经热甚，挟有痰热咳嗽者，予麻杏石甘汤加黄芩、瓜蒌，以清热宣肺，止咳化痰；若红赤见于两侧腮颊部，兼见舌尖红，额心热，为里热心火炽盛，用泻心汤，清泻心火，通腑泻下，以顿挫火势；若久病重病见两腮颊鲜红娇艳，而面㿠肢厥、冷汗出，为虚阳外越，阳气欲绝之症，亟予扶正固脱，用参附汤加龙骨、牡蛎以回阳救逆。

李氏关于面部五色结合部位辨证，系根据五行理论，将五脏辨证与脏腑相关辨证具体运用，其家传经验可谓垂方法，立津梁。现代实验研究也证明中医望色诊病在临床上是相当有价值的。

（二）明察秋毫

高润生曾诊一天花患儿，来诊时嬉笑跳跃，神情活泼似无病，唯面部有几粒天花而已，高润生细察其全身，在背部见一粒“贼痘”（其形尖硬，色黝黑），断其必在三日内症状突变，后果验。又一麻疹患儿，就诊时麻疹已在足底，疹子颇匀密，高润生细察其腹及腰却一环未见，断曰：“今头及手足有疹，而腹及腰部一环却无，此为‘春水断桥’，是为逆证。”患儿果于夜半而亡。贼痘系痘毒过甚郁结之见证，非明察秋毫，何能捕捉贼痘？盖麻疹宜毒气外达，最忌阻碍，使邪毒内陷生变。今天花已绝迹，麻疹尚未消灭，高润生经验值得借鉴。

（三）舌诊辨治

小儿舌诊较少受客观因素影响，是四诊中最重要的领域，现选介如下。

王著础舌诊用于麻疹辨证论治的经验：麻疹初热期治法以辛凉解表为主，若舌边尖淡红，苔薄白而滑者，尚可辛温解表；如舌苔薄白或薄黄，舌边尖呈红者，须辛凉或辛平解表，因内有伏热，不宜辛温迫汗伤津。若在出疹期，疹不透发，则有热闭寒闭之分：热闭者苔多干黄，舌质红绛，宜用苦寒泄热，解毒透疹法；寒闭者，苔多白滑，舌质淡红，宜用辛温宣透法。至于麻毒闭肺而喘者，如舌苔黄燥而厚，宜辛凉开肺清热法。热陷厥阴，引动肝风而发痉，或热闭心包而神昏谵语者，则舌多红绛有刺，或兼见舌苔焦黄，宜甘寒息风，清火开窍法。热邪入营血，舌绛干而吐血者，宜咸寒凉血解毒。舌象成为麻疹辨证论治的重要依据。

陈笃初木舌辨证经验：笃初曾诊两木舌患儿，一死一生。某男，3 岁，突然舌红赤肿胀满口，不能进食，呼吸受阻，势甚急迫，笃初急以银针蘸酸醋，刺其舌尖及两旁，出紫色血少许，并投导赤散加大黄而愈。另一男，5 岁，麻疹后腹泻缠绵数月不愈，唇白舌淡，舌体时时吐出，动摇如蛇，笃初予十全大补汤，患儿之父因拘泥麻后忌温补而未受药，后终不治。前者舌红，乃心脾积热上攻，所以刺其出血，使热从血解，银针蘸醋者，酸能收肿也，投以导赤散加大黄者，使心脾积热从大小肠而泄，亦釜底抽薪之意也；后者舌淡唇白，可知气血两虚，心脾失养，病后吐舌，证属凶险。以上辨证，一实一虚，一热一寒，证治各异，笃初凭舌识证之老练可见一斑。

（四）望唇知因

陈宜根望诊重视察唇，唇焦而红吉多凶少，唇焦而黑凶多吉少，唇干而焦是脾蕴燥热，唇淡而黄是脾积湿热，唇燥舌干是心脾热极，唇肿舌焦是脾胃热极，唇口红紫为血瘀为病，唇口淡白是营虚失血，唇裂出血为胃热盛极，唇口吐涎为脾冷虚极，心经血热可见唇赤如珠。脾阳将绝则见唇白如雪，唇茧舌裂多属毒积，唇紫声哑，多属虫积。

（五）舌苔歌诀

林浩观擅治幼科，曾任福州市人民医院教务处副主任，归纳舌苔四字诀，字句浅显简要，切合临床，摘引部分内容如下：

伤寒初起，白苔太阳，太阳为病，头痛项强；

恶寒发热，汗解为良，邪传于里，舌苔初黄；

阳明胃实，热邪彼猖，躁烦结痛，承气立方；

少阳主病，寒热徜徉，耳聋胁满，喜呕脉弦；

红苔淡润，柴胡可尝，苔黄腹胀，邪入脾乡；

少阴之证，舌白身凉，脉微欲寐，病笃阴戕；

甚则灰黑，逆冷亡阳，厥阴之舌，或红或黄；

寒厥互见，蚘吐色苍，干呕涎沫，吴萸可商。

又如：

诸苔之中，惟白多变，白而不渴，伏寒可见；

口燥变红，热邪可现，糙腻厚浊，湿痰留恋；

白腻痰多，青灰湿殿，变黑之苔，阴邪内煽；

胃败津枯，剥去苔面，元气飞越，阳仅如线。

（六）发热查目

萧乾中治疗小儿发热稽留者，注意观察小儿两目及口，睡时如何，若开者为火，合者为风。此外观察睡时易醒与否，易醒有火，不易醒则为风。有风必合蝉蜕、菊花之味，泻火须用连翘、淡竹叶之属。

三、术专温病，重在清解

诸家均认定小儿疾病阳热者居多，治疗崇尚清热。其理有四：其一，小儿有易热多火的病理特点，“六气之邪，皆从火化，饮食停留，蕴蒸化热，惊恐内逼，五志动极皆阳”之说，可说明小儿无论外感、伤食、情志等因素均易化热。其二，福州地处东南沿海，系一典型河口盆地，四周群山环抱，闽江自西北向东南流入盆地，属于温暖湿润的亚热带季风气候。其三，城市人口密集，麻疹等阳热时邪易于流行。其四，榕地愈古愈寒，方近百年气候转暖。所以百余年来诸名家崇尚温病，所见略同。

（一）温凉并击

陈桐雨有曰：外感风热，辛凉解表自不待言。若素体热盛，复感风寒，或气候乍暖还寒，先受温邪，继为寒郁，虽外感风寒，亦非一派表寒，且化热最易，故用药宜辛温辛凉并击。陈氏世传葱豉合剂：葱白、淡豆豉、连翘、牛蒡子、淡竹叶、黄芩，俾外邪得温而解，热邪得凉而平。若外邪化热，汗出热不解者，应重在清里，纵尚有些微表证，亦不可拘泥解表，世传清解汤：黄芩、生栀子、连翘、竹叶、薄荷，乃苦寒直折里热，佐以轻扬之品，使邪无留恋之乡。

（二）崇尚清滋

林氏儿科以小儿外感化热甚速，故治疗重视清热。外感风热，习用解表清热法：葛根、黄芩、桑叶、菊花、淡竹叶、薄荷、连翘等。若表邪挟里热，予柴胡、白芍、枳壳、滑石、连翘、栀子、淡豆豉、甘草，清热且宣展气机，透热外达。若阳明胃热炽盛，则以重剂白虎汤清热生津。景堂笔力雄健，两个月之婴儿知母用9g以上，石膏在18g以上，且常加入寒水石等味。景堂云“补阳易，补阴难”。温热之邪伤阴劫液者，宜甘濡之品，补不足之阴，制过亢之阳，用增液汤，婴儿玄参常用至24g，麦冬用至15g。温邪劫烁真阴，则以大剂补阴丸合增液汤为治。

（三）高热心法

苍霞李氏治疗小儿外感风热，索隐辨析，认为以风热、气分实热证最为常见，其证治心法“疏、清、下”。疏法中辛温辛凉并用，既疏散外邪，又清解热邪。清法有清热泻火，凉血解毒等，若能及时应用，可截断邪热向纵深发展，杜绝其逆传，可防止惊厥。常用的清法有清热泻火、清热化湿、清热化痰、清热解毒、清热导滞、表里双解等，尤以表里双解法最常用。下法，常在疏表之中寓以泻下，旨在通腑泄热，导火下行，有利于肺热下泄，使积热随大便而去，则高热自退。

（四）清心凉膈

小儿外感风热，内挟肝火，风火相煽，症见高热抽搐，唇红多啼，刘保尚以清心凉膈散治之：栀子皮、白芍、连翘、淡竹叶、薄荷、蝉蜕、菊花、桔梗、甘草。本方即以凉膈散去硝、黄，加桔梗、蝉蜕、菊花，去黄芩易白芍，取芍、草酸甘化阴，以平肝热，生栀子用栀子皮，取其微苦清膈，连翘、淡竹叶、薄荷等味疏表散邪。其热多日不退者，加青蒿芳香透邪，便秘或大便黄臭者，加少许大黄。挟积者，加麦芽、谷芽、鸡内金。刘保尚认为小儿机体娇嫩，为纯阳之体，虽有外感，紫苏叶、防风、羌活、独活之属性燥气烈悉皆慎用。

（五）活用四逆

萧乾中谓小儿体阴用阳，有病多以有余而论（实证）。小儿病为风痰食积及肝火居多，而四逆散一方可随证加减即可。发热可加前胡，痰多加川贝母、海浮石；如有气促，则柴胡不宜多用，可将方内柴胡改为前胡等味；遇有腹中木气作痛，可加川楝子、延胡索；因虫而痛，加黄连、川楝子、乌梅；因积而痛，加南山楂、莱菔子；口渴加天花粉、知母；肝木内动作嗽两胁下痛甚者，以四逆散平木为主，佐以清肺利痰之剂。

四逆散原为治疗热厥的代表方剂，肝气郁结，气机不利，阳气郁闭，不达四肢，故见手足厥冷的热厥证；又可用于肝气郁结，横逆脾土，而见胁腹作痛，泄利下重等证。萧乾中根据小儿病多热证、实证及肝火之证，据四逆散有透邪解郁，疏肝理脾之功效，活用于儿科证治。乾中指此方在儿科运用广泛，但也不可以一方冀其诸病悉瘳，胶柱鼓瑟，难免有围城之诮。

四、调理脾胃，审慎毫厘

小儿多脾胃病，若不及时调治，“脾胃虚衰，四肢不举，诸邪遂生”。近代福州儿科名医均十分重视调治脾胃，既重视调理小儿脾阳，又注意保存胃汁，可谓守钱乙之法度，学天士之聪明。治脾胃病，力求攻不伤正，补不碍邪，冷去不热，热去不冷，采用消补兼施，寒热并投，以运为补，不呆不滞，以适应小儿脾胃的虚实寒热之变，燥湿升降之性，明察秋毫，切中病机。

（一）行不耗气

林雪樵治疗一伤食患儿，其腹胀如鼓，前医以保和丸合厚朴、枳壳、木香、砂仁等味，消食导滞，疏通气机，而腹胀更甚，拒食萎靡。雪樵守原方，妙在合入苍术、白术、白扁豆、山药四味，寓补于消。此乃保和消积，枳朴香砂辛散，易耗气，小儿易实易虚，为医者既治其病，又须刻防药伤其正也。

（二）滋不碍阳

林雪樵曾治一泄泻伤阴患儿，症见下利清稀，色黄射远，唇赤如朱，口渴夺饮，舌红无苔，雪樵以玄参、麦冬、乌梅、白芍、甘草、石斛、炮姜等味与之，妙在清热养阴、酸甘化阴合入炮姜，养阴不碍脾阳，滋润而不呆滞。

（三）降浊升清

高润生治一暑湿泄泻患儿，便稀如水，发热口渴，纳呆呕恶，腹部胀满，小溲欠利，舌红而干，苔黄且腻。此乃暑湿内干，纳运失调，升降失司所致。高润生处方：葛根、黄芩、黄连、川厚朴、蚕砂、荷叶、六一散、干姜。祛暑清热、分清泌浊是其治疗要法，润生以黄连与少量干姜同用，辛通苦降，浊降而清阳自升，脾胃自和，确实匠心独运。

（四）疏木化谷

桂枝里陈氏治疗食欲不振，若兼见烦吵、龂齿、急躁易怒、夜不宁睡等症，则注重疏木化土，常用温胆汤加薄荷、神曲及少量龙胆草（1~1.5g）以和胆理脾。此乃脾胃之气全赖肝木之气疏泄之，水谷乃化。若木失条达，土必壅滞，土木同仇，升降窒息，故诸多患儿屡投消导汤不应者，实为忽略了疏肝的缘故。温胆汤，温者，和也；少量龙胆草既清肝，又取苦寒健胃之意。又如疳证，土虚亦易木乘，陈氏健脾为主，多加用白芍、竹茹等。

（五）化裁古方

刘保尚治疗小儿久泻，积滞均消，唯补脾为第一要义。首推钱氏七味白术散，方中四君子健脾益气，葛根升津，藿香、木香二香醒脾行滞，立论高超，其治可遵。但良匠予以规矩，不能予人巧，用方之道，当随宜制变，师其意不泥其方。某医治疗一泄泻伤津者用原方，仅以人参易西洋参9g而无效。刘保尚于前医原方去葛根二香，易木瓜、乌梅，取酸甘化合而生津液，大剂分服，二剂而愈。盖葛根虽有升津之说，然唇焦舌绛，胃汁将竭者，欲葛根升津，不但无津可升，升则愈竭矣，二香温燥之品，与津液垂竭之病大忌。故用古方不墨守成规，信有以也。

五、外治得当，其响立应

吴师机云："外治之理即为内治之理，外治之药即内治之药，所异者法耳。"又云："膏药治病，无殊汤药，用之得当，其响立应。"由于小儿皮肤嫩薄，药物外治穿透弥散，易于吸收，脏气清灵，一拨易知，故外治法颇受儿科医生钟爱，广泛应用。

（一）罨脐奇效

陈桐雨治疗小儿湿热型腹泻，症见泄泻无度，腹胀如鼓，小便不利，甚则不通，标本俱急者，治以清热罨脐散：葱青 6g，淡豆豉 9g，风化硝 15g，鲜车前草 15g，砂仁 3~4.5g，田螺 3 枚，羊矢 3 枚，麝香（以冰片 0.6g 代替）。用法：先置冰片于脐眼，余药共捣为泥，继以覆盖脐部，并用纱布固定。必要时留置肛管以利排气。本方又具良好的调气宣郁，清热利水之功，常用于泄泻腹胀及中毒性肠麻痹等症。

葱白通阳，淡豆豉去腐，砂仁理气，风化硝软坚消胀，车前草清热利尿，羊矢以浊导浊，田螺屈曲下行，清热利水，麝香辛香灵异，率领诸药，直达病所，共奏成功。本方敷于神阙穴，内达脾胃，稚儿腹壁皮肤嫩薄，易穿透弥散，且神阙属任脉经，与诸经百脉相通，内连五脏六腑。《理瀹骈文》曰："中焦之病以药切细末，炒香，布包，缚脐上，为第一要法。"

林景堂治疗小儿肺炎喘嗽症见腹胀者，用大田螺 2 个，葱（全株）2 株，鲜车前草 3 株，冰片少许，蜂蜜适量，捣烂敷脐部。或有艾叶少许加六神丸数粒捣碎敷脐部。

（二）鞭背熏脐

林景堂治疗新生儿窒息症，采用鞭背熏脐法。鞭背法：用生葱 1~2 茎，取两头通（去葱白），轻鞭背部，以啼声发出为止。按葱辛通气，声动醒神，取开通击醒之意。熏脐法：初生儿方离母怀，若值天寒，为寒气闭而不啼，急以棉布包裹之，抱于怀中，在离胞衣寸许处，用线扎住脐带，然后用纸拈油点火于脐带下，往来熏之，令火气由脐入腹，寒得温则散，气得暖则通，则啼声自出矣。

（三）外治透疹

李明辰，同治年间福州儿科名医，对因感寒致麻疹郁陷者，备一满装谷壳之木箱，下熏以微火，上铺毛巾一条，令患儿躺在上面，另用一毛巾蘸已熬好之芫荽御柳汤洒敷在患儿身上，以微湿为度，反复多次，药力所及疹即透发。芫荽御柳外用透疹，古法有之，李明辰以保暖之法兼之，更胜一筹。李曾著《研究幼科摘要》一书，载有诸多外治法，惜已失传，其长子振武，次子与敬，传其业。

（四）口腔施药

林雪樵治疗牙疳因胃火热毒而致的牙龈红肿，腐烂疼痛，流脓出血，口干口臭，拒食流涎，舌红苔黄，脉数有力患者，给予自制牙疳散（黄连、青黛、冰片等）外涂，有清热凉血之功。流涎拒食，扁桃体红肿化脓者，他以自制喉风散（牛黄、冰片等）喷喉，并以梅花点舌丹口服。鹅口疮（指口腔舌上布满白屑，状若鹅口者），若属心脾积热者，常用西瓜霜、煅硼砂、冰片、马勃、甘草、黄柏、川贝母研末涂之。

（五）一针开噤

张贞镜对小儿推拿、针法有专门研究，多用银针挑拨治疗诸多疾患，又研究点舌丹等成药，施济于小儿，解难救危，曾以“一针开口噤，一丸定惊痫”而蜚声福州。

（六）药浴祛邪

胎肥（新生儿硬肿症），多因胎禀不足，外感寒邪，内因肾阳虚衰，阳气不布，寒凝气滞而致身冷肢厥，肌膝僵硬所致。陈宜根治疗此证除内服中药外，还用沐浴方：天麻 1.5g，蝎尾 1.5g，朱砂 1.5g，乌梢蛇（酒浸）9g，白矾 9g，麝香 0.3g，青黛 9g，共研细；每次用沐浴药粉 9g，水 500mL，桃枝 1 枝，竹叶 6~7 枝同煎，沐浴胸腹下身等处，勿浴背部。该沐浴方有理气活血，散结消肿等作用。

（七）嗅吸止呕

陈宜根治新生儿寒呕者，用砂仁 6g，捣碎布包放在患儿鼻旁闻之，取砂仁辛温芳香，入脾胃经，《本草纲目》谓其能治“噎膈呕吐……”。患儿口鼻吸入其气，可收散寒行气止呕之功。

《近代福州中医儿科名医特色介评》，原载于《中医文献杂志》1996 年第 2 期，萧诏玮。

萧诏玮

第二节　掣电之变，回天有术

——近现代福州儿科名家救急金鉴

急症是临床医学的前沿阵地。就儿科而言，其救急的重要性与迫切性自不待言。中医治疗急症有丰富的经验。汉末张仲景著《伤寒杂病论》，开创中医辨证论治和急救医学的先河。后世医家，代有发扬。葛洪著《肘后救卒方》、孙思邈著《备急千金要方》，堪称急症医学的典范。清代温病学派，异军突起，独树新帜，治疗疫病，贡献甚大。

福州是历史文化名城，东南重镇，有2200年历史，有深厚历史和文化底蕴。早在东汉末年，福州长乐董奉与张仲景、华佗并称建安三神医，被后世尊为杏林始祖。唐代以后，名医辈出，朱端章、杨士瀛、萧京、陈梦雷、周士祢、陈修园、卢思诚、陈恭溥等，卓有成就，驰誉全国。从业儿科者，如南宋三山杨士瀛著《仁斋小儿方论》，对惊风的论述颇具卓见，首倡“治搐先截风，治风先利惊，治惊先豁痰，治痰先解热”之说，并提出四证八候，独出心杼；长乐朱端章著《卫生家宝小儿方》等。明代屏南林壬子擅治麻疹重症；闽县齐德诚著《全婴宝鉴》，长乐齐宪祖祖孙三代从事儿科，人称“钱乙复生”；闽县郑大忠专于痘疹科，著《痘经会成保婴慈幼录》。清代陈师镐日治患痘（天花）百余人，周士祢于乾隆四十三年（1778年）著《婴儿论》，内容蕴奥，编写体例仿仲景《伤寒杂病论》，介绍儿科脐风、惊风、破伤风、暴卒、中暍、容忤等急症抢救措施，此书19年后传入日本，被日本儿科学家广川子奉为至宝，备受日本医家瞩目，认为“周氏之精哑科，犹叶生鉴病于镜，脏腑徵结，了然可知”，该书于1797年由日本平安书店出版。近现代榕医专治儿科者多为世家，如桂枝里陈氏儿科、塔移影林氏儿科均世业儿科200多年。李学耕、高希焯等诸医亦是世医，各有师承，代有发挥。叶孝礼、林景堂长期中西合作，治疗泄泻、惊风等疾病，在国内备受瞩目，儿科中医不仅治疗慢性病，在治疗急症上也卓有成就。小儿罹病多急，前贤有邪之来也，势如奔马，其传变也急如掣电之引喻。医者临证，须当机立断，间不容发。现选介近现代福州儿科中医治疗急症经验如下。

一、暴喘

（一）高希焯经验

高希焯（1898—1967），字笑石，福州人，早年随其舅卢幼叔学医。设诊上鲩街，擅治痘疹及儿科杂症。中华人民共和国成立后，先后任福州市人民医院儿科特约医师，福州市第二医院中医儿科主任医师。1963年经福建省卫生厅评定为省名老中医。

附医案

邓某，男，2个月。1958年5月6日初诊。初起微热，咳嗽吵扰，迅即痰鸣气促，鼻煽抬肩，胸高气促，两目上视，不时惊搐，便溏味臭，小便短赤，肌肤微热，指端厥冷，舌红，苔燥浊，指纹紫隐。病名马脾风，属风痰火互郁闭肺型马脾风。予土牛黄、紫雪丹、风化硝各0.3g，开水冲服，并以桔梗小陷胸汤增减继之：桔梗4.5g，瓜蒌仁9g，黄连2g，姜半夏4.5g，2剂，清水煎服。

二诊（5月8日）肌热已解，目睛能动，咳声清亮，二便通调，但尚摇唇鼓舌，腹部微胀。方用千金苇茎汤加味：苇茎9g，薏苡仁10g，桃仁3g，冬瓜子9g，桔梗3g、北沙参6g、牡丹皮4.5g，清水煎服，连服5剂后痊愈。

暴喘传名马脾风，是喘证中极重的证候。多因外邪客于肺俞，化火炼痰，闭于肺经，致肺气闭塞，逆而上壅所致。高希焯首以丸散豁痰开窍，清热止痉，继以汤药为治。土牛黄，苦甘凉，入心肝，《日用本草》云："治惊痫搐搦烦热之疾，清心化热利痰泻惊。"《会药医统》："疗小儿急惊，痰热壅滞……一切实证垂危者。"紫雪丹清热开窍，镇痉安神。风化硝通腑，可减肺气之壅塞，三味便捷，效胜金丹。

（二）陈桐雨经验

陈桐雨（1909—1982），又名实怿，福州陈氏儿科世医第六代传人，擅治温病、疑难杂病。著《陈桐雨儿科医案医话选》。1963年经福建省卫生厅评定为福建省名老中医。

{ 附医案 }

卞某，女，8个月。1980年7月6日初诊。发热咳喘3天。现在症：高热（体温39.5℃肛温），频咳气促，喉间痰鸣，流涕多泪，烦少不呕，便秘2日。曾服红霉素、强的松等未效。检查：鼻煽胸高，两胁煽动，口唇略紫，舌质红苔黄厚，指纹紫主命关，肺干湿啰音，心率150次/分，心律尚齐，肝在肋下1.5cm，检血常规白细胞计数4.7×10^9/L，中性粒细胞40%，嗜酸性粒细胞2%。胸透：右下肺片状阴影。拟属痰火闭肺之暴喘，治予宣肺平喘，清热滚痰之法。予麻黄5g，杏仁3g，石膏22g，甘草3g，细茶1.5g，僵蚕8g，葶苈子6g，大青叶10g，合礞石滚痰丸8g（布包，同煎）。并停用抗生素、激素。服药当夜即解胶痰样大便2次，翌晨热减。照上方去细茶续服2剂，热退喘平，咳嗽痰鸣大瘥，肺干湿啰音减少，遂撤礞石滚痰丸，加黄连3g，川贝母6g，再服4剂后肺干湿啰音消失，7月20日（三诊8天后）胸透复查右下肺阴影消失。

本例以五虎汤宣开肺闭，清热平喘，后礞石滚痰丸直捣热痰巢穴，犁庭扫穴，使之不得少留。泻下其功有四：①泻大肠以清肺，上病下取；②痰阻气道可加重肺闭，祛痰有助开闭；③泻下实热，保存阴津；④神气闷乱，口唇青紫，肺闭气滞，心血瘀阻，陈师遵仲景“热之所过，血之为凝滞蓄结”之说，以大黄泻火凉血，有助改善心血瘀阻。

二、惊风

（一）叶孝礼、林景堂经验

叶孝礼（1918—2014），建瓯人，国内中西医结合儿科泰斗。

早年毕业于福建医学院，师从福建省名老中医林景堂，从事中西医结合儿科临床研究50年。历任福建省立医院儿科主任，福建医学院教授，福州市儿童医院终身名誉院长。享受国务院政府特殊津贴。著《新儿科临床手册》等。

林景堂（1903—1990），福州人。林氏儿科第七代传人。中华人民共和国成立后，先后任福建省立医院儿科特约医师，福州市第一医院中医儿科主任医师，与叶孝礼长期合作，致力泄泻等研究，著《林景堂医案医话集》等，1963年经福建省卫生厅评定为省名老中医。

{ 附医案 }

洪某，女，10个月。于1975年6月3日入院。壮热发痉、昏迷不省周余后，双目失明，肢体瘫痪约半个月。入院时意识清楚，肌热已撤，双目失明，下肢强直，面色皖白，舌淡苔薄，拟属惊风日久，肝肾阴虚，筋脉失养所致，治宜滋补肝肾为主。方用杞菊六味丸加味：枸杞9g，山药9g，山茱萸9g，熟地黄9g，茯苓9g，桑椹9g，玄参9g，杭菊花6g，牡丹皮6g。患儿住院43日，除一度因外感泄泻改用葛根芩连汤治疗2日外，均以上方为主药，随证加减，配合针刺、胰岛素治疗。出院时重见光明，肢体瘫痪痊愈。

急性脑病主要表现为急剧发病、高热、抽搐、意识障碍，病情重，有的迅速进入呼吸循环障碍，多数有较重的后遗症，属于中医惊风门。叶氏总结本病治疗六法。①清热解毒法：本病早期邪热壮盛时，予银花、连翘、生栀子、黄芩、黄连等。②平肝息风法：用于邪热化火引动肝风者，予钩藤、菊花、桑叶、僵蚕、羚羊角等。③镇痉止搐法：用于抽搐频发者，予全蝎、蜈蚣、地龙等。④清心涤痰法：用于火甚生痰，热陷心包，意识不清者，予石菖蒲、胆南星、天竺黄、竹沥汁等。⑤养阴平肝法：用于病入后期，热极伤阴，虚风内动者，予玄参、麦冬、石斛、牡蛎、龙齿等。⑥育阴维阳法：用于惊风日久，阴阳两虚者，予熟地、山药、山茱萸、淡附片、枸杞、当归等。

（二）高希焯经验

高希焯曾治一惊风患儿，缘由饮食积滞，郁结化火，痰火湿浊，蒙蔽心包，而致肝风内动，抽搐频作者，属痰热化火型急惊风，予熊胆 0.3g，风化硝 0.3g，紫雪丹 0.5g，以息风止痉，清热开窍，药后痉止。

熊胆极苦寒，能走肝胆二经，泻其有余之热，《本草纲目》云“退热，清心，平肝”，确有良好的清热止痉作用。风化硝荡涤宿垢，泻五脏积热伏气。紫雪丹，又名紫雪，指本方如法制成散剂后，其色发紫，状若紫雪，且药性又如霜雪之性，有清热开窍，镇痉安神之功。

（三）陈桐雨经验

陈桐雨曾报道 2 例惊风患儿均应急以熊胆止痉有效。如患儿陈某，男，3 岁。1963 年 5 月 14 日初诊。因突然发痉住某院治疗，针药并施，痉仍难止，遂请陈桐雨会诊，症见壮热神昏，手足抽搐，两颊红赤，牙关紧合但尚未全闭，舌绛少苔，脉弦数有力，断为急惊风，乃系心肝热炽，风火相煽所致。证属凶险，急需泻热止痉。时已子夜，遂以熊胆 0.6g，以少许热汤溶化后灌服，药后 0.5h，痉止热减。另一例惊风患儿以熊胆溶化后鼻饲，亦有救急之功。

小儿急惊风四大证为热痰风惊，即以热极生风为主。发病突然，陈氏应急措施用开水溶化熊胆后灌服或鼻饲。按熊胆苦寒，归肝、胆、心、胃经，止痉力强，服用量少，取材方便，可作应用措施，继之当以汤药辨证施治。

（四）李学耕经验

李学耕（1927—2006），永泰人。儿科世医，福建中医学院教授，曾任福建中医儿科专业委员会主任委员。享受国务院政府特殊津贴，著《小儿飞针疗法》等。

李学耕治疗小儿卒受惊吓致惊者，症见惊惕啼叫，面色时青时赤，尤以唇周青色多见，甚则惊厥。属惊恐惊风。治以祖传经验方一藤二花汤：钩藤3g，银花3g、金蝉花1对，煎汤频服，面白心虚加朱砂拌柏子仁3g，酸枣仁3g；热重面赤唇青加黄芩3g，黄连1g；惊重面青加白芍3g，琥珀1g（研粉末分送服）。

小儿神气怯弱，易受惊吓，轻则惊惕啼叫，重则神昏搐搦，多见于小婴儿，李氏一藤二花汤，钩藤气本轻清而性甘寒，能泻火而定风，善治惊痫。银花非徒清热解毒，《重庆堂随笔》："清络中风火温热……息肝胆浮越风阳，治痉厥癫痫诸病。"金蝉花，甘寒无毒，《证类本草》载："主小儿天吊惊痫瘛疭夜惊。"入药最奇，功逾蝉蜕。全方有清热平肝，定惊息风功效，随证加味，可治小儿惊惕，亦可用于急惊风。

（五）李学耕经验

{ **附医案** }

林某，男，2岁6个月。1986年9月24日初诊。高热1天。现体温40℃（肛温），气粗面赤，肌肤灼热，时见烦躁，继之昏睡，大便秘结，2日未解，四肢痉挛，两目窜视，舌红苔黄，指纹青紫越命关。急予飞针疗法，取穴枕区线，头顶区线，手三阴区，蹠中区，手背线，足背线。飞针术后，热退至38.5℃，躁安痉止，神志已清。继以银翘钩藤汤化裁治之：金银花10g，连翘10g，双钩藤10g，白芍10g，风化硝9g（分冲）。2剂后，诸疾悉除。

李氏承祖业，融民间疗法，不断总结与创新，著《小儿飞针疗法》，此法采用特制的银针或不锈钢针作为针刺工作，以轻、快、点（线）的特殊刺法刺激皮肤，其轻"如履薄冰"，其快"如鱼跳跃"，其点"如雀啄食"，操作方便，疗效显著，对高热、惊风、昏迷、疼痛、呕吐、泄泻等有捷效，每见高热患儿，常急施飞针救危急病于瞬间，待病情缓解后再施汤药。云："高热神昏肢冷厥，泄泻并宣手三阴，先针后药解儿难，救急济危甘露功。”

（六）王剑一经验

王剑一（生卒年不详），福州人，针灸名家，早年悬壶福州仓山，擅治疑难疾病，饮誉闽中。中华人民共和国成立后曾任福州市第二医院针灸医师。

{ 附医案 }

王某，女，9岁。1949年8月2日初诊。患麻疹后纳呆、便秘，某日在吃饼时突然晕倒，面色苍白，口唇青紫，两目直视，双手握拳抽搐，腹部微胀，脉沉伏。取穴中脘，针入寸半得气后，少顷患儿腹中雷鸣，下宿便半痰盂，味臭难闻，继之神识逐渐恢复，遍身渐渐汗出，面色继之转红，后以中药调治数天获愈。

麻疹系阳毒热证，宜清凉善后，犹如炉烟熄，须防灰中有火，患儿麻疹后热邪未清，有形之热内结于内，肠中粗秽有形之物闭塞，胃络通于心，内逼心包，邪陷厥阴，以致肝风陡然而作，值此危急之际，急施针法，取穴中脘，泄其大便，闭塞得通，邪热顿挫，神识恢复，此救急之法，立竿见影，继以汤药施治，以善其后。

三、暴泻

（一）陈桐雨经验（苦寒复甘寒法）

{ 附医案 }

李某，男，3岁。1965年7月5日初诊。泄泻2天，大便日10多次，暴注射远，大便黄臭，壮热烦躁，口渴夺饮，小便短少，舌红少津，苔呈黄燥，肛门红赤。系感湿暑邪，邪热燔灼，劫液伤津。属燥热伤津型泄泻。予苦寒复甘寒法，予石膏24g，寒水石15g，石斛15g，麦冬15g，芦根30g，黄芩6g，白芍6g，黄连3g，甘草3g。2剂后热退，口渴大瘥，大便次数减至3次，止方去黄芩、寒水石以竟其功。

本病邪热炽盛，阴津大伤，若专清其热，苦寒化燥，重劫其阴；纯予滋阴，甘润之味不能拔其本，清其源，何异扬汤止沸，故予苦寒复甘寒法。方中石膏辛甘大寒，大清阳明邪热，善能保津；寒水石咸寒，泻火生津，其清气分邪热，有直达肛门之效。黄芩、黄连泻火解毒，黄连用水泡后入煎可减苦寒之弊；芦根、石斛、麦冬滋阴生津，无黏腻之嫌，芍药、甘草同用，可奏酸甘化阴之效。如是一拔其本，竟清其源，热泻可止，阴津可复。

（二）陈桐雨经验（罨脐法）

湿热致泻，邪热阻滞，中焦气机阻塞，每见清泻无度，且见腹胀如鼓，小溲欠利，甚则不通，标本俱急。陈桐雨施用清热罨脐散：葱青（葱的绿色部分）6g，淡豆豉 9g，风化硝 15g，鲜车前草 15g，砂仁 3g，田螺 3 枚，羊矢 3 枚，麝香（以冰片 0.6g 代替）。用法：先置冰片于脐眼，余药共捣为泥，摊贴在纱布上，继以覆盖脐部，并用纱布固定，一般施药 20~60min 后可出现肠鸣矢气，腹胀缓解，必要时留置肛管以利排气。本方有良好调气宣郁，清热利水之功，可作应急措施，且有标本同治之功。

葱青通阳，淡豆豉去腐，砂仁理气，风化硝软坚消胀，鲜车前草清热利尿，羊矢以浊导浊，田螺屈曲下行，清热利尿，麝香辛香灵异，无所不至，率领诸药直达病所，共奏成功。本方敷于神阙，内连五脏六腑，《理瀹骈文》曰："中焦之病以药切细末，布包缚脐上，为第一要法。"

故本方具有清热化湿，理气醒脾，斡旋气机，升清降浊之功，与内服药物之理并无二致，且消胀利尿常有立竿见影之功。

（三）叶孝礼经验

{ **附医案** }

某男，1岁2个月。腹泻日达近20次，肌肉消瘦，神疲倦怠，溺短赤，口烦渴，舌尖红绛，脉细数。本病乃泄泻伤阴。先用五阴煎加减治疗（熟地黄、山药、白扁豆、炙甘草、茯苓、白芍、乌药、太子参、白术、莲子），并配合输液疗法。3 日后泻止，纳增，唯舌红尖绛，口疮，遂予：党参 9g，白术 9g，茯苓 9g，玄参 9g，地黄 9g，麦冬 9g，天冬 9g，甘草 3g，青黛 3g。本方为主治疗 14 剂痊愈出院。

叶孝礼从事儿科中西结合临床研究数十年，尤擅治小儿消化系统疾病。曾总结治泻十法，对暴泻或久泻，津液亏损者，常用五阴煎：山药 15g，太子参 15g，白扁豆 10g，乌梅 10g，茯苓 10g，白芍 5g，炙甘草 3g。滋阴增液，以救衰竭之津，且增益气之味，鼓舞胃中清阳上升，令滋而不腻，动静相兼。对于脾肾两虚，大便完谷不化，面色㿠白，四肢厥冷，苔白质淡，脉细微者，治予育阴维阳，温补脾肾，常用右归饮及健脾益气汤合四神丸为治，疏方：土炒当归 5g，桂枝 5g，肉豆蔻 5g，吴茱萸 5g，山药 15g，枸杞 10g，乌梅 10g，补骨脂 10g，五味子 10g，白术 10g，茯苓 10g，附子 3g，人参 3g，有健脾益气，温肾固肠之功。

（四）王著础经验

王著础（1916—1992），福州人，早年师承福州温病名家郭云团，学验俱丰，曾任福建省人民医院儿科主任医师，著《王著础临床治验选编》等。

{ 附医案 }

孙某，男，14 岁。1943 年 9 月 7 日初诊。吐泻交作，神呆色夺，昏不知人，浑身冰冷，口噤不开，六脉俱无，气息奄奄，举家恸哭，议备后事而已。王著础断为寒霍乱危症，阳气欲脱，杯水难济车薪，急以大剂四逆温经回阳。方用炮附子 30g，干姜 30g，炙甘草 21g。但患者口噤不开，汤药难入。恰巧患者先天性上唇缺损，遂将上药浓煎后，徐徐以唇裂处滴入，尽一夜而终剂服完，竟获苏醒，厥回脉出，吐泻已平。继以调理以善其后。

四逆汤为回阳救逆而设，值此危难之秋，非纯阳之品，不能破阴寒而复阳气。炮附子大辛大热，气雄不守，通行十二经，瞬息生阳于命门之内，干姜温暖脾阳，助炮附子温壮肾阳，有附子非干姜不用之说；甘草既可配姜附以辛甘化阳，又制约姜附大辛大热之性。重用3味可用于阴寒内盛、阳气欲脱之证。

四、破伤风

（一）黄斌藩经验

黄斌藩（1897—1977），福州连江人。少治医学，医声远扬。中华人民共和国成立后曾任连江县医院中医科主任，1976年经福建省卫生厅确定为重点继承老中医。

{ 附医案 }

陈某，女，7岁。1964年2月26日入院。患儿于9日前右额部跌伤，3日后头痛，畏冷身热，项背强直，牙关紧闭，咀嚼困难，25日晚抽搐10余次。检查：体温37.8℃，神志尚清，面呈苦笑，牙闭紧闭，张口困难，头项强硬，四肢抽搐阵作，痰涎壅盛，口渴尿赤，舌苔白浊，脉弦急。白细胞计数12.8×10^9/L，中性粒细胞86%，淋巴细胞13%，嗜酸性粒细胞1%。请黄斌藩会诊，断为破伤风发作期，治宜祛风止痉之法，方疏五虎追风散加减：蝉蜕60g，全蝎3g，胆南星3g，僵蚕4.5g，钩藤4.5g，天麻6g，茯苓9g等，2剂。2月28日二诊：药后抽搐稍缓，但痰涎较多，呼吸急促，舌红苔黄浊，经西医气管切开。处方：全蝎5个，胆南星3g，郁金3g，钩藤4.5g，白芍6g，藕节15g，冬瓜子18g，天竺黄9g，2剂。3月1日三诊：因午后热甚，仍有抽搐，仍以五虎追风散加郁金3g，蜈蚣1条，2剂。3月3日四诊、5日五诊因抽搐减，痰多而黏，减蜈蚣、僵蚕、蝉蜕，以胆南星、川贝母、郁金、牛黄（六诊改为牛黄清心丸），各服2剂。3月7日六诊：病势好转，因复感外邪，治以疏解外邪兼祛痰。处方：芦根60g，石菖蒲0.6g，郁金3g，枇杷叶9g，天竺黄9g，丝瓜络9g，牛蒡子9g，川贝母6g，茯苓9g，通草3g，4剂。3月11日七诊：热退，痰多，照上方去牛蒡子、枇杷叶，加胆南星3g，麦芽9g，木瓜6g，服7剂。3月18日八诊，拔除气管套管，以甘寒清热健脾药，竹茹15g，太子参15g，山药15g，川贝母4g，续服6剂后停药，于3月27日痊愈出院。

本病属中医破伤风，又名“金刚痉”，系由皮肤外伤导致风疠之邪乘虚内攻，气血失和，侵袭经络，遂致筋脉挛急抽风。黄斌藩治疗6例，基本药物组成：蝉蜕、全蝎、僵蚕、天麻、钩藤、胆南星，水煎汤。重用蝉蜕，可达60g，以奏疏风散热、镇痉止惊之功，配合全蝎能增强蝉蜕疏风止痉之力，并以胆南星、僵蚕化痰并驱经络之风，钩藤清热息风，天麻镇厥阴之风，使风平搐定则诸证可解。

五虎追风散出自《晋南史·全恩家传方》，药物组成有五：蝉蜕、胆南星、天麻、全蝎、僵蚕，系治疗本病名方。有祛风止痉，解热镇痛作用。方中重用蝉蜕，现代药理报道有镇静、抗惊厥、解热作用。

（二）陈桐雨经验

{ **附医案** }

李某，男，9岁。1962年8月2日初诊。因跌伤膝盖七八天后来诊。颈项强直，每日抽搐四五次，神志尚清，面呈苦笑，牙关颇紧，发热，呼吸不舒，曾在外院注射过破伤风抗毒素。经检查患处疮口已结白痂，无红肿。拟以五虎追风汤加味：蜈蚣3条，蝉蜕10个，全蝎1只，地龙15g，僵蚕5g，熊胆1g（冲服）。连服7天诸恙大减，去熊胆再服7剂而愈。

本例用五虎追风汤加味治疗破伤风。有息风止痉功效，陈桐雨先生认为蜈蚣配合全蝎效果较佳，前者搜风，后者息风，先聚而后歼之；蚯蚓（地龙）应以白颈蚯蚓疗效较佳；熊胆苦寒，而能走肝胆二经，清肝止痉效果好，僵蚕、蝉蜕散热解痉，诸药合用，共获良效。

（三）王著础经验

{ **附医案** }

王某，男，9岁。1947年5月7日初诊。因额角外伤2旬后病发，初见牙关紧闭，继之面肌强直紧张，项背强硬，四肢挛急，揭开牙关，略见舌白不腻，脉弦。方疏：黄芪、当归、羌活、独活、全蝎、蜈蚣、双钩、蝉蜕、白芍。五剂后牙关渐开，精神好转，周身强硬见瘥，但足仍不能行步。方疏：天麻、归尾、地黄、牡丹皮、赤芍、桑枝、木瓜、乌豆、丝瓜络、忍冬、薏苡仁、牛膝等出入为治，匝月告愈。

王氏治疗破伤风，宗治风先治血，血行风自灭之旨，并辅以养血柔肝舒筋之味，治疗始终不离蜈蚣，以其善于祛风，《儒门事亲》蜈蚣散，《医宗金鉴》蜈蚣星风散，均以蜈蚣为主药治疗破伤风，王氏认为该药和平，值得借鉴。

五、肠套叠

刘保尚（1913—1988），福州闽清县人。幼传家学，1938 年起行医，1981 年任闽清县中医学会副会长，著《馥生医话》，其“大黄粉蜜合剂治疗小儿蛔虫性肠梗阻”刊载 1965 年第 8 期《中医杂志》，其验方入选《中药大辞典》。

{ 附医案 }

刘某，男，10 个月。1960 年 1 月 27 日急诊。患儿前夜阵发性啼哭，通宵不寐，吮乳即吐，大便带血，继即腹胀，经某医院检查：呈昏迷状态，面色灰暗，口唇轻度发紫。腹部扪诊：上腹部尚软，压痛不明显，下腹部肌紧张，尤以左侧腹肌明显，并有一肿块如鸭蛋大，触痛明显，并进行肛门指检，符合肠套叠表现，肠鸣音亢进，该院拟转院手术治疗。病家由于经济原因，29 日才请到刘保尚医师诊疗。患儿神志不清，呕逆仍在，余证同前。方疏：升麻 3g，大黄 3g，枳实 3g，白芍 6g，黄连 1.5g，生姜汁 3 滴。药后 5h，大便泻下混有脓血，臭秽难闻，腹痛表现减轻，又 1h 大便复行，但无脓血，胀消，呕逆消失，神志清醒，检查腹部包块消失，遂予《备急千金要方》中牡丹皮汤续服六剂后告愈。

本病中医无相应病名，可参照“腹痛”“呕吐”“便血”进行辨证治疗，刘保尚认为本病多因肠间积热以致肠蠕动增强，加上外因（饮食）相诱，套叠乃生，其证必有瘀血。治疗原则，重在调理气机，使气机升降舒畅，气血随之运行，则套叠可除。本方以大黄、升麻升降气机为君，芍药、枳实调运气血为臣，黄连少许，生姜汁几滴，取其苦辛通降之力为佐使，故方名升降汤。

结语：

本文裒集近现代榕医名家治疗小儿暴喘、暴泻、急惊、破伤风等治验，中医不是慢郎中，治疗急症有丰富经验，在辨证论治的基础上运用丸、散、丹、膏或便捷中药以及刮法可收到急救效果，值得借鉴，以上经验须汲取精华，守正创新，繁荣学术，造福儿童。

《近现代福州儿科名家救急金鉴》，原载于《中医儿科杂志》2021年7月第17卷第4期，林鼎新，萧诏玮。

林鼎新　萧诏玮

第三节　桂枝里陈氏儿科

一、流派传承史

闽派桂枝里陈氏儿科，享盛名200余年。陈氏祖籍河南，其祖少邱迁漳州再移福州，长子仕渤、次子仕甡以医见业，分别悬壶于宿月埕、桂枝里医寓。仕甡传子丽水（字德魁），医声渐著。再传刚济医誉鹊起，刚济擅治男、妇科疑难疾患，尤精儿科，望色聆音，断证准确，活人甚众，且不计其酬，人常以东汉末年董奉治病典故，赞其“杏林春暖”。福州知府周莲之子，罹患沉疴，因其延治而获救，周莲亲自撰写“青囊三世泽，红杏万家春”联句以赠，并为其诊室题额匾“杏林山馆”。当时，城内旗汛口附近至旗下街一带均为八旗从龙骑士聚居之所，街道成为其子弟游骋蹋球禁地，行人咸有戒心，附近病家如遇请诊，持以“杏林山馆”所印方笺以通行。刚济之子均有父风，长燮藩、次纪西，克绍箕裘。

闽派桂枝里陈氏儿科第四代代表性传承人陈燮藩，字幼帆，专攻小儿科，尤擅治痘疹，生平处方用药，师古而不泥古，能独出机杼。前贤治痘多施温法，燮藩随证施治，或施清热解毒之法。清光绪二十八年（1902年），福州第一届中医公会成立，为全省最早中医公会，陈燮藩当选为中医公会副会长，中医公会促进了福州中医界的学术交流，同时还主办了中医讲习所，每2个月一次由有声望的医师主讲。燮藩齿德俱尊，首讲小儿疑难病的治疗经验。民国元年（1912年），他任全闽医药学会副会长，分管评议部，望孚八闽。

第四代代表性传承人陈纪西，号健伦，兼理妇幼方脉，曾与其兄燮藩在桂枝里分案应诊，为燮藩得力助手。后独自开业，盛行20余年。曾著有《活幼刍言》一稿，存箧待梓，因居所被水淹，稿遭散佚。

第五代代表性传承人陈笃初（1878—1938），燮藩之子，名福敷，号还爽，又号拙庐，少通六艺，早岁游泮水。科举废后，乃致力幼科，迨其父病废，其在侧襄理医务3年，名声渐噪，继业后更是精研医理，道乃益行，求诊者每日以百计，所作医案甚多，惜为洪水淹没。1933年中央国医馆福建分馆成立，他被公推为25名理事之一。他不但精于儿科，且善折枝诗，工朱竹画，通文史，有医、诗、史、画四绝之誉，其医术传长子逸园、四子桐雨，以桐雨医名为著。

第六代代表性传承人陈逸园（1897—1978），早年随父习医，乃尽得家传，1945年福建省中医师公会联合会成立，他被公推为理事，中华人民共和国成立后，任福建省人民医院（今福建中医药大学附属第一人民医院）中医儿科主任医师，有声于时，医余不废吟咏，有乃父之风。

第六代代表性传承人陈桐雨（1909—1982），又名实怿、沁。自幼研读四书五经，夯实国学基础。早年随父侍诊，1930年入福州中医学社深造四年，1935年悬壶于桂枝里寓所。他勤求古训，承继家学，又博采众长，注重收集民间经验方，亦兼收并蓄。尚兼习西医医理，衷中参西，思想豁达，无门户之见，如与叶孝礼主任有麻疹课题合作，与何琦、罗孝平、林曰铣、林惠琛等主任过往甚密，榕城西医遇有疑难病症，亦延请桐雨会诊。1957年陈桐雨任福州市人民医院（福州市中医院）小儿科主任，历时25年，为该院儿科学术奠基人。陈氏儿科崇尚温病，擅长清热，20世纪50~60年代麻疹流行，福州市人民医院和福州市传染病医院被福州市卫生局指定为专收麻疹的两家医院。福州市人民医院共收治麻疹重症患儿1564例，疗效甚佳。陈桐雨从事儿科临床近五十春秋，对疑难杂症的救治颇有见地，晚年致力于急症、重症的临床诊治和研究，如先天性巨结肠、先天性幽门狭窄等病。陈桐雨1963年经福建省卫生厅评定为福建省名老中医，曾任福建省、福州市中医药学会常务理事、福建省政协委员、福州市政协常委，为八闽一代儿科宗师。著有《陈桐雨儿科医案医话选》一书，其学术传子 2 人：四子辉光（上海第一医学院毕业，福建中医学院中西医结合专修班结业，现定居加拿大多伦多，开设回春诊所）；五子辉清，福建中医学院毕业，主任中医师，福建省名老中医，全国老中医药专家学术经验继承工作指导老师。学术传承人陈红梅，硕士研究生，福建省福州儿童医院主任中医师；陈岚榕，硕士研究生，福建中医药大学附属康复医院副主任医师，系闽派桂枝里陈氏儿科第八代传承人。

陈桐雨医术除传其子二人外，还授徒四人——孙衡钦、叶天民、曾安、萧诏玮。萧诏玮传授于李君君、施志强、原丹、马榕花、沈聪、叶薇、李婵、陈艺红、龚颖慧、郑璟慧、高坤峰、郑卫光、罗维祥、肖颖哲、黄宗旺、林鼎新、郭胜泽、陈娜、何子慧、林震宇、黄邵兴等。

陈氏流派，绛帐春风，桃李成蹊，流衍迄今有 200 余年，历传八世，代有才人，地方文献屡见记载，八闽百姓口碑载道，公论如榜，舆颂盈衢。学术绳绳相继，代代发扬，学术思想，特色鲜明。

二、流派学术思想研究

（一）调理脾胃，动和相济

桂枝里陈氏儿科重视脾胃，主张“活幼全婴，燮脾为先，‘动’‘和’相济，寒热勿偏”。须时时注重健气血化生之源。盖小儿生机蓬勃，稚阳未充，稚阴未长，脾常不足，为医者勿伐其生生之气。中宫健旺，则能执中央以运四旁，回旋左右。故在下之气不可一刻不升，在上之气不可一刻不降，为儿科之治，倘不及时燮理脾胃，若中气一败则百药难施矣。

1. 脾胃娇嫩，积湿生痰

小儿饮食不知自节，寒温不知自调，伤食居多。积滞中阻，脾失健运，积湿生痰，积、湿、痰、咳，渐次而生。桂枝里陈氏儿科根据小儿特点化裁半夏厚朴汤，易紫苏叶为紫苏子，成苏朴苓夏合剂，每用于小儿伤食、咳嗽、痰湿等，疗效颇佳。

2. 斡旋中宫，必兼疏木

脾为气血生化之源，职司运化；胃为水谷之海，乃脏腑之本源。而脾胃运化全赖肝木之气以疏泄之。若木失条达，土必壅滞，土木同仇，升降窒息。故桂枝里陈氏儿科在调理脾胃的同时注重疏木化土，健脾和胃。如厌食症患儿，屡投消导不应者，往往是忽略了疏肝，宜用温胆汤加薄荷、神曲以和胆理脾，若妄用消导，徒予克伐而已。又如疳证，土虚亦易木乘，除脾虚见症外，尚兼烦吵、急躁易怒等，常在健脾基础上加用白芍、竹茹。

3. 健脾宜动，切忌壅补

桂枝里陈氏儿科认为小儿生机旺盛，脾胃贵助运而不宜壅补，临证可于补益剂中佐以木香、陈皮等理气之品，以闿气醒脾，散诸甘药之滞。例如，治疗疳证口渴，不用甘凉养阴生津，反予甘平微温之品，擅用钱氏白术散疏通鼓舞，以“动”求胜，则脾胃健运，津液自生。健脾贵在运，而运脾则宜：补中寓消，消中有补，消补兼施，且补不碍腻，消不伤正。

4. 养胃滋阴，润燥开关

胃主受纳，性喜柔润，非阴柔不肯协和，况脾胃稚弱，易于化热，辛燥之品易伤津液。桂枝里陈氏儿科治胃病重在润燥养阴，善用润燥启膈以止吐，清养阳土以柔金，滋养胃津以息风。每以舌诊为辨证纲要，阴虚者舌干而少苔，若舌质淡而无苔或地图舌，当属气阴两虚。就新生儿、婴儿吐乳而言，朱震亨云“呕吐久而诸药不纳者，此胃口伏火关格之病”，亦与程钟龄所言之胃脘枯槁相符。桐雨以启膈散重用北沙参润燥开关，若气虚加用西洋参，治疗先天性贲门失弛症、先天性肥厚性幽门狭窄症均奏良效，使患儿免受手术之苦。

（二）阳热虎踞，清凉涤燔

桐雨常云：“童稚身内三把火，气血表里须别甄，感寒迅从阳明传，饮食停留湿热蒸，杂证开口莫言虚，实热虚火仔细斟。”桂枝里陈氏儿科擅长温病，真灼所见，可谓“立法重清热，活方贵圆机，临证出奇兵，全婴庆有期”。

1. 寒风贼表，温凉齐下

小儿素体热盛，复感风寒，或气候乍暖乍寒，先受温邪，继为寒郁，虽感风寒，亦非一派表寒，故用药宜辛温、辛凉齐下。外寒非温不散，热邪非凉不平，桂枝里陈氏儿科世用葱豉合剂，以葱白、淡豆豉疏表散邪，温而不燥，汗不伤阴，益以连翘、牛蒡子、淡竹叶，轻扬散热；里热重者可加黄芩，清热且又透热于肌表。

2. 外邪化热，清里为重

小儿纯阳之体易于化热，六气之邪多从火化。若见发热，切不可胶刻解表，一法之中应兼八法，如汗出热不解，多属里热内蕴，纵有些微表证，倘一味发汗，不唯热不解，且热病误汗，贻害匪浅。应予清里解肌为主，桂枝里陈氏儿科世传验方葛根双解汤，药用葛根、黄芩、栀子、连翘、竹叶、薄荷，以苦寒直挫里热，佐以轻宣之品，使邪无留恋之乡。

3. 杂病多火，慎辨虚实

幼科杂病，错综复杂，变证甚速，切勿因其肌薄脏娇，动手便补，如陷者咸升提、遗者执固涩，殊不知小儿易热多火，虚实当审，脏腑须辨，临证不明，何以中疾。譬如：大凡认为疝气以中气下陷者居多，动辄以参芪升提。肝脉绕阴器，肝火湿热循经下注而成疝气，儿之常也。一患儿误服补中益气，不唯疝病不除，且掣动肝火上腾，上扰清窍，致头痛欲破，桐雨以龙胆泻肝汤中鹄。遗尿，多主下元虚冷，肾不约束膀胱，常予缩泉丸、巩堤丸。桐雨云肺热尿床并不鲜见，若有口渴、咳嗽、发热、脉数，即予清热宣肺法，投以麻杏石甘汤取效。若妄用补涩，何异抱薪向火。例如，桐雨治一男孩，12 岁。诉阳强不已，历经月余，曾服平肝泻火之龙胆泻肝汤，继进介类潜阳，均未中綮，察其头晕耳鸣，腰酸盗汗，手足心热，舌红苔少，脉弦细急，乃阴虚火旺之候。“寒之不寒是无水也”，遂以六味地黄汤加龙牡，20剂获愈。

（三）遣药入微，自出杼轴

1.用药宜精，轻灵悠长

桂枝里陈氏儿科，辨证用药，贴切果断，丝丝入扣，力主药在精不在多、不冗方赘药，抓住主症，击中肯綮，兼症可解，切忌见一症加一药，茫无定见，用广络原野之术。小儿脏气清灵，稍呆则滞，稍重则伤，桂枝里陈氏儿科遣药特点是轻清圆活，如湿热氤氲，弥漫三焦，当予清热化湿之法，治疗以经验方通解三焦方为基础加减，郁金宣上，豆蔻畅中，通草渗下，药仅3味，切中病机，并以舌诊判断湿热轻重，随证加二三味，抽丝剥茧，诸恙可解。

2.通权知变，奇兵挥戈

桂枝里陈氏儿科常用方剂仅20余首，尝谓方贵化裁，可应万变。就温胆汤而言，取其温胆清胆、和胃消食、清热化痰之效，应用之广，妙在灵活，尚有内变外加之说。内变：以主药竹茹为例，苔白用干，苔黄用鲜，呕吐加姜汁，烦吵用盐搓，咯血秋石制；外加：如厌食加薄荷、神曲，夜啼加钩藤、蝉蜕，咳嗽加杏仁、前胡，感寒加紫苏叶、防风，痰多加紫苏子、葶苈子、莱菔子等。例如，郑某，男，5岁，麻疹后泄泻缠绵数月不愈，由甘蔗乡来榕就诊。症见神疲肢倦，面色无华，四肢不温，饮食少思，唇白舌淡，且舌体时时吐出，动摇如蛇。须用大补之法挽救之，方以十全大补汤与之。郑某之父因拘泥麻疹后忌服温补而未受药，终不治。此系气血两虚，心脾失养，乃病后弄舌，证属凶候。临证要通权知变，灵活应用，审因论治，用药果敢。

小儿疾病瞬息生变，先哲有奔马、掣电之喻，治当便捷效验。例如，一男孩，年甫3岁，患急惊风，乃属心肝积热、风火相煽，危急之际，桐雨以熊胆0.6g灌服，半小时后抽搐已止。盖熊胆功专清热止痉，又善凉心平肝，故用于急惊风抽搐者，随拨即应，屡用皆验。实如铁骑奔袭，奇兵取胜也。他亦善用熊胆治疗百日咳的痉咳。又如，林某，男，3岁，突然舌体肿满充口，不能进食，呼吸受阻，势甚紧迫，急以银针蘸酸醋刺舌尖及两旁，出紫色血水少许，并投导赤散加大黄与之，二便通畅，翌日已愈。此系热生火，火生心，心主舌，心气通于舌，此乃心脾积热上攻，致成木舌，若不急治，则生命立殆，所以刺其出血者，使热从血解，银针蘸醋，醋味酸，酸能收肿也；所以投以导赤散加大黄者，使心脾之热从大小肠而泄，亦釜底抽薪之意也。

3. 泻胃清肺，妙施石膏

小儿热证居多，桂枝里陈氏儿科善用石膏，每施多应。盖石膏辛甘大寒，辛有透表解肌之功，外感实热者，效胜金丹，里热炽盛，已成燎原者，非此不能制其淫威，故为清阳明经之圣药，儿科之大药，有胆有识之儿科大医必善驾驭之。用量孰轻孰重当视证异而定。饮邪化热，寒热错杂者，用量宜小；发痧出斑，用量大至100~150g。先贤曾谓石膏经煅后，变为收敛之性，点豆腐必煅用，施之于人有使血液凝固之虞，桂枝里陈氏儿科认为此说无稽，石膏经煅，逐去辛味而泻火之力更著也。治火热证，疗效昭彰。临证时配麻黄治肺热喘咳；配知母、桂枝、豨莶草治热痹；配芦根、防风、藿香治胃热滞颐；配黄连、青黛治口疮、雪口（鹅口疮）；配玄参、龙舌草治肺胃火热之齁船；配增液汤治麻疹发渴；配芦荟、铺地蜈蚣治牙疳。

4. 邪热伤津，苦甘互进

邪热炽盛，必耗阴津，纯用苦寒，势必伤津劫液，若施甘寒，不清其源，徒劳无功。盖伤津系邪热燔灼所致也。桂枝里陈氏儿科用苦寒复甘寒法，创泻火救津汤，药用石膏、寒水石、黄芩、黄连、芦根、石斛、麦冬、白芍、甘草，用于湿热泄泻伤津者，俾热清津复，泄泻自止。

5. 惊痰作祟，金蝉冠玉

小儿神气怯弱，易受惊吓，外感六淫易于夹惊化火。金蝉花甘寒无毒，《证类本草》载其“主小儿天吊、惊痫、瘛疭、夜啼、心悸”。桂枝里陈氏儿科谓金蝉花入药最奇，功逾蝉蜕，清肝定惊，幼幼妙品。治夜啼、夜惊，常配合欢花、百合花；急惊风，配双钩藤、阴地蕨；外感烦吵、惊跳，配金银花、连翘、桑叶；惊泻，则合防风、白芍。

{ **附医案** }

案例一

林某，男，3岁。发热7天，疹现4天，不能透足，兼见喘咳、烦渴、便泄、肢冷等症。曾经当地中西医师治疗，注射抗生素及内服中西药未见好转而来院求诊。现症：壮热40℃（肛温），烦躁口渴，干咳气喘，面赤肢厥，上身汗多，麻疹已至胸腹，色紫滞暗而朵密，腰以下未见麻路，腹胀，便泄里急，日行五六次，尿短赤浑浊，咽红，脉象洪数，舌苔黄燥。柯氏斑尚有残迹可见，两肺均可闻及干、湿啰音。血常规：白细胞计数 4.6×10^{9}/L，中性粒细胞79%，淋巴细胞18%，单核细胞2%，嗜碱性粒细胞1%。拟属火毒壅滞，麻疹不透之候，治宜辛凉解表，苦寒清里之法，以三黄石膏汤减味为治。处方：麻黄5g，淡豆豉9g，石膏30g，黄芩6g，黄柏6g，栀子9g，细茶1.5g。

二诊：体温38.5℃（肛温），服药后约2h汗出遍身，喘平咳减，热稍退，四肢不冷，疹子已透至足跖及手掌，其色红活，疹朵凑合，唯尚有微烦，大便转溏，小便尚赤，脉尚洪大，苔黄稍退，舌质红，乃火毒未尽，再拟前方去麻黄，加竹叶、桑白皮以清余热。处方：黄芩6g，黄连6g，栀子9g，黄柏9g，石膏24g，竹叶15g，桑白皮9g，淡豆豉9g，细茶1.5g。

三诊：热退烦除，麻疹色红，上中部疹已收没，已能索食，二便顺调，尚有轻咳微渴，脉略洪数，舌苔净，舌质红而干。当系肺胃余热未清已萌伤阴之候，急宜清热保津、滋阴增液。以白虎汤加味为治。处方：玄参 9g，石膏 30g，知母 9g，粳米 15g，甘草 3g，北沙参 9g，麦冬 9g，桑白皮 9g。

四诊：据述上药连服 2 剂后诸恙均平，舌转滋润但质尚红，要求改方。拟芦根 30g，白茅根 30g 代茶以清余热保津液，终于告愈。

麻疹 7 日未透，属愆期逆候，审其所因，系火毒内壅，邪不外达，致成热隐变证。察其现症，壮热烦渴，咳艰气喘，乃热在肺经。肺主气，气郁则发热咳喘，金受火克，肺津损耗则烦渴；上身汗出手足冷者，热邪在里也；不寐者，胃中火盛上扰心神；腹胀便泄里急者，手足阳明均热；小便短浑而赤者，下焦热也。脉洪大，苔黄燥均为热甚之征。总之，此证三焦皆热，上、中二焦（肺胃）为甚。盖麻属阳毒表证，今火毒内蕴不宣，则表里同病，若治内则外未解，若治外则内又急，拟以表里、三焦兼治之法，方用三黄石膏汤去生姜、大枣，以麻黄、淡豆豉直走皮毛，使其在表之邪从外而散；以三黄泻三焦之火，佐栀子屈曲下行，使其在里之热从下而出。石膏辛寒，辛能解肌热，寒能胜胃火，亦表里分清之法也。细茶苦甘微寒，能解热除烦止渴，有清心之效。去姜、枣者，因恐姜能助火、枣能满中也。药后汗出疹透，喘平热减，四肢转温，乃危象已除；但脉尚洪数，知系里热毒邪未衰，仍守前法，上方去麻黄以免外散耗津，留淡豆豉以透余邪，再加竹叶、桑白皮以肃肺清热。三诊上中部麻疹收没，肺胃余热未清已萌伤阴之候，故以清热滋阴为治。（《陈桐雨儿科医案医话选》）

案例二

方某，女，5 岁。咳嗽牵引胸胁作痛，时发热，面浮肿，颧赤，喑哑，愈而复发。处方：桑白皮 9g，海蛤壳 9g，牛蒡子 9g，蝉蜕 3g，苦桔梗 6g，川贝母 4.5g，柴胡 4.5g，白芍 4.5g，瓜蒌皮 15g。

二诊：咳嗽未愈，面肿略退，两颧仍赤，大便如常，小便赤。处方：

葶苈子 9g，桑白皮 9g，茯苓皮 9g，紫苏子 9g，牛蒡子 9g，黄芪皮 7.5g，陈皮 4.5g。

三诊：服后嗽瘥，声音渐清，面肿渐消，两颧尚红，食欲不振。照上方连服 2 剂。

四诊：咳嗽清爽，胸胁无痛，颧赤略退，仍用前法加减，续服 2 剂，以善其后。

本例为邪热郁肺，复为木火所乘，以致清肃失令，上逆为咳。逸园论治，初以宣肺平肝、清热化痰为主，药后面肿略退，咳嗽未愈，乃肺郁火潜，仍未宣泄。二诊重用葶苈子，该药为手太阴肺经药，专泻肺气，泻肺中之闭，定逆止咳；益以桑白皮清泻肺火，紫苏子、牛蒡子降气化痰，陈皮理气。用药精确，轻清圆活，效若桴鼓。

三、流派医德，人文风采

桂枝里陈氏儿科一门，诗书世其家，岐黄游其志。陈燮藩，名重榕垣，清光绪二十八年（1902 年）荣膺福州最早中医公会副会长，执榕医之牛耳。

桂枝里陈氏儿科奉“老吾老以及人之老，幼吾幼以及人之幼”宗旨，体现了儒家重民贵生的伦理道德，又彰显了“见危授命”的责任感。陈笃初持镌印一方“贫不计资”，他怜贫恤苦，时常施医赠药。

第五代代表性传承人陈笃初，清光绪秀才，承家学，以儒通医。幼即好画，喜作工笔花卉翎毛，每日伏案临摹不辍，母以其体衰弱不许为。后从陈如璋（字梦湘）攻读诗文，并从师习画，初以简笔写兰竹，笔墨清雅，后尤写朱竹著称，偶作花鸟，构图别致，富有诗意。1930 年，他参加福州书画艺术社团——龙珠画苑，成员 27 人，均为闽中画坛高手，或擅人物，或长山水，或专花鸟，每月雅集 2 次，赋诗作画，切磋技艺。笃初著有《还爽斋诗集》传世。与福州诗人林苍等人组织拓社，1916 年闽省设修志局（即“通志局”）修纂《福建通志》，笃初应邀参纂，其时中医界仅他一人。故笃初有医、史、诗、画四绝之誉。

第六代代表性传承人陈桐雨，承继家风，仁心仁术，对待患儿和颜悦色、举止柔微，或逗以嬉言，或置玩具以取悦。对远道而来露宿排队取号者，他每备茶水招待，诊室冬设暖炉，天井夏置凉棚庇荫，处处为患儿家属着想，对贫苦人家常免费诊病，或赠资送药，不一而足。桐雨幼承鲤庭之训，有扎实国学基础，又谙熟中医经典，继经中医学社深造三年，故临证批案，文不加点，一气呵成，学养醇厚，文笔隽永。

陈桐雨弟子萧诏玮受师风熏陶，1986 年起与孙坦村院长合作，致力福州中医流派研究，历时 8 年，出版学术专著《福州近代中医流派经验荟萃》一书，并完成多篇研究论文，该著作与研究分别获得厅级科技进步奖二、三等奖。完成“福州地区历代中医药特色与现状研究”和“福建岁时民俗与中医药文化”的课题研究，前者出版专著《榕峤医谭——福州历代中医特色》，后者研究内容收录于《福建民俗与中医药文化》一书（萧诏玮任副主编）。萧诏玮多年来还致力福州中医文化研究，览胜壶天云锦，扬芬榕医精诚。星霜十年，勤研乡邦文献，搜遗拾佚，睹幽探秘，朝夕考镜。先后出版《壶天墨痕——近现代榕医锦翰》第一、二、三辑和精选本第四辑，同时还参加《闽台文化大辞典》编写。

四、流派传承与发展

闽派桂枝里陈氏儿科历 200 余年形成了独具特色的学术思想，有清晰的学术传承脉络，在八闽大地影响甚大。闽派桂枝里陈氏儿科传承团队的传承人承继师学，融会新知，认真总结本门学术思想及诊疗经验，如萧诏玮、陈辉清专一沉潜梳理研究陈桐雨老师学术思想，以学术著作、论文形式面世，再传弟子还对优势病种的诊疗模式进行优化，对流派特色技术加以推广应用，发展和培养闽派桂枝里陈氏儿科的人才队伍。

闽派桂枝里陈氏儿科已被评定为福州市鼓楼区非物质文化遗产项目，福州市中医院儿科与福建省福州儿童医院中医科联合申报流派传承工作室，工作室负责人为马榕花，代表性传承人萧诏玮、陈辉清。福州市中医院儿科于2015年经福建省卫计委评定为省级重点专科，福州市中医院儿科于2018年经福建省卫健委评定陈桐雨先生创建的儿科为创双高科室。闽派桂枝里陈氏儿科团队目前有福建省名中医、全国名老中医传承指导老师2名，全国名老中医药专家传承工作室专家1名、正高级职称者5名、副高级职称者3名、中级职称者4名、福建省中医药学会副主任委员1名、常务理事2名、委员2名、硕士生导师2名。全国第四批优秀人才培养对象、福建省卫生厅第四批学术技术带头人后备人选1名。积极开展闽派桂枝里陈氏中医儿科传承工作，研究和总结其学术思想和临床诊疗优势与特色，并借助网络及媒体形式进行宣传与推广，弘扬瑰宝，造福桑梓，繁荣学术。

近30年团队成员出版专著《萧诏玮论医集——榕荫医谭》《福州近代中医流派经验荟萃》《榕峤医谭——福州历代中医特色》《壶天墨痕——近现代榕医锦翰》《百病简易中医疗法》等19部。参编著作有《时方新用》等20部。承担省级、市级卫生课题10余项，荣获地级、厅级科技成果奖二等奖1项、三等奖3项，有3部著作获中华中医药学会学术著作奖三等奖。

第六代代表性传承人陈桐雨的《陈桐雨儿科医案医话选》一书获1991年福建省首届中医药优秀科技图书三等奖。内容分麻疹和杂病两大部分。第一部分为麻疹篇，麻疹为古代儿科四大证之首，陈氏认为麻疹病机转归重在由内达外，故麻疹出疹贵在透彻，治疗重在发表，使邪毒尽达于肌表，以免内攻。若麻不透达，则变证丛生。辛凉解表是顺证常法，逆证须察病因，临证分为三型：①寒隐喘急麻疹不透，治宜辛温透表，发汗散寒，遣方麻黄汤加味；②火毒壅滞麻疹不透，治宜辛凉透表，苦寒清里，遣方三黄石膏汤去姜枣；③正气虚弱麻疹不透，治宜扶正托毒，遣方人参败毒散。在辨证过程中，若转因变证，则须转法变方，否则难免胶刻偾事。该书还介绍了麻疹险证、逆证的救治经验。第二部分多系疑难病症的治疗纪实，如先天性胆管不全性闭锁、先天性巨结肠症、先天性肥厚性幽门狭窄等，值得师法。

第七代传承人陈辉清，1970 年毕业于福建中医学院，曾任福建省福州儿童医院中医科主任医师、福建省福州儿童医院副院长，国家老中医药专家学术经验继承工作指导老师，福建省中医药学会儿科分会第三届、第四届副主任委员、名誉主任委员及顾问，福建省中医药学会传承研究分会常务委员，福州市中医药学会常务理事，荣获福建省及福州市“五一劳动奖章”，被评为福州市卫生系统优秀医生，为福州市鼓楼区区级非物质文化遗产保护项目桂枝里陈氏儿科代表性传承人之一。传承陈氏儿科，医术精湛、医德高尚；勤研内难，以固根基；倚重温病，又善伤寒；验方草药，兼收并蓄，以臻效用，临证崇中参西，取长补短，顾护脾胃，适时护阴，遣方用药，精益求精，度证定量。进一步补充了陈氏中医儿科的学术思想与临证特色。陈辉清在传承陈氏中医儿科的学术思想基础上，对哮喘、呼吸道感染、厌食、肠炎、肝病等疾病的治疗方面有所专长。对小儿厌食提出调理阴阳，贵在助运，以健为补，注重疏木化土。对小儿泄泻证治提出细察病因，顾护脾胃，分而治之，勿忘扶阳护阴。要一问、二望、三摸、四定，掌握舌苔净、腹平软、身无热、小溲通四要点作为使用固涩之品的指征。积极参与“儿童哮喘早期诊断及规范化治疗系列研究”项目的研究，注重“望形察色，观舌看苔，切脉闻声，结合主诉，全面归纳”。对于哮喘主张“二期、三脏、四证治，勿忘化痰”，该项目分别获得福州市科学技术奖二等奖和福建省科学技术奖三等奖。

第七代传承人萧诏玮，历任福州市中医院主任中医师、教授，福建省中西医结合学会儿科专业委员会副主任委员，福建省中医药学会传承研究分会副主任委员，福建省中医药研究促进会常务理事，福建省文史研究馆馆员，是陈氏学术流派代表性传承人之一。萧诏玮1961年师承福建省名老中医、闽派桂枝里陈氏儿科六世医陈桐雨先生，学术上擅长清热，认为小儿有易热的病机，热病居多；重视脾胃，主张先天赖脾胃之生生不息，后天赖脾胃之生化无穷。临床上擅治小儿反复呼吸道感染、支气管哮喘、小儿厌食、功能性消化不良、儿童抽动障碍、肾病综合征、迁延性肠炎等。出版专著19部，参编著作20部，在国家级、省级刊物发表论文100余篇，在乡土、文史类杂志发表文章150余篇。其中《百病中医简易疗法》于2009年获中华中医药学会学术著作三等奖；《榕峤医谭——福州历代中医特色》《壶天墨痕——近现代榕医锦翰》分别于2015年、2016年获中华中医学会学术著作奖三等奖，同时还出版《萧诏玮论医集——榕荫医谭》一书。2013年萧诏玮获评“福州市十佳带徒名师”和“福建省名老中医”，并被国家中医药管理局评为全国名老中医药专家学术传承工作室指导老师和全国老中医药专家学术经验继承工作指导老师。

第八代代表性传承人马榕花，1984年毕业于福建中医学院中医专业，历任福州市中医院儿科主任医师、硕士研究生导师，福建省中医药学会儿科分会常务委员，福建省中西医结合学会儿科分会副主任委员，福建省中医药学会外治分会委员。师从全国老中医药专家学术经验继承工作指导老师、福建省名中医、闽派桂枝里陈氏儿科第七代学术继承人萧诏玮主任，担任闽派桂枝里陈氏儿科学术流派传承工作室负责人。马榕花重视中医辨证论治，结合西医现代理论知识，擅长中医儿科消化、呼吸系统常见病诊治。如反复呼吸道感染、慢性咳嗽、功能性消化不良、慢性胃炎、腹痛等，以及儿童抽动障碍、多动症等病症。临证注重顾护小儿后天之本，善于调治脾胃，主张“疏肝以理脾；行气以运脾；滋阴以养胃”，继承和发扬陈氏儿科“扶土抑木”理论，潜心研究儿童抽动障碍，认为该病的本质是“本虚标实”，治疗上应标本兼顾，发作期以平肝息风为要，缓解期注重培补脾肾，兼以活血化瘀、养血疏肝，研制出“天春息风颗粒”及外用制剂平搐膏，用于肝热化风之抽动者，收效良好。

第八代代表性传承人陈红梅，1990年毕业于福建中医学院，副主任中医师，中国医师协会青春期健康与医学专业委员会青春期健康与医学中西医结合学组委员，福建省中医药学会儿科分会委员，福建省中医药学会脾胃分会委员，福建省中医药学会舌象研究分会委员，福建省中医药学会络病分会委员，福建省中西医结合学会活血化瘀学分会委员，福州市中医药学会理事，福州市医学会消化内镜学分会常委。师承闽派桂枝里陈氏儿科第七代学术继承人、第五批全国老中医药专家学术经验继承工作指导老师陈辉清主任医师，擅长治疗小儿咳嗽、哮喘、反复呼吸道感染、腹痛、厌食、腹泻、性早熟、月经不调等。发表《流腮合剂治疗流行性腮腺炎250例》《中药治疗小儿外阴阴道炎疗效分析》《陈辉清主任活用温胆汤儿科临证撮要》《陈氏罨脐散治疗小儿功能性再发性腹痛的临床研究》《中西医结合治疗小儿幽门螺杆菌相关性十二指肠球部溃疡55例临床观察》等学术论文。

第八代传承人原丹，从事中医儿科临床工作26年，是福建中医药大学硕士生导师，全国第四批中医优秀临床人才培养对象、福建省卫生系统第四批学术技术带头人后备人选、福州市人力资源和社会保障局高层次专业技术人才境外访学进修首批访问学者。师从全国老中医药专家学术经验继承工作指导老师、福建省名中医、闽派桂枝里陈氏儿科第七代学术继承人萧诏玮主任。现任福州市中医院儿科科主任，全国名老中医药专家学术传承萧诏玮工作室负责人，福建省省级临床重点专科负责人。认为小儿易于感邪、染易及瘥后复发，临证重视温病学说在儿科临床的应用，将温病学说的“伏邪”观点与西医学的“微生物定值”学说相结合，在小儿反复呼吸道感染缓解期的治疗方面注重祛邪，认为应权衡邪正消长而将祛邪法贯穿于整个治疗周期。针对小儿外感易从热化的发病特点，将温病学说与近代中医学术热点“植物抗生素”理论相结合，进行有益的探索实践。在临床实践中体会到“小儿积常有”“小儿瘀常有”，因此对慢性扁桃体炎、腺样体肥大等顽疴痼疾注重化积、消瘀法的运用。认为良医不费外治，临床开展中药直肠给药治疗小儿外感发热症候群、烫熨疗法辅助治疗小儿肺病、脐疗辅助治疗小儿脾病、涌泉穴敷贴引火归原法辅助治疗小儿虚热证等。

第八代传承人陈岚榕，医学硕士，主任医师，就职于福建中医药大学附属康复医院。目前担任中华中医药学会脑病分会常务委员、中国针灸学会针灸康复专业委员会委员、福建省针灸学会理事。师承闽派桂枝里陈氏儿科第七代学术继承人、第五批全国老中医药专家学术经验继承工作指导老师陈辉清主任医师。尊崇伤寒温病，结合闽地特点，因地制宜；透析小儿生理，辨病与辨证相结合；多维辨证明病机——病因辨证、八纲辨证、卫气营血辨证相结合；治法圆融善互补，温凉并投、补伐并用；用药精当不泥古——经方、时方、验方适证应用。开展陈辉清治疗小儿慢性咳嗽的诊治规律研究，曾发表《膏方治疗小儿反复呼吸道感染验案》《陈辉清主任治疗小儿慢性咳嗽经验拾萃》等学术论文。

第八代传承人沈聪，1982 年毕业于福建省卫生厅办福州中医班，幼传家学，继而师从全国老中医药专家学术经验继承工作指导老师、福建省名中医、闽派桂枝里陈氏儿科第七代学术继承人萧诏玮主任。从事中医儿科临床工作三十余年，任福州市中医院副主任中医师，福建省中医药研究促进会第四届理事会理事。临床治疗外感，遵从六淫之邪侵犯人体“风为百病之长”的名言，在疏风散邪的同时，明晰侵犯上焦之邪深入中、下焦之变，而注重“湿”与“积”之病变，谨守病机，用药常顾护、调养脾胃之根源。担任《壶天墨痕——近现代榕医锦翰》副主编。

第八代传承人李君君，福建中医药大学中医儿科学硕士研究生，中医副主任医师，福建省中医药学会儿科分会委员，福建省中医药学会中医经典分会委员。师从全国老中医药专家学术经验继承工作指导老师、福建省名中医、闽派桂枝里陈氏儿科第七代学术继承人萧诏玮主任。李君君从事小儿肺系疾病的临床研究，认为小儿上气道咳嗽综合征基本病机为风邪停滞、肺气失宣，而肺气亏虚、痰饮内停、痹阻络窍为其反复不愈之病理基础，提出病久必瘀，用疏风佐以祛瘀通络为治疗之法。对于小儿厌食症，鉴于本病多发于1~6岁小儿，服药困难且又拒食者，将药物做成糕剂，清香可口，使得良药不再苦口，为患儿乐于接受。近年来主持市级课题1项、厅级课题1项，参与省厅级中医药重点课题2项及市级课题10余项。发表论文10余篇，参编著作8部。曾获福建省医学会福建医学科技进步奖三等奖1项；福州市第九届社会科学优秀成果奖三等奖1项，中华中医药学会学术著作奖三等奖2项。

第八代传承人施志强，1996年毕业于福建中医学院，主治医师。从事儿科临床工作20年，师从全国老中医药专家学术经验继承工作指导老师、福建省名中医、闽派桂枝里陈氏儿科第七代学术继承人萧诏玮主任。擅长从肝调治脾胃，治疗慢性咳嗽、儿童抽动障碍等。参与多项市级科研项目，主编《肾脏病中医调治》《支气管哮喘防治》，参编《榕峤医谭——福州历代中医特色》《壶天墨痕——近现代榕医锦翰》《榕荫医谭——萧诏玮论医籍》。

第八代传承人叶薇，毕业于福建中医药大学，主治医师。师从全国老中医药专家学术经验继承工作指导老师、福建省名中医、闽派桂枝里陈氏儿科第七代学术继承人萧诏玮主任。从事儿科临床工作10年，对小儿生长发育、营养性疾病及小儿呼吸、消化系统疾病有所发挥。

第八代传承人李婵，毕业于福建中医药大学中医学专业，主治医师。师从全国老中医药专家学术经验继承工作指导老师、福建省名中医、闽派桂枝里陈氏儿科第七代学术继承人萧诏玮主任。擅长小儿呼吸系统及消化系统疾病的诊治。目前主持福州市科学技术局课题1项，参与福建省卫生厅课题2项，在省级期刊发表论文2篇。

《福州桂枝里陈氏儿科流派溯回》，原载于《福建文史（双月刊）》2022年第1期，萧诏玮。

萧诏玮

第四节 连江陈氏儿科

一、流派传承史

连江陈氏，世业儿科200多年。陈清桂（1807—1883），系第七代传人。曾应童子试，名列前茅，嗣应举不酬其志，遂继先祖业，医术精湛，屡起沉疴，声誉鹊起。其长子乃懋，次子乃霖，皆继其业。

陈乃霖（1832—1910），为连江陈氏第八代传人，精通儿科，对种痘法独擅，为凤邑之先驱。亦擅治麻疹，活人甚众。他平素温良恭俭，淡泊自持。其兄乃懋，兄弟双璧，名闻遐迩。乃霖医术传子建椿、建桐。

陈建桐（1880—1943），为连江陈氏第九代传人。擅种鼻痘，尤以治麻为专长，救治麻痘毒热内攻危在顷刻者，他通权达变，运药峻奇，挽狂流于即倒，邑人称之“陈大奶”。名驰遐迩，如闽侯、琅岐、亭头、马江等地，求诊者甚多。遇贫者施药而不取值，他常告诫弟子曰：“凡事必求无愧于心，非但耕医田，更应耕心田。”其兄建椿，擅治七情内伤之症，亦为连江名医。建桐学术传子宜根。

陈宜根（1919—2000），为连江陈氏儿科第十代传人，1939年毕业于福州中医专门学校，1958—1960年在北京中医学院教育研究班学习，并参加编撰全国高等院校中医统一教材。从医60多年，学验俱丰，擅长小儿泄泻、麻疹、厌食、肌衄、新生儿疾病的治疗。他曾任中华全国中医学会福建分会理事，福建省中医儿科专业委员会名誉主任，《福建中医药》杂志编委，连江中医医院院长、主任中医师。1991年被人事部、卫生部、国家中医药管理局评为全国首批500名老中医之一。1993年起享受国务院政府特殊津贴。著有《中医儿科诊治要诀》等。

二、学术见解与临床经验

（一）治泻要诀，周全创新

泄泻乃小儿最常见疾病之一，陈宜根从医60余年，全面系统总结泄泻治法，且有独特见解，可谓灵方别有心源得，占尽凤城处处春。

治疗小儿泄泻，宜根主要运用健脾与祛湿两大法，而利小便实为祛湿之捷径，常用治法与用药归纳如下。

清热燥湿：黄连、黄芩、淡豆豉、荷蒂、栀子。

淡渗利湿：茯苓、通草、车前子、泽泻、蚕砂、灯心草、淡竹叶。

健脾燥湿：陈皮、大腹皮、厚朴、半夏。

健脾和胃：山药、茯苓、白扁豆、半夏、淡豆豉、莲子、芡实、白术、豆蔻、藿香。

消食导滞：山楂、神曲、鸡内金、麦芽、谷芽、莱菔子、槟榔、枳壳。

清热祛暑：荷叶、连翘、淡竹叶、金银花、黄连、芦根、香薷、扁豆花、丝瓜皮。

宣清肺气：川贝母、枇杷叶、竹茹、芦根。

调和肝脾：毛柴胡、白芍、木瓜、金蝉花、芜荑、鹤虱。

滋阴养液：麦冬、石斛、天花粉、北沙参、西洋参、白芍、乌梅、五味子。

温补脾肾：红参、党参、附子、白术、干姜、炙甘草、吴茱萸、肉桂、肉豆蔻、补骨脂。

敛肠止泻：五味子、诃子、罂粟壳、赤石脂、石榴皮、禹余粮、芡实、莲子、龙骨、金樱子。

陈宜根认为：①临床各型宜采取相应的治法，选择用药，各法可配合应用，如暑泻可采取清暑和祛湿的药物配合应用；脾虚夹滞则可健脾和消滞并进。②泄泻的关键是脾不运化水湿，有“湿多成五泻”之说，泄泻虽有多种不同因素，但未有不源于湿者，湿邪阻滞中焦，脾胃运化功能受阻，一为湿阻不化，一为脾运失健，二者互为因果。芳香之品能醒脾化湿，切中泄泻病因病机。所以他在湿热型泄泻、脾虚夹滞泄泻、外感风寒泄泻中，在辨证的基础上，多辅入豆蔻、苍术、木香等药，有助提高疗效。③治疗泄泻需全面分析病因病机及所涉及脏腑，他谆谆告诫要重视肺气不宣对泄泻的影响，他临证遇及中西医多法治疗小儿泄泻而不愈时加入宣清肺气之品而愈者，而小儿肝常有余又常可加入平肝柔肝之品。

（二）厌食证治，应策六法

陈宜根治疗小儿厌食，责在脾胃，治从运化，重视疏肝，证治六法如下。

理脾助运：藿香、白术、茯苓、半夏、南山楂、枳壳、鸡内金、莱菔子、榧子、芡实。

健脾益气：太子参、茯苓、白术、山药、薏苡仁、白扁豆、砂仁、木香、麦芽。

养胃护阴：金钗石斛、白薇、白扁豆、山药、北沙参、赤芍、白芍、麦芽、南山楂。

燥湿宽中：半夏、茯苓、陈皮、青皮、川厚朴、枳壳、槟榔、豆蔻。

疏肝和胃：毛柴胡、白芍、枳壳、甘草、青皮、陈皮、半夏、南山楂、川楝子。

驱虫清补：槟榔、使君子、榧子、芜荑、鹤虱、南山楂、白术、枳壳、扁豆、麦芽。

（三）哑科遣药，心得十要

小儿生理病理的特点，决定了处方用药的困难，吴鞠通云：“其用药也，稍呆则滞，稍重则伤，稍不对证，则莫知其乡。捉风捕影，转救转剧，转去转远。”小儿用药要注意如下几点。

（1）要胆大心细，诊断明确，治疗及时，用药审慎果敢。

（2）小儿为稚阴之体，外感风寒，麻黄、桂枝等辛温之品应慎用，肠胃积结，大黄、芒硝等峻猛之药宜少用，以免发散太过，攻下太甚而致耗阴伤液，滋生他变。

（3）小儿虽为纯阳体，多生热病，但毕竟属于稚阳，黄芩、黄连、栀子、石膏等药要适可而止，过服苦寒则克伐阳气，伤害脾胃。

（4）脾胃为后天之本，小儿脾胃薄弱，乳食易伤，故要常常顾及补脾健胃，消食导滞，常用参苓白术散、保和丸一类方药。

（5）小儿易为寄生虫感染导致疳积等病，所以在处方用药时也要时时注意驱虫安蛔，即使虫病的症状不明显，也可辅以驱虫消疳之药如芜荑、鹤虱、榧子、使君子之类。

（6）小儿肝常有余，除了用于平息肝风内动、风火相煽之抽搐、痉厥的羚羊角、钩藤、全蝎、蜈蚣之外，一般情况也更宜用些白芍、蝉蜕、金蝉花、千日红、绿萼梅之类的平肝养肝之品。

（7）小儿易虚易实，对于热病、重病患儿在病情缓解稳定后要及时顾护正气，即使尚有余邪，也可一方面清余邪，一方面酌用太子参、黄芪、山药、白扁豆一类性味比较平和的扶正补气药。

（8）用药要精，药少而力专。要抓住主要矛盾，次要症状自可迎刃而解，此谓擒贼先擒王是也。在选择用药时，可选择一专多能的药物，如治疗泄泻，川黄连既清热燥湿又可清暑，淡豆豉既可健脾，又可消积，如是也可以精简用药。

（9）药要浓煎，使药量少并多次分服，对于1岁以上能知甘苦的患儿，尽量少开些苦药，或加少许白糖、蜂蜜等调和苦辛。新生儿、乳儿有时喂药困难，病情不重，也可开药让其母服食，通过乳汁传给婴儿，对危重病号，药饮不入，要采用鼻饲法或灌肠保留。

（10）药量要根据患儿的病情、体质、体重等情况适当掌握，除了大苦大辛大寒大热及峻猛有毒，副作用大的药物要具体掌握其用量以外，以3岁小儿为例，一般药物剂量约为成人剂量的1/2~2/3，年龄小则减，年龄大则增。有的报道中以3岁小儿为例，其一般用量为成人的1/4~1/3，笔者以为太小些，但学古不泥古，临机要活变。

（四）芽儿罹病，外治功捷

古人谓：“宁治十男子，莫治一妇人；宁治十妇人，莫治一小儿。”足见哑科治疗之难，然小儿难中，新生儿为最，以新生儿如草木方萌、蛰虫出户，脏腑最娇，神气尤怯，治疗稍呆则滞，稍重则伤，陈宜根尤重新生儿证治，倘若无小，卒不成大。他在《中医儿科证治要诀》一书中，第二章列新生儿疾病22门，若计算与脐湿并列的脐疮和与重龈并列的重腭，实为24门，而第三章小儿常见病仅21门，可见其对新生儿疾病之重视和世传200多年之丰富经验。在新生儿疾病的治疗中，陈宜根重视外治法，吴师机云：“外治之理即内治之理，外治之药即内治之药，所异者法耳。”新生儿皮肤嫩薄，药物外治易于吸收，脏气清灵，一拨即应，外治法是新生儿疾病治疗的重要方法之一，当然病情严重者仅可作辅治方法，现举隅如下。

新生儿硬肿病，多因胎禀不足，外感寒邪，内因肾阳虚衰、阳气不布、寒凝气滞而致身冷肢厥、肌腠僵硬所致，除内服中药外，可用沐浴方：天麻1.5g，蝎尾1.5g，朱砂1.5g，乌梢蛇（酒浸烙）9g，白矾9g，麝香0.3g，青黛9g，共研细，烧汤温浴，每次用沐浴药粉9g，水500mL，桃枝一枝，竹叶六七枚同煎，沐浴胸腹下身等处，勿浴背部。沐浴方有理气活血，散结止痛等作用。

新生儿寒呕者，宜用砂仁6g，捣碎布包放在患儿鼻旁闻之，取砂仁辛温芳香，入脾胃经，《本草纲目》谓其能治“噎膈呕吐……”。患儿口鼻吸入香气，可收散寒行气止呕之功。

新生儿小便不通者，可外用淡豆豉膏：淡豆豉30g，田螺19个，葱白10根，捣成泥调芭蕉汁分次贴脐上。

新生儿感寒盘肠气痛者，用熨脐法：淡豆豉6g，生姜6g，葱白、食盐适量，用炒热后置脐上熨之有效。

脐湿，初生儿脐带脱落后，液体分泌浸渍不干或微肿突者，治疗以外治法为主，可用《医宗金鉴》渗脐散：白矾 6g，龙骨 6g，麝香少许研末，平撒脐部，收敛水湿。或用煅牡蛎和炉甘石粉末撒脐部。

脐疮，指脐部红肿，甚则糜烂，流脓者，治疗先洗净脐部，拭干以后以张涣“金黄散”：黄连 6g，龙骨 3g 研细，调敷患部以收敛解毒；也可用紫草茸、雄黄精、甘草、煅硼砂粉敷脐部。本病还可口服清热解毒之剂，如犀角消毒饮等。

脐血，用赤石脂粉、滑石粉、槐花粉等适量溶于脐上，或用明代王肯堂《证治准绳》龙骨散：龙骨、白矾、胭脂、麝香适量研末渗于脐上。

胎赤，指新生儿头面肢体通红，状若游丹者，多因“孕妇过食辛辣之物，历久毒热蕴结于胞中所致”。病理性胎赤予验方朴硝赭石方：浮萍、水苔、朴硝、代赭石共研为末，适量外涂以排毒，亦可将浮萍 3g、水苔 3g，捣烂绞出水汁，调朴硝粉 3g、滑石粉 3g，外涂皮肤。

鹅口疮，指口腔舌上布满白屑，状若鹅口者，若属心脾积热者常用西瓜霜、煅硼砂、冰片、马勃、甘草、黄柏、川贝母研末涂之。

新生儿囊肿，现代医学为先天性阴囊水肿，外擦石蟹方：以石蟹蘸好醋磨汁擦于阴囊上。囊缩，指初生儿阴囊收缩入腹，啼哭不止，古人谓：“小儿初生气，七日后阴囊忽然收缩入腹，此受寒所致。”宜根认为此相当于现代医学神经痉挛性阴囊收缩。治用《医宗金鉴》涂脐方：硫黄、吴茱萸研细末，和大蒜泥调匀涂脐下，以镇痉散寒缓痛。或用熨脐方：蛇床子微炒后布包熨脐部，因蛇床子能温肾助阳驱寒而下囊。

{ 附医案 }

案例一

黄某，男，出生 6 个月。泄泻 3 个月，经西医补液、诸抗生素等治疗无效，1974 年 7 月 15 日转中医治疗。初诊：患儿发热（体温

38℃），泄泻日10余次，大便呈蛋花汤样，量多而不甚臭，小便不利，口亦不渴，腹胀较甚，舌苔淡白。辨证：湿热泄泻，湿重于热。治法：燥湿淡渗，佐以清热。

处方：白扁豆9g，槟榔2g，车前子6g，通草2g，神曲3g，化陈皮2g，半夏2g，蝉蜕5个，枇杷叶3g，茯苓9g。

7月16日二诊：服药后，小便利且量多，腹泻次数明显减少。继以上方加减。

处方：茯苓9g，白扁豆9g，车前子6g，大腹皮5g，半夏2g，蚕砂6g，淡豆豉6g，赤小豆12g，范志曲3g。

7月18日三诊：服完上药，大便正常，日行1~2次，小便通畅，拟以加味异功散，健脾理气，以善其后。

案例二

潘某，男，5岁。1987年7月8日初诊。半年来食欲不振，甚或拒食，面色无华，舌淡苔薄白，脉细。辨证：厌食，脾失健运。治法：健脾助运。

处方：白术9g，茯苓9g，南山楂9g，麦芽9g，车前子9g，陈皮3g，泽泻6g，半夏5g，白扁豆12g，枳壳5g，3剂。

7月12日再诊：服上药3剂后，食欲大增。继上方再服3剂。

7月16日三诊：自服药后，小儿饭量大增，面色微红润，继服前方3剂以巩固疗效。

案例三

滕某，女，2岁。1975年4月18日初诊。全身皮肤出现散在性紫色或红色斑点已五六日，排1次血便。服中西药未见效，转中医科治疗。血常规检查：血红蛋白100g/L，红细胞计数3.8×10^{12}/L，白细胞计数5.7×10^{9}/L，中性粒细胞45%，淋巴细胞50%，嗜酸性粒细胞4%，嗜碱性粒细胞1%。出血时间2min，凝血时间1分30秒，血小板计数80×10^{9}/L。

西医诊断：特发性血小板减少性紫癜。4 月 18 日初诊：全身皮肤呈针头大紫癜，以双下肢为甚，紫癜连成斑，压之不褪色，神疲纳少，脸色苍白，指纹色紫，位于风关，舌质红，苔薄白。诊断：肌衄（肝旺脾虚，热郁血分证）。治法：清热解毒，凉血祛瘀。

处方：升麻 3g，地黄 12g，牡丹皮 4.5g，栀子 4.5g，玄参 9g，藕节 15g，赤小豆 12g，马齿苋 9g，取 2 剂，每日 1 次。

4 月 21 日二诊：皮肤紫癜已明显减少，仅两下肢膝关节以下散在少数淡红色出血点，仍口干，纳呆，时诉腹痛，大便正常，指纹紫，舌质红，苔薄白。热不清，血不守，仍须清热凉血，嘱原方再进 3 剂。

5 月 2 日三诊：患儿进上方 4 剂之后，身上紫癜已全部消退，除胃纳稍差外（复查血小板计数已升至 $175\times10^9/L$）。血热既清，出血消失，遂予健脾消导之品，少佐清热渗湿之药，以巩固疗效，观察 4 个月未见复发。

萧诏玮　沈聪

第五节　塔移影林氏儿科

一、流派传承史

福州塔移影林氏儿科，世代相传，已历八世。始祖林开方，二祖正位，三祖宗源，四祖文杰、文澜兄弟，五祖菁华，六祖寿仁与寿淇，均有声于当时。

林寿淇，精治麻疹、喘证和泄泻等常见病及疑难疾病，医理湛深，识见宏博，文声医誉，名动八闽，1902 年福州中医公会成立，他与高润生等 12 人分担会务，民国元年（1912 年）全闽医药学会成立，他被推选为评议部副议长。寿淇医德高尚，临证细心而无草率，重视医德教育，不时向子侄辈谆谆传述祖训"为医半以济世，半以谋生，不可敲竹杠，不趁人危，不可以医生卖医，病人买命，虽觉眼前生意好，须知世上苦人多"等语。学术传侄景堂。

林景堂（1903—1990），福州人，7 岁入私塾，14 岁从其伯父寿淇学习儿科，白天侍诊，夜间与堂兄弟围坐听伯父传授中医基础与临床知识。18 岁时拜福州硕儒王秀煊为师，学习古文，王老系清末举人，不仅国学渊博，尚精通医理，故景堂国文和医学俱得长足进步，20 岁时，得其伯父赞许，准予出师独立应诊，遂分砚诊病。1934 年设诊所于达明里，1950 年移鼓西路，其间诊务繁忙，上午门诊常达百余人，下午出诊多家。他怜贫恤苦，参加民国福州慈善团体——觉社，该社每日安排各科名医 3~5 名，义诊施药。景堂业务精益求精，博览经典及儿科名著，对《医宗金鉴》特别细玩，取其精华，甚有心得。还与多位榕医组织"恒修社"（即医师学术研究会），切磋医技，集思广益。热心福州中医教育事业，于抗战期间，福州中医学社办学维艰之际，出任该社董事，为该社第九、十期学员，能负笈从游，不辍于学而尽力。中华人民共和国成立后，参加鼓西联合诊所，1956 年 3 月受聘为福建省立医院小儿科特约医师，与西医叶孝礼主任医师携手开展中西医结合儿科临床、科研工作。1960年任福州市第一医院小儿科中医主任医师，但每周四下午仍往福建省立医院会诊，坚持达20余年，成绩斐然，饮誉全国，于1963年经福建省卫生厅评定为福建省名老医师。学术传长媳郑永梅，女儿林如龙、林如玉，门人许建森、林文萍、林碧珍等。

二、医著医论

林景堂从医70余载，学验俱丰，望乎全国。他在1982年79岁时，回首前尘，总结自己治疗婴幼儿泄泻、痢疾、咳喘等疾患最为擅长，与叶孝礼合著《新儿科临床手册》，晚年著《林景堂医案医话》一书，现根据其著作及论文，初探其学术见解及临床经验如下。

治法崇尚清滋：景堂治病，温凉补泻，运用自如，但清滋二法最为常用，以闽儿患病有易热病机，若外感表邪未尽而里热已萌者，予清热透表之法，予验方疏风散，疏风和清热之味并进。若阳明胃热炽盛，常施苦寒复甘寒之法，以重剂白虎汤加黄芩、黄连等味。

求索治泻新知：他与叶孝礼主任联袂进行小儿泄泻研究，将泄泻分常证（伤食泻、风热泻、虚寒泻）、变证（伤阴泻、伤阳泻、阴阳俱伤泻）二大证型，介绍其中西诊疗措施。

辨析“脑病”六法：清热解毒法、平肝息风法、镇痉止搐法、清心涤痰法、养阴和肝法、育阴维阳法。此外，林景堂尚主降火逐痰之法治癫证，论治贵在权变。

三、林景堂成就展示

林景堂自1956年任福建省立医院儿科特约医师，即与西医叶孝礼主任合作开展中西医结合治疗儿科病的研究，他认真做好传帮带，倾其所学，无私奉献，二人长期合作，林景堂在1960年任福州市第一医院儿科中医主任后，仍坚持每周四下午去省立医院查房，与叶孝礼切磋医术，合作科研，还经常应邀会诊，难能可贵的是持之以恒，故硕果累累。1962 年二人合著的《新儿科临床手册》由福建人民出版社出版；1964 年他们科研成果——“婴幼儿泄泻辨证论治新体会”，阐述了小儿腹泻病的中医辨证分型、西医概念、中医治则、中西医疗法等，备受国内儿科界瞩目，1964 年 6 月全国第六届儿科学术会议在北京隆重召开，全国有二十二个省市及国外儿科名医参加学术交流，他与叶孝礼双双被推为大会主席团成员，并宣读该论文，大会成员及组织者一致认定他们对国内儿科学有新贡献，《人民日报》《光明日报》等均予介绍。1964 年，获得国家科委科技研究成果奖。1978 年双喜临门，“中西医结合治疗小儿腹泻新体会”课题和《新儿科临床手册》均获全国医药卫生科技成果奖，该书曾参加在西德举办的世界图书展览会展览，国外及中国香港地区均有订购，林景堂尚发表多篇有关泄泻、麻疹、痢疾等论文，载于《福建中医药》《中华儿科杂志》等刊物，此外《林景堂医案医话》一书，1979 年获福州市科技成果奖。

四、学术见解与临床经验

（一）治法崇尚清滋

林景堂治病，温凉补泻，运用自如，从不固执一端，但清、滋二法最常用。以闽中地处东南，气候温热，小儿多时行疾病且有易热的病机，“六气之邪皆从火化，饮食停留，蕴蒸化热，惊恐内逼，五志动极皆阳”。故小儿多热病，而热邪易伤津耗液，治病重清热，刻刻顾津液。就外感而言，化热甚速，若外邪初入里化热而表邪未尽者，予以清热透表之法，习用葛根、黄芩、桑叶、菊花、淡竹叶、连翘、薄荷等味；若标邪夹里热，里热较盛者，则予柴胡、白芍、枳壳、滑石、连翘、栀子、淡豆豉、甘草等，清热又能宣展气机，透热外达。若阳明胃热炽盛，以白虎汤大清气热，林景堂笔力雄健，2 个月之小孩，石膏用量却在 18g 以上，知母用至 9g，且加入寒水石、滑石等味；

治疗暑热泄泻，里热炽盛已成燎原之势者，则在重剂白虎汤中合入黄芩、黄连等味，此乃苦寒合甘寒之法；若热邪闭肺，肺气闭塞之喘证，予清热宣肺，习以五虎汤合葶苈子、莱菔子等味。治疗热病按卫、气、营、血的病邪层次，遣方选药。脏腑火热的证候，分别使用不同的清热剂。景堂辨热，独具慧眼，如五硬症，一般责之虚寒，他治一新生儿五硬症，虽无胎黄，从大便不通、腹胀、舌红等症状和体征，断为湿热内蕴，胃腑不通为主要矛盾，果断予茵陈蒿汤加味而获效。

温热之邪，易伤阴劫液，宜甘濡之品，补不足之阴，制过亢之阳。景堂最常用增液汤，婴儿玄参曾用至24g，麦冬用至15g。他认为小儿补阳易，补阴难，邪热久羁，温邪侵入下焦，劫烁真阴，则须大剂大补阴丸合增液汤加减，滋补真阴，壮水制火为治。

（二）求索治泻新知

林景堂与叶孝礼主任合作的小儿泄泻研究，尤受国内同仁瞩目。现介绍其小儿腹泻中西医综合治疗要点。

1. 常证

（1）伤食泻：类似西医单纯型腹泻（单纯由饮食因素引起腹泻）；中医治以去积消食（保和丸加减），或导滞攻下（枳实导滞丸）；西医治疗以节制饮食，维护消化功能。

（2）风热泻：类似西医感染型腹泻（感染因素引起腹泻）；中医治以清热化湿（葛根芩连汤加味），西医治疗以控制感染，减轻中毒症状为主。

（3）虚寒泻：类似西医营养不良型腹泻（迁延性及慢性腹泻）；中医治以祛寒燥湿（藿香正气散加减），或温中健脾为主（理中汤加味），西医治疗以加强支持疗法，必要时输血浆，防止并发症。

2. 变证

（1）伤阴泻：类似肠炎型腹泻（迅速发生脱水与酸中毒的腹泻）；

中医治以育脾阴（五阴煎）；西医治疗可配合补液疗法，纠正水与电解质失衡，控制感染，加强对症治疗。

（2）伤阳泻：类似西医循环障碍型腹泻（呈现循环障碍的腹泻）；中医治以扶脾阳（四君子汤加味）；西医治疗同伤阴泻，维护循环机能，予支持疗法。

（3）阴阳俱伤泻：类似西医衰竭型腹泻（重度脱水及酸中毒引起全身衰竭的腹泻）；中医治以育阴维阳（右归饮减味），西医治疗同伤阳泻，加强抢救及支持疗法等措施。

（三）论治贵在权变

林景堂主张活法在人，贵在权变。以疳症而言，幼儿断乳，饮食杂进，损伤脾胃，食滞肠胃，湿热内蕴脾胃而成五疳。或善饥易食，或胃纳欠佳，或面目手足浮肿，咳嗽气喘；或脸红眼赤，口舌生疮；或身热不已，口渴无度；或两目发黄，或便血，种种证候均为湿热熏蒸，日久耗伤津液，热迫脉络所致。对于"阳常有余，阴常不足"、稚阴稚阳的小儿之体，其伤阴者十居八九，其证易虚易实。林景堂业医数十年，治疗常法为清热育阴，继之健运扶脾，无不得心应手。然本病多因患儿体力孱弱，易招外邪，内外相引，酿成重病。如一男孩，患疳症，又突作寒热往来，病势凶猛，察舌审证，系邪在募原，急投达原饮合小柴胡汤，直捣病窠，使邪气溃败，速离募原，化险为夷。治病既知其常，更达其变。

（四）降逐痰火治癫

《难经》云"重阴者癫"，历代医家病机多主痰气郁结，林景堂认为小儿最易痰郁化火。如他治一男孩，12岁，病延月余，先由暴晒后溺水，遂见发热胸闷，头痛呕吐，经某院腰椎穿刺等检查，原因不明，对症治疗后热退，转而神志痴呆，喃喃自语，或语无伦次，嬉笑无常，夜不能寐，咳唾浓痰，大便艰通，该院拟诊为精神病，请林景堂会诊。察其舌质红苔黄垢浊，脉滑数，断为暑湿互结，郁而化火生痰，痰阻心窍，扰乱神明，治以降火逐痰之法，予礞石滚痰丸。药后当夜即肠鸣腹痛，下奇臭大便半盂，次日神清，继予温胆汤等加味善后。又如他治一暴惊致癫患孩，据其舌质红苔黄腻，脉弦滑，揆其机理为素体肝热，风痰内伏，突然受惊，痰火相煽，风动痰升，内阻神明，而成癫症。治以泻火涤痰、养心安神之法为主，以五心汤合栀子、郁金、远志等味，7剂而获愈。

（五）辨析“脑病”六法

小儿急性脑病，按“热”“惊”“瘫”处理原则，采用以下六法。

（1）清热解毒法：本病早期当邪热壮盛时，采用清热解毒法，常用药物如金银花、连翘、生栀子、竹叶、黄芩、黄连等。

（2）平肝息风法：热邪化火引动肝火，出现惊厥，采用本法，常用药物如羚羊角、钩藤、菊花、桑叶、僵蚕等。

（3）镇痉止搐法：当痉挛频发时佐以本法，常用药物如全蝎、蜈蚣、地龙等。

（4）清心涤痰法：火甚生痰、热陷心营者，采用本法，常用药物有石菖蒲、胆南星、天竺黄、淡竹叶、竹沥汁等。

（5）养阴和肝法：病入后期，热极伤阴，虚风内动者，采用本法，常用药物有玄参、麦冬、石斛、牡蛎、龙齿等。

（6）育阴维阳法：当惊风日久，耗气伤津，以致气阴两虚者，当用本法，常用药物如熟地、山药、山茱萸、淡附片、枸杞、当归等。

六法之中，以清热、镇痉、涤痰为主。本病症属棘手，在中医辨证施治基础上，适当配合西医处理，可提高疗效。

｛ 附医案 ｝

案例一

杨某，女，2个月半。泄泻1个月，大便日7~8次，完谷不化，或呕，多饮，烦躁，小溲尚利，遍身浮肿，面色苍白，阴部湿疹，舌质红。粪便常规检查：脂肪球（+）。

处方：福参 4.5g，山药 9g，茯苓 6g，芡实 9g，白芍 6g，鸡内金 3g，谷芽 9g，炙甘草 3g。

二诊：服上药 2 剂后，呕吐、泄泻已减，浮肿消退，多饮，舌绛，口疮出现，环口脱皮，眼赤，眼睑溃烂。

处方：玄参 12g，麦冬 15g，青黛 3g（布包），滑石 18g，玉泉散 18g，黄芩 6g，白芍 6g，银花 24g，连翘 9g，寒水石 18g，知母 9g。

三诊：稍能进食。泄泻反复，皮肤、眼睑等症状同上。以上方加竹茹 9g、黄连 1.5g 予之。

四诊：皮肤反复脱皮，便稀，或呕，轻咳，烦吵，舌绛。

处方：玄参 24g，青黛 4.5g（布包），麦冬 15g，金银花 24g，苦桔梗 4.5g，甘草 3g，地黄 9g，知母 9g，黄柏 9g，龟板 24g，连翘 9g。

上方连进数剂，泻止，咳平，吐消，舌绛转红。

该证系气阴两虚，土衰不能制水，故遍身浮肿，运化无权则完谷不化而作泻，泻之伤津故多饮舌红。初诊以健脾气为先。小儿病易虚易实，二诊脾气复渐，然阴液未充，急以清热育阴与之。补阳易，补阴难，本证以大补阴丸合增液汤加减而收功。

案例二

陈某，男，4 岁。反复面部及下肢浮肿伴尿少 3 个月。眼睑浮肿，腹胀如鼓，舌淡红，苔薄白，脉缓。尿常规检查：尿蛋白（+++），红细胞（+）；血总蛋白 43g/L，白蛋白 16g/L。

处方：防己 9g，黄芪 15g，白术 9g，连翘 9g，赤小豆 30g，大腹皮 9g，桑白皮 9g，陈皮 3g，玉米须 30g。

上方服 4 剂后，尿蛋白（+），浮肿减轻，小便增多，舌脉同上。照上方再服 4 剂，尿蛋白转阴。后用防己、黄芪、地黄、熟地、牡丹皮、泽泻、女贞子、玉米须等补气阴之品巩固疗效。出院时检查：尿蛋白（-），血浆蛋白 46g/L，白蛋白 26/L。

本证属阴水，脾虚不能制水，水气盈溢，渗溢皮肤所致。治宜益气健脾利水，方以防己黄芪汤合五皮饮加减，继以健脾补肾、养阴填精之品巩固疗效。

本文根据《林景堂自传》《新儿科临床手册》《林景堂医案医话》《中西结合参考资料（选编）》等资料、著作整理。

萧诏玮

第六节　全国中西医结合儿科泰斗叶孝礼

一、简介

叶孝礼（1918—2014），福建省建瓯县人，曾任福建省立医院儿科主任医师，福建医科大学教授、硕士研究生导师、福建省福州儿童医院名誉院长。1955年他虚心向林景堂老中医学习，二人长期合作，持之以恒开展中西医结合临床研究四十余年，他既认真继承中医药的辨证论治特色，又结合现代科学知识，医疗科研成就卓著，在国内外发表论文100余篇，编著《新儿科临床手册》《小儿消化系统疾病学》等15部，是我国儿科中西医结合的学术带头人，1960年参加全国文教卫生系统群英会，1979年被国务院授予全国劳动模范。享受国务院政府特殊津贴，2013年获第一届“中国儿科医师奖——终身成就奖”。曾任福建省政协委员、福建省中华医学会儿科分会主任委员、中华医学会福建省分会常务理事。曾任《中华医学杂志》《中华儿科杂志》《中国中西医结合杂志》《临床儿科杂志》《中国实用儿科杂志》等学术刊物编委等职。他还创办福建省福州儿童医院，对福建省儿科临床、教学、科研、人才培养发挥重要作用，他长期担任福建中西医结合学会儿科专业委员会主任委员。

二、医著医论

他既认真继承中医药的特色和优势，又积极利用现代科学知识促进中医药理论和实践的发展；先后总结了中西医结合诊疗腹泻、肾炎等20多种常见病的规律及一些疑难急重症的救治方法，是我国中西医结合儿科的学术带头人。

（一）总结常见病的中西医结合诊疗规律

腹泻是婴幼儿的常见病，也是小儿死亡的主要原因之一。他通过大量临床实践，总结了腹泻中西医结合分型、治疗方法：外感型

（急性感染性腹泻），方用加味葛根芩连汤；伤食型（消化不良），方用保和丸加减；正虚型（迁延性或慢性腹泻），方用参苓白术散。对金黄色葡萄球菌肠炎，用葛根芩连汤配合草药千里光、四季青、鱼腥草或一见喜。真菌性肠炎用增液汤加减（玄参、麦冬、杭白芍、莲子、甘草、山药、薏苡仁、青黛），重症另加西洋参，并酌加有抑制真菌作用的黄连、大蒜或一枝黄花。由于研究证实中药黄连有抑制肠分泌的作用，他研制了治泻新药“止泻定”（铁苋菜加黄连素），经临床验证具有显著疗效。

目前西医对肾小球肾炎尚缺乏特效疗法。叶孝礼教授将小儿急性肾炎辨证归纳为 3 型：风水肿（多由于上呼吸道感染引起），方用麻黄连翘赤小豆汤加减；湿水肿（多由皮肤疮脓引起），方用银翘散合导水茯苓汤加减；风湿肿（外感风邪，内蕴湿热），方用五苓散加减，并论证小儿肾炎以风水肿居多数。他观察经过中医治疗病例的免疫指标变化，提出部分中药有抑制溶血性链球菌感染后的变态反应的作用。

（二）以中医治法为突破口，摸索中医诊疗规律

叶孝礼在临床实践研究中体会到，从中医“证”入手，以中医“法”为突破口研究各种疾病中医治疗规律，再以法求理，以法统方，依法用药，易将中医药学的理法方药连贯起来，利于辨证施治和中西医结合。他先后总结出中医治泻十法、退热十法、治痰喘六法、消肿八法和治血证八法。

治泻十法为：祛积消食法、导滞攻下法、清热利湿法、温中祛寒法、健脾益气法、利水渗湿法、升清涩肠法、行气消胀法、养阴清热法和扶阳固摄法。

退热十法为：发汗退热法、清胃退热法、通便退热法、和解退热法、双解退热法、清营退热法、祛瘀退热法、消导退热法、辟疫退热法和滋阴退热法。

治痰喘六法为：辛温宣肺法、辛凉开肺法、降气化痰法、清热解毒法、通腑泄热法和活血化瘀法。

（三）发挥中西医优势，向疑难重症进军

对疑难重症，更需要发挥中西医结合的优势。为此他先后尝试对重症腹泻、中毒性脑病、呼吸衰竭等病例在西医治疗的基础上加用中医药治疗。急性肠炎（重型）合并肺炎，症见腹泻、腹胀、气促、溺闭，高热不撤；中医辨证为暴泻伴痰喘，治宜宣泄郁热，清肺平喘，方用黄芩汤合麻黄连翘赤小豆汤加减。高血压脑病和尿毒症是肾炎严重并发症，也是肾炎致死的原因之一。采用中西医结合疗法，首先用镇静降压药以挫其锋，继以麻黄连翘赤小豆汤合钩藤汤达到镇惊息风、安神开窍泄热之功效。对尿毒症治疗，在西医治疗的同时，采用补肾育阴消肿中药，给予六味增液汤合麻黄连翘赤小豆汤加减，达到标本兼施疗效。

对于呼吸衰竭，他认为疾病初期系邪热夹痰走里，治宜宣上、化痰、开窍。方用小陷胸汤合旋覆花、杏仁，以清热涤痰、宽胸开窍。疾病中期，痰壅气促稍减，神志转清，舌质红燥有伤阴现象者，治宜育阴、宣上，方用麻杏石甘汤合生脉散。

对于中毒性脑病，在用西药止痉退热后，患儿常遗有烦躁，哭闹不止，失明，失语或肢体瘫痪等症。此病属中医惊瘫，邪热壮盛，治宜清热解毒出邪，方用白虎汤合龙胆泻肝汤。方中龙胆草大苦大寒，能泻火除烦；石膏、知母可清肺胃之热，二方配合，可泻肝火，清肺热，火降热清，湿浊亦清，使烦扰改善。再配合针灸及肾上腺皮质激素、胰岛素等疗法。

三、医德人文风采

叶孝礼于 1944 年从福建医学院毕业后任职于福建省立医院小儿科。1950 年被选派到上海医学院高级师资班进修，受业于儿科名师

陈翠贞教授，为开展儿科专业研究奠定了坚实的基础，1955年党号召西医学习中医，提倡中西结合，他矢志学习中医，走中西医结合道路，他诚心诚意，恭恭敬敬拜福建名中医林景堂为师。边学习，边实践，并应用现代医学科学知识和技术整理研究中医药，探索中西医结合诊疗技术。林景堂老中医擅治脾胃疾病，叶孝礼就以腹泻为重点研究课题，对腹泻病因、病机及治法进行探索，通过大量临床实践，他总结出用中西结合的方法进行对腹泻病的分型、辨证施治，得到国内学术界的肯定，继又总结治泻十法，1981年在第八届全国儿科学术会议大会上宣读，并刊登于《中华儿科杂志》《中华医学杂志》《中医杂志》等刊物。他的研究还引起国际重视，先后在《印度国家结合医学杂志》《日本儿科杂志》发表论文，《治泻定治疗腹泻疗效和机理探讨》列为世界卫生组织（WHO）腹泻科研课题。此外，他陆续总结了痢疾、麻疹、流行性乙型脑炎、中毒性脑病、血液病、肾脏病等二十多种常见病的中西医结合治疗成果，显著提高疗效。1958年获卫生部学习中医奖。1979年获评全国劳动模范、二次获评福建省劳动模范。

叶孝礼医德高尚，爱岗敬业，一心赴救，在福建省儿科疾病和突发事件应对中，发挥重要、有效的指导作用。1962—1987年间福建先后发生麻疹、乙脑、暴发性喘息性肺炎、轮状病毒性肠炎等重大突发疾病，他总是亲赴第一线，殚精竭虑，采用中西结合方法，取得显著疗效，如1961—1972年他先后5次到福建省莆田、同安、安溪等县参加小儿暴发性肺炎的抢救工作。在兄弟单位的协助下，经过实验研究，明确病因为腺病毒，他采用加味麻杏石甘汤为主方的中西医结合方法取得成功，控制了流行，挽救了许多儿童的生命。诸如此类情况，在他从医数十年生涯中不胜枚举，他作为闽省儿科专业的学术带头人，十分关注全省儿童的健康和儿科疾病的防治水平。他所负责的福建省立医院儿科，每年接收大量来自基层的进修医师，帮助他们提高医疗水平，还经常深入基层举办学习班巡回医疗，足迹遍及全省城乡。

他为全国和福建省儿科学会的发展和建设作出重大贡献，曾担任卫生部科学委员会儿科专题委员、中华医学会理事、中华医学会儿科专业委员会委员等，饮誉海内外。

本文承叶礼燕主任医师提供材料，谨致谢意！

萧诏玮

第七节　高希焯医案选介

高希焯（1898—1967），字笑石。早年随舅父卢幼叔学医，他天资聪颖，悟性敏捷，通晓儿科专著，长于治痘疹及儿科杂证，论证处方，多出人意表而奏卓效。他设诊于上靛街，每日求诊者户限为穿。1956年曾任福州市人民医院儿科特约医师，1959年调福州市第二医院任中医儿科主任。其学术传女雪英。

高雪英（1928—1990），福州市第二医院儿科医师。幼承庭训，尽得家传。擅治小儿麻疹、咳嗽、肾炎、感冒高热、泄泻等，名重榕垣。

｛ 附医案 ｝

案例一

邓某，男，2个月。初起微热，咳嗽吵扰，痰鸣气急；继而两目上视，面白唇青，胸高鼻煽，咳声不宣，肌肤微热，指端厥冷，便溏味臭，小便短赤，不啼不乳，不时惊惕，舌苔燥浊，指纹紫隐。

处方：土牛黄0.3g，紫雪丹0.3g，风化硝0.3g，开水冲服；并以桔梗小陷胸汤增减继之。

二诊：肌热已解，眼睛能动，咳声清亮，二便通畅，但尚摇唇鼓舌，腹部微胀。方用苇茎汤加桔梗、北沙参、牡丹皮，连服5剂痊愈。

此病系风痰阻于胸膈，清阳之气循行失常，邪火内攻，神明被扰所致。初诊以豁痰开窍，清热止痉之法为主，继予清肺化痰之法。高氏善用丸散，效著而便捷。

案例二

朱某，女，8岁。病经半月，咳嗽爽鸣，鼻煽气喘，时吐胶痰，饮食不进，大便难通，小便短赤。经某院诊断为肺炎，曾肌内注射青霉素、链霉素未效。现舌苔浊厚，脉息弦滑。

处方：旋覆花、苦桔梗、竹茹、枳实、石菖蒲、胆南星、牛蒡子、瓜蒌、黄连、姜半夏、甘草。清水煎服。另以礞石滚痰丸分送下。

二诊：昨药后大便通4次，黏痰随下，鼻煽气喘渐定，咳嗽痰鸣减轻，吐止知饥，浊苔变薄，脉转滑缓。照上方去礞石滚痰丸，继服而安。

证系痰热壅结胸中，肺窍为之窒息，气不下降而为喘，高氏治以宣上泄下，豁痰清热之法主之。二诊痰热结胸已呈豁通之势，故去礞石滚痰丸而用之。

案例三

王某，女，暑月肌热流连，流涕，口干，咳嗽，腹满，头汗，大便酱色，小溲欠利，舌苔浊垢，脉息弦急，重取有力。

处方：柴胡、白芍、土茵陈、藿香、竹叶、六一散、丝瓜叶、荷蒂、枳实、川厚朴、连翘（壳心并用）、栀子壳。清水煎服，另以紫雪丹冲服。上药服2剂热退，诸恙均瘳。

本例未注年龄，辨证为风暑内郁，湿邪阻遏，以四逆散透邪解郁，疏肝理脾，合以祛暑化湿之味。高氏善用紫雪丹，凡热邪所致顽热，用之得心应手。

萧诏玮

第八节 近现代左海伤寒名家介绍与闽派特色探析

张仲景《伤寒论》，理法方药，传世千年，为证治之准绳，方书之鼻祖。伤寒名医往往主大方脉，亦兼擅幼科，如南宋福州名医杨士瀛就以内外兼长而饮誉全面，于儿科亦殊有建树，著有《仁斋直指小儿方论》。专业幼科者，亦有擅长伤寒者，如清乾隆时期福州儿科名家周士祢，学术以仲景学说为宗，仿照《金匮要略》的体例编写了《婴儿论》。当代儿科流派纷呈，无论崇尚伤寒，或擅长温病，均奉仲师为圭臬。现就近现代左海伤寒名家及其学术特色介绍如下。

一、名家撷要

林作建（1796—1870），字和斋，福州壶山人，祖林世存，父德盘，皆名重当时。林作建幼承家训，精研岐黄，弱冠悬壶，业与年进。林氏与陈修园过从甚密，议论医事相得甚厚，均能他山攻错。作建著有《和斋医案》《伤寒论批眉补助》《六经辨证歌括》《壶山林氏家传秘方》等，后裔越汉先生等曾对其学术深入探讨。他精研伤寒，主张“六经分证是《伤寒论》之核心，学者应留心研究，探其微奥，娴熟掌握其辨证要点”。又云：“仲师强调扶阳气的重要实质在平衡机体阴阳。”认为“学习仲师方，只有善于领会其理法，才可骊珠在握，运用自如，而病亦随手霍然”。如仲师桂枝汤加减20余种为示范，后人宜加体会，若被经方所囿，实不通仲师之意。

陈恭溥（1879—？），又名心源，号退翁。清代医家，侯官（今福州）人。家世业医，少习举子业，后博览医书，寻师问道，退以医为业。著有《伤寒论章句》（初稿颜曰《伤寒节解》）。陈恭溥学术见解：①缕晰条文，豁人心目。陈恭溥是书，分为六卷，一至四卷，按照《伤寒论》六经条文章句，详加注解，并附六经病脉病的理论，卷五、卷六为伤寒论方解，最后附以伤寒病的各种针灸心法，是书“较陈修园浅而又浅，期与及门，易于领会”。章句，即章节与句读，对《伤寒论》章句详加厘定，并注重文字考证，释文以成无己治本为基础；章节多依张令韶的《直解》、张隐庵的《集注》；句读则依据其具体内容而定。而于每章节之后著文以揭其大旨，道其原委。②言简意赅，切中肯綮。陈恭溥注明辞能达意，颇益后学。就以太阳提纲之头项强痛句，恭溥解释痛指头项，强仅指项，此就确切达意。陈恭溥方解往往用最精练的语言揭示《伤寒论》方的功效，虽惜墨如金，却切中肯綮，如桂枝汤，“宣达阴阳，调和营卫，解肌达表，能发能收之方也”。又主张六经之方不仅能治伤寒病，也可用于治疗内伤杂病，诚如在自序中所云：“方则无分六经以汇解之，所以不分六经者，恐后学拘于六经而方之用不广也。”③拓展经方，师古不泥古。且扩展经方应用于内伤疾病。是书卷五、六，经方不分六经以汇解之，陈恭溥“恐后学拘于六经而方之用不广也”，如桂枝汤为伤寒论第一方，陈恭溥谓之“太阳中风有汗之主方可，谓之六经风伤肌腠也可，谓之难病调和气血之方亦无不可”。麻黄杏仁甘草石膏汤：“清肺热，定喘逆之方也。凡病后余热入肺或肺有实热者皆可用之。”

卢思诚，清末闽中（福州）人，字实夫。家世业医，思诚亦以医名世，舆疾而欤其门者，踵趾相错。他以监生出身，在江浙为官多年，历任知县等职。为官期间体恤民情，治理有方，以医为政，坐堂行医，“延父母，问疾苦，瘠者起之，困者息之，疲癃残疾者存活之，民籍籍然称慈父母”。著有《症治备览》二卷，其特点：①言近旨远，守约施博。《症治备览》系卢思诚应钟峻（字仲山）之请而撰写。卢考虑其家人体质变迁无定，难以默揣，所以撰写这本外感病之专著，以六经合六淫，分门主治，选择前贤验方，参以己见，附之增减。凡收方37首，共分伤风、伤寒、伤暑、利湿、润燥诸门编写，叙事简明，浅显易懂，舟车便览，病者可据证检方，加减药物，令家置一通，阴阳寒暑之戾，其知免矣。②守长沙之法度，合六淫参机变。卢思诚主张凡病不离六经，时病不离六淫，即恪守仲景六经辨证，但结合六淫病因立论，感冒不离六淫，故以六经合六淫分门别治，其中六经病以风邪、寒邪致病为主。③寒温一统，融合百家。卢思诚以六经辨证为准绳，但不泥于伤寒方剂，以轻清疏解为主，并熔伤寒温病于一炉。无门户之见，伤寒乃辨病之基础，此乃法度，但与时俱进，学吴鞠通之聪明，独树一帜，治外感首辨病因，以疏风为主，此外尚列伤暑门、利湿门、润燥门、泻火门。遣方如千金消暑丸出自《备急千金方》，清暑益气汤来自《脾胃论》，清燥救肺汤来自《医门法律》，桑菊饮来自《温病条辨》……可见他学贯古今，融合百家，求索创新，自成一家。

王德藩（1878—1960），福州人。擅治少阴病，被福州中医界誉为经方派巨擘。1929 年创办“私立福州中医讲习所”（后称福州中医学社），王德藩为社长，亲授《伤寒论》，历时 10 届，毕业生达 294 人，著有《少阴证辨证治验》。但遵古而不泥古，按太、少两感证，其解表方面药味中，不喜用解表药如柴胡、葛根之类，恐折伤其阳。但根据本市地土方宜，凡患太、少两感证者，即辛温解表药如麻黄、紫苏、羌活、独活之类亦不宜常用，更不宜并用，否则多有亡阳格阳等虚虚之变。即夹有太阳表证，亦只宜和解营卫之邪，特别是本地居民禀气偏薄，辛温峻汗之剂，易于伤阳故也，故“文绣”之人多采用桂枝汤加荆芥、防风、附子。临床上甚为得手。王德藩治疗少阴病常按如下类型分证论治：①少阴寒化证，加减四逆真武汤；阴盛格阳证，以加减通脉四逆汤。②少阴热化证，黄连阿胶汤；阴虚水热相搏证，主以猪苓汤；虚寒滑脱证，予桃花汤。③少阴兼证，如少阴兼太阳证，兼太阴证，兼厥阴证，当分辨孰轻孰重。例如太阳盛于少阴者，主予桂枝附子汤以扶阳祛寒；如少阴盛于太阳者，主以桂枝四逆真武汤，以回阳散寒。④少阴寒化阳虚厥逆证，少阴病虚寒证往往有瞬息亡阳虚脱之变。吐利厥逆本为少阴病虚寒证的主要症状，但此已经是少阴里寒太盛、阳气大衰、真阳将亡的亡阳虚脱危症。临床上只要见到但寒无热、蜷卧、足冷、脉微细沉等少阴虚寒见证时，就应该投以温经回阳之剂，急救其阳，否则吐、利、厥逆等亡阳虚脱诸症，就会接踵而至。故少阴治以回阳抑阴，予加减四逆真武汤（干姜、甘草、附子、白芍、茯苓）。王德藩认为，少阴寒证忌用西洋参、生甘草，宜用党参、高丽参、炙甘草等甘温之品。生姜除因呕吐和身体痛外，余宜用煨姜。其他如淡干姜、北干姜、炮干姜、干姜炭、淡附片、熟附子、炮附子、生附子、土炒白术、酒炒白芍、土炒白芍，按证炮制，严寒用温阳药量要重，盛夏、亡血家、妊娠宜轻，随证选药。王德藩诸多弟子如徐幼鸣、王讱余、周绍奇等谙熟伤寒，有声当时。

刘亚农（1884—？），字细雪，福州人，民国医家。年少治经，有声里党。间患咯血，偃卧床褥数载，中西名医束手，乃于病中枕藉岐黄，烂熟《伤寒》，遍尝百草，由中而西，涉猎殆尽，卒能自起沉疴。与方澍桐等参办了三山医学传习所，后北上任教于华北中医学院，悬壶于北平，晚年返里设诊。刘亚农认为仲景之著作惠人厥功甚伟，然非谓垂为法典而一成不变。其根据今人体质异于古人之别，著有《二十世纪伤寒论》。是书分六卷，包括病理篇、六经诊断卷、平脉篇、温病、湿温篇、药物学分类及静坐疗病法。刘亚农学术主张以仲景学说为规矩，以各家学说为参考，是可谓善读《伤寒论》矣。他认为仲景古今两千年，气运之变，陵谷之迁，气禀之厚薄，不能泥守仲景113方。仲景所列之汤液，与今人体质每不合宜，故今日之汤液，有变通取舍之必要。他主张药轻、药重要量体裁衣。他将药物分为17门，每门之中又有猛次之分。如气门分补气和伐气二类。就补气药而言，补气猛将有附子、人参、黄芪、黄精、天生术（野于术）等；补气次将有枸杞、白术、五味子、龙眼、荔枝等。

根据病情、邪气盛衰等情况而定。刘亚农认为病有伤寒、伤风之别，六经有经与络之分。伤寒之方，经药居多：麻黄、细辛、柴胡、附子。络药为桂枝、生姜。其认为四时感冒类似伤风，治宜轻清疏达，不得用麻黄大发其汗，导泄真气，因而致虚，变生他证。刘亚农还注意体质辨证施药，并注意药性的不同对机体产生的不同影响。

陈慎吾（1898—1972），名祖望，号慎吾，福州人。幼随伯父陈宝琛进京，先习儒后学医，曾拜河南朱壶山为师，悬壶于北京，1938 年执教于北平国医学院，1948 年创办北京中医研究所，1954 年为北京中医学院首任伤寒教研组组长，曾任全国政协第三、第四届委员会委员，乃著名中医临床家、教育家、伤寒学家。其主张《伤寒论》是中医基础医学，又是临床医学，包括各种急性热病及其变化的治疗法则。其以“伤寒论”命名者，盖因伤寒传变最快，变证最多，治疗最难，善后调理等法比一般疾病完备，故举而为例，以概其余。学习《伤寒论》不仅要掌握其中之法，而且要结合《金匮要略》二本合读，必有左右逢源之妙。他认为张仲景确立的辨证论治法则确立了证、方、药三者关系。他指出从方药之间的关系可以看出，有药无方只能治症，而不能治病。有方无药不会随证化裁，则不能适应临床变化的需要。他认为仲景《伤寒论》的方药，临床应用无有不效，但一药之差，或分量之变，则方义不同，治疗有异。其治病主张：抓主证，保胃气，存津液，陈老重伤寒但不否定温病学派。

俞长荣（1919—2003），福州市永泰县人，出身于中医世家，为国家级名老中医。幼随父习医，1947 年经国民政府考试获中医师资格。历任福建中医研究所主任中医师、《福建中医药》杂志主编、福建中医学院院长、福建中医药学会副会长、中国中医药学会常务理事、福建省政协委员。撰著《伤寒论汇要分析》等医籍 10 余部，为《伤寒论》著名专家。俞长荣认为，《伤寒论》创造性地把外感疾病的所有症状归纳为一个辨证纲领和六个证候群，来辨别错综复杂的病变；以八纲来辨认疾病的属性、病位、邪正消长和病态的表现；以六经来分析疾病在发展过程中的演变和转归，以此分析认识病情则立方择药均有法度。认为经方有寓理于方、配伍谨严、用药精简、疗效显著四大特色。主张“入乎其内而出乎其外”，灵活应用经方治疗内伤疾病，倡导“《伤寒论》精华在于诊治大法”的著名论点，要遵循辨证论治的原则，临证紧密把握病机病性，“遵循《伤寒论》的制方精神，即使不用本方，也算师仲景方”。其根据“异病同治”原理，病名不同，若病机、病性相同，或汤方之性味功能相互配伍能作用于某一病症的病机病性者，均可一方多治。如中暑、消渴、热痹病多不同，但如果有阳明经热的病理存在，均可用白虎汤。如一系统性红斑狼疮患者，关节疼痛，午后低烧 20 余天，口干，舌红，以白虎汤为主方，加减治疗半个月，热退，关节疼痛缓解。俞氏主张“古方新病可相得也”。如他用桂枝合真武汤治疗太阳挟少阴证，五苓散和小柴胡汤治疗二阳合病；又如用半夏泻心汤合左金丸治疗胃脘痛、失眠，五苓散合真武汤治疗胃脘胀闷，均发仲景所未发。

此外，榕垣伤寒名家如刘毓仲、萨廷杰、郑泽丞、王廷瓒、杨心镜、马锡龄、陈子超、刘少山等亦各有发挥。

二、学术特色

（一）因时因地，辨治有异

福州地处中国东南，闽省东部，闽江下游，北枕莲花，右擎翠旗（旗山），左标石鼓（鼓山），闽江穿越而过，可谓枕山、襟江、吻海。属亚热带海洋性季风气候，常年温暖多湿，雨量充沛，四季常青，平均气温在 16~20℃。当北国千里冰封、万里雪飘之时，闽江两岸层林尽染、花果飘香，可知异地有惊人之制也。即使同一城市，地土有别，寒暄各异，城区高楼栉比，人口密集，气温较高，离城不过数十里之北峰，崇山峻岭，地寒水冷，外感之证，风寒居多，麻桂姜附，习以为常。王德藩居城内，对房劳后感寒所致太少两感证，宗仲师之法，但不用麻黄、细辛，改用荆防桂枝汤加附子。又如刘少山世居洪山西河，则认为榕城地处东南，温暖多湿，纵外感风寒，亦易挟湿，三拗汤虽散寒宣肺，却无化湿之功，故以藿香、防风、杏仁三味名假三拗汤，以奏散寒化湿、宣肺止咳之功。

（二）体质不同，遣药有异

人体生命现象“玄冥幽微，变化难极”，不同医家从不同角度研究人体的疾病和治疗方法，从素体而言，榕医常谓有“脾寒体”与“肝火体”等不同，所以榕医何秀春主张“量体裁衣”，对虚弱而娇气体质重，用药尚轻；对形壮气实者，敢遣峻猛之药取胜。叶烺藩云“虚人名破屋，调理为修补”。均针对不同体质而遣方用药。医家声名卓著之后，病家择医亦有倾向性，某证找某医，这又给医家提供更多实践病例，有利于积累和总结经验，促进了流派的发展。

（三）酌古斟今，融会寒温

近现代榕医诸多名家，有争鸣，也有创新。如卢思诚，主张六经辨治，但用的是经方，也用时方取代经方；福州温病三杰之一的郑品端，也用桂枝汤等伤寒名方。所以崇尚温病也罢，善遣时方也罢，诸家多谙熟《伤寒》，甚则经文倒背如流，翻新经方，自创时方，乃与时俱进使然，基于古今不能尽治今病，诊病须因人因时因地的缘故。榕医朱梅南尝谓：“《温病条辨》虽为温病而设，实与伤寒如出一辙，伤寒取六经内表及里，温病论三焦由上而下，屹立门户，辨证有一纵一横之妙。”

（四）重医执教，名噪福建，声动京华

福州伤寒派名家在省内均系杏林泰斗，且享誉京华。如王德藩，早在光绪二十八年（1902年）即为福州首届中医公会常务理事，1929年创办福州中医学社并任社长，学生多成八闽中医中坚力量，榕垣名医半为其门生。1957年王德藩受聘为福州市中医院（人民医院）名誉院长，陈慎吾、刘亚农均执教于北平国医学院，中华人民共和国成立后，陈慎吾为北京中医学院首任伤寒教研室主任，与秦伯未、任应秋等并称该院“五老”。俞长荣曾任福建中医学院院长。叶发正先生赞陈氏“在伤寒学术史上独占一席，其成就自不可没”。又如林作建著：①《壶山林氏家传秘方》，对心悸、积聚、消渴、寒证、脚气、痹症等27门疑难疾病之因证脉治阐述精当，分析入微。②《和斋医案》，全书约113篇，10万余言，多属疑难病治验之结晶。③《六经辨证歌括》，读来朗朗上口，易诵易记。林作建被《中医人物辞典》《福建名人词典》等收载。余如卢思诚、刘亚农、王德藩、刘少山亦有著作鸣世。

（五）法道仲师，不泥其方

仲景之所以称为医圣，后人当循其规而蹈其矩。榕医先贤师法仲师但有拓展，此乃“非邃于古不足言医，而泥于古者亦非医之至者也”。《黄帝内经》强调要因人因时因地治疗，为医者须侧重时令、地气、人事，即察四时、辨五方、审形气。按而今离东汉近2000年，气候变迁，习尚殊异，体质厚薄，地域不同，迥不相若，岂能蹈袭长沙一隅风土之经验，不思通变？必须巧而通变以应时求。刘亚农推崇《伤寒论》为医学之基础，发为至理名言，内由于中国幅员广阔，东西南北地土各异，2000多年来，气运之变，陵谷之迁，气禀之薄，不能泥守仲景113方之成法。使仲景复生，亦必告诫不可顺旧守疾。应勤求古训、博取诸家，所以刘亚农、卢思诚用六经辨证，但方有变通取舍，不废时方。明代医家张元素云“古方新病不相能也”，刘亚农、卢思诚的著作，正是反映张元素的主张。俞长荣的见解是古方可为今人所用，但必须对古方进行化裁，使其适应新的病情，他有一段鞭辟入里的议论：“同一证由于病因、体质、生活环境的不同，治法、立方用药就随之而异；同一处方也因性别、年龄、体质的不同，药物的加减和用量乃至煎煮及服法也有所不同。”可见俞长荣使用经方也践行变通加减应用，而非胶着不变。从其医案来看，他推崇经方亦重时方，如岳美中先生所云“学古方而能入细，学时方而能务实”。张仲景撰《伤寒论》正是勤求古训、博采众方，反对各承家技，始终顺旧。故取法仲景，不废时方，正是对仲景学术思想的继承和发展。

福州伤寒名家，星汉灿烂，若出其里，勤于著述，桃李成蹊。惜闽派伤寒缺乏系统总结。本课题穷搜载籍，网罗丛残，收集大量1840年以来榕医伤寒派名家著作、手稿、方笺、案底、医案并进行归纳整理，索隐探赜，研究其独具地域特色的伤寒流派、文献价值、史料价值、密学绝招，以冀弘扬瑰宝，造福桑梓。

《近现代左海伤寒名家介绍与闽派特色探析》，原载于《中国民族民间医药》2020年9月第29卷第18期，李君君，萧诏玮。

萧诏玮　李君君

第九节　福建名医刘亚农学术见解初探

刘亚农（1884—？），字幼雪，福建侯官人（今福州市），幼习儒，为末代帝师陈宝琛及门弟子，陈宝琛赞其"年少治经，有声里党"。后因患咯血症卧床多年，广求中西医名医治疗，未见起色，遂于病中刻苦学习岐黄之术，遍尝百草，衷中参西，自起沉疴，遂笃志学医。拜福州名医邱肖川为师，医术更进。继之宦游燕、冀、皖、赣、宁、湘、沪、津等地，边从政边行医，济世活人，中年弃政专事医业。民国二十二年（1933年）游北平，悬壶于西单武功卫口外小秤钩胡同8号，并执教于华北国医学院，乐育英才。晚年南归返里，悬壶于福州市鼓西路。

刘亚农乃近代卓有成就的内科名医、教育家，堪称"闽医学泰斗"，且声达省外，名动北平，临床主理大方脉，亦兼擅幼科。其专著《二十世纪伤寒论》，除撰述《病理学》《六经诊断篇》等以外，还专列第四卷，内容有《温病篇》《湿温篇》《脑膜炎治法篇》《痧痘麻疹斑瘖瘖猩红热之鉴别及治法篇》等。诚然伤寒为一切外感疾病的总称，刘亚农不废叶薛吴王，重视儿科，可谓寒温一统无成见，兼擅儿科更深沉。现对刘亚农学术见解初探如下。

一、经方新病，不尽相能

（一）取法仲师，切忌顺旧

刘亚农枕籍岐黄，服膺张仲景。他在《二十世纪伤寒论》序中云："汉张机著《伤寒杂病论》为中医有方案之鼻祖。"在导言中又首肯《伤寒论》固为医宗之基础，乃仲景积数十年之精力学识经验，发为至理名言。刘氏积平生之学，深知《伤寒论》为方书之祖，使医学始有系统可言，书以惠人，厥功甚伟。其书虽名为伤寒，然其记载之诊候、治法，以至一切药方，殆用之于万病，无不适当，可作为"中医内科全书"。但刘亚农认为作为医者，不可崇古心坚，视为圣经贤传，以致食古不化，铸为大错。张仲景在《伤寒论》自序中言，其撰写是书系勤求古训，博采众方，针砭时医“各承家技，始终顺旧”之谬误。刘亚农认为倘不观察气运之变，陵谷之迁，气禀之厚薄，犹泥守仲景一百一十三方之成法，使仲景复生，亦必诋今医为顺旧省疾，所以墨守古方者“是直仲景之罪人也”。仲景之法，可循其规、蹈其矩，刘亚农强调唯其所列之汤液，与今人体质每不合宜。故今日之汤液，有变通取舍之必要。

（二）五方之人，惊人异判

刘亚农尝宦游北京、河北、安徽、江西、湖南、南京、武汉等地，观察其风土气候，还特地去过南阳，测验仲景所处之乡，气候与水土不同。他生长于闽中，遍历闽省南北，留意考察各地天时、地气与人之体质，得出结论“知易地有惊人之判异焉”。五方之民，病之不同，治法因之而各异，《黄帝内经》郑重言之，他再特别阐明。即使一州之内，有山居者，为居积阴之所。崇山峻岭，山有泉，其气寒，能寒中，其有病者，多中风中寒之疾。通都大市，空气氤氲，郁浊化热，风邪从口鼻而入，辄发温病，山居野处之人，与通都大市之人，气禀不同。膏粱文绣之人，与手足胼胝之人，亦有区别。膏粱文绣之人，身逸心劳，饱暖出其淫欲，精神耗损，脏腑失调，平日心散气浮，相火上炽，一旦风邪外袭，内热交侵，寒病易于热化。所以刘亚农主张“其气禀羸弱者，用药取其轻清平淡。素体阴虚者，用药勿过辛烈温燥，欲去其病，先防其偏”。

（三）“二十世纪”，与时俱进

刘亚农在其代表作《二十世纪伤寒论》中引用《素问·异法方宜论》：“黄帝问曰：医之治病也，一病而治各不同，皆愈何也？岐伯对曰：地势使然也。”刘亚农详尽引述了岐黄关于东西北南中央之人，证治有异，他遵从《黄帝内经》五方气候、饮食居处和生活习惯不同导致所患之病有异，此认为秦汉即有认识，垂有方法，立有津梁，而仲景距今 2000 多年，书中所列证候汤方，“虽辄举病立方，然病之变化无常，须就其人、其地、其时，而参酌损益之，读者万勿视为呆板图案”，他主张“惟其所列之汤液，与今人体质每不合宜，是图案虽同，而材料不能不变更”。易言之，用仲景之辨证，而遣方用药要有变通取舍之必要。所以刘亚农著作冠以“二十世纪”四字，即体现他的鲜明观点，当因人、因时、因地治疗。

（四）峻猛轻清，遣药变通

刘亚农以桂枝汤为例，阐明己见。“太阳中风，阳浮而阴弱，阳浮者，热自发，阴弱者，汗自出，啬啬恶寒，淅淅恶风，翕翕发热，鼻鸣干呕者，桂枝汤主之。”他认为西北地区及虚寒之人照方服之，轻者代以荆防饮（荆芥、防风、枳壳、竹茹、桔梗、苦杏仁、黄芩、淡竹叶等味）出入为治。近温带或热带之人，如闽、粤、香港、汕头、台湾等地及吕宋南洋群岛之人，桂枝、麻黄、羌活、细辛等药，不宜轻易使用，荆防亦慎予之。因其地气热，禀质薄，一投辛烈，轻则鼻衄、咯血，重则烦热、神昏等症立见。所以太阳伤风桂枝汤证，宜改为三叶饮（桑叶、枇杷叶、薄荷、杏仁、连翘、竹茹、枳壳、甘草），可加淡竹叶、菊花，则为五叶饮。如夹湿加佩兰、半夏、陈皮，胸痞加郁金、桔梗、石菖蒲，伤食加麦芽、厚朴，夹燥加川贝母、芦根、牛蒡子、天花粉等，可见刘亚农代以时方，以轻、清、舒达之，以防导泄真气。但是刘亚农并非一味主张用轻描淡写之法，对于东南之人，若体质雄厚，或居水滨卑湿之地者，临证也用防风冲和汤（防风、羌活、白术、川芎、白芷、地黄、黄芩、细辛、甘草）或九味羌活汤（南人及虚弱者，改细辛为川椒）。又如，“太阳病，项背强几几，反汗出恶风者”，西北人、崇山峻岭人，可用桂枝加葛根汤主之；东南人，可用葛根汤加桑枝、忍冬藤、钩藤主之。“太阳病。下之后，其气上冲，可予桂枝汤，若不上冲者，不可予之”。刘亚农认为气上冲，当辨其虚实，虚者调其气血，桂枝汤可与之，实者仍下之，东南人或以温胆汤加柴胡，或以郁金汤加减（郁金、川贝母、杏仁、枇杷叶、淡竹叶、竹茹、茯苓等）。

（五）闽中名医，异彩纷呈

刘亚农乃地道闽中人（侯官县属福州府），又游历多省，深知中国地域广阔，南北异禀，腊月寒冬，北国冰封雪飘，风刀霜剑，而福州闽江两岸，万木郁郁葱葱，花果飘香，证治必然有异，唐代诗人韩偓宦游福州，抒写福州有“四序有花常带雨，一冬无雪却闻雷”诗句。无独有偶，近代福州伤寒名家刘少山（1902—1988），字必鼎，世居福州市洪山西河村，出生中医世家，行医五十余载，学验俱丰，1976年经福建省卫生厅确定为重点继承的老中医，著有《刘少山医疗经验选》一书。少山认为榕垣地处东南，闽江泱泱水流，外感风寒易夹湿邪，三拗汤有疏风散寒、宣肺止咳之功，却无化湿之效，故仿其意，以藿香易麻黄，防风易甘草，去麻黄发汗太过之弊，须增强化湿透邪之力，故以藿香、防风、杏仁三味组成，命曰“假三拗汤”，有芳香透邪、祛风散寒、化湿定痛、宣肺止咳的作用。少山认为三拗汤仅能宣肺，而假三拗汤功效较三拗汤更全面，经刘氏三世应用颇为得心。若表邪重加紫苏叶、佩兰、豆蔻；如湿困于脾，运化失调，加苍术、川厚朴等；若风邪与湿相抟，郁阻经络，致四肢痹，加海桐皮、狗脊等；若咳嗽痰多，加姜半夏、蜜紫菀、远志等。刘少山运用此方得心应手，乃因福州气候，且其家住闽江江畔，地卑多湿故也。

再如王德藩（1878—1960），福州市人，三世行医，善用经方，特别擅长治疗少阴病，每起沉疴。光绪二十八年（1902年）出任福州第一届中医公会常务12人理事之一。1929年，创办福州中医学社，出任社长，该社办10届，毕业生249人，摇木铎而作金声，遣经方而称巨擘。中华人民共和国成立后，榕垣中医主任多为王氏门弟子，王曾任福建省人民医院顾问，福州市人民医院（中医院）名誉院长，福州市政协常委，福州市人民代表。著有《少阴病辨治经验》一书，他居城内，师仲景法，但不拘泥于伤寒方，如少阴兼太阳病，若证由房劳后感寒而引起者，其宗《伤寒论》麻黄附子细辛汤、麻黄附子汤之法，但又不拘泥于其法，自拟荆防桂枝汤加附子，不用麻黄、细辛等辛散之品，恐有迫汗伤津、重虚肾气之弊，改用荆防桂枝汤以解太阳之邪，用附子温肾壮阳，以补少阴之虚。以上两位名家，王德藩较刘亚农年龄稍长，刘少山年庚稍后，三人未审是否谋面，但学术见解异曲同工。

二、药分猛次，量体裁衣

外感病有伤寒、伤风的区别，何哉？刘亚农认为“六经有经有络，伤于络者轻，为伤风，伤于经者重，为伤寒”。刘亚农举例说明，太阳经脉，上连风府，病在经者，恶寒或发热，头项必强，腰背必痛，此为病在太阳经的表现；若仅头痛恶寒脉浮而项不强者，此病在太阳络，以伤风治之，经药非所宜。阳明、少阳也有经和络之分，因此药也应分经与络之别。伤寒之方，经药居多，举隅如麻黄、细辛、柴胡、附子等；生姜、桂枝则为络药。陶弘景之后，盛用荆芥、羌活、独活、葱白、薄荷等络药；明清以降，又增桑叶、青蒿、菊花、淡竹叶、枇杷叶等络药，缘由近代生民气禀较薄，不宜予峻剂辛温，且络病易传热的缘故。

刘亚农将中药分成17门：精门、气门、血门、心门、肺门、胃门、肝门、肾门、外表门、攻下门、镇涩门、痰门、火门、水门、湿门、痛门、毒门。每门又分类，每类又别其猛次，如气门分补气和伐气两类。补气类，凡23味。补气猛将有附子、人参、高丽参、黄芪、黄精、白术、蛤蚧尾、鹿茸等；补气次将有枸杞、白术、五味子、龙眼、荔枝、西洋参、高丽参须等。伐气类，凡43味，分猛、次、轻三类。伐气猛将有麻黄、细辛、旋覆花、青皮、柴胡、紫苏、乌药；伐气次将有吴茱萸、香附、延胡索、半夏、麝香、槟榔、陈皮、木香、沉香、香橼、五加皮、紫苏子、前胡、厚朴、鳖血柴胡、郁金、大腹皮、薤白、豆蔻、神曲、川楝子；伐气轻将有陈皮、木瓜、绿萼梅、厚朴花等。

刘亚农分药物为 17 门，具体划分或有可商之处。但刘亚农在临证遣药时，必根据病情、体质、邪正盛衰区别应用，救急拯危，药性要猛，补偏救弊。长期服药者，药性宜轻；病重药轻，隔靴搔痒，贻误病情；病轻药重，药过病所，亦属失误，令病家既伤于病，再伤于药，脏腑无语，生命堪虞。尤其小儿用药，稍呆则滞，稍重则伤，稍不对证，则莫知其乡。遣药的最高境界是丝丝入扣，刘亚农药物分类法，用药如用兵，示人以规矩、准绳，足见其良苦用心、裨益后学。

三、衷中参西，不分畛域

1840 年，鸦片战争以后，福州、厦门为五口通商口岸，欧风东渐，早期传教士来闽传入泰西医学，继之创办西医院。刘亚农在福州耳濡目染西洋医学，他年少曾“患咯血，偃卧床褥，数载中西名医束手”，他由中而西涉猎殆尽，体会“所谓菌（细菌）并非西医所捏造，亦确有其见证，确有其物”。西医以“爱克司光”（X 光）胸透，服“杀菌、滋补肺部药品数十种”，但均无效果，且精神颓废，自汗失眠，气散欲脱。后他寝馈岐黄，探究本草，急投峻补肝肾之剂百余服，血止肺强，百病渐瘳。从此他拜师学医，且手不释卷，攻读《黄帝内经》《伤寒论》，笃志从医，但他亦不排斥西学，认为西医检查细菌、胸部透视、肌内注射等亦有可取之处。但中医病因、病理，尤其是气化学说十分高明。“西医倒果为因，究实质而抛气化，外治之法治内病，是其所短”。故中医、西医互有短长，与其分立门户，杆格不通，不如取彼所长，补我所短，交换学识，俱臻完全，其乐何如哉。刘亚农援例说明，如例 1，某友高热，西医断为肺炎，针药并进无效。肺炎者，炎者重火也，热证之极，刘亚农不惑于炎症字义，断为虚寒、虚阳并于上，进桂附数服愈之。例 2，方某患“肠炎症”，二便壅闭，西医予泻下药，而后膈食作，进食困难75天，只饮牛奶。刘亚农予半夏泻心汤，服药5剂，能进米饭2碗。方中无消化之品而能开胃，人疑有神助，盖苦辛合化之功也。例3，贫血症，中药以阿胶、干地黄、川芎、当归等味治疗，然芎归还暖动肝，阿胶、地黄近滞伤脾，功效亦缓，而改为西药补铁剂，价廉功倍。有鉴于此，刘亚农主张召集中、西名医，互相研讨，取长补短，实质与气化并论，宜互究而勿偏；实验与学理相衡，当兼收并蓄。所以他倡议福建医学总会改为医药联合会（应为“全闽医药学会”），民国三年（1914年）全国医药联合会厦门分会成立，他致祝词。据长者（收藏家）提供材料，全闽医药学会（福州）于民国元年（1912年）成立，会长方澍桐，下设理事部、评议部、编辑部（聘西医张友琴等人）、研究部（聘西医王彰彩等人），此得力于刘氏所倡议也。

四、不拘门户，融会寒温

刘亚农著《二十世纪伤寒论》分六卷。第一卷导言、病理篇；第二卷六经诊断篇；第三卷平脉篇；第四卷温病篇等；第五卷药物学分类；第六卷静坐疗病法。可见刘亚农推崇伤寒，但亦重视温病。他认为温病与伤寒不同，治法亦异，凡温病始于上焦在手太阴肺经；伤寒自下而上，始于膀胱经，故温病不能依伤寒成例。“伤寒论附于各种温病，多未议及。吴鞠通温病条辨，却能羽翼前贤。”即《伤寒论》是辨证论治的基础，是方书之祖，是温病之先河，但温病羽翼伤寒，两者并不矛盾，伤寒六经和温病三焦、卫气营血的理法方药统一起来，从而构成一套完整的外感辨证论治体系，故该书第四卷列温病篇、湿温篇、脑膜炎治疗篇、痧痘麻疹斑、猩红热之鉴别及治法篇。如治疗太阴风温初起，恶风寒者，桂枝汤主之。刘亚农认为既病属温，则不宜用桂枝汤，初病之证，形寒发热，头痛肢痛，无汗不解，咳嗽口渴，舌苔薄白，脉息或弦或紧或滑或数，皮肤炽热者，应以银翘散、五味饮等加减治之。风温之病，宜辛凉解表；温病之病，宜辛凉透邪；温毒之病，宜清热解毒；湿温之病，宜分化湿热，兼疏外邪，予湿热两解法。以上辨证选方遣药均迥异于伤寒。至于“脑膜炎”“麻疹”等病多与热毒有关，当按温病治疗，辨证求因，审因论治。伤寒与温病虽是不同的体系，但温病是在伤寒的基础上发展而来，伤寒是温病的基础，温病是伤寒的发展。刘亚农不排斥温病，将其列为单独章节，互为补充，一统寒温，临床因时因地因人不同，不可拘执。

刘亚农系近现代福建杏林泰斗，执医重教，深耕伤寒。著述颇丰，声动八闽，名达京畿。刘亚农其学深邃，其理湛深，虽努力探索，自知陋质，不能烛幽，然旨在做问路之石，望同仁鉴之，共同推动中医学术发展。

李君君　萧诏玮

第八章 青灯汲古

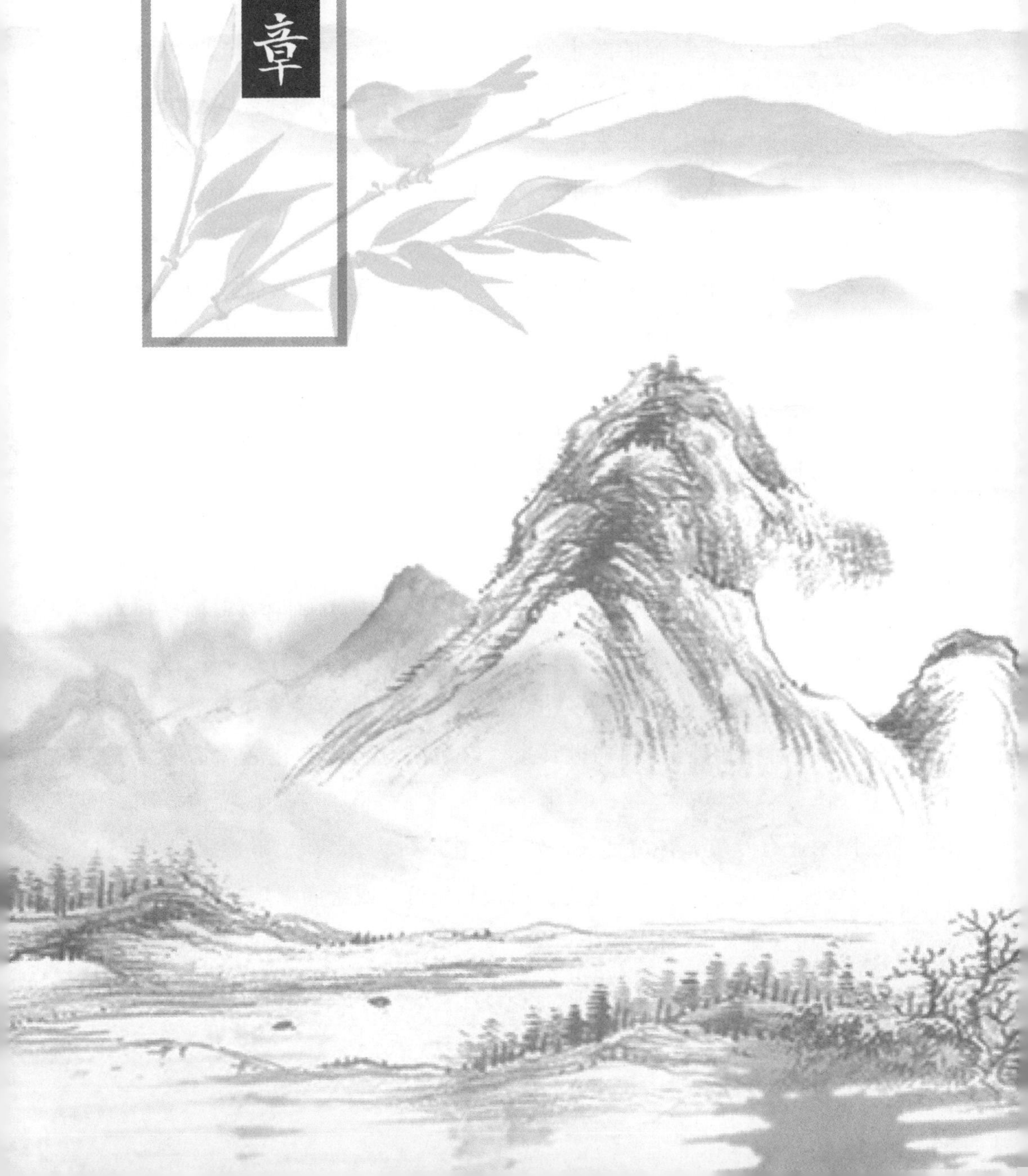

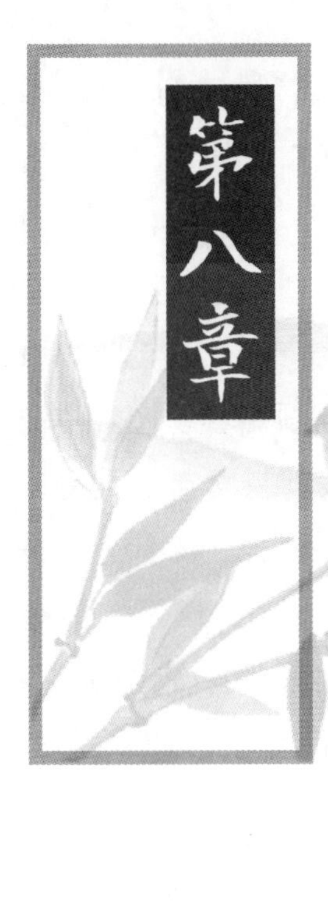

第一节　闽中杏林典故

闽山苍苍，闽水泱泱。岐黄仁术，山高水长。远绍汉季，长乐董奉，与张仲景、华佗并称“建安三神医”，留下“杏林春暖”的典故，被后世尊为“杏林始祖”。迨至宋代，名医云屯，名著山积，同安吴夲，施针授药，被明成祖朱棣追封为“保生大帝”，是中华历史上罕见被封帝的医生，至今我国闽南、广东、台湾，以及东南亚华裔居住地均建有广济宫等供奉。同安苏颂编纂《图经本草》，彪炳史册。南宋长乐朱端章、三山杨士瀛，双璧争辉。建阳宋慈官居提刑，是世界法医鼻祖。明代熊宗立、聂尚恒、陈仕贤、陈椿、萧京、许宏、郑大忠……名动八闽，声达海内。清代医家，星汉灿烂，若出其里，略举其荦荦胜道者，如陈梦雷主纂《古今图书集成》，为现存规模最大的古代百科全书。其《医部全录》集医学类书，诚方书之渊海，证治之津梁。陈修园著作等身，著《南雅堂医书全集》，为业医之锨搬，乃驰誉海内外之临床医家、教育家、科普作家。清末力钧是中西医汇通之大家，世称“把龙脉的医生”，其《崇陵病案》为中外医学史所绝无仅有。此外，闽省很早就开辟港口，对外交流药材。明代郑和船队从福建出发，中医药义借助“海上丝绸之路”得以远扬。近现代名医辈出，流派纷呈，科别齐全，绝学秘招，金针度人，业著泽流，仰止高风。综观闽医，其特点有三：一是家学渊源，累世业医。或多达200余年，底蕴深厚。二是医儒相通，著述浩瀚。闽医多诗书世其家，岐黄游其艺，文化底蕴深厚，援儒入医，易发岐黄之秘，传生平之学。三是科别齐全，特色分明。闽医术业有专攻，各擅其长，分内、外、妇、幼、眼、喉、瘰疬、骨伤、草药、针灸、推拿、痔疮等。或擅长伤寒，或崇尚温病，或重视脾胃，或善遣滋阴，或重视攻下，或法贵气化……医家经验的形成与地域、风土、气候、水文、习俗、禀赋等息息相关。福建地处东南，属亚热带季风气候，四季有花常见雨，然而既有崇山峻岭，又有盆地沃野，派江吻海，形胜有异，以致流派纷呈，遗药各异，留下诸多杏林医德医术佳话。

现介绍福建杏林典故轶事如下。

杏林春暖 东汉建安时期董奉，侯官人，与张仲景、华佗并称建安三神医。其晚年定居江西庐山为人看病，不取分文。重病愈者，栽杏 5 株，轻者 1 株。年复一年，所种的杏树有 10 万余株，郁郁葱葱，茂密成林。数年后，红杏累累，结满枝头。董奉便在茂密的杏林丛中搭一“草仓”，以杏易谷。曾有人放入的谷子少而取走的杏子多，杏林里的老虎便怒吼着追赶。那人十分害怕，急忙提着杏子逃跑，不料跌倒在地，杏子撒了许多，到家一量杏子，竟和送去的谷子等量。也有偷杏子的人刚回家，老虎就追来了把他“咬死”。家人知道以后，就把偷来的杏子照数归还，叩头赔礼认错，于是董奉又使之复活。故有“虎守杏林”之说。董奉便将堆积满仓的谷子，用来救济周围贫民和接济来庐山旅行而断了盘缠的人，每年受济者甚多，从此，“杏林”美名誉满天下。“杏林精神”的实质是施药济贫和救死扶伤，后人就用“杏林春暖”来赞扬医精德诚的医生。

岐伯回春手 杨肃（872—？），唐代河南光州固始人。父杨安于唐光启三年（887 年）随开闽王王审知从河南入福建。杨肃自幼随父习儒习医。唐景福年间（892—893），他上京医愈皇太后病，被赐为进士出身。继又治好皇后疑难症，皇上敕封“太乙真人”。里人称其为“岐伯回春手”，逝世后塑其神像，供奉于南安郊区“杨氏祠堂”。

惠利夫人 莘七娘，女，五代人，落籍明溪，生卒年不详。少知文达理，且通医术。后随夫征战，转战至明溪雪峰镇，其夫病亡，她寄居该地为夫守灵，并为民众治病，死后葬在明溪。南宋时代，民众为她建造祠庙。朝廷赐“显应”庙号。嘉定年间朝廷敕封“惠利夫人”。

保生大帝 宋代吴夲（979—1036），同安积善里白礁村人（现属龙海）。少访师学道，医精德诚，采药炼丹，不论贫富，按病施药，药到病除，不索报酬。由贡举授御史，仁宗时曾治愈皇后病。北宋明道二年（1033 年）、景祐元年（1034 年）闽南瘟疫，他四方奔走，针药并施，活人无数。景祐三年（1036 年）吴氏在文圃山采药时，不幸坠崖，不治身亡。乡人建庵供奉。南宋绍兴三年（1133 年）高宗谥吴夲为“大道真人”，此后朝廷屡有追封、晋封。明永乐十七年（1419 年）明成祖朱棣追封其为“吴天医灵妙惠真君万寿无极保生大帝”，是中国历史上少有被封帝的医生。后厦门、漳州、广东、台湾百姓，甚至国外的东南亚华裔居住地立庙供奉，并录药签，流传至今。

蔡襄倡医辟巫 北宋庆历六年（1046 年）十二月，福州太守蔡襄鉴于闽俗左巫右医，病家迷信鬼神，生病求医者十才二三，特刊刻医方，劝导病家有病要求医服药，不要相信荒谬的巫术。他请名医何希彭（闽县人）把宋太宗时代编辑的中医处方集《太平圣惠方》加以改编，选择其中便于民用者，得方六千九十六首，誊载于板，列衙门左右，利医生传之以为业，病者持之以立命。

林士元献治蛊良方 北宋仁宗时，福州常有人蓄蛊杀人，为害惨烈。此事惊动了仁宗皇帝。福州医生林士元擅以药物治疗蛊毒，仁宗遂诏录其方，又令太医集治疗蛊毒的方法，汇为一篇。林士元用鸡卵、银钗验毒以诊断是否蛊中毒。

吴提刑诫谕锄绝野葛 宋代榕垣常有人以野葛毒人，或自杀，或误食者。野葛学名钩吻，民间称断肠草、梭葛，为马钱草植物胡蔓藤的全草，其根、茎、叶三部分均有剧毒。宋绍兴二十六年（1156 年），提刑官吴逵为文诫谕管下，要求锄绝其本根，勿令能植，并令五家为保，以冀杜绝野葛祸害。

紫菀巧治便秘　北宋蔡元长患便秘病，大概由于元长不服大黄的缘故，名医治疗无效。史载之医生当时医名未著，前往蔡府求见，守门人不予通报，许久才得以进见。史载之诊脉后说："请给我二十文钱。"元长问曰："干什么用？"史答曰"买紫菀。"于是，买来紫菀研为细末，让蔡服下，一会儿大便通畅。史说："大肠，肺之传送，今之病无他，以肺气浊耳，紫菀清肺气，此所以通也。"

橘井恩波　林壬子（1552—1618），明代屏南人。幼不茹荤，及长攻医学。时福清县麻疹流行，救治甚难。壬子闻讯，日夜兼程赴疫区，用秘方救治，存活甚众。因此，求医者甚多，堵门塞户，应接不暇。他遂熬汤置庭院，令患者饮用，供不应求，复以井水泡草药，患者服用亦有效验。融邑百姓以"橘井恩波"赞之。

景一仙　明代连江邱乾清，号景一。少习诗书，过目不忘，稍长能辨百草性味。每次外出必携草药归。种植于后圃，以之疗病。时人不尽信，及病势危重，诸医束手，则如其言撷取草药治疗，立愈，令医者失色。他挟术遨游四方，辨证施治，无不奏效。人皆称之为"景一仙"。

钱乙复生　明代长乐齐宪，三世专治儿科，至齐宪医术尤精妙。遇痘疹未发者，一见即能别其吉凶，百无爽一。每当痘疹相传时，门外求诊者甚多。齐宪每次自己患病，仍坚持为小儿诊病，里人赞之曰"钱乙复生"。

和缓更生　王孔泰，一说明代莆田人。少有医名，诊疗之功发靡不克。每居善药，有求者随其所需，与之亦不计值。闻风造诣者，不远数百里而来。尝以事至泉州，泉人以为和缓更生，迎致无虚日。

心稽造化　周廷扬，清代浙江省嘉兴人。充漳州幕僚，公余兼操岐黄刀圭之术，医声远扬。时相国蔡新的太夫人罹病，诸医治疗无效。蔡新令府道征聘良医，廷扬被保荐前来诊治，辨证无误，遣药中肯，却奏效甚微，周再三研讨，发现所用的药物大多为生药，因而恍然悟到，此乃服药未见速效的主因。因此，他亲自遵古炮制，煎熬进医。结果，同样药方，药物经炮制后服用，蔡新之母疾病霍然痊愈。周遂开设“同善堂”。蔡新赠匾“心稽造化”，并附序曰：“廷扬周生，究岐黄术，知本末先后之序，方尤殊绝，而取效甚速，亦可为能见大意者也，因此而颜其堂”。

茶仙 清代邓履亨，沙县人。好学不倦，精研中医经典，起沉疴无算，绝不计利。性悯，岁饥发廪济众。迨至家计中落，仍周急如故。性好洁，酷嗜茶，临终曰：“我今归去做茶仙。”其风致超脱若此。

五福堂 林祖成（1662—1722），清代霞浦县城西街人。父开燧，系走方郎中，颇有医名。祖成幼随父习医，生性好武。清康熙五十七年（1718年），中武进士，后选为蓝翎侍卫，继擢升为乾清宫一等侍卫。世宗颁予“垂裕后昆”匾额一面，并题五个“福”字赐之。林氏遂后在故居建“五福堂”纪念。后曾治愈太后急性喉症。曾任太医院副使、天津等地总兵，著《林氏活人录汇编》（林开燧著，林祖成校录）。

蜚声上国 黄仪臣（1702—1781），清代长汀三州人，累世业医。仪臣扶危济贫，自号“力扶”。清雍正二年（1724年），汀州知府李璋之子患疑难症，久医无效，经仪臣医治，药到病除。李特赠“蜚声上国”之匾。他精制“抱龙丸”“健脾疳积散”等成药远销我国福州、汕头、香港、澳门，以及国外的东南亚等地。

火帝与水帝 清嘉庆年间，福州杨奕重与刘济川同时各立门户，杨主热剂，刘主寒凉，皆能用得其当，各领风骚，时人称杨为火帝，刘为水帝。近代翁良安主热药治病，亦多沿用真武汤，附子用量常出人意表，名噪一时，博得火帝之称；郭云团为温病名家，擅用石膏，亦有水帝之誉。

儒医独步 李沂渊，清代松溪人。少习儒，精通岐黄，时称为国手。

邑中公事，非公不明。有司赠以“儒医独步”“寿身寿世”匾额及“道遵邹鲁真儒术，艺擅岐黄拟相公”联句。

青囊济美　林发腾（1800—1873），清代闽县洋下村人。幼随父林长层习医，并广集民间验方，结合自身经验，医术大进。清同治癸酉年（1873 年），螺洲陈景亮三媳身患疮病破溃，流脓不止，日夜烦闷不寐，苦不堪言，闻知其名，礼请过府，经过 20 天调治后得以痊愈。陈为襄扬其术，亲率家人登门拜谢，并赠一匾“青囊济美”。

郑刑部　清朝连江人郑耕心，业岐黄 50 余年，活人甚多，判断死生，丝毫不差，其可治者，与以药饵转危为安，不治者无出其所言。故人称其为“郑刑部”。

惠及桑梓　郑鸣盛（1866—1928），福建长乐人。生于书香门第，幼承庭训，敏学慎思，方弱冠，以第五名成绩入泮。后无心功名，弃儒学医。医精德诚，蜚声遐迩。曾任长乐县中医公会会长，著有《精选各家杂病论》《订正金匮要略》等书。福建布政司余联沅以“惠及桑梓”巨匾奖之。福建督宪许应骙奏请朝廷予六品顶戴，后又予五品衔，诰封奉政大夫。

平生惯作第三人　赵飞翰（1865—1952），号凤洲，今福州市仓山盖山镇人，闽中儒医。光绪二十年（1894 年）乡试优贡，翌年赴京朝考列一等第三名。嗣后任山东荣成县知县，继兼署商河知县。吏治鼎新，除暴安良。1911 年南下归里，以医行世，且设馆课徒达数十年，学术传陈鳌石等人。赵氏晚年忆及“余身童试，以至优贡，朝考第三名”，赋诗云：“壮年优行贡成均，一等第三试亦频。何似探花郎及第，平生惯作第三人。”

不妨知己少，但愿活人多　郑德辉，号铁镜。清代闽县黄山村人，科举不售，转学医。刻苦钻研医书，诊病十分慎重，老而弥笃，活人甚众。成名之后，有门人相随左右，但切脉处方必亲自而为。自书一联于门：“不嫌知己少，但愿活人多。”著有《真方歌括》《伤寒要领》《用药如用病论》等书。医术传子景陶，其孙奋扬亦有声于时。

恒心 陈兆泰，清末长乐东渡人。三代业医，兆泰幼精研《伤寒论》《金匮要略》等中医经典，临证洞见本源，细心探究，投药效如桴鼓。清道光邑令王履谦以“恒心”匾之。

良将良医 陈世荣（1824—1884），清代同安县在坊里人。他曾向一江湖医生学得正骨医术。20 岁投军水师，以军功官至游击，为官兵义务施治，积久术精。后寓居厦门，遂成骨科名医。陈世荣“活人不受谢，赠药不计酬”，被誉为“良将良医”。

济世丹心 郭福顺，清代大田四十五都人。祖辈业医，福顺从一寺僧习医，尽得所传。为人诊脉，能准确预言病人吉凶，并名动京师，清廷命其为医官，但福顺力辞不受。延平知府林公赠以对联曰：“济世抱丹心，采药山中归带月；传家凭素业，辍耕树底坐看云。”

细辛先生 高春泽（1882—1958），广东兴宁人。20 世纪 20 年代定居厦门鼓浪屿，开设平民药店，坐堂行医，私淑广州谭孟勤，以细辛治愈疑难病，并自制细辛丸，人称“细辛先生”。

方将军 清末福州名医方仲璇，光绪二十八年（1902 年）任福州最早的中医公会副会长。黄巷欧阳老妇，年近期颐患痢，群医以高年涉虚，用药主补。方问病因，断为过食羊肉所致，察脉尚实，以大黄（号将军）攻下而获愈，人称“方将军”。患者赠“庸医知老不知病，急需将军破坚阵”等句。

苏骨鲠先生 沈学洙，清代诏安人，对骨刺鲠喉的治疗有独到之处。一未满 2 周岁的幼儿，误吞谷芒，沈学洙以鸭涎予小儿灌服，速效。

三炷香先生 孙大成，清嘉庆年间福州人，精通医理，驰誉三山。每日求诊者户限为穿，但每日清晨燃香约三炷时间内为贫者施治不收诊费，因而有“三炷香先生”之誉。

三百文先生 李大广，清嘉庆辛酉科副榜；陈兆熙，清道光辛巳科举人。二人均以儒通医，医案如苏东坡尺牍，行文明洁，令人百读不厌。每逢望朔义诊，平素出诊仅收轿价三百文，较当时名医低廉，时人称二人均为“三百文先生”。

裱罐先生 陈道殷，清朝福州儿科名医。某次出诊见一小儿嬉戏庭中，断其二日后天花报点在某处，必至不治，后果如其言。病者有不能求其诊而寻求他医调治者，往往求其亲书名字一纸携归，粘贴煎药罐上，视同受其亲诊，其得病家信仰如此，人赞其为“裱罐先生”。

涪翁衣钵 清光绪年间福州名医王昙，精治内科。李鹤年督闽，其母病风久治不愈。提督吴春波等咸以昙荐。昙至，李待以殊礼。入诊曰，此累年积疾也，当用苦参 30g，以大吐为功。李闻苦参，面有难色。昙知其犹豫，笑曰：“对症下药，请勿疑。”李遂留他在蜀中。其母服药不久，果然吐痰，但格格难出，神色惨沮。李仓皇出告昙，昙徐步入诊，见吐痰升许，浓如胶黏。曰：“此系药未全服所致。”促其将余药煎热速服，又吐绿痰甚多，神色转清，竟得安寝。越数旬，其母能扶杖行。欣然曰：“老身三十年痼疾，愈于一旦，王先生真神医也。”乃治筵亲自斟酒酬谢。令其子、媳起身拜谢，并赠“涪翁衣钵”匾。

术精灵素 清代陈韶，字虞石，古田人，书画家。年 50 余，按日临颜鲁公《多宝塔法帖》，擅长画鹿，兼以习医理，为人诊视概不受值。邑令胡庆荣病危，韶诊而愈。胡赠之以匾“术精灵素”。

著手生春 清代建阳黄兴邦，精通岐黄术，心存济世，延诊者不论贫富，一概前往。崇安邑主患病，请兴邦诊治，应手而愈。有“著手生春”之誉。

林则徐戒烟良方 民族英雄林则徐禁烟尚辅以推行戒断烟瘾方。他抚江苏时委托名医何书田撰成《救迷良方》，提供戒烟良方如“戒酸丸”：西洋参、白术、当归、黄柏、烟灰、黄连、炙黄芪、炙甘草、陈皮、柴胡、沉香、木香、天麻、升麻、生附子。辅佐一方名补正丸。根据不同体质选用。此外抄录简便、价廉的四物饮、瓜汁饮，刊印3万字，遣人散发，还捐出薪金制出“戒瘾丸”2000多份，赠送给吸烟的贫民。

家传龙宫　福州孙氏，专业妇科，享盛名200多年，其方笺印上“家传龙宫”字样。传说孙思邈救了东海龙王三太子的命，龙王赠以龙宫珍存秘籍——《海上仙方》以示答谢。后来他在撰写《千金要方》等书时又将这些秘方写进去。孙氏处方上印有“家传龙宫”，则是给病人以信任感，增强病人服药治病的信心。

杏林山馆　晚清陈刚济，字远帆，专擅儿科，精于痘疹。福州知府周莲，其子病重，蒙刚济痊活，曾亲书“青囊三世泽，红杏万家春”一联以赠，并题其医寓为“杏林山馆”。

喉科弄景陶街　清末福州南街黄巷中有一逼仄的小弄，称喉科弄。同治年间朱天章在此开业，传四世。朱天章擅治乳蛾、白喉，丸散选料求精，珍贵药材如牛黄、熊胆、麝香等虽价格昂贵，也从不以其他药物苟且顶替，是以疗效显著。该弄迄今尚存。景陶街在侯官县前，凤山郑氏从医始于清嘉庆年间，医术始于郑德辉，其子景陶驰誉遐迩，门庭如市，该街肩舆相连，交通阻塞，遂有景陶街之号。

十二月受暑与三少爷得胎　清末榕垣某医闻名遐迩，然自视甚高，临诊常讥讽他医，且呵斥病人，晚年夜间沉溺雀战，或通宵达旦。一日为患者切脉，精神恍惚，病家叩问所患何病，他竟脱口而出“受暑”。时值隆冬，窗外飘雪，室内闻者哗然，其方醒，自知失语。见患者身着皮袄，遂心血来潮，颔首笑曰：“皮袄炎夏晒霉之后，若不通风即藏皮箱，暑气未消，严冬穿上，是而得病。”晒霉之事皆下人所作，病家无力辩驳，致其强词夺理以得圆其说。其医风日下，结怨甚多。嗣后二三破第秀才征某宦三公子同意，令其托病在床，重金急请其出诊。入室，三少爷从帐下出其美腕，母代诉厌食恶心旬余。医曰：“身有病而察无邪脉，其有喜可贺，可勿沾药。”讵料三少爷从床上一跃而起，言本少爷年方二八，岂能得胎？医愕然，手足汗出涔涔，情知上当，却理屈词穷，饱受羞辱。三少爷得胎之说不胫而走，成为榕垣百姓茶余饭后之笑料。某医自此声誉一落千丈，门可罗雀。

心病还须心药医　清光绪二十三年（1897年），平潭一青年因看史书，羡慕西施倾国之美貌，遂发癫狂，歌笑呼唤，声声句句不离西施。医巫备至，均告无效。邻乡某医，自荐能医，无须切脉开方。只令一老妪夜深至病室叩门，病者忽闻有女声叫门，骂曰：“不是西施，无烦到此。”老妪答曰：“久慕情深，夤夜来访，聊表寸衷，以慰君心。”病者霍然而起，启扉一视，站的是一老婆婆，不禁大怒，老妪说：“我今年才八十岁，春秋时代的西施到今多少岁？”病者顿悟，翌日其病若失。

百年相传五福汤　福州地区百余年来流传一张三文钱方，创方人是东门接生婆邓媪。主要用于新生儿或婴儿食少吐乳、烦躁惊跳、夜啼流泪、鹅口疮等症，有祛风平肝、消食和胃、清热解毒等功能。求方者日众，邓媪亦不自秘，将方转赠某药店，传开以后，榕医将方压缩至五味：双钩藤、蝉蜕、竹茹、山楂、麦芽（也有以谷芽代竹茹）口感好，适合嫩草鲜花般之新生儿体质，所以也叫五福汤。

伪麻黄杀人案　清光绪年间，福州一妇人，淋雨受寒，某名医断为风寒感冒，治以辛温解表，方遣张仲景《伤寒论》麻黄汤，麻黄用至9g，妇人服后不发汗，医者以为药力轻微，遂加重麻黄用量，讵料患妇仍不发汗，恶寒反增。此医细参脉证，拍案断言仍是风寒表实证，麻黄汤仍是最佳方剂，遂挥笔将麻黄增至24g，患者服后汗出如雨，虚脱而亡。原来一二剂该店麻黄缺药，老板以芦草代之，迨至第三剂时药店购进麻黄，配以真麻黄而酿成命案。

医激人怒治顽疾　清末福州吉庇巷武举王拱北，体形魁梧，却胆小如鼠。某日其子殴伤数人，拱北闻讯，受惊仆地，自此卧床不起。里医朱钓鳌遂自荐能医，但必须按其安排。经患者家属应允之后，朱医来到病榻之前，说你体肥狗彘，何病之有？继历陈病家平常行作不仁之事，说完踏步上床，一脚踩在患者腹上，将盘中果饼，狼吞虎咽，一扫而光，还索取高额笔资方才离开。拱北大怒，一跃而起，顾不得穿鞋，踉跄出逐，被妻子阻止，说明病由惊恐而起，恐则气下，血不上荣；今怒则气上，以达阴阳平衡。

起死回生郁甦参　清末福州喉科名医王郁川罹患肺痈症，调治罔效，病体难支，生命堪虞。某草药医荐服土人参 15g 合冬瓜糖 24g 炖服。一周后脓化为痰，且逐日减少，亦不闻臭味，始知该药有清肺解毒、化痰止血之功。乃频服代茶，竟获痊愈，他将是药公诸同仁，榕医改土人参为"郁甦参"。按该药学名翻白草，原产长乐、福清及闽侯虎头山等地。可谓："天涯何处无芳草，信有单方胜大医，莫道方物无颜色，郁甦佳话合刊碑。"

治痒奇药芋环干　1953 年榕垣某老妪全身皮肤发痒钻心，抓搔出血，遍身抓痕累累，血痂丛丛。何秀春久治无功，老妪不堪剧痒，曾悬梁自尽，幸被解救。后经某草药医生诊治，服药 3 剂，瘙痒大减，续服 7 剂而愈。何氏闻讯，前去拜访老妪，并带回余药，药仅 4 味：芋环干、蝉蜕、浮萍、老鼠乌，芋环干即芋叶与芋柄。嗣后仅以芋环干为主药治疗湿疹等病亦获良效。

春水断桥　清末民初，八闽儿科名医高润生精于望诊。麻疹为儿科四大症之首。某孩患麻疹来诊时麻疹已透至足心，疹子亦颇匀密。润生诊毕，对学生说："此孩麻疹看似已透发，但腹部及腰一环未见，此为春水断桥，是为逆证，目前虽无危象，今夜可能变症。"家长以为医之好利，危言耸听，不以为念，果然是儿夜半生变而亡。

此因上下隔绝、气血不通、麻毒内阻所致。

朔望送医 福建妇科名医郑兰芬在处方上印有朔望义诊，即每月初一、十五两日诊病不收诊金。清末民初内科方澍桐医生除朔望义诊外，平日诊桌上写有“贫不计资”字样。倪筱楼医师遇贫苦辈，反恤药费。前清举人、书画家萧梦馥称赞他是道德家，并书“仁者螭头随俗变，医林麟角以君传”对联相赠。朔望义诊闪烁着杏林精神的灿烂光辉。

剿积如虎拱斗露 1960年夏，中共福建省委某书记之子呕吐、腹胀、泄泻，急请中医儿科名医陈桐雨先生会诊。详诘病史，知患儿日间恣啖荔枝上百粒，致生诸恙。陈桐雨嘱以果虎卤分服，身旁有人悄声问道：“仅此一味？”桐雨说：“证属伤食，药清其源，一味足矣。”果然，果虎卤入肚，诸证霍然，可谓“果虎剿积如虎贲，单方一味立鹄中。”福州民间习以果虎浸卤，专治水果类伤食症。

叶轩孙诗梦 现代中医名家叶轩孙，家住福州乌石山下，屋三楹，尚开敞，寒翠当门，高树生爽。庭前植夜合花一株，潘主兰称之“露凉月洁，幽香入帏，时有诗梦”。他自题验方选集，诗云：“橘井春常满，药囊夜未闲。冶城悬一派，留与后人看。”亦曾作诗“春晚回文一首，录寄功辉贤侄”“霏霏晚雨细如尘，白下山痕水外春。归鸟与云残断岸，飞花数处坐闲人”“人闲坐处数花飞，岸断残云与鸟归。春外水痕山下白，尘如细雨晚霏霏”。足见其功力。

《闽中杏林典故》，原载于《福建文史（双月刊）》2020年第3期，萧诏玮。

萧诏玮

第二节　诗书世其家，岐黄游于艺

——民国儿科名医陈笃初先生艺文初探

福州陈氏世业儿科，享盛名200多年。陈氏祖籍河南，其祖少邱迁漳州再移福州，长子仕渤，次子仕甡以医见业，分别悬壶于宿月埕、桂枝里医寓。

陈笃初（1878—1938），爕藩之子，名福敷，号还爽，又号拙庐，少通六艺，早岁游泮水。科举废后，乃致力幼科，迨父病废，其在侧襄理医务三年，名渐噪，继业后更精研医理，道乃益行，求诊者每日以百计，所作医案甚多，惜为洪水淹没。1933年中央国医馆福建分馆成立，笃初被公推为25名理事之一。他不但精儿科，尚善折枝诗，工朱竹画，通文史，有医、诗、史、画四绝之誉。笃初自撰“门前老树不知岁，河上长流无尽时”的大门楹联，以赞陈氏医学源远流长。其医术传长子逸园、四子桐雨，以桐雨医名为著。

中医学属中华优秀文化范畴，医文史哲水乳交融。陈氏诗书世其家，岐黄游于艺，现介绍笃初艺文成就如下。

一、朱竹一代巨擘，画苑探骊龙津

笃初幼即好画，喜作工笔花卉翎毛，每日伏案临摹不辍，母以其体质衰弱，戒不许为，后拜陈如璋为师。陈如璋，字梦湘，福建侯官人，清光绪十七年（1891年）举人，工诗，善写意兰竹。笃初攻读诗文，见其师常绘水墨写意兰竹，又激起兴趣，遂习兰竹，笔墨清雅，盖出其师笔意，后自成一格，尤以朱竹见长，偶作花鸟。

1930年，萧梦馥、陈笃初、吴适、张锵、李霞、李耕、林节、郭梁、陈子奋等倡议组织画社，地址设福州南公园龙津境。前清举人、书画家萧梦馥云，此处龙津河通闽江，入东海，提议用《庄子·列御寇》中“夫千金之珠，必在九重之渊而骊龙颔下”之典故，拟命名“龙珠”，在场陈笃初拊掌叫绝：“真是涉海而得骊珠。”即定名“龙珠画苑”。

该社是现代福州民间颇有影响的书画艺术团体，汇聚闽中画坛高手于一堂，每二周一集，借郭梁宅或寿人氏药房。还经常邀请文艺界名流莅临赋诗、题识或集体创作。辛未（1931 年）岁始，同人欢宴，欢庆新年，有《岁朝图》合画之举。画家郭剑狂以丈大笺粘壁，画者对立运腕。陈子奋作不倒翁，陈作新画橘，萧梦馥写报岁兰，陈笃初写紫绶藤，王真绘盆石……既成，陈衍题《岁朝图》。同人画后，图上题有联吟诗，诗云："画手能调骨董羹（林枫丹），和羹事业愧无成（洪幼宽）。好任春意发春声（陈笃初），所向空阔容纵横（吴任之）。一花一石足怡情（林开襟），石则补拙写坚贞（王耐轩）。倘知篆刻尤庚庚（林石庐），醉墨挥洒无弟兄（林坚木）。酒伯满府花满城（郭剑狂），酒杯在手心太平（郭洪子）。渡江惜无桃叶迎，诗仙安得许飞琼（萧梦馥）。长风纤末一堂惊（陈子奋），破壁飞去谁点睛（张凌波）。为虚一格待李耕（李云仙），昏花老眼终题名（陈石遗）。"诗画家酒酣技痒，各尽所长。藻绘既施，吟声继作，笃初作画并赋诗。

笃初独擅朱竹。陈海瀛在《陈君笃初六十寿序》文中云："君于医务余闲，为人绘朱竹、墨竹，下笔尽十数纸，渭川千亩，毕在胸中。"说的是笃初画竹，胸有成竹，才能下笔尽十数纸。其属文人画，秀才出身，儒家"游于艺""文以载道"，下笔重神重意，将其才情学养，都汇入笔墨之间。

文人雅士爱竹。竹与梅、兰、菊，并称四君子。东坡公生平爱竹，"可使食无肉，不可居无竹。无肉令人瘦，无竹令人俗。人瘦尚可肥，士俗不可医。"笃初以宁静致远、淡泊明志的艺术精神，高深笔墨底蕴，将渭水湘江施之毫端，所绘朱竹境界不凡。笃初某工笔墨竹秀丽清雅，高爽古淡之风跃然纸上，龙珠画苑之友陈子奋为该画补石，弥足珍贵。朱竹画，画赠名医何秀春（大方脉），二人交谊甚笃，共组"意社"（医学社团，成员 10 人，医者意义，故以命名，定期聚会，切磋医技）。朱竹潇洒飘逸，风致宛然，又不失挺拔劲健，令人击节赞赏。

笃初花鸟图存世甚少，梅雀争春，墨梅疏朗，其浮动的暗香，引来拙而有趣之雀，构图别致，富有诗意。

1937 年萧梦馥仙逝，笃初心中戚戚，赋诗《挽萧梦馥社长》："五经腹笥富便便，白首还山意自贤。身后长留遗墨在，人间珍重衍波笺。"1936 年郭梁、1938 年笃初作古，继之抗战军兴，龙珠画苑成员如李霞、叶克嫌、陈子奋等作抗战作品参加义卖活动，画苑因形势所迫不宣而散，但其影响深远。其"闽地代表性画家的艺术活动、美术观念、绘画风格等方面，都在无形之中烙下时代的印记……他们在继承前人闽派艺术的基础上又培养了后继人才，对闽画的发展有着积极的推动作用"。

二、书法颜柳欧苏，折枝鹤廉笃初

折枝，又称诗钟，为韵文中别一体裁，其格式为两句对偶句，相当于七言律诗中的颔联和颈联，其对偶须合诗词格律的平仄对仗，尚须定时完成。诗钟由福州创始，闽人擅长，其历史悠久，约肇始于道光二十八年（1848 年），此后风起泉涌，历久未艾，在晚清诗坛甚有影响。林则徐、沈葆桢、陈宝琛、林纾、陈衍等，皆独擅此体，饮誉全国，故福州有"诗钟国"美誉。自清道光"吟秋诗社""荔香吟社"以降，福州折枝诗社有名而传者有 50 余所。

光绪末至民国时期，榕垣诗钟以志社和讬社较负盛名。志社组织者为蒋逢午、马锡侯、张鹤廉，讬社组织者为林苍、陈国麐、陈笃初。志社诗会在南台，居榕城之南；讬社会所在桂枝里陈笃初医寓，居榕之北。其时，折枝大唱正词宗者，人称南志北讬。诗坛前辈曾戏语曰："书法颜柳欧苏，折枝鹤廉笃初。"鹤廉即张鹤廉，号一琴；笃初即陈笃初。二门词宗，双璧生辉。陈笃初之讬社，骚客争相附之，"提倡专事白战，以立意为主，能推陈出新者胜。盖谓用典如古董家，搜罗古物，盖无生气耳。”讬社社员最多，全盛时除前后三位社长外，其佼佼者如林宗泽、陈海瀛、郑侻、沈觐安等90多人，偶有特邀萨镇冰、陈培锟等参加联吟，女社员仅杨月英一人。中医有林笔邻、叶轩孙、林密、陈实怀（字逸园，笃初长子）、吴高梧（字味雪，笃初之婿）。此外，讬社社员中亦有数人是志社、正社社友。骚客盛会，或歌咏承平，或指陈时事，或居今论古，或鉴往知来，笃初对于诗社有起衰之誉，功不可掩。先生作古之后，讬社吟集遂停。林宗泽辑该社隽句500余联，名曰《福州讬社诗录》，惜未刊行而谢世，手稿散佚。

自清末以降，诗钟嵌字之格独盛行，即席拈题或拈字，限时完成，兼有斗博、斗巧及斗捷性质。笃初博洽多闻，机敏睿智，名联佳句，饮誉闽中。据吴昌衣先生转述，某次现拈“日人”七唱，吟侣构思正酣，突有一老妇请陈笃初为其孙急诊，于是急急乘车而往。到患者家中，见其孙足架枕被，横卧床上，其状痛苦，陈笃初为之诊脉疏方。诊毕，联想严光与刘秀同床而卧，足支光武帝身躯之典故，又见患儿祖母爱孙心切，于是灵感一触，句成心中，喜出望外。遂匆匆赶回，只见香尚燃，钟未鸣，笃初投稿句曰：“臣非祖母无今日，朕与先生本故人。”发唱时竟获鳌头。佳句一出李密《陈情表》“臣无祖母，无以至今日”之句；一出范仲淹《严先生祠堂记》“先生，汉光武之故人也”之首句。先生对祖母，甚妙。整联用典能化平白浅现，却举重若轻。想见欲做好折枝非读破书万卷，学富五车不可。

笃初诗钟佳句，传者万口，现选介如下：

黄菊感秋如我瘦，碧桃临水为谁妍。

笃初此句以感秋属黄菊，临水属碧桃，独见新颖，而他作者皆以感秋临水从属人方面着想，故此联列第一标。

已示衰微游兴浅，只成佳赏足音迟。

盖谓有济胜之情，亦必有济胜之具。非腰脚健者，不能作山水之游，故曰“游兴浅”。若夫佳人在空谷望而不见，搔首踟蹰，则亦徒悬梦想。“足音迟”三字，描写入神。

江南路出莺声里，秋夕楼横雁影边。

江南、秋夕、莺声、雁影，皆人所习用者，缀以路出，楼横四字，配置得法，遂成绝妙好辞。

猱居如斗悬丛灌，马骨成丘杂雪沙。

写塞外战后景逼真。

笃初诗钟佳联甚多，惜未结集付梓，但其脍炙人口，传诵至今者尚多，现略举为下：

“一士名成诗案后，中原事过钓竿前。”

“贫负诗名林古度，晚工选体李空同。”

笃初长子逸园知医能诗，佳句：“垂死花犹期一顾，东流水似答长叹。”此唱诗曾经寄上海，沈剑知评取为元。出句为自古怀才之士，穷老难期一顾者而发，对句则有“浪淘尽千古风流人物”之感。

笃初之女婿吴味雪能诗工折枝，被讬社诗人誉为冰清玉润一对。味雪佳句有：

“双板藏春长掩住，一筇随月暂支过。”

“东岳夕光回一寺，垂虹秋色拥孤亭。”

“待人要在多存厚，济物何妨一破悭。”

三、参纂《福建通志》，闽省杏林一人

1916 年福建巡按使许世英议修福建新志，设修志局（又称通志局），聘沈瑜庆、陈衍为总纂，刘瀛、何振岱为协纂，实际负责人为陈衍（1856—1937）。陈为近代学者，“同光体”闽派诗坛领袖，深知笃初为儿科名世医，有医、诗、画、史四绝之誉。遂邀笃初参纂《福建通志》为医界中仅有者。陈海瀛（1882—1973，诗人）云：“沈、陈二公方修州志，谓君博洽，分纂书局，自随纤屑必记，一时群彦敛手退避。”

施士洁（1855—1922），近代知名学者，祖籍福建泉州。赴台后居台南，光绪二年（1876 年）丙午科进士，与其父施琼芳为清代台湾仅有的父子双进士，是近代台湾文学一代宗师，1895 年后避居福建，1917 年出任福建修志局，参与《福建通志》的编纂工作，与福州诸多文人有诗文往来。他曾卧病福州，笃初十分关心施士洁的病情，曾为他“视病”。施心怀感激，作有《局友陈竺初诗来视病，如韵和之》，表示感谢。诗云：“老鹤重来话故城，残春冷馆见真情。支离善病俄成叟，潦倒狂歌浪得名。懒拨砚水呵不律，冻偎茗火点昌明。眼中何物商羊舞，忍使天无一日晴？”此诗“竺”应是“笃”之误，“砚水”应是“砚冰”之误。该诗见施士洁《后苏龛合集》。

民国《福建通志》，于 1938 年刊行，记事截至宣统元年（1909 年），共 100 册。凡例 1 卷，总卷 51，分卷 611。较之历代所修内容更为广博，记载较详细，考核较精确。中医内容载第 44 卷《艺术传》卷四，医家从北宋何希彭、林士元起，撰写至清末力均（1856—1925）为止。以年代为经，人物为纬，叙事分明，朗若列眉，易于检索。既往福建方志，重于科场，医家介绍甚少，而该志列杏林人物 83 家，较道光版《福建通志》54 家为多，内容更详细，笃初功不可没。

萧诏玮　马榕花　陈艺红

第三节　中医大仁大爱论探微

一、传统文化中的仁爱说

（一）中华传统文化与中医文化的关系

1. 何谓中华传统文化

中华传统文化，是中华文明成果根本的创造力，是民族历史上道德传承、各种文化思想、精神观念形态的总体。中华传统文化是以老子道德文化为本体，以儒家、庄子、墨子的思想，道家文化为主体等多元文化融通和谐包容的实体系。中华传统文化亦叫华夏文化、华夏文明，是中国5000年优秀文化的统领。

2. 中国传统文化的代表人物及大仁大爱思想

（1）老子、庄子。老庄学派反对儒家的仁义，而提倡更高标准的“大仁”“大义”。仁义的对立面是不仁不义，如果老庄确实反对仁义，他们就提倡不仁不义，然而他们没有这样做，反而提倡要实行比儒家仁义标准更高的“上仁”“大仁”“大义”。提出了“至仁无亲”“仁常而不周”的观点，也就是说，至仁没有偏私，对所有的人，甚至所有的物都一视同仁。老子是连人带物全都爱。老庄要求把“爱人”由有意识的行为变成无意识的行为，要把属于外在的仁义融化在人的心灵中，把行仁行义由一种勉强的、有意识的行为变成一种自然而然的无意识行为，这就是庄子所讲的“端正而不知以为义”“相爱而不知以为仁”和“泽及万世而不为仁”。自己行为端正、施爱于人，甚至连后代也得到自己的好处，但圣人并不认为自己做了好事。如果“施于人而不忘”，就是“非天布也”（《庄子·列御寇》），念念不忘自己给别人的恩惠，是不符合天道的。至仁至义的人行仁行义就好像人们时刻呼吸空气而不知不觉一样，完全成为下意识的举动。

（2）孔子、孟子。儒学是中国传统文化及哲学的主流之一，尤其自汉代“罢黜百家，独尊儒术”之后，长期作为官方意识形态的儒学更是定于一尊，对传统社会产生了全方位的深刻影响。在中医学医德思想的形成和发展过程中，传统儒学（尤其是其中的伦理道德思想）的影响无疑是至为深远的。

仁爱思想作为儒家思想中最为核心和最具有代表性的思想观点，在中国文学史上源远流长。孔子一生对“仁”极为关注，也曾明确对其作过深刻论述。他多次谈论过关于“仁”的话题，将“仁”同人的本质结合在一起，为科学界定当代大爱精神的内涵提供了极具价值性的思维进路。

首先，“仁者，人也”。虽然“仁”的思想在中国的历史上早已有之，但把“仁”规定为人的本质，却是孔子在古代思想界中的首创。对于人的本质是什么这一问题，许多思想家都进行过不懈的探索和认识，其中也包括孔子。在孔子看来，若想真正认识人的本质，就不能简单地把人视为自然物，不能单纯地从人的形体特征或行为特征出发，而是要心怀对人生价值的崇高追求，把人的社会特征规定为人的本质。因此，当孔子把“仁”看成是人所属的根本性的社会特征时，“仁”在他的视阈中就成了人的本质。这一思想后来又被孟子简洁地概括为“仁者爱人”。

其次，爱人、亲亲。仁是孔子伦理思想的根本，人学思想的核心。据统计，在《论语》中，谈到“仁”的就有58章，“仁”字出现105次。当孔子最早用“仁”来规定人的伦理道德社会特性时，就认为“爱人”是“仁”的最基本特征。“爱人”是儒家建立伦理道德的基石，也是儒家伦理道德的中心。“爱人”，是孔子在《论语》中对“仁”的正面回答，它既可理解为广义的对人类的爱，也可理解为狭义的对别人的爱。从“爱人”出发，孔子提出了“忠恕之道”。所谓“忠”，即“己欲立而立人，己欲达而达人”。所谓“恕”，即“己所不欲，勿施于人”。由此可见，“恕”即宽容别人。也就是“以直报怨，以德报德”（《论语·宪问》）。孔子在回答子张问仁的时候说：“能行五者于天下为仁矣。”（《论语·阳货》），这五者即“恭、宽、信、敏、惠”，孔子的解释为：“恭则不侮，宽则得众，信则人任焉，敏则有功，惠则足以使人。”其实，这“五者”都是“爱人”的不同表现形态。由此可见，忠与恕，堪称当时之“大爱”。“仁”的另外一个重要内容是自爱。孔子的自爱不是一己之爱，而是宗法血亲之爱，用孔子的话说叫“亲亲”。前面一个“亲”是亲爱，后面一个“亲”是血亲、亲人。孔子说：“仁者人也，亲亲为大。”（《中庸》），“亲亲”的主要表现形式是孝悌。孔子的“孝悌”是“仁之本”“亲亲”为“仁之大”。将人的爱人之心当做爱亲之心的扩大，如果不懂得对亲人的爱，也就谈不上对他人的爱。儒家的爱人之爱，正是指明了当今大爱精神的基本价值取向。这种爱，体现了以人为本的道德精神和高尚情操，表明了“人”在人类自身的道德生活中的优先地位，确证了大爱精神是我国历史文化中与生俱来的人文精神和民族特质。

（3）墨子。墨子作为墨家学说的创始人，虽然与孔子所处的时代大致相同，但他们却在思想观点上有所差异。这些差异的一个关键就在于对“仁爱”的理解上。在孔子的影响下，墨子也崇尚“仁”，但他对“仁”的内涵进行了不同于孔子的解读。他在保留孔子之“仁”的“爱人”成分的基础上，剔除其私爱成分，主张对人的认识要突破“亲亲”血缘的束缚，从人人“相爱”“相利”的原则出发来看待人与人之间的关系、把握人的价值、发展人的才能，进而提出了以“爱无差等”为核心的“兼爱”说。墨子所倡导的“兼爱”，是指没有任何差别的、不分远近亲疏的泛爱。他强调的是人与人之间的义务与互利，认为爱人与利人互相联系，兼相爱就是为了交相利，并共同构成有机的统一体。就墨子本人的观点来看，兴天下之利、除天下之害是兼爱的目标，即通过提倡人类之间的相亲相善，达到天下大治、大安之目的。作为墨家学说的主要内容，“兼爱”学说是其思想发展的逻辑起点。爱就要爱一切人，否则就不是真正的爱人。墨家不仅拓展了爱的范围，也深化了爱的内涵，体现出深刻的人道主义精神和深沉的人文关怀。

（4）管子。从法家思想来看，虽然法家的中心思想是主张以一种强制性的力量来维持社会的安定和人的生存，强调暴力的刑、罚，但在人的问题上，法家思想却与儒家思想是交融在一起的，最为典型的就是管子所提出的“以人为本”的人学命题和“爱民”“富民”的人治主张。在管子看来，君王想成就大业，就必须从大业之“本”做起，而这个“本”就是百姓民众，即“夫霸王之所始也，以人为本”。管子进而强调修内政、霸诸侯的事业，“始于爱民”（《管子·小匡》），治国之道，首先要做到“敬百姓（《管子·小匡》）”“慈爱百姓”（《管子·中匡》）。“以人为本”才能统治人，统治人就要顺民心。现在看来，管子眼中的“以人为本”的实质就是“以民为本”，同当前我们所讲的“以人为本”在内涵上有着本质的区别，但这种“民惟邦本”的思想生动地体现出对我国古代民本主义思想的继承和发展，进一步树立与弘扬了“爱人”的精神和传统，体现了大爱精神在古代思想文化体系中的萌芽。

（二）传统文化与中医文化的关系

中医学在形成与发展的过程中深受中国传统文化特别是儒家文化的影响。古代学者常言“不为良相，则为良医”。不少业医者精通儒学。所以，中医学充分吸收了儒家学说的精华，如中庸、仁爱、孝悌等思想学说，这些思想表现在对人体、疾病的认识，治疗原则，医德的形成等方面。中医学是一门植根于中国传统文化学术思想上的应用科学。儒家的思想哺育了中医学。反过来，中医学理论又集中体现和充分诠释了儒家文化的深层底蕴，于治病救人之中体会做人之道，践行君子之道，推己及人，普济天下。

这种关系主要表现在以下几个方面。

1. 中医学与中庸之道

中庸之道，乃是不偏不倚，无过之且无不及。朱熹说：“不偏之谓中，不易之谓庸。中者天下之正道，庸者天下之定理。”（《论语集注》）意思是说不偏不倚谓之中，平常谓庸，中庸就是不偏不倚的平常道理。中庸又被理解为中道，中道就是不偏于对立双方的任何一方，使双方保持均衡状态。中医学强调阴阳平和，任何一方过于亢盛，或者不足，都会带来疾病。譬如：“故阳强不能密，阴气乃绝，阴平阳秘，精神乃治，阴阳离决，精气乃绝。”（《素问·生气通天论》）所以中正平和显得极其重要。“中和”就是“中庸”，不偏不倚，既不过分也无不及，以期达到理想中的均衡态，所谓恰到好处。“中和”是中国传统文化的核心概念，也是和谐社会重要的文化内涵。只有达到“中和”的状态，万物才能欣欣向荣地生长发育。所以，君子安心地处在平易的地位，做好自己的分内工作，顺应时机的发展。小人之所以为小人，就是行事肆无忌惮，违背事物发展规律，最终给自己和他人带来灾害。

2. 儒学与医术

（1）术精显德。子曰：“工欲善其事，必先利其器。”如果医生怀有救人之心，就必须先磨砺好自己的医术。《中庸》记载：“其次致曲，曲能有诚，诚则形，形则着，着则明，明则动，动则变，变则化，唯天下至诚为能化。”人不能生而皆圣，所以在禀赋与能力方面不如圣人，并不要紧，只要他的心“诚”，集中精力致力于某一方面，最终就能有所造诣，对人们有所帮助，照样能够做到赞化万物而和天地为三的道德境界。医学的根本任务在于以术济人，良好的医德必须以精湛的医术为载体。因此，中医学历代医家都十分重视把“精术”作为“立德”的根本和基础。

（2）持之以恒，精勤不倦。孔子曰：“人而无恒，不可以作巫医。”（《论语·子路》）古人以为身为医者，必须有勤奋学习的热情和持之以恒的毅力。因为只有这样才能不断地积累自己的行医经验和实践，才能在面对不同的情况下得心应手。孙思邈说："世有愚者，读方三年，便谓天下无病可治；及治病三年，乃知天下无方可用。故学者必须博极医源，精勤不倦，不得道听途说，而言医道已了，深自误哉。"做一名医生，一定要广泛深入地探究医学原理，专心勤奋丝毫不能懈怠，不能道听途说，一知半解。中医学博大精深，唯有精勤不倦，克服艰难困苦，树立终身学医的信念，才能成为"拯黎民于仁寿，济羸劣以获安"的苍生大医。

（3）儒学与医德。①孝文化的烙印。子曰："弟子入则孝，出则悌，谨而信，泛爱众，而亲仁，行有余力，则以学文。"从这里可以看出，儒家文化认为年轻人首先要做到孝顺父母、尊敬兄长、与人交往要严谨而守信用、爱护众人并且亲近有仁德的人，如果这些你都做到了，并且觉得自己还有余力，那么你就可以去学文，这里的"文"是指诗书六艺之文。孔子又说："贤贤易色，事父母能竭其力，事君能致其身，与朋友交言而有信。虽曰未学，吾必谓之学矣。"可见，儒家是将行孝放在一切事物之前。百善孝为先，"孝"是儒家的道德基础。《外台秘要序》曰："呜呼！齐梁之间，不明医术者，不得为孝子，鲁、闵之行，宜其用心。"既然孝如此重要，关系父母健康的医术也就不得不去学习了，所以，五代齐梁的时候，不懂医术的人，不能称为孝子。因为不懂医药你就不知道如何更好地照顾父母。后世如李东垣因母病逝而习医，捐千金以从张元素，朱丹溪奉师许文懿命而习医，这样的中医学大家很多。从而使得儒家"孝"理思想也深深植入医德之中。②医乃仁术。孔子主张"仁者爱人"，要求"泛爱众而亲仁"（《论语·学而》）。孟子提出"亲亲而仁民，仁民而爱物"。提示人民都是我们的同胞，万物与我们共同存在于地球上。指泛爱众人和一切物类。李时珍在《本草纲目》中说："医之为道，若子用之以卫生，而推之以济世，故称仁术。"

卫生，意思就是护卫生灵。尊重生命、心怀仁爱、普同一等是一名医者必须具备的品格。

（三）中医哲学是中医文化学的核心

1. 任何一种文化的核心都是该文化的哲学

中医哲学是中医文化学的核心，是中医学的世界观和方法论。中医哲学要研究的主要问题就是中医学的生命观、中医学的气本论、中医学的思维方法、中医价值观念、中医的道德伦理。这些问题实际上是中医学的根本问题、终极问题，也可以叫元问题。中医学要发展如果不搞清楚这些元问题，而只是一味地对一些细节问题去搞科学实验、去搞科学论证，就往往会走偏。目前中医出现的危机，从某种意义上讲，正是文化的危机、哲学的危机。

2. 中医文化学内容丰富，涉及中国传统文化的许多方面

实际上，儒、释、道三家文化与中医文化有着互动互补的关系。甚至有人说，中国传统文化是儒、道、医互补的文化，正是儒、道、医三者的文化合流，奠定了中国传统文化的基础架构。

（四）什么是传统文化的核心价值观

中国传统文化的核心价值可以用六个字来概括。

1. “天”字

人心以天为大。“巍巍夫，唯天为大”（《论语·泰伯》）。

2. “人”字

天下以人为本。“人者，天地之心也”（《礼记·礼运》）。

3. “德”字

人生以德为上。“大学之道，在明明德”（《大学》）。

4. “和”字

德行以和为贵。“礼之用，和为贵”（《论语·学而》）。

5. “中”字

谐和以中为至。“中庸之为德也，其至矣乎”（《论语·雍也》）。

6. “心”字

持中以心为宗。“君子所性，仁义礼智根于心”（《孟子·尽心上》）。

中国传统文化崇尚的是一种道德信仰，是对完美人格和祥和政治的追求。不是对神仙、方术，对上帝的崇拜。“子不语怪、力、乱、神”（《论语·述而》）指的就是这个意思。这六个字如果体现在中医药文化上，那就是“仁、和、精、诚”四个字。也就是我们通常所说的“大医精诚”。

二、古代名医的精神世界探微

（一）中医哲学对古代医者的影响

1. 人生观和医德

有什么样的世界观，大体就有相应的人生观和医德。如果认定世界决定于“天命”“天理”，就必然终身服从“天命”，遵循“天理”。“修身、齐家、治国、平天下”，就是服从“天命”，遵循“天理”。治病救人也是修、齐、治、平的一种途径和手段，是不“仕”而“仕”，是推行仁政的“仁术”。

2. 疾病观及治疗手段

有什么世界观，必然就有相应的疾病观，采取相应的治疗手段。如果认定“气”为世界万物的本原，势必将疾病归因于“气”，并采取自然手段防治疾病。如孙思邈认为：“疾病也是天地变化之一气，是造化必然之理，不可能无之。虽不能使天下无病，而能以道驾御之。既然天地有此瘴疠，还以天地所产之物以防备之。”这样的疾病观，必然认为疾病可疗，并从现实世界寻找病因和药物。

3. 诊治的思路和方法

这亦是医者能否成功的重要因素。面对同样的病症，诊治的思路和方法不同，往往决定成败。而思路和方法，实为思维能力的表现。一个医者的思维能力，除与医药知识和防治经验密切相关外，主要决定于哲学素养。哲学素养深厚的医者，往往能够提出出人意表、正确、适宜的防治思路和方法。

（二）古代名医的道德修养

任何时候的医者，皆须面对和处理两种社会关系，即医与患、医与医。只有正确处理这两种关系，才能得到患者的赞赏和同行的认可。就历代名医而言，他们之所以能够比较妥善地处理这两种关系，就在于自身至少具备以下几种基本操守和品质。

1. 精诚专一，矢志不渝

这是指医者的专业意志。中医药学是一门浩博渊深的学问和巧夺天工的技艺，学者需要付出毕生的精力和时间，才能有所建树，而绝不可一蹴而就。

2. 敬畏生命，守护人性

这是指医者的道德底线。人为万物之灵，并且个人生命只有一次，故至神，至重，至贵。医者面对的正是承受病伤痛苦的人，生死攸关，绝非儿戏。所以为医者，应该推己及人，推人及己，将患者的痛苦当作自己的痛苦，敬畏、珍爱每一个患者的生命。否则，不配为医，也不必为医。事实上，无论古代和现代，都有医者竟把患者当作与己毫不相干的物件，态度漠然，毫无同情、恻隐之心，敷衍塞责，草菅人命；还有的医者，非常重视富人、贵人的生命，目的在于攫取非分利益，而对于贫困贱者则轻之避之，甚至见死不救；还有医者，爱病不爱人，把患者当作试验动物，不顾其死活，以获取研究成果；还有医者，千方百计榨取病家钱财，待其财尽，再让其悲惨死去。

3. 存心救人，心术纯正

这是指为医的根本目的。医乃人之司命，救人是医之天职。务要对病家负责，不得欺诳。轻症不言重，易疗不称难，费少不报多。一切诚实相告。在救人的过程中，更不可杂有丝毫邪念，诸如猎色、贪财、谋官、邀名等。如果为了达到这些杂七杂八的目的而不择手段，甚至不顾患者的死活，那就是奸医、恶医，与强盗、匪徒、杀人犯无异。

4. 自强不息，精益求精

这是指医者的专业进取精神。医者救人靠医术，医术不精，虽有救人之心，也达不到目的。而医术并非与生俱来。所以历代心术纯正的医者，为了救人，他们定会自强不息，进取不止，精益求精，孜孜不倦地钻研理论和技术，其医术不高只是暂时的。故医术与心术密切相关，也是医德的一个重要方面。不可视之为单纯的技艺。历代名医在此方面都是不遗余力的。如明代李时珍，历尽千辛万苦30年写成《本草纲目》时，已是年过花甲的老翁了。古今事实证明，学医而不自觉自强，能动进取，是难有成就的。

5. 厚德载物，谦逊谨慎

这是指医者的包容胸襟。应像大地那样宽广、厚重，无所不载。既以救死济危为己任，就应具有宽厚的胸怀，博大的雅量，能够包容各种人物。

首先是患者。无论什么人，与己有何关系，即使是仇家、敌人，也不要念旧恶，应不计前嫌，以德报怨，尽心尽力予以救治，而不得故意推脱，更不能暗中使坏，加重其病情。即使病家态度恶劣，语言难听，也要予以理解，更不可蓄意报复。

其次是同行。自古就有“同行是冤家”之说，也确实存在相互嫉恨、轻视、诋毁、排斥的心理和恶习，极其有害于医学的发展。历代名医对此深恶痛绝，带头尊师重道，戒骄戒傲，团结、包容同行，留下许多佳话。明代外科专家陈实功在其名著《外科正宗》中指出，凡乡井同道之士，不可生轻侮傲慢之心，切要谦和谨慎。年尊者恭敬之，有学问者师事之，傲慢者逊让之，不及者荐拔之，如此自无谤怨，信和为贵也。这一态度，当为行风。

6. 一心赴救，不辞危难

这是指医者的舍己救人精神。孙思邈强调，对待前来求救的患者，医者不得瞻前顾后，自虑吉凶，护惜身命。见彼苦恼，若己有之，为之深心悲伤，要不避艰难、危险、昼夜、寒暑、饥渴、疲劳，一心赴救，并且无作功夫行迹之心，如此可为苍生大医。反此则为含灵巨贼。即使患有疮痍下利，臭秽不可瞻视，人所恶见者，也要发自内心同情、怜悯、忧恤，不得起一念芥蒂之意，此乃为医者应有之情感和行为。这里至少含有三个闪光点：一是舍己救人，一心赴救，反对医者怕苦、畏难、嫌脏，自虑吉凶，护惜身命；二是推己及人，见彼苦恼，若己有之，敬畏、珍爱生命；三是无作功夫行迹之心，即不要故作姿态，作秀骗人，欺世盗名。传统医德的核心，就是“存心救人”。

（三）古代名医都是德艺双馨之人，成名之路殊途同归

1. 古代名医成才的三个途径：从师习医、继承家学、自学成医

古代名医以从师习医的成功者居多，如秦越人、淳于意、张仲景、孙思邈、王冰、张从正、李杲、朱震亨、滑寿、张介宾、张志聪、叶天士等大医。其次是继承家学者，如钱乙、庞安时、陈自明、李时珍、龚廷贤等。再次是自学成才者，如皇甫谧、葛洪、徐大椿等。但是，绝对孤立的从师、承家、自学是没有的。从师者也要刻苦自学，博览群书，因为老师传授的知识、经验总是有限的，需要通过自学，以拓展、深化业师的知识技能，弥补其不足，否则难成大家。继承家学者也要自学和拜他师，以广家学。因为家学的局限性甚大，必须博览群书，采访四方。自学者若不请教他医，难能入门。观此三“途”，实以“从师”为主，其他二“途”为辅。原因有二：①因为医药学不仅仅是文字功夫，而是实践性、操作性、经验性极强的技艺，必须面对面演示，手把手传授，否则难于掌握要领。特别是一些秘术，无师自通的可能性极小。②前人的医药著作，由于时代差异，文字大多古奥，名物变迁，概念演化，后人难以理解，需要具体指点。

由此可知为何自古医家重师传了。

2. 德艺双馨的古代名医

就像前面提到的名医大家秦越人、淳于意、张仲景、孙思邈、王冰、张从正、李杲、朱震亨、滑寿、张介宾、张志聪、叶天士、钱乙、庞安时、陈自明、李时珍、龚廷贤、皇甫谧、葛洪、徐大椿等，还有许多德艺双馨的名医，就不一一列举了。

三、时代需要大仁大爱之士

（一）人文教育是根本

1. 医者“活人之术”的思想认识

既要求医生具备“审谛覃思、精益求精”的精湛医疗技术，又要求医生具备廉洁淳良、聪明理达的良好医家人品。

2. 要提倡以仁者爱人、济世救人为核心的人本思想

中医传统文化充分体现了以仁爱为核心的伦理本位思想，形成了中医的治疗特色和文化特色——仁者爱人、济世救人为核心的人本思想。

3. 要提倡以清廉正直、淡泊名利为准则的医德情操

作为医生，从其职业诞生时起，就是紧紧围绕医学人道思想而生存的一个职业。一旦自己的利益与病人的利益发生矛盾，医生职业的性质，决定了必须以病人的利益至上，通过职业手段，为病人谋利益。

4. 要提倡以博识圆通、全面发展为宗旨的人文素养

中医是中国传统文化的组成部分。中医理论基础在于中国哲学。古代中医大家必是基于浓郁的中国传统文化的底蕴，才能对中医博识圆通。所以，古人要求医生通文理、医理、哲理，由此许多苍生大医将儒道佛、天文地理各学科知识融会贯通。从古到今，凡名留医史的，皆为饱学之士。所以，医家的人文素质是他们成就医业的基础。

5. 要提倡以博极医源、大医精诚为目标的医业本色

可以这么说，孙思邈的“大医精诚”就是我国医生立业的誓言。“大

医精诚”从“为学”与“为医”两方面论述了“大医”的医业本色。

6. 要提倡以分秒必争、一心赴救为成医的满师传统

中医事业的传承，有自己医学人文素质教育的特有形式。古代中医的培养大都是师徒传授，当徒弟师满即将成医时，老师会送徒弟雨伞与灯笼两件礼物，其寓意即是作为济世救人为天职的医家，当病家有请，要不怕刮风下雨、天黑路滑，“勿避险巇，昼夜寒暑，饥渴疲劳，一心赴救”。这种分秒必争、一心赴救为成医的满师传统，是中医传统文化人文素质教育的经典，它充分表明了“以病家为中心”的高尚人文情怀。

（二）抓住特色培养人才

特色是中医人才培养的根本。传统的中医教育的特色就是家传和师承方式。就现在来说，师承教育还是应该成为中医教育的组成部分。中医学是一门继承性极强的医学科学，没有继承就谈不上发展。要在坚持现代学校教育为主的前提下，充分发挥与运用传统师承教育的优点和经验，使两者有机结合，才有可能培养出具有中医自身特色的专业人才。如院校中施行的本科生导师制，如现在的“名医工作室”“名医工作站”，都是传统师承教育模式的有益探索。

四、文化自信成就大仁大爱

（一）树立文化自觉和自信

目前造成中医“后继乏人”“后继乏学”的主要原因是缺乏文化自觉和文化自信，从而出现了“自我从属”现象（邓铁涛语）。即自我从属于下医粗工的病理对抗学。中医人把自己的特色、精髓给忘了，中医学术的独立性和它固有的价值渐渐失去了，从而导致了“后继乏人”“后继乏学”。

我们需要什么样的中医人才？我们需要的是保持中医学术的独立性和他固有的价值，并发扬下去的人才。

为什么会缺乏文化自信？是因为我们把物理科学作为真理，忘掉了作为物质科学基础上的我们生命世界的问题。中医的文化是生命的文化，是生态的文化。

中华民族在21世纪关键的问题就是自我意识问题，自我的主体意识问题，用费孝通的话，就是文化自主的问题，文化自觉的问题。自觉，每个人都是自己的主人，自给自足，自强不息，不要匍匐在人家脚下。

2015年12月22日，习近平总书记在给中国中医科学院成立60周年的贺信中说："中医药学是中国古代科学的瑰宝，也是打开中华文明宝库的钥匙。当前，中医药振兴发展迎来天时、地利、人和的大好时机，希望广大中医药工作者增强民族自信，勇攀医学高峰，深入发掘中医药宝库中的精华，充分发挥中医药的独特优势，推进中医药现代化，推动中医药走向世界，切实把中医药这一祖先留给我们的宝贵财富继承好、发展好、利用好，在建设健康中国、实现中国梦的伟大征程中谱写新的篇章。"

习总书记都这么有自信，我们应该更有自信。

（二）大仁大爱之士就在我们身边

譬如，福州中医院的萧诏玮老师就是在我们身边的大仁大爱之士。当我知道萧老师门诊时间是从周一到周日，连续7个上午门诊，风雨无阻。而且还有一天是晚上还有门诊（周五晚上），让我由衷地敬佩。有很多患者是从幼儿看到中年。有的患者打越洋电话来咨询，更不要说从福州五区八县来就诊的。在萧老师身上，我看到的是责任，看到的是一颗大慈大悲的心。

看到老一代中医那种忘我的精神，那种大医精诚的精神，那种为了中医的传承而默默付出的精神，确实值得我们学习，值得我们宣传光大，以此来激励后学、激励来者！

郑卫光

第四节　医灯续焰话传承

中医学，是古代科学的瑰宝，也是中国文化的活化石。“传承精华，守正创新”，这是习近平总书记对中医药工作的重要指示。中医的思维是哲学，中医临床是一门高深的技术。博大精深的中医学术，存在于浩瀚的经典和临床著作中，也流传在中医大家的临床实践中。传承是中医发展的根基，中医能代代相传，生生不息，端赖传承。没有传承，创新将失去根基；没有创新，中医将失去未来。守正创新，将让中医药获得无限生机，为健康中国建设提供新的动力。

一、生生不息有密码，代代传承到如今

中医药乃我国独具特色的医学科学，属于中华优秀文化的范畴，传承千载，历久弥新，绵延百世，造福生民。传统的中医教育方式，主要有三：①师承。世传、师授，即父以传子，师以授徒，通过口传心授，将中医经典理论、辨证论治、遣方用药、临床技能、绝学秘招，代代相传，绳绳相继，此乃古代中医传承的最基本的方式，保存了中医药的核心，即遗传基因，成为中医教育、中医繁衍的主旋律和主基调。②自学。古代也有不少学者靠自学成医的，历史上自学成名医的不乏其人。尚有私淑弟子，即未能亲自授业，但服膺名医其学术成就而尊之为师者。③学校教育。历史悠久，就福州而言，北宋蔡襄知福州，设讲授医学之机构于虎门西侧，选民间弟子入学，培养医学人才，但规模有限。福州真正称得上学校，应是民国初年，陈登铠创办三山医学讲习所，延聘教师，出版教材，1982 年高润生、林笔邻等开办“福建医学专门讲习所”，后改为“私立福州中医专门学校”，共办三届，毕业生一百多人。1929 年王德藩等人创办“福建中医讲习所”(后改名为“福建中医学社”，继改为“福州中医学社”)，共办 10 届，毕业生为 294 人。以上三校学生人数不多，且多为中医子弟，毕业再拜师侍诊。新中国成立后办有福建省中医进修学校、

福州中医学校等，继有福建中医学院（今福建中医药大学），规模大，广育人才。中医传承数千年的家传和师传方式，嬗变为单一院校培养模式，实行统一化的教育模式，其功不可掩，但是用同一种学术教材，开展中医教育，在日趋规范和统一的过程中，中医特色淡化，流派或趋湮没，有消亡之虞，因为中医教育并非单一的院校教育所能涵盖，统一的教材使学校成为复制人才的机器，复制品何谈特色或流派。

人体的生理病理，诚如仲师所云："玄冥幽微，变化难极，自非才高识妙，岂能探其理致哉！"中医治病重视宏观辨证，中医治疗的是生病的人，西医治疗的是人生的病。医理无穷，患者需要的是个性化治疗、整体性的治疗。书本上学的是共性知识，难以适应千变万化、错综复杂的病情。师承从抄方开始，侍诊左右，耳濡目染，占尽先机，学术流派，一脉相传，绝学秘招，倾囊授受。医理无穷，全凭禅悟，临床跟师通过直观的领悟，内向的反思才可探骊得珠。

下面举两个例子说明错综复杂的病证难用整齐划一之诊疗标准统而治之。如 1998 年曾收治一胃出血病人，中医病名为便血，按 1995 年《中医病证诊断疗效标准》便血的证候分型只有四种：胃肠积热、湿热蕴结、肠风伤络、脾胃虚寒，按照四诊，病儿所表现为气虚不能摄血，阳虚症状，体征阙如，为了应对病历检查，诊病标准是金科玉律，不可超越雷池一步，否则要扣分，影响科室乃至医院清誉，是否须对号脾胃虚寒要写上手足欠温等语？一时颇费踌躇，看病不是写诗，要求"天对地，雨对风。大陆对长空。山花对海树……"，岂可要求贴切工整，闹出笑话。又如，1930 年左右福州有位医生治某哮喘病人开了一张方，药用麻黄、细辛、干姜、附子，又开了石膏，另一位医生认为他用姜、辛、味怕太温故用石膏，用石膏怕太凉，又用姜、辛、味，茫无定见，所以说"寒热杂投，堪称公允"，"杂"字是贬义词。其实，该病系饮邪略已化热，此方系仲师小青龙加石膏汤，言“杂投”者系“不识仲景”的缘故，病有寒热夹杂，药须寒热并用。临床上一边倒的寒证或热证，辨治何难，难在把握寒热之轻重，权衡用药，即难在夹杂费思量，临证加减在变通。一味追求规范化，将导致刻舟求剑，胶柱鼓瑟。

所以，在中医以学校教育为主的今天，要重视师承，二者互补，国家中医药管理局先后确定六批全国名老中医药专家带徒，并建立其传承工作室，以传承学术，推广医疗技术应用，培养高层次人才。两千年来师承是中医药传承最直接、最有效的方式，是培养名医的有效途径，中医药要繁衍蕃秀，就要以保存中医药的遗传基因为核心，不断改进中医药院校教育，探讨完善师承的新模式，这是今天成立传承学会的缘由，使中医薪火传承，生生不息。

二、莫将点滴等闲看，水到成渠从累积

每位医师都有自己独特的经验，但毕竟有限，绝大部分是医者恰到好处或灵活变通应用前人的经验，将经典理论、书本知识联系临床。有的院校毕业生，经过五年寒窗苦读后到临床茫无头绪，所以需要历经识炼，如《伤寒论》麻黄杏仁甘草石膏汤“汗出而喘，无大热者”，汗出而喘系邪热入里，壅迫肺经，导致肺气闭塞，出现喘证，邪热入里，故表无大热，临床运用肺家有热，遑论咳喘，咳嗽、哮喘、扁桃体炎、鼻衄，均可应用，未必都要喘、咳、汗出才可应用。医生还是要读书、临证才能医道大行。

侍诊可扩大视野看到教科书以外的世界，可以了解学习老师的学术流派、辨证思路、遣方用药、方土特色等。近现代福州中医流派纷呈，或擅长伤寒，或崇尚温病，或重视脾胃，或法贵滋阴，或果敢攻下，或推扬气化……遣药或轻灵取胜，或绵密见长，或峻剂收功……略举一例，陈登铠，清末民初福州临床家、理论家、教育家，他认为榕垣“三山一水多温暖，天人相应遣时方”，治疗外感疾病，多用三花三叶，看似平淡却神奇：三花三叶并无固定组成，依证选用。

风寒感冒：紫苏叶、薄荷叶、藿香叶、川厚朴花、粉葛花、白蔻花。

风热感冒：冬桑叶、薄荷叶、淡竹叶、冬银花、甘菊花、粉葛花。

风暑感冒：薄荷叶、鲜荷叶、香薷叶、冬银花、扁豆花、甘菊花。

风火头痛：冬桑叶、鲜竹叶、甘菊叶、百合花、鸡胗花、茉莉花。

心烦失眠：鲜竹叶、干荷叶、泽兰叶、玫瑰花、百合花、绿萼梅花。

花叶并无固定组成，不是三花硬对三叶，可随证组合，变化万千，陈氏影响了福州数代中医，何秀春、林增祥、史立人等均是应用花叶的高手。

榕医治疗危重举隅：

高希焯师治疗小儿暴喘（马脾风）用土牛黄 0.3g，紫雪丹 0.3g，风化硝 0.3g。

陈桐雨师治疗小儿热泻腹胀用清热罨脐散外用：葱青、淡豆豉、朴硝、羊矢、车前草、田螺、麝香（以冰片代）。

李学耕治疗小儿高热、惊风、昏迷等急症用飞针疗法。

可见侍诊可增广见闻，可补教科书之缺，启研究旁通之思，救临证触机之误。

侍诊所学的经验是鲜活的，疗效是亲目所睹的，无夸夸之谈之嫌，诚然书本的知识是十分珍贵的，但尽信书不如无书，有的医书纸上千般妙，临证却不灵，侍诊所见有效或无效病例确凿可信，如能寻绎门径，会心感悟，则一生受用不尽。

临证侍诊要领有四：

勤记忆及萧诏玮随师学习，陈桐雨老师赠言："勤有功，嬉无益，莫将点滴等闲看，水到成渠从累积。"萧诏玮心中存之，何日忘之。老师诊务繁忙，无暇释解，要求学徒勤于摘记病案记录，辨证要着，方药特色，比如芽儿哯乳（先天性幽门狭窄）用启膈散，先天性胆管闭锁不全用茵陈蒿汤加四川金钱草等，须及时记录，不理解的亦须记录备问。

勤问疑惑之处，诊余要及时请教，门诊闲暇之时亦可见缝插针简短发问，比如看到老师用郁甦参（翻白草）、肺风草（连钱草）等榕地草药，及时叩难，师之答疑，指点迷津，详析底蕴，如醍醐灌顶，沁人心脾，如春风风人，如春雨雨人，启慧迪智，顿获解难之捷径，胜读十年书。

萧诏玮遵陈桐雨老师教诲，如今萧诏玮自己带教，门人与他也时有切磋，比如某日某生见他开金蝉花，及时记下，下班发问，他予以答疑。

勤习吴味雪先生常讲医生要有“背”功（背书）和“咬”功（消化）。背诵是中医的童子功，少壮不背，老而何为？记忆是学问之舟车，苏东坡有云：“旧书不厌百回读，熟读深思子自知。”陈登铠、吴味雪先生均主张“买书不如借书读，借书不如抄书读”，只有抄书才能印象深刻，垂老不忘。吴味雪先生书买很多，但重要的书籍，他都手抄一遍，晚年诸多抄书尚在门人中传诵。陈登铠云：“宁可读破心头血，勿使临证下笔愁。”现下徒弟均经系统学习，“学而时习之，不亦说乎？”背书可加深中医经典和临证经验的根底。如临证治疗泄泻，可温习背诵《黄帝内经》有关经文及后世医家经验，如《医宗必读》的治泻九法等。只有课本联系临床，“学而时习之”，才能让记忆历久弥新。

勤写临床札记，要加以整理，总结审谛覃思，析疑洞幽，对老师学术脉络才能有所理解，从中探索老师经验中的真知灼见，独特经验，探讨升华，撰写老师的学术思想与经验，对提高自己的学术水平大有裨益，也是弟子应尽的责任，对师门的回报，对杏林的贡献。

总之，平素必须勤记、勤问、勤习、勤写，这需要谢绝荣华，不趋热络，闭门枯坐，青灯黄卷。徐灵胎目尽五千卷，叶天士转益十七师，宜资借鉴，为医者，撰写医案，总结论文，搦管挥毫，心如明镜，笔走春花。

三、九层之台起累土，文是基础医是楼

为医者，必先习文，方明医理。文字明则医道彰，文字惑则道亦泯矣。昔贤有云："医家奥旨，非儒而不能明。"因为医与文之间有着紧密的联系，只有打好文的基础，才能打开中医学的宝库。民谚说："秀才学医，笼里捉鸡。"易言之"将升岱岳，非径奚为；欲诣扶桑，非舟莫适"。中医经典著作如《黄帝内经》《伤寒杂病论》等，文字深奥，古今语言习惯、字义、文法与当今迥异，一字之误，贻误不细。古今文化的差异与隔阂阻碍了中医药的传承，医者纵有康世之志，实乏活人之术矣。

福州自唐宋以降，有海滨邹鲁、文儒之乡之美誉，两宋福建科举中进士人数位居全国第一，福州居福建之冠，明清中进士人数有所下降，但仍居国内前茅，福建出现儒医群体，通百家之学，破万卷之书，探颐索隐，穷幽洞微，格物致知，博济施众。就近现代而言，榕养之醇养，感人至深，现略举现代福州三位名医病案介绍如下。

郑拱苍医师医案："早岁蜚声曲艺，迩来息影家园，百啭歌喉，肺阴先损，廿年胃病，中气大虚……"是医案，也称得上一篇优美情趣小品，珠圆玉润，令人一唱三叹。

梵辉上人僧医书失眠医案有来历、出处：

辗转反侧，夜不成寐——语出《诗经》。

终夜开眼——唐·元禛句。

伏枕难眠——晋·秦嘉句。

目不交睫——近人董幼谦句。

孙朗川医案云"肝肾阴亏，风阳欲煽，头眩心悸，骨蒸气冲，时有欲呕，脉息虚弦动，治宜育阴平木为是"等语，继之疏方为银

柴胡、鳖甲、杭芍、北沙参、天麻、李根皮、煮半夏、抱木神、磁石、马料豆、蚕砂。脉因证施，一气呵成，要而不繁。其书法亦殊见骨力。

九层之台，起于累土，文是基础医是楼，基础弥坚，建树弥高，古今医生学习的课目不尽相同，我们不可要求今人国学基础与古人等量齐观，再者对从事文献研究者，与临床医生的要求也应有异，但是临床医生书写病案也不可语多俚俗，错字丛生，曾见有人开单写“肺部感染胸透”，寥寥6字值得商榷处5字，所以中医必须重视医古文的学习，能基于文化角度去理解老中医的学术渊源及其学术思想的发展脉络，加以深刻理解，准确阐释。

四、识途老马悉心带，坚志后昆戮力学

近现代榕医名家治疗小儿暴喘、暴泻、急惊、破伤风等治验，中医不是慢郎中，治疗急症有丰富经验，在辨证论治的基础上运用丸、散、丹、膏或便捷中药以及刮法可收到急救效果，值得借鉴，以上经验须汲取精华，守正创新，繁荣学术，造福儿童。

近年国家中医药管理局深入贯彻《医药卫生中长期人才发展规划（2011—2020年）》，切实做好名中医药专家学术经验继承工作，不断探索建立中医药学术传承和推广应用的有效方法和创新模式。全国先后有六批、省厅有三批老中医专家带徒，并建立其传承工作室，目标有三：①传承学术；②推广应用诊疗经验和技术；③培养中医药接班人，造就新一代名医。

从1990年起，国家中医药管理局开展传承工作，迄今已有30多年了，卓有成效，也总结出许多宝贵经验。萧诏玮个人理解，传承不是单方面的，师徒结成对子，互动互利，同心併志，始有成效。这首先要建立新型良好的师徒关系。师徒能有一脉相承的联系，尊师爱徒，相互关心还是必要的，只有融洽的师徒关系，才能避免传而未承和承而不传，老师倾囊相授，有系统的讲座，更多是见缝插

针的点拨，学生勤学勤记，过去医术是饭碗，是谋生养家糊口的手段，所以有传男不传女之壁垒，如今时代不同，人人衣食无忧，不必为生计犯难，且信息量大，交流迅速，况且都在公立机构工作，电脑开方，何密可存？中医目前机遇殊多，挑战也不少，有人常讲中医存在危机，为救亡图续，师徒应该携手为发扬光大中医事业而努力，令花叶递荣，日新其用。学生要找个好老师不容易，老师要找高素质的学生同样不容易，历史上不乏其例，元朝李东垣如果没有找到罗天益这位好弟子，衣钵怎能传继？现在的学徒多是高层次的，“师不必贤于弟子，弟子不必不如师”，前辈可师，“苍龙日暮能行雨，老树春深更著花”，后生可畏，“桐花万里丹山路，雏凤清于老凤声”。老中医有丰富临床经验，但囿于学识、经历上的局限性也可能有不足之处，如现代医学知识、医学统计学、电脑技术等方面，可能不及弟子，最近福建省卫生厅尚有招收社会有志中医人员跟师的政策，其中不乏高人，他们专业思想巩固，称得上铁杆中医，孜孜矻矻，风晨雨夕，青灯黄卷，不惮烦劳，令人感佩，如有一位语文教师，他毕业于某大学中文系，自学中医多年，谙熟《易经》，萧诏玮自愧弗如，尊之为儒医，乃杏林之俊彦贤杰。

中医易学难精，陈修园有云：识一字便可成医，但要深入堂奥则非易事。随师切忌浅尝而止，如儿科常用温胆，竹枳陈苓夏草，一看就懂，但变化起来则须慧眼悟性。听前辈老师说，他的前辈彭莪洲先生笔下的温胆汤矫健如龙，如竹茹，苔白用干竹茹，苔黄用鲜竹茹，烦躁用盐搓竹茹，呕吐用姜汁竹茹，衄血用秋石拌竹茹；枳实、陈皮、茯苓、半夏、甘草亦是多变；此外，外加则书不尽言。一张方在手上不要使之变成僵硬的虫，要使之成为活脱变化的龙。侍诊时值得心悟。

学生要善于总结老师经验，先从总结老师的个案入手。章太炎先生曰，“中医之成绩，医案为著，学者欲求前人经验，医案最有线索可求，循此钻研，事半功倍”，揣摩老师医案可见其辨证思路，流派特色，遣药经验，然后根据老师口传、专著经验，加以系列研究，总结其学术思想与临床经验，在研究总结工作中注意翔实、严谨，古人医案有诸多夸张描写，如“头大如斗”“大汗如雨三五日不止”等写法，夸大疗效之词，写医案与写诗迥异。

传承人如能精于思考，历经识炼，勤于实践，必定超越老师。

林鼎新　萧诏玮

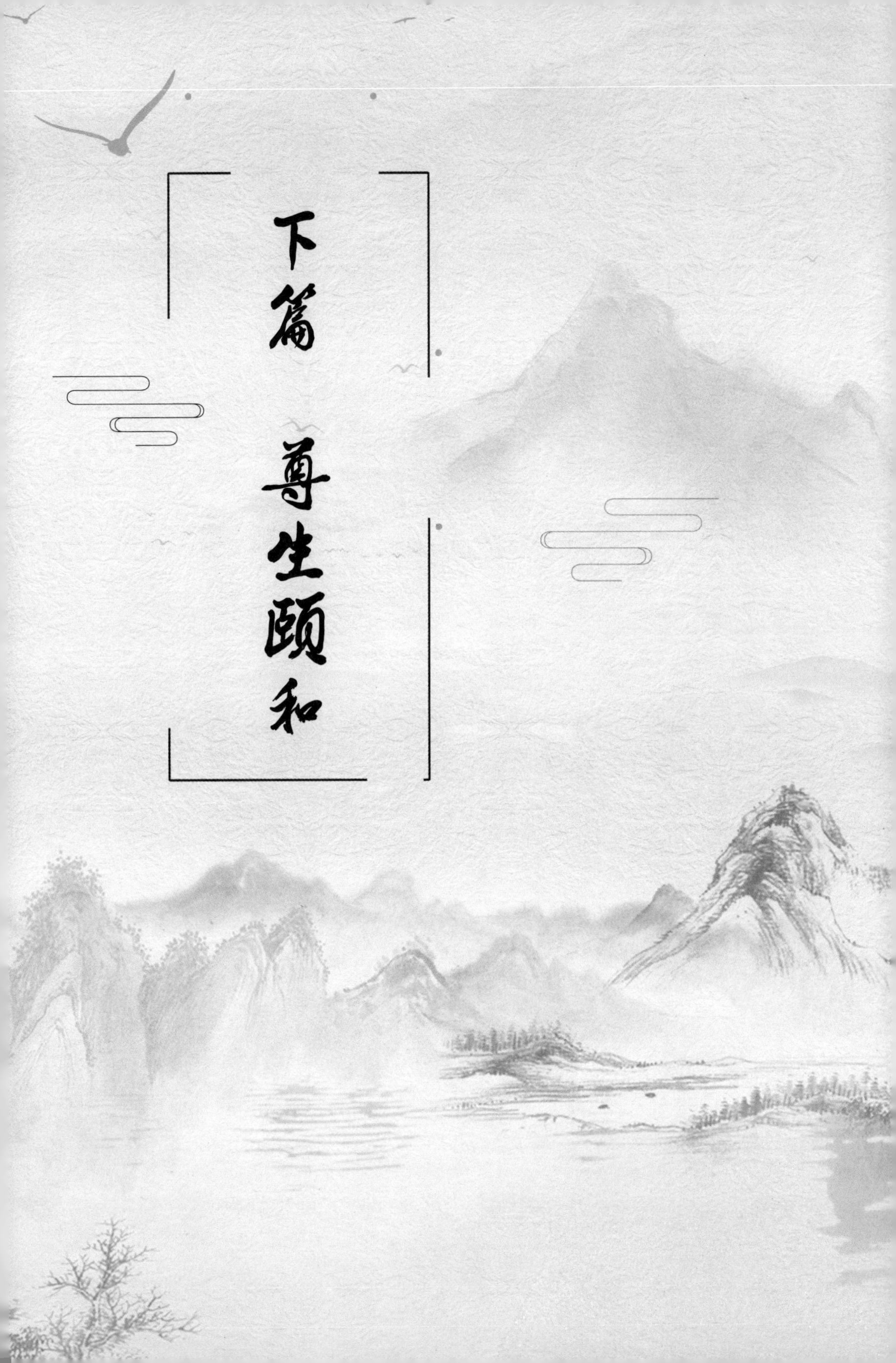

下篇 尊生颐和

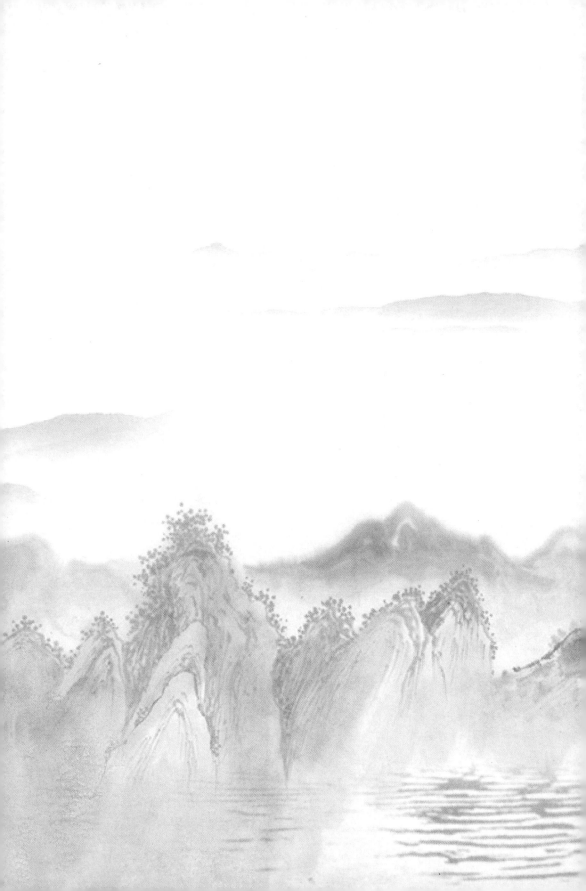

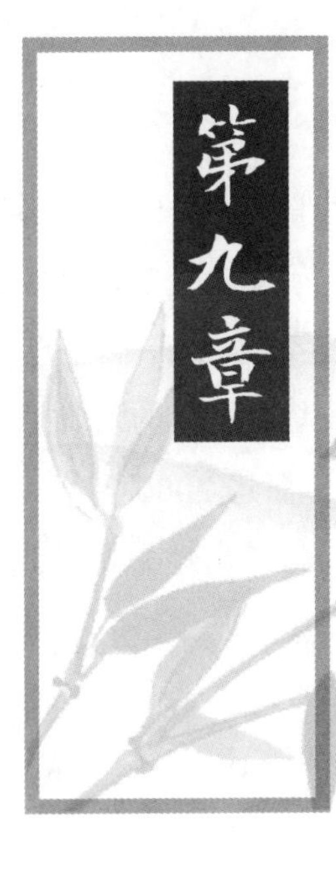

第九章 养生旨趣

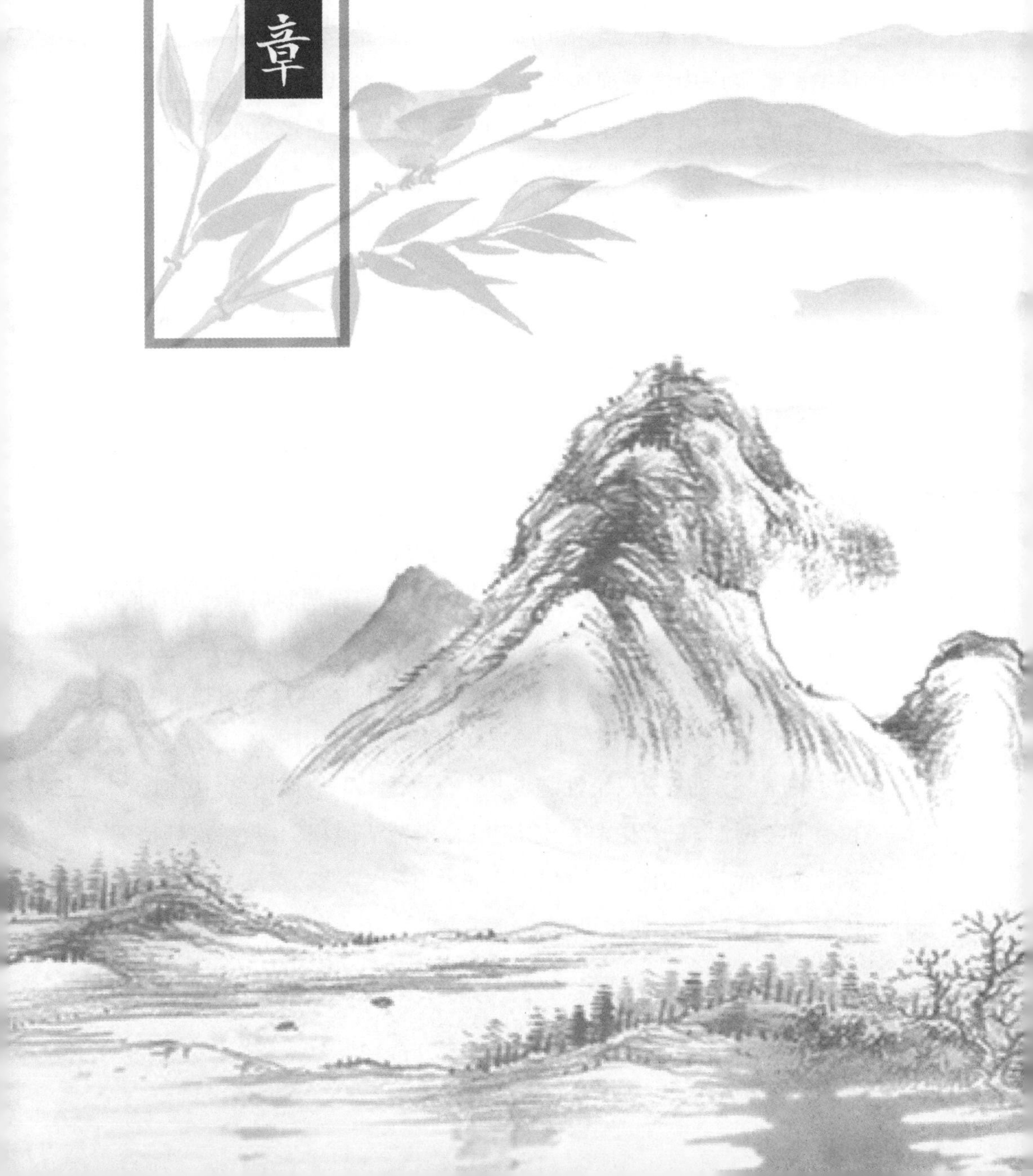

第一节　食疗药膳幼科咀华

一、如饴可口，儿科良诠

中医药膳学是研究我国传统食疗药膳的理论和经验并使其不断提高的一门医疗保健应用科学。医食同源。药膳的历史悠久，药膳是中医重要的组成部分，在防病强身、辅助治疗方面，有显著的效果，是中医学宝库中的璀璨明珠，是先人以生命代价积累的对饮食和动植物功能的认识。药膳具有深厚的文化底蕴，福建2000多年来的历代民众、医工积累了丰富的经验，值得借鉴。药膳当赖先贤之遗旨，诚后学之良诠。萧诏玮多年来探讨其儿科运用，现介绍其千虑之一得，以求教于同道。

儿科古称“哑科”，异于大方脉，疼痛不能自述，服药万般困难，纵观药膳，常运用既是药物又属食物的食品以施用，如山药、茯苓、芡实、莲子、桂圆、橄榄、余甘子、山楂、芝麻等，或应用药物和食物的配伍以施用，如太子参炖鸭、黄芪炖肉鸡、花叶开唇兰炖白鸽等，均使良药不再苦口，小儿乐于接受。再者小儿稚阴稚阳，用药稍重则伤，稍呆则滞，辛温易动其阳，消导易伤中气。唐代孙思邈《千金方·食治方》曰：“夫为医者，当需先洞晓病源，知其所犯，以食治之。食疗不愈，然后命药。药性刚烈，犹若御兵。兵之猛暴，岂荣妄发，法用乖宜，损伤处众。”故儿科最宜以药膳排邪且能安脏腑，悦神爽志，以资气血。就伤食而言，常用橄榄、山楂、余甘子、果虎、杨桃等，以个性之专长，合群之妙，遣而用之。曾曰：“一粒橄榄三两油，三粒橄榄百疾求。五粒山楂消肉积，廿粒果虎任逍遥。”就脾虚厌食、泄泻而言，常以四白散（山药、茯苓、芡实、莲子、大米）佐餐，甘平悦脾，如饴可口，幼科咸宜。

二、辨证施膳，丝丝入扣

饮食疗法，乐为家长接受，有人认为开口有益，逢补不辞，嫩草鲜花，非沃水施肥，焉能苗壮成长。其实药有三分毒，进食亦有宜忌。应辨证施膳，即在中医理论指导下，因人、因时、因地，根据不同病证，选择适当的食疗，方可趋利避害，食物治疗与药物治疗并无二致。食物有寒热温凉，疾病有表里虚实，食物的选择要有的放矢，不可孟浪进食，囫囵吞枣，辨证施膳要紧密把握以下三个原则。

（一）因时施膳

一年四季有春生、夏长、秋收、冬藏的特点。《素问·四气调神大论》曰："春夏养阳，秋冬养阴，以从其根，故与万物沉浮于生长之门。逆其根则伐其本，坏其真矣。"现举四季饮食以论之，春季万物萌动，万象更新，人体阳气开始上升，向外，人体肝气随之升发，而肝喜条达，肝病好发于春，不宜抑郁而宜疏，故宜减酸增甘。春饼尤其适于年长儿食用，其以精选之面粉，加水发酵适中，制成白如雪、薄如纸的春饼皮，俗称"薄饼"，馅选豆芽、韭菜、笋丝、肉丝、葱等。唐代陈藏器《本草拾遗》："小麦面补虚，实人肤体，厚肠胃，强气力。"可见面粉有健脾补益之功。考其馅，多以蔬菜、肉类相掺，荤素搭配，如豆芽，系绿豆制作而成，又称绿豆芽，性虽凉，具有升发之性，配以适量韭菜，其性温，有温中补虚、调和脏腑的功能，是以助阳升发，人体的阳气得以长养与疏放。加入适量荠菜，其味甘性凉，能和脾清肝，正合所宜。若肝热体质者，常施以菠菜、叶下珠炖鸭肝，婴幼儿可喝汤或食鸭肝。

夏季，前贤有"蕃秀"之喻，万物茂盛，骄阳似火，酷暑逼人，腠理开泄，汗为心液，需生津清心以调养。传统饮食原则是减苦增辛，小儿养生食膳应以三花（金银花、菊花、百合花）、三叶（荷叶、淡竹叶、薄荷叶）、三豆（绿豆、赤小豆、乌豆）、三瓜（西瓜、冬瓜、丝瓜）调理。常推荐四道药膳粥：莲子粥、荷叶粥、冬瓜赤豆粥、苦瓜粥。易长痱子、疖肿者，以鱼腥草、爵床煎汤，取汁熬粳米粥予之。

长夏，天暑下逼，地湿上蒸，暑湿易困脾，食疗药膳以清暑祛湿健脾为首务。白扁豆、绿豆、苦瓜最宜食疗。白扁豆清暑和中、健脾祛湿；绿豆有“夏饮绿豆汤，清凉生碗底”之说；苦瓜解毒益气，清心明目，有“瓜中君子”之美誉。常用防暑药茶如竹菊枣麦茶（菊花、淡竹叶、大枣、麦冬），煎汤代茶。

秋季，《黄帝内经》云：“秋气之应，养收之道。”因为人体经过春夏发萌长足之后，进入秋收之时，如果人体阴精充足，则可为冬藏提供良好的物质基础，饮食原则是健脾润燥。但秋有早、中、晚三秋之分，有温燥与凉燥之分，前者宜梨、百合、甘蔗、鲜藕、柿等可选用，常用有百银汤：百合、银耳、太子参熬汤代茶，或藕节鲫鱼汤；后者宜佛手、芡实、核桃、芝麻、桑椹等味，常用有核桃芡实粥。

冬季，“冬三月，此谓闭藏”，也就是生机潜伏、阳气内藏的季节，可适当进补，偏温的食物如鸡、羊、韭菜、核桃等，偏于平性的食物有兔肉、牛奶、芝麻等。一般而言，小儿以平性或略温食物较常用，常用如兔肉枸杞核桃煮汤。

总之，春夏之时顺应生长之气以养阳气，秋冬之时顺应收藏之气以养阴血。

（二）因地施膳

福州地处祖国东南，属亚热带季风气候，但地理有异，派江吻海，崇山密林，地有高下，气有温凉，如近郊北峰山高水冷，故幼科施膳多宜温；沿江水湿气氤氲，宜温阳燥湿；市区处于盆地，且高楼林立，可谓气热，用膳宜平宜凉。

（三）因人施膳

《灵枢·寿夭刚柔第六》云：“余闻人之生也，有刚有柔，有弱有强，有短有长，有阴有阳……”对人体体质的不同特性做了区分。医者应在中医理论的指导下，根据不同的体质和疾病的寒热虚实，选择食物和药物的不同性能和功效，才能丝丝入扣，取得最佳的保健和治疗效果。中华中医药学会总结出人体九种体质，一种平和，八种偏颇：阴虚质、阳虚质、气虚质、痰湿质、湿热质、气郁质、瘀血质、特禀质。养生之目的应将偏颇的体质变为平和，现分述如下。

1. 阳虚质

常见表现与特征：形寒肢冷，喜热饮食，倦怠乏力，面白自汗，肌肉松软，大便溏薄，小便清长，舌质淡，舌体胖，有齿痕，舌苔白，调养以温阳益气之法，宜用温阳之品。药膳举要：

（1）芥菜橘皮粥：芥菜40g，橘皮6g，韭菜9g（后入），粳米100g，共煮粥食，有温阳散寒、止咳化痰之功。

（2）香芪童子鸡汤：香菜20g（后入），黄芪10g，童子鸡1只（去毛及内脏），粳米200g，共煮粥。有温阳补虚、暖胃助运之功。

2. 阴虚者

常见表现与特征：五心烦热，颧赤盗汗，口干咽燥，急躁易怒，舌红少津，少苔或无苔，调养以滋养阴液为法，宜用滋阴增液之品。药膳举要：

（1）百合生地鳖肉汤：百合15g，地黄10g，鳖肉50g，煎汤，有滋阴潜阳、补血退蒸之功。

（2）石荠粳米粥：石斛20g，荠菜20g，煎汤，取汁与粳米100g，文火煮成稠粥，有养阴生津、清热益胃之功。

3. 气虚质

常见表现与特征：短气懒言，倦怠乏力，头晕健忘，面色苍白，舌质淡嫩，舌苔白，调养宜益气健脾之法，宜用味甘性温或平之品。

药膳举要：

（1）党参黄芪大枣粥：黄芪 12g，党参 12g，大枣 3 枚，粳米 50g，加适量水，共煮粥服食，有益气健脾、养血强身之功。

（2）西洋参山药瘦肉粥：西洋参 1.5 ~ 3g，山药 20g，瘦肉 20 ~ 30g，粳米 50g，加适量水煮粥，有益气健脾、养阴功用。

4. 痰湿质

常见表现与特征：痰多咳嗽，食少体重，胸闷脘胀，眼胞微浮，舌体胖大，苔厚腻。调养宜燥湿化痰之法，宜用微淡性温之品。药膳举要：

（1）橘黄蚕豆汤：橘皮 6g，黄皮果 10 粒，蚕豆 50g，加水煮，食汤吃蚕豆。有健脾和中、燥湿化痰之功。

（2）菠菜薏苡粥：菠菜 20g，薏苡仁 20g，粳米 50g，清水煮粥。

5. 湿热质

常见表现与特征：身重困倦，口苦口干，大便燥结，小便短赤，舌质红，苔黄腻，调养以清热利湿之法，宜味淡性平或凉之品。药膳举要：

（1）冬瓜三豆汤：鲜冬瓜 200g，薏苡仁 15g，赤小豆 15g，白扁豆 10g，加粳米 100g，煮粥。有清热利湿之功。

（2）菠菠鲫鱼汤：鲫鱼 1 条（去鳞及肠杂），菠菠菜 15g，赤小豆 15g，砂仁 6g，加水共煮汤食，有清热渗湿健脾之功。

6. 气郁质

常见表现与特征：精神抑郁，胸闷太息，胸胁胀痛，走窜不定，忧郁面貌，舌质淡红，苔薄，调养宜疏肝行气解郁为法，宜用芳香理气之味为主。药膳举要：

（1）三花鸭肝汤：玫瑰花 5g，合欢花 6g，百合花 5g，鸭肝 1 具，水煎代茶，有理气解郁健脾之功。

（2）绿珠莲子汤：绿萼梅 3g，叶下珠 15g，莲子 30g，清水煎汤食，有疏肝理气、平肝健脾之功。

7. 瘀血质

常见表现与特征：疼痛固定，面色黧黑或口唇青紫，或皮肤甲错，舌质青紫或暗，舌有瘀点或瘀斑。调养宜调气化瘀为法，用味辛甘之品。药膳举要：

（1）三山凌霄红糖汤：三七3g，山楂5g，凌霄花6g，加红糖适量，水煎汤，有活血祛瘀之功。

（2）桃仁佛手粥：桃仁10g，佛手6g，煎汤取汁，煮粳米50g，有理气活血之功。

8. 特禀质

常见表现与特征：常见于过敏体质者，经常鼻塞打喷嚏，或有过敏性咳嗽或支气管哮喘者，皮肤常见湿疹、荨麻疹，皮肤抓痕发红明显。药膳举要：

（1）三花饮：生槐花5g，凌霄花6g，辛夷花6g，将三花洗净加入绿茶2.5g，以沸水泡茶，有活血通窍解毒之功。

（2）乌梅汤：乌梅9g，土茯苓5g，胡颓叶10g，煎汤取汁，合入粳米50g煮粥，本方有祛痒解毒、止咳之功。

（四）合理食疗，健康基石

健康是一种阴平阳秘的和谐状态，疾病是因二者关系失和。中医治疗原则是“谨察阴阳所在以调之，以平为期”。中华优秀文化，正是中和为贵，其核心内容是天人合一，执中致和，补偏救弊，所以食疗药膳就是要将偏颇的体质变为平衡，通过食物干预、药物干预，达到预期效果。所以食疗药膳不单纯是补益，有的要泻火如用黄连，有的要通下，如用大黄。福建民俗可证之，如“夏天食绿豆汤，清热解毒赛神方”“管你伤风不伤风，三片生姜一片葱”“十月萝卜赛人参”“饷郎橄榄两头尖”……绿豆、姜、葱、萝卜、橄榄均非补益之味，若运用得当，则效赛金丹。

1. 千般药膳，素食足尚

小儿药膳不宜多用“大鱼大肉”，芽儿之躯若恣食高脂肪、高胆固醇含量的食疗药膳，小儿脾常不足，数食肥令人内热，数食甘令人中满，伤食、泄泻、厌食、疳证纷纷而致，变证似行云而生，故推崇素食调燮，豆类如蚕豆、绿豆、黑豆、黄豆、赤小豆；蔬菜类如葱、生姜、洋葱、芥菜、韭菜、芹菜、菠菜、金针菜、苋菜、萝卜、莴笋、莲藕；瓜果类如苦瓜、丝瓜、冬瓜、番茄；食用菌、藻类如香菇、银耳、木耳、紫菜等；水果类如橄榄、柿子、橘、果虎、桂圆、荔枝、柚子、山楂、葡萄、大枣、无花果、罗汉果、杨桃、荸荠、甘蔗、樱桃等；干果类如柿饼、橘饼、栗子、大枣、核桃仁。中药类如党参、太子参、西洋参、山药、芡实、薏苡仁、金银花、菊花、玫瑰花、绿萼梅、天麻、当归、冬虫夏草、枸杞、沙参、麦冬、杜仲、白术、淫羊藿……至于畜禽类等宜慎用、少用、短期运用。

2. 调脾养胃，药粥施济

对于脾胃虚弱、造化不足之小儿，食疗药膳，以调脾为首务，药粥妙谛，施济功捷。粥易消化，前贤称之为“人间第一补之物”，若选以莲子、山药、白术、芡实、白扁豆、大枣、粳米等味最为适宜，要注意药粥宜煮稠，分次食用，生冷或辛辣食品不宜入药。

3. 岁时食俗，药膳并赞

岁时饮食民俗是历史长河湍流飞溅的投影，是不同文化层次的历史积淀，是民族智慧的结晶，民俗和中医学都根植于民众智慧，二者互相渗透，水乳交融，保障国人身体健康，消灾免病，贡献巨大。岁时民俗饮食经历漫长的时间考验，吹尽黄沙始见金，因此借鉴岁时饮食民俗或可为食疗药膳的发展提供新的思路。如上巳节家家门悬荠菜，荠菜有和脾、利水、止血、明目功效。以其花或汁加粳米熬粥治便血有效。清明节的菠菠草有健脾清热之功，乃是适应天时的食品，以其炖大枣有止咳之功；端午节的艾叶捣汁与糯米粉和匀，包入赤豆馅做成团子，有止泻作用；石菖蒲泡酒，可通血脉，民俗小暑吃羊肉，大暑吃荔枝可作春夏养阳之借鉴。汲其岁时民俗特色，极大地丰富了食疗药膳。

《食疗药膳幼稺咀华》，原载《中华中医药学会药膳分会2012年全国药膳高级研讨会》，萧诏玮，李君君。

萧诏玮　李君君

第二节 节气养生顺时人和

一、春季

（一）立春

立春，是二十四节气中的第一个节气。古籍《群芳谱》载："立，始建也。春气始而建立也。"自秦代以来，中国就一直以立春作为春季的开始。所谓"一年之计在于春"，自古以来立春就是一个重大节日，在民国使用公历以前，春节即为立春节。立春后，"阳和启蛰，品物皆春"，万物复苏生机勃勃，气温、日照、降雨，开始趋于上升和增多。古谚语云"立春晴一日，耕田不费力""立春之日雨淋淋，阴阴湿湿到清明"，意思是立春日若是晴天，这一年将风调雨顺，农民不用费力耕作；立春若是阴雨绵绵的天气，那这种阴雨天气会持续到清明前后。

春季阳气生发，万物始生。春季养生要顺应这个特点，注意保护阳气，着眼于一个"生"字。中医认为春属木，与肝相应。肝的生理特点主疏泄，在志为怒，恶抑郁而喜调达。故在春季精神养生方面，应力戒暴怒，忌情怀忧郁，使心胸开阔，乐观向上，保持心境恬愉的好心态。同时，充分利用、珍惜春季大自然"发陈"之时，借阳气上升，万物萌生，人体新陈代谢旺盛之机，通过适当的调摄，使春阳之气得以宣达通畅。

春季天气乍寒乍暖，气候变化较大，由于人体腠理开始变得疏松，对寒邪的抵抗能力有所减弱，所以，初春时节不宜顿去棉服，年老体弱者换装尤宜审慎，不可骤减。《千金要方》主张春时衣着宜"下厚上薄"，《老老恒言》亦云："春冻未泮，下体宁过于暖，上体无妨略减，所以养阳之生气。"春天在起居方面，人体气血亦如自然界一样，需舒展畅达，故应夜卧早起，免冠披发，松缓衣带，舒展形体，不阻碍阳气升发。

中医认为，立春过后在饮食上要注意“减酸增甘”和“助阳升发”，不宜食酸收之味，多吃甜味的食物，有助于健脾。平日烹调食物，要少放醋等酸味调味品，多放些葱、姜、蒜等中医认为有“助阳升发”功效的配料。大枣大米粥就是一道在立春时节特别滋养身体的粥品，但不适合糖尿病患者。

闽俗立春以春饼为节物，宋代梁克家《三山志》称之“蔬饼”，又名“春盘”。杜甫诗云：“春日春盘细生菜，忽忆两京梅发时。盘出高门行白玉，菜传纤手送青丝。”可见其历史可上溯至唐宋，前人诗句概括了春饼的用料、特征和风味。春饼是以精选之面粉，加水发酵适中，制成白如雪、薄如纸的春饼皮，俗称“薄饼”，馅选豆芽、韭菜、笋丝、肉丝、蛋绒、香菇丝、虾干、豆干丝、葱等，选料丰俭从便。在筵席之上，宾客各自先摊春饼皮，后夹热炒登盘之馅，排列成长形，或适加作料，如辣椒酱、红糟姜丝等，卷包而食。还有把春饼卷好，适加粉浆粘固，置于油锅炸之，名曰“炸春”，香脆可口，别有风味。春饼、炸春本作新春祭祀及宴客之佳肴，取名均有“春”字，含有迎春之意。后则四季常有，深受八闽百姓钟爱。林藩咏春饼诗云：“一团月样玉无瑕，馥馥春风迸齿牙。供得消寒排日会，花猪肉配韭黄芽。”林竹均七律云：“金鼎焮成小火炉，节逢岁始客争沽。纤纤细卷黄芽韭，朵朵香包紫背菰。一片玲珑轻似纸，十分圆满润于酥。元宵家宴清明祭，百折登盘酒两壶。”此诗雅切，读来令人垂涎。在制作福州“春饼”的时候，可多放些豆芽菜和韭菜，其中豆芽菜所占比例要多些，豆芽菜有清热健脾的功效，韭菜则是“助阳升发”的食物，如此寒温搭配做出来的“春饼”在立春时节食用对身体更有益处。

【药膳推荐】

1. 枸杞猪肝粥

制作：鲜猪肝 50g 剔筋洗净剁末，葱、姜洗净，切丝，青菜少许洗净与水发木耳 25g 一起切碎，将大米 200g、枸杞 30g、猪肝末放入锅中，上旺火煮沸，转小火慢煮 1h，待粥黏稠时，下入木耳、青菜碎末及盐、酱油，搅拌均匀，撒上葱、姜丝，出锅即可。

推广应用范围：枸杞味甘、性平，具有补肝益肾的功效，还有抗脂肪肝的作用，木耳有通利血脉之效，无病常吃能健身益寿。立春时节多喝该粥能补肝肾，益精血，乌发明目。平素可用于改善小儿营养性缺铁性贫血。

2. 芪山茯苓炖鸡汤

制作：先将 250g 鸡切块汆水去掉血污，然后与洗净的黄芪 10g、山药 20g、茯苓 15g、生姜 3 片放入炖盅，加清水炖 1.5 ~ 2h，最后调味食用。

推广应用范围：益气健脾。黄芪味甘性温，可补气升阳，益气固表，有促进血液循环之功效。茯苓味甘、淡，性平，具有健脾安神、利水渗湿之功，在春季养生药膳中常使用此药食，它能增强机体免疫功能，茯苓多糖有明显的抗肿瘤及保护肝脏作用，临床也用于脾虚食少、便溏泄泻、心神不安等证的治疗。山药味甘性平，具有补脾养肺，益精固肾，是有名的益气健脾的药食材，与黄芪合用，增强补中健脾之功，可用于小儿反复呼吸道感染等疾病的辅助调理。

（二）雨水

雨水是二十四节气中的第二个节气。“斗指壬为雨水，东风解冻，冰雪皆散而为水，化而为雨，故名雨水”，此时，气温回升、冰雪融化、降水增多，故而取名“雨水”。《月令七十二候集解》：“正月中，天一生水。春始属木，然生木者必水也，故立春后继之雨水。

且东风既解冻，则散而为雨矣。”雨水和谷雨、小雪、大雪一样，都是反映降水现象的节气。古谚语云：“春得一犁雨，秋收万担粮。”雨水节气于古人而言有着举足轻重的地位，此时万物萌芽生长都需要雨水的滋润。雨水节气前后，太阳的直射点由南半球逐渐向赤道靠近，北半球日照时数和强度都在增加，气温回升较快，来自海洋的暖湿空气开始活跃，并渐渐向北挺进。与此同时，冷空气在减弱的趋势中与暖空气频繁地较量，既不甘退出主导的地位，也不肯收去余寒。

从养生角度看，也正是需要适当“春捂”的时期。春寒料峭，湿气一般夹“寒”而来，乍暖还寒时候最难将息。由于气温忽高忽低如同过山车，因此应根据气温的高低而增减衣物，切勿受凉。在雨水节气前后，阴雨天气较多，气温变化较大。这个时候常见三类疾病：一是感冒、流感、肺炎、支气管炎等病；二是高血压、脑出血、冠心病等；三是风湿痹痛。在又阴又冷湿气重的环境下，要注意御风、防寒、祛湿，特别是患有风湿性关节炎或者身上有旧伤常常在阴冷天气疼痛的人，雨水节气要格外注意保暖、祛湿，及时增减衣物，不要淋雨，不要在阴雨天外出锻炼。

雨水节气地湿之气渐升，饮食调养应侧重于调养脾胃来除湿。中医认为，脾胃为“后天之本”“气血生化之源”，脾胃的强弱是决定人之寿夭的重要因素。明代医家张景岳提出：“土气为万物之源，胃气为养生之主。胃强则强，胃弱则弱，有胃则生，无胃则死，是以养生家必当以脾胃为先。”《图书编·脏气脏德》指出：“养脾者，养气也，养气者，养生之要也。”可见，脾胃健旺是养生的重点。而肝主升发，故春季肝气旺盛，肝木易克脾土，故春季养生不当容易损伤脾脏，导致脾胃功能的下降。在雨水节气之后，降雨有所增多，此时寒湿之邪最易困着脾脏。同时湿邪留恋，难以去除，故雨水前后应当着重养护脾脏。春季为万物生发之始、阳气发越之季，应少食油腻及辛辣之物，以免助阳外泄，否则肝木升发太过，则克伤脾土。唐代医家孙思邈在《千金方》中说：“春七十二日，省酸增甘，以养脾气。”五行中肝属木，味为酸，脾属土，味为甘，木胜土。所以，春季饮食应少吃酸味，多吃甜味，以养脾脏之气。可选择韭菜、香椿、百合、豌豆苗、茼蒿、荠菜、春笋、山药、藕节、芋头、萝卜、小米等。其次，要注意健脾利湿。内以养护脾气，外以清利湿邪，从而达到养脾的目的，同时少食生冷之物，以顾护脾胃阳气。针对倒春寒，可适当吃点血肉有情之品，如鸡、鸭、兔、牛肉等有较高热量、富含蛋白质的食品，但具体也要根据个人体质而定。

【药膳推荐】

1. 茯苓茅根瘦肉汤

制作：茯苓 15g，白茅根 20g，大枣 10 个，猪瘦肉 400g，生姜 3 片放进瓦煲内，加入清水 2500mL，武火煲沸后，改文火煲 2h，调入适量食盐便可。

推广应用范围：祛湿除困、清热健脾。

2. 春韭葱白粥

制作：先把普通的米粥煮好，再把适量的春韭和葱白切碎放入粥中，稍煮片刻，加少许盐巴调味便可食用。

推广应用范围：韭菜含有丰富的叶绿素、维生素及钙、磷、铁、纤维素等，熟制的韭菜甘而补中。经常食用韭菜粥可以助阳暖下，补中通络。凡背寒气虚、腰膝酸冷者食用效果颇佳。亦可作为小儿淋雨受寒之后的食疗。

（三）惊蛰

惊蛰，是二十四节气中的第三个节气，更是干支历卯月的起始，太阳到达黄经 345° 时。《月令七十二候集解》：“二月节……万物出乎震，震为雷，故曰惊蛰，是蛰虫惊而出走矣。”这时天气转暖，渐有春雷，动物入冬藏伏土中，不饮不食，称为“蛰”，而“惊蛰”

意为蛰居的动物被春雷惊醒。惊蛰惊百虫，春雷乍动，惊醒了在土中冬眠的动物,其实不是隆隆的雷声所致,而是气温回升到一定程度,地温作用的缘故。惊蛰日前听到雷声，就违反了节气的规律，预示着年成不好，用农民的谚语讲，是“未蛰先雷，人吃狗食”，人们还总结出“惊蛰未到雷先鸣，大雨似蛟龙”的气象规律。福州民国诗人郑丽生诗曰：“谁信今年节候更，阗阗天鼓一声惊。万虫争遣先时蛰，直道春无三日晴。”道出惊蛰未到先闻雷则多雨天的规律。宋代诗人仇远在《惊蛰日雷》中写道：“坤宫半夜一声雷，蛰户花房晓已开。野阔风高吹烛灭，电明雨急打窗来。顿然草木精神别，自是寒暄气候催。惟有石龟并木雁，守株不动任春回。”描写了惊蛰日春雷后的景色，夜半春雷响，花儿盛开，野外风急雨大，经雨水冲洗，草木焕然一新。可见惊蛰多伴着春雷和雨水。

惊蛰节气到来，蛰伏出土的昆虫有些对人体是有害的，它们不但叮咬人们，而且还是多种传染病的媒介，民间有惊蛰除害灭病的习俗，唐代孙思邈在《千金月令》中说：“惊蛰日，取石灰糁门限外，可绝虫蚁。”福建也有此习俗，《五杂俎》记载：“闽人以雷始发声，扫虫蚁。”可见应重视卫生大扫除，做好环境卫生，消除蚊蝇孳生地，有效减少夏季蚊蝇数量，可减少传染病发病率，未雨绸缪，有利健康。平时多开门窗保持室内空气流通，勤打扫房间，勤洗手。

惊蛰时节人体的肝阳之气渐升，阴血相对不足，养生应顺乎阳气的升发、万物始生的特点，使自身的精神、情志、气血也如春日一样舒展畅达，生机盎然。从饮食方面来看，惊蛰时节饮食起居应顺肝之性，助益脾气，令五脏和平。由于春季与肝相应，如养生不当则可伤肝。现代流行病学调查亦证实，惊蛰属肝病的高发季节。从中医保健的角度来说，怒易伤肝，因此春季护肝除了要注意避免过量饮酒、过度疲劳外，还要注意戒躁戒怒，保持心情舒畅。《黄帝内经》曰：“春三月，此谓发陈。天地俱生，万物以荣。夜卧早起，广步于庭，被发缓形，以使志生。”其意指春季万物复苏，应该晚睡早起，散步缓行，可以使精神愉悦、身体健康。这概括了惊蛰养生在起居方面的基本要点。尤其是老年人，要保持心情愉快，不妄动肝火，否则肝气升腾太快，易患眩晕中风之病。在饮食上要注意“增甘减酸”，多吃富含植物蛋白质、维生素的清淡食物，少食动物脂肪类食物，可多吃鸭血、菠菜、韭菜、绿豆芽、芹菜、油菜、山药、莲子、银耳等食物。此外，诸如流行性感冒、流行性脑脊髓炎、水痘、带状疱疹、流行性出血热等在这一节气都易流行暴发，因此要严防此类疾病。咳嗽患者还可食用莲子、枇杷、罗汉果等食物以缓解病痛，饮食宜清淡，油腻的食物最好不吃，刺激性的食物如辣椒、葱、蒜、胡椒也应少吃。

【药膳推荐】

1. 野生荠菜粥

制作：先将糯米 200g 加水煮 1h，放入剁细的五花猪肉 50g、切成小丁的豆腐 50g，再煮 1h。最后将剁细的荠菜 100g，入粥中煮 10min，撒上盐即可。

推广应用范围：解热通淋，清肝明目，化湿利尿。用于肝经湿热证见目赤肿痛，小便淋漓，心烦不眠，月经过多等。

2. 银耳百合香蕉羹

制作：将干银耳 20g 浸泡洗净，蒸 30min；取鲜百合 100g，香蕉 2 根去皮切片；将以上食材同放炖盅内，加枸杞、冰糖、水适量蒸 30min 即可。

推广应用范围：银耳百合香蕉羹富含蛋白质、糖类、钾、磷、钙、维生素。搭配枸杞滋肝明目，该药膳具有养阴润肺、美容生津的作用。

（四）春分

春分，是二十四节气中的第四个节气，是春季九十天的中分点，太阳位于黄经0°（春分点）时。农历书中记载："斗指壬为春分，约行周天，南北两半球昼夜均分，又当春之半，故名为春分。"《春秋繁露》尝谓："春分者，阴阳相半也，故昼夜均而寒暑平。"一个"分"字道出了昼夜、寒暑的界限。春分节气后，气候温和，雨水充沛，阳光明媚。欧阳修对春分曾有过一段精彩的描述："南园春半踏青时，风和闻马嘶。青梅如豆柳如眉，日长蝴蝶飞。"无论南方北方，春分节气都是春意融融的大好时节。

这一节气到来时，白天和黑夜的时长基本是一样的，自然界阴阳二气达到平衡，是阳气在数量上渐渐开始超越阴气的转折点，天人相应，人体健康和自然气候变化息息相关，人体气血阴阳的运行变化必然会与之发生相应的变化，如有疏忽容易导致气血紊乱，以致疾病的发生，养生刍议如下。

"适当春捂"：春天气温乍暖还寒，温差变化很大，阴晴不定，时而风和日丽，时而春雨淅淅，湿气弥漫。春季是传染病高发的季节，常见有流行性感冒、流行性腮腺炎、猩红热、麻疹等，也是宿疾容易复发与重病转危的关键时刻。古人养生有"春捂"之说，也就是说要防寒保暖，注意根据气候变化及时增减衣物，但不可顿减，保养人体阳气，有防病保健作用，特别是哮喘、风湿性心脏病、高血压患者，尤须在乍暖还寒之时注意将息，慎避虚邪。

"均衡饮食"：春分时节，自然界阴阳各半，人们饮食也应寒热均衡，以平为期，以保持机体功能的平衡协调，总体而言，不宜过食大寒大热的食物，食平性食物，如包菜、花菜、莲子、山药、芡实、枸杞等食品为宜。另外，也可将寒热之物，合理搭配以求中和，如凉性的豆芽菜配以温热的葱、姜、蒜等，温性的羊肉搭配凉性的绿豆或白萝卜等。"沾衣欲湿杏花雨，吹面不寒杨柳风。"还要注意防湿防霉，可食薏苡仁、冬瓜、鲤鱼等，有祛湿作用。以上所言，系大致原则，个体还应参照体质的寒热而选取适宜食物，不可胶刻偾事。

“愉悦心情”：中医认为人体的五脏与四季有对应关系，春应于肝，肝在五行属木，木在春天萌芽、开花、发枝，人的情志也随春天生发志气而舒畅，人们应夜卧早起，广步于庭，使志无怒，任何事情要以平常之心相对，要学会疏泄，把郁积在心中的不良情绪，通过适当的形式化解出去，如赏花解闷、听曲消愁、邀友谈心，以尽快恢复心理平衡，不然的话，情志不遂，忧伤郁闷，势必伤肝害脾，诱发多种疾病。尤其是有精神行为异常者，家属要特别予以关怀，心理疏导，俗云 “菜花黄，疯子忙”，说的就是春分以后躁狂性精神病易复发，宜做到三心：游玩散心、遇事静心、有为开心。提倡形神俱养，愉悦心情，舒缓形体，排忧宽怀，当今医学也很重视情绪对人体的影响，有的学者提出“精神免疫”之说，甚有道理。佳蔬水果，是佐餐上品，也有药疗作用，如内热较甚或易烦躁者，建议多吃白菜，其有清热除烦之功，尤其对冬令因偏食厚味补品而致脏腑积热者有弃故从新的作用。小儿也有七情，喜怒悲思忧恐惊，中心存之，何日无之，小儿肝气不舒，最易化火，且易伤脾，推荐可服三花：菊花、合欢花、玫瑰花，代茶饮，有平肝清热的功效。

【药膳推荐】

1. 竹荪山药莲子汤

制作：干竹荪用清水发好洗净，剪去两头，切成斜形块，放在清水中浸泡；莲子用清水浸泡去心；山药去皮切块；丝瓜刮去外皮，去瓤切成菱形片；汤锅放到火上，倒入清水烧沸，下入竹荪、莲子、山药、笋片、丝瓜煮 0.5h 捞出，放入汤碗内；精盐、味精、素汤放入另一锅内，煮沸出锅，盛入放竹荪、莲子、山药、笋片、丝瓜的汤碗内即成。

推广应用范围：滋补益气，宁神健体。

2. 香椿煎蛋

制作：将嫩香椿 150g 洗净，用沸水焯后，切成碎末，放入碗内，加入土鸡蛋 3 枚及少许盐，用筷子调匀，锅中放少许麻油，将调好的香椿蛋液倒入锅中煎至两面微黄即可出锅。

推广应用范围：润肤明目，益气健胃，有助于小儿驱蛔虫。鲜椿芽中含丰富的糖、蛋白质、脂肪、胡萝卜素和大量的维生素 C，具有提高肌体免疫力，健胃、理气、润肤、抗菌、消炎、杀虫之功效。

（五）清明

清明，天清地明之意。农历书曰："斗指丁为清明，时万物洁齐而清明，盖时当气清景明，万物皆显，故名也。"清明节气，太阳到达黄经 15°，清明节气是干支历法中表示季节变迁的二十四个特定节令之一，这一时节，吐故纳新、生气旺盛、气温升高，万物皆洁齐，大地呈现春和景明之象。清明节又称鬼节、冥节，清明节成为节日与祭墓习俗有关，其悠久历史可追溯到西周时期，明代郎兆玉的诗曰："鸦黄半臂石榴裙，柳叶斜簪拂翠云。载酒跨驴郊外去，逢人只说拜新坟。"描述细致而生动。清明节俗丰富，归纳起来是两大节令传统：一是礼敬祖先，慎终追远；二是踏青郊游、亲近自然。清明节兼具自然与人文两大内涵，既是节气又是节日，"天人合一"传统理念在清明节中得到了生动体现。经历史发展，清明节融汇了寒食节与上巳节的习俗，杂糅了多地多种民俗为一体，具有极为丰富的文化内涵。

清明是春季的第五个节气，清明节气标志着晚春的来临。和早春相比，清明前后虽然也会出现乍暖还寒的现象，但总体趋于转暖，并有多雨潮湿等特点。福州人谓"清明寒"，民谚云"清明谷雨，冻死老鼠（一说老子）"，《天放阁遗诗》云"青梅如豆杏花残，密密绿荫护短栏。又是清明时节到，使人无奈是春寒"。福州清明前后多雨，天气转冷。此时患有感冒、哮喘、肺炎等呼吸道感染及心脑血管疾病的人容易因受凉而致使病情加重，因此不要急着收起寒衣。此外，清明节气来临时，抵抗力不佳的幼儿还要注意预防腮腺炎、水痘等春季多发传染病。

清明期间饮食上应以“增甘减酸”（多吃甜味食品，少吃酸味食品）、清热、健脾、平肝为主要原则，少吃羊肉、狗肉、辣椒、花椒等食品，像荠菜和福州清明节的传统食品“清明粿”都是比较适合在这个时段食用。福州民间有句谚语叫“（农历）三月荠菜当灵丹”，意思是说清明期间的荠菜特别鲜嫩，营养价值高，有清热解毒的功效，清明期间多吃些荠菜水饺、凉拌荠菜等菜肴有益健康。

清明粿是清明家祭必备的节俗食品，又叫菠菠粿，清代孙亨文《闽俗清诗》有咏：“插柳檐牙随俗宜，清明家祭本追维。沿街陈列菠菠粿，红豆还兼萝卜丝。”清明时节，时届季春，气温渐渐升高，雨水多，湿气重易困脾。菠菠粿的制作，系采撷菠菠草渍糯米浆为壳。菠菠草又名清明草，其学名为鼠曲草，有健脾清热之功。可见菠菠粿是上应天时的节令食品，也是保养良药。故自清乾隆以后相沿成俗，今人萨伯森咏清明诗云：“全家上塚趁东风，展拜松楸祭品丰。一篮铧锑寒食意，馂余留与饷儿童。”春为肝气当令，肝气易于偏亢，根据中医五行生克理论，肝属木，脾属土，如果肝气过旺可伤及脾胃，影响脾胃消化功能，导致食少、胃病。鼠曲草民间常用于小儿肝热，《福州民间常用草药》所载鼠曲草功效有治疗天行赤眼、小儿夜啼等，可知其有平肝作用。闽人清明节垂青鼠曲草因其确具中医春季养生内涵。粳米，味甘，性平，梁代陶弘景《名医别录》载其“主益气止烦渴”，医圣张仲景治疗热病伤津，见身大热、口大渴、汗大出、脉洪大者，施以白虎汤（石膏、知母、甘草、粳米）以粳米安和脾胃。宋代儿科宗师钱乙在泻白散（桑白皮、地骨皮、甘草、粳米）中用粳米亦有异曲同工之妙，可见粳米一可补中益气健脾胃，二可除烦渴，热病伤津者宜用米汤或粥食之。红豆益脾，萝卜清热，共奏健脾益气、平肝泄热之功。二者合糖为馅，蒸熟而成粿，粿有浓黄之色，并非用染料而成。最有特色的是鼠曲草，其为草本植物，生于路旁、田埂、山坡草丛中，全草春季采收，鲜用亦可晒干备用，资源丰富，采撷方便，如民谚云：“菠菠菜，三月众人采备用。”

【药膳推荐】

1. 山药薏仁芡实粥

制作：将适量的山药、薏苡仁、芡实（比例为 1 ∶ 1 ∶ 1）捣碎，浸泡一夜，加水煮熟即可。

推广应用范围：健脾益胃，补肾益精，祛湿利水，健脾补肺，益寿延龄。

2. 凉拌空心菜

制作：空心菜 500g 择好洗净，切成段；蒜洗净，切成末；水烧开，放入空心菜，水滚后捞出沥干；蒜末、白糖、精盐、味精与少量水调匀后，再浇入热香油；味汁和空心菜拌匀即可。

推广应用范围：通络润肠解毒，有助于改善痔疮症状。

（六）谷雨

谷雨是二十四节气的第六个节气，也是春季最后一个节气，太阳到达黄经 30° 时为谷雨节气。谷雨，源自古人“雨生百谷”之说。谷雨时节，南方地区“杨花落尽子规啼”，柳絮飞落，杜鹃夜啼，牡丹吐蕊，樱桃红熟。宋朝范成大诗作《晚春田园杂兴》云：“谷雨如丝复似尘，煮瓶浮蜡正尝新。牡丹破萼樱桃熟，未许飞花减却春。”描写谷雨的雨如丝又像尘，牡丹开了，樱桃熟了，过不多久就要花谢花飞春归去了。此时田中的秧苗初插、作物新种，最需要雨水的滋润，所以说“春雨贵如油”。

福州在谷雨时节一般会连续多日潮湿闷热，气温也不稳定。此时病毒细菌会越来越活跃，食品容易变质。谷雨前后消化系统疾病，尤其是急性肠胃炎的患者会明显增加，因此要格外注意饮食卫生。

同时，诸如水痘、腮腺炎等儿童常见的春季传染病也在此时高发，家长最好少带孩子到人多的公共场所活动。由于谷雨时节空气湿度较大，风湿性关节炎患者也有所增多，有相关病史的人要注意防范。

谷雨时节在饮食上应以清淡为主，注重祛湿健脾、清热平肝，多吃些中医认为是“平性”的食品，如山药、薏苡仁、白扁豆等，还可以多食枇杷（但糖尿病患者不宜多食）。谷雨时节比较适合配制成药膳的常用中药有：第一种是茯苓，茯苓属性平和，有利水渗湿、健脾安神的功效。可以根据个人喜好制糕点或研粉煮粥，适合脾虚、食欲不佳、水肿、经常失眠的人。第二种是白扁豆，白扁豆属性微温，有健脾化湿，和中消暑、解毒之功效，可以与赤小豆、粳米一起熬粥，适合脾虚湿盛、暑湿吐泻的人。

【药膳推荐】

1. 苦瓜瘦肉枸杞粥

制作：将鲜苦瓜 100g、猪瘦肉 100g 洗净，分别切细，用料酒、盐腌 10min。锅内加入清水，将粳米 100g 熬粥约 30min，加入苦瓜、焯去血水的瘦肉片和少许枸杞，再煮 10min，加适量调料调味即成。

推广应用范围：清热润燥、清肝明目。适合熬夜人士，可用于护眼防辐射。

2. 太子参猪上排汤

制作：将猪上排约 150g 洗净，准备太子参 20g、薏苡仁 50g、芡实 30g、大枣 3 枚、陈皮 2 片，取一个砂煲，加上足量水，然后把所有用料放入煲中。开大火煮滚后，调成小火慢慢煲煮 2h，加少许盐调味即可。

推广应用范围：健脾去湿，功效非常温和，四季饮用皆宜。

二、夏季

（一）立夏

立夏是二十四节气中的第七个节气，夏季的第一个节气，表示孟夏时节的正式开始，当太阳到达黄经45°时正值立夏节气。斗指东南，维为立夏，万物至此皆长大，故名立夏也。《月令七十二候集解》："立夏，四月节。立字解见春。夏，假也。物至此时皆假大也。"

在天文学上，立夏表示即将告别春天，是夏天的开始。人们习惯上都把立夏当作温度明显升高，炎暑将临，雷雨增多，农作物进入旺季生长的一个重要节气。立夏时节，万物繁茂。明人《遵生八笺》一书中写有："孟夏之月，天地始交，万物并秀。"这时夏收作物进入生长后期，夏收作物年景基本定局，故农谚有"立夏看夏"之说。所以，我国古来很重视立夏节气。据历史记载，周朝时期每当立夏这天，帝王要亲率文武百官到郊外"迎夏"，并令司徒等官去各地勉励农民抓紧耕作。

中医认为，夏季与心气相通，有利于心脏的生理活动。因此，要顺应节气的这种变化，保养心脏。老年人要特别注意避免气血瘀积，重视"静养"，戒躁戒怒，保持安闲的心志，以免暴喜、暴怒伤及心阳。立夏来临，一些身体适应能力差的人会感到闷热，出现胸闷气短等不适反应。因此，立夏之后最好适度进行一些耐热锻炼，如慢跑、体操、打球等，中老年人可以多散散步、打太极拳等，以达到适量出汗的目的，逐渐提高机体的散热功能，应对即将到来的高温天气。

饮食方面，中医认为立夏之后应当以"平补"为主，尽量多吃属性平和的食品，如猪肉、兔肉、包菜、花菜、芥蓝菜等；少吃属性偏温的食品，比如鸡肉、牛肉、羊肉、狗肉、生姜、人参等。

立夏这天福州百姓家中多磨米为浆，制为夏饼、锅边糊、碗糕之类，以饫家人，或分赠亲友，谓之做夏。《福州风俗竹枝词》云："磨米成浆趁昨宵，艳谈立夏是今朝，鼎边糊熟煎煎饼，葱肉虾干味味调。"这些食品大多数以大米加水磨成的浆液为主要原料，在这个时节是比较"应时"的食品，因为中医认为米浆属性平和，有健脾益气的功效，很适合初夏食用。食用这三类传统立夏食品也有一些禁忌。比如，胃酸偏多者、胃溃疡患者等要少食或不食锅边糊；糖尿病患者、胆石症患者要少吃味道偏甜的碗糕；而消化功能不好的人在制作"夏饼"时最好不要放入不易消化的豆芽菜。

立夏虽表示进入夏季，但乍暖还寒的现象偶尔还会出现。福州有一句俗语叫"粽子未吃，莫收寒衣"，意思是端午节之前都要注意防寒，这是有一定科学道理的，中医认为夏至之后才算完全入夏，因而立夏过后仍需注意保暖，以免被初夏的倒春寒侵袭生病。

【药膳推荐】

1. 立夏羹

制作：猪瘦肉 100g 洗净切成丁，用料酒、盐、淀粉抓匀上浆。胡萝卜、竹笋、山药各 80g 洗净切丁。锅中倒入油烧热，下葱花炝锅，放入肉丁炒变色，倒入酱油和适量水煮沸，放入胡萝卜丁、笋丁、山药丁，小火煮 5min，加盐调味，勾芡，淋香油即成。

推广应用范围：不少地方有立夏日食用"立夏羹"的习俗。立夏羹有不同的做法，有些地方是用竹笋与苋菜制成。竹笋通肠消积、清热化痰，胡萝卜、山药健脾养血，猪肉增加营养。立夏日食用此羹，既能养护气血，又可促进肠胃通畅，增强体质，为入夏的体力损耗做好准备。

2. 石斑鱼炖豆腐

制作：石斑鱼 500g 洗净切块，炒锅加热后放少许油，再放入石斑鱼、生姜 3 片微煎过油，加入水 3 碗煮沸，放入掰好的豆腐 300g，盖上盖子炖 10min 后，待汤炖出奶白色就可以，然后将葱段，芹菜都放进汤里，洒少许黑胡椒粉。

推广应用范围：健脾益气开胃，营养丰富，男女老幼皆宜。

（二）小满

小满是夏季的第二个节气，其含义是夏熟作物的籽粒开始灌浆饱满，但还未成熟，只是小满，还未大满。就如《月令七十二候集解》所言："四月中，小满者，物至于此小得盈满。"每年5月20日到22日之间太阳到达黄经60°时为小满。古人将小满分为三候："一候苦菜秀，二候靡草死，三候麦秋至。"这是说小满节气时，苦菜已经枝叶繁茂；而喜阴的一些枝条细软的草类在强烈的阳光下开始枯死；此时麦子开始成熟。南方地区的农谚赋予小满以新的寓意，"小满不满，干断田坎""小满不满，芒种不管"。把"满"用来形容雨水的盈缺，指小满时田里如果蓄不满水，就可能造成田坎干裂，甚至芒种时也无法栽插水稻。

小满后福州的气温通常会明显升高，雨量增多，但早晚会较凉，温差仍较大，尤其是降雨后气温下降更明显。为此不能太贪凉，要注意适时添加衣服，尤其是晚上睡觉时要注意保暖，避免着凉受风而感冒。

小满之后，要注意调整日常饮食起居。中医认为，小满后气候开始阴消阳长，顺应大自然的这一特点，我们最好晚睡早起，比冬春季节稍微晚睡一些，并且每天自己安排0.5 ~ 1h的午睡时间来弥补夜间睡眠的不足。但也要注意不能太迟睡，尤其是老人和孩子，最迟不能超过23点。

饮食方面，小满之后宜以清爽清淡的食品为主，常吃具有清热祛湿、养阴作用的食物，如赤小豆、薏苡仁、绿豆、冬瓜、黄瓜、丝瓜、水芹、荸荠、黑木耳、胡萝卜、西红柿、西瓜、草鱼、鸭肉等。忌食膏粱厚味，甘肥滋腻，生湿助湿的食物，如动物脂肪、海腥鱼类、酸涩辛辣、性属温热助火之品及油煎熏烤之物，如生葱、生蒜、生姜、芥末、胡椒、辣椒、茴香、桂皮、韭菜、茄子、蘑菇、海鱼、虾、蟹、牛肉、羊肉、狗肉、鹅肉等。小满时节，万物繁茂，生长最旺盛，人体的生理活动也处于最旺盛的时期，消耗的营养物质为四季二十四节气中最多，所以应及时适当补充，才能使身体五脏六腑不受损伤。

【药膳推荐】

1. 海蜇拌莴苣丝

制作：海蜇 150g 洗净，煮熟，切丝；姜切丝，葱切段；将莴笋 1 根去黄叶，剥去皮，洗净切细丝，加入盐腌渍 20min，用手挤干水分待用；将海蜇皮、莴笋、姜葱放盆中，加入酱油 1 大匙，盐、醋、香油各 1 小匙，拌匀即成。

推广应用范围：化痰清热，适用于体内有痰热，脂肪瘤、淋巴结肿大的人群。

2. 芹菜拌豆腐

制作：芹菜 100g 切成小段，豆腐 1 块切成小方丁，均用开水焯一下，捞出后用凉开水冷却，控净水待用。将芹菜和豆腐搅拌，加入食盐、味精、香油搅匀即成。

推广应用范围：此方具有平肝清火、利湿解毒之功效，适宜夏令食用。

（三）芒种

芒种是二十四节气中的第九个节气，更是干支历午月的起始，太阳到达黄经 75° 时便是。芒种是指麦类等有芒作物的成熟，是一个反映农业物候现象的节气。农历书记载，“斗指巳为芒种，此时可种有芒之谷，过此即失效，故名芒种也”，指出芒种节气是最适合播种有芒的谷类作物，如晚谷、黍、稷等。芒种也是种植农作物时机的分界点，由于天气炎热，已经进入典型的夏季，农事种作都以这时节为界，过了这一节气，农作物的成活率就越来越低。故有农谚言："芒种忙忙种。"芒种时节雨量充沛，气温显著升高，常见的天气灾害有龙卷风、冰雹、大风、暴雨、干旱等。我国的端午节多在芒种日的前后，民间有"未食端午粽，破裘不可送"的说法。此话告诫人们，端午节没过，夏天不算真正到来，御寒的衣服不要脱去，以免受寒。

芒种节气里，气温升高降水多，空气湿度增加，体内汗液无法通畅地发散出来，即热蒸湿动，湿热弥漫空气，人身之所及，呼吸之所受，均不离湿热之气，湿热之下，人难免感到四肢困倦、萎靡不振。中国有些地方有谚语说："芒种夏至天，走路要人牵；牵的要人拉，拉的要人推。"这形象地描绘了人们在这个时节的懒散。因此，要尽量挤时间午休，夏日昼长夜短，午休可助消除疲劳，有利于健康。芒种的养生重点要根据季节的气候特征，在精神调养上应该使自己的精神保持轻松、愉快的状态，忌恼怒忧郁，使气机得以宣畅，通泄得以自如。起居方面，此时日长夜短，可适当晚睡早起，多晒太阳，以顺应阳气的充盛，利于气血的运行，振奋精神。心脑血管疾病患者在这种气候之下，可能会经常有汗多、心悸、短气、胸闷等不适感。因中医认为心脏属火，芒种节气里闷热天气对心脏的保养不利，故有心血管问题的人首先要保持生活的规律性，降低烈日下的活动强度，将晨练时间提早，在室外活动时应戴遮阳帽并备足水。有高血压、冠心病等心脑血管疾病史的中老年人，还要格外注意预防伤风感冒，感冒不及时治疗会引起感染，从而诱发心脑血管疾病。

饮食调养方面，唐朝医家孙思邈指出夏日饮食之道"常宜轻清甜淡之物，大小麦曲，粳米为佳""善养生者常须少食肉，多食饭"。饮食调养需谨记清淡饮食。在夏季人体新陈代谢旺盛，汗易外泄，耗气伤津之时，在饮食方面应以祛暑益气、生津止渴、清热解毒食物为主，如绿豆、金针菜、冬瓜、西瓜、丝瓜、黄瓜、竹笋、鱼肉、荸荠、茭白等。老年人因机体功能减退，热天消化液分泌减少，心脑血管不同程度的硬化，饮食宜清补为主，辅以清暑解热护胃益脾和具有降压、降脂的食品。女性在月经期或产后期间，虽天气渐热，也忌食生冷性凉之品以防由此引发其他疾病。

芒种过后，午时天热，人易汗出，衣衫要勤洗勤换。为避免中暑，芒种后要常洗澡，“阳热”易于发泄。但须注意的一点，在出汗时不要立即洗澡，中国有句老话“汗出不见湿”，若“汗出见湿，乃生痤疮”。洗以药浴最能达到健身防病之目的。且芒种以后天气越来越热，蚊虫孳生，人容易感染皮肤病，泡药浴是个不错的保健方式。所谓药浴就是在浴水中加入药物的汤液或浸液，或直接用煎好的汤药，以蒸气沐浴方法或熏洗全身或患病局部，达到健身防病的目的。福州人有在端午节洗“浴兰汤”的习俗。“浴兰汤”是将石菖蒲与艾叶混合熬煮成药汤，再兑上清水用来洗浴。多洗几次“浴兰汤”，有助于防治疖子、痱子、虫咬皮炎等皮肤病。

【药膳推荐】

1. 莲藕苡仁胡萝卜鸭肉汤

制作：将莲藕250g，薏苡仁30g，加水煮30min；加入鸭肉250g（洗净焯水），胡萝卜1根切块，姜片4片继续炖煮60min。

推广应用范围：清热祛湿、滋阴养颜。

2. 五叶芦根饮

制作：藿香叶3g，佩兰叶3g，薄荷叶3g，荷叶3g，枇杷叶30g，鲜芦根30g，冬瓜糖条80g。将上料洗净，先以枇杷叶、冬瓜糖共煎汤代水约500mL，再加入其他药同煎10min即成。

推广应用范围：芳香化湿、健脾醒胃。

（四）夏至

夏至，古时又称“夏至节”。古人说：“日长之至，日影短至，至者，极也，故曰夏至。”太阳运行至黄经90°时为夏至交节点，一般在公历6月21至22日交节。夏至这天，太阳直射北回归线，是北半球一年中白昼最长的一天。对于北回归线及其以北的地区来说，夏至日也是一年中正午太阳高度最高的一天。夏至过后，太阳直射地面的位置逐渐向南移动，北半球白昼开始逐日减短。《幼学琼林》说，“夏至一阴生，是以天时渐短，冬至一阳升，是以日晷初长”。民间也有“吃过夏至面，一日短一线”的说法。唐代诗人权德舆在《夏至日作》诗曰，“璿枢无停运，四序相错行。寄言赫曦景，今日一阴生”，诗中“一阴生”指夏至后，夜晚渐长，古人认为此时是阴气开始萌动，逐渐进入秋冬。夏至日是我国最早的节日，自古就有在夏至拜神祭祖之俗，是古时民间“四时八节”中的一个节日，纳入了古代祭神礼典。如古籍中所言，“天地者，生之本也；先祖者，类之本也”，意思就是说天地是生命的根本，祖先是人类的根本，祭祖就是一种传承孝道的习俗。

夏至是一年中白天最长的一天，但并不是一年中天气最热的时候。因接近地表的热量，这时还在继续积蓄，尚未达到最多的时候。俗话说“热在三伏”，真正的暑热天气是以夏至和立秋为基点计算的。不过，夏至节气过后，榕城也进入了盛夏季节。福州人的传统观念，到了夏至，才算真正进入炎热的季节，连续的高温天气将成为“主流”，夏至后的第三庚日就进入伏天。伏天也称三伏，为一年最热的日子，它分为三个阶段，即头伏、二伏和末伏。一些需要“冬病夏治”来缓解陈年痼疾的人，这时候要开始为接受“三伏灸”等中医疗法做准备了。

从中医理论讲，夏至是阳气最旺的时节，养生要顺应夏季阳盛于外的特点，注意保护阳气，着眼于一个“长”字，《素问·四气调神大论》曰：“使志无怒，使华英成秀，使气得泄，若所爱在外，此夏气之应，养长之道也。”指出夏季要神清气和，快乐欢畅，心胸宽阔，精神饱满，以利于气机的通泄。嵇康《养生论》认为，夏季炎热，“更宜调息静心，常如冰雪在心，炎热亦于吾心少减，不可以热为热，更生热矣”，即“心静自然凉”。

中医认为“先夏至日者为病温，后夏至日者为病暑”，可见夏至之后要谨防因受暑热而生病，清热防暑是这个节气的养生技巧。夏至时节气候炎热，阳气盛于外，阳极阴生，阴气居于内，人的消化功能相对较弱，故在夏至后，饮食要以清泄暑热、增进食欲为目的，要多吃苦味食物，宜清补，宜多吃具有祛暑益气、生津止渴的食物。在饮食上要比初夏时更加偏重于清淡，多食苦瓜、冬瓜、西瓜、甜瓜、丝瓜、绿豆汤、梨子等果蔬来解暑。多食杂粮以寒其体，不可过食热性食物，以免助热；冷食瓜果当适可而止，不可过食，以免损伤脾胃；厚味肥腻之品宜少勿多，以免化热生风，激发疔疮之疾。对于体质偏虚寒的人来说，上述属性偏寒的果蔬不宜吃太多，可以吃一些桃子、荔枝等属性偏温的水果。

【药膳推荐】

1. 冬瓜绿豆粥

制作：将粳米50g与绿豆50g浸泡洗净，加入适量开水于锅内，烧开后改为小火煮熬；再将冬瓜100g洗净去皮，切成小丁，待绿豆煮开花时，将冬瓜加入粥内，煮至粥稠即可。食用时可酌加作料。

推广应用范围：补脾益胃，清热化痰，凉血解毒。适用于身热烦渴，痰喘咳嗽。阳虚之体不宜多服。

2. 苦瓜排骨汤

制作：先用清水把苦瓜1根、排骨250g、生姜3片洗净；苦瓜去核切块，然后以盐水浸大约15min，排骨切成段状，然后一起放进瓦煲里，加入清水适量。先用武火煲沸后，改用文火煲1h，调入食盐少许，饮汤食苦瓜及猪排骨。

推广应用范围：清暑除热、明目解毒。

（五）小暑

小暑，是二十四节气中的第十一个节气，也是干支历午月的结束以及未月的起始，太阳到达黄经105° 时为小暑。《月令七十二候集解》："暑，热也，就热之中分为大小，月初为小，月中为大，今则热气犹小也。"暑，表示炎热的意思，小暑为小热。农历书曰"斗指辛为小暑，斯时天气已热，尚未达于极点，故名也"，意指天气开始炎热，但还没到最热，全国大部分地区基本符合。由于这段时间的雨量集中，所以防洪防涝显得尤为重要。在我国南方沿海地区包括台湾，小暑节气是台风来临之际，《台湾府志》记载："风大而烈者为飓，又甚者为台……台则常连日夜，或数日而止。五、六、七、八月发者为台。"

小暑时节气候炎热，人容易出现烦躁不安，出现疲劳、胸闷、睡眠不好、头痛、心悸等症状。在自我养护和锻炼时，应按五脏主时，夏季为心所主而顾护心阳，平心静气，确保心脏机能的旺盛，以符合"春夏养阳"之原则。《灵枢·百病始生》曰"喜怒不节则伤脏"，这是因为人体的情志活动与内脏有密切关系，有一定规律。不同的情志刺激可伤及不同的脏腑，产生不同的病理变化。中医养生主张一个"平"字，即在任何情况之下不可有过激之处，如喜过则伤心，心伤则心跳神荡，精神涣散，思想不能集中，甚则精神失常等。故夏季养生重点突出"心静"。规律的作息可以安定情绪，如果失眠，可以在仰卧或侧卧时，放松全身肌肉，或者注意腹部呼吸的起伏，排除杂念即可做到"心静自然凉"。

民间有"冬不坐石，夏不坐木"的说法，因暑季气温高、湿度大。久置露天里的木椅凳等，经过露打雨淋，含水分较多，表面看上去是干的，而经太阳一晒，温度升高，便会向外散发潮气，在上面坐久了，能诱发痔疮、风湿性关节炎等疾病。

小暑虽不是一年中最炎热的季节，但紧接着的就是一年中最热的季节大暑，民间有“小暑大暑，上蒸下煮”之说。“热在三伏”，此时正是进入伏天的开始。“伏”即伏藏的意思，所以人们应当少外出以避暑气。中医用“天暑下地、地湿上升”来形容小暑节气的气候特点，说明此时的天气多半是高温、多雨。顺应小暑节气的气候特点，“三花、三叶、三豆、三果”是12种适合在小暑节气多吃的食品。“三花”就是金银花、菊花和百合花，这里指的是药店里出售的药材适合制成凉茶泡饮，是消暑佳品。“三叶”是指荷叶、淡竹叶和薄荷叶，它们都可以在药店里买到，适合泡制成消暑茶饮。三豆是指绿豆、赤小豆和黑豆，中医称之为“夏季灭火器”，能清热降火。

小暑，福州有进补的例俗，即“小暑吃羊肉，大暑吃荔枝”。俗云“热在小大暑”，此时气候炎热渐至极点，赤日炎炎似火烧，何以要进热性之羊肉、荔枝呢？正是由于炎热的天气，人们往往只顾眼前的舒服，贪凉饮冷，中医学认为此时人体阳气隆盛向外，特别是中焦脾胃阳气相对较虚，即所谓“伏阴在内”，故人们的起居饮食要注意保护内脏阳气。只有春夏养阳，使阳气充足，才能固守体内的阴精，为秋冬养阴打下基础。明代张景岳《类经》云：“夫阴根于阳，阳根于阴……所以圣人春夏则养阳，以为秋冬之地……”夏季当然要避暑就凉，但是这与养阳并无矛盾，其目的是一致的，正如明代高濂《遵生八笺》所说“顺于正阳，以消暑气”，可见养阳有助于消暑，避免阳气的消耗。寒性体质者，小暑进食羊肉最为适宜，热性阴虚体质者则须慎食，否则有可能导致口干咽燥、鼻出血、便秘等热象。

【药膳推荐】

1. 莲子粥

制作：将20g莲子加入100g粳米熬制。

推广应用范围：去热解烦、安神养心、健脾益胃。

2. 荷叶粥

制作：将一张荷叶放入水中煮成荷叶汤，然后用此汤与 100g 粳米混合制成粥。

推广应用范围：有防暑、利尿、降压、减肥之功效。

【冬瓜赤豆粥】

制作：将 250g 冬瓜切成小块，加入 30g 赤小豆以及适量大米一并熬煮。

推广应用范围：解毒祛暑，适合夏季经常长痱子、生痤疮的人。

【苦瓜粥】

制作：将 100g 苦瓜与适量大米一并熬煮。

推广应用范围：属性偏寒，适用于体质比较燥热、经常上火的人。

（六）大暑

大暑是二十四节气之一，此时太阳位于黄经 120°。《月令七十二候集解》中说“暑，热也，就热之中分为大小，月初为小，月中为大，今则热气犹大也”，其气候特征是“斗指丙为大暑，斯时天气甚烈于小暑，故名曰大暑”。大暑节气正值“三伏天”里的“中伏”前后，是一年中最热的时期，气温最高，农作物生长最快，在我国很多地区，经常会出现 40℃的高温天气，古书中说“大者，乃炎热之极也。”暑热程度从小到大，大暑之后便是立秋，正好符合了物极必反规律，可见大暑的炎热是到夏之极。大暑也是雷阵雨最多的季节，有谚语说：“东闪无半滴，西闪走不及。”意谓在夏天午后，闪电如果出现在东方，雨不会下到这里，若闪电在西方，则雨势很快就会到来，躲避都来不及。人们也常把夏季午后的雷阵雨称为“西北雨”，并形容“西北雨，落过无车路”“夏雨隔田埂”及“夏雨隔牛背”等，形象地说明了雷阵雨，常常是这边下雨那边晴，正如唐代诗人刘禹锡的诗句：“东边日出西边雨，道是无晴却有晴。”

中医认为，大暑前后通常气候炎热，酷暑多雨，暑湿之气容易乘虚而入，且暑气逼人，心气易于亏耗，尤其是老人、儿童、体虚气弱者往往容易中暑。当人体出现全身明显乏力、头晕、心悸、胸闷、注意力不集中、四肢麻木、口渴、恶心等症状时，可能是中暑先兆。此时要立即转移到阴凉通风处，解开束缚的衣扣，多饮水缓解症状。若症状严重，要立即就医。进入夏季后，宜常服用一些芳香化浊、清解湿热之方，有助于防暑，如广藿香 10g，佩兰 10g，滑石 30g，炒麦芽 30g，甘草 3g，水煎代茶饮。也可在暑热之季服用一些人丹、藿香正气水等。因为大暑时高温酷热，人们常常易动“肝火”，出现莫名的烦躁易怒、食欲不振等问题。此时，人们尤其是有心脑血管疾病的人一定要避免急躁、动怒等负面情绪，尽量做到“心静自然凉”。养心，首先要做到戒急戒躁。

大暑是全年温度最高、阳气最盛的时节，在养生保健中常有“冬病夏治”的说法，尤其是“三伏天”，此时人体经脉气血运行充盈，毛孔张开，有利于药物吸收。因此，在三伏天用三伏灸治疗一些易在冬季发作的慢性疾病如慢性支气管炎、肺气肿、支气管哮喘、腹泻、风湿痹证等阳虚证，也是最佳的治疗时机，可以最大限度地以热治寒、驱散体内寒气，从而达到减少冬季发病频率或根治疾病的效果。

夏季的饮食调养是以暑天的气候特点为基础，由于夏令气候炎热，易伤津耗气，因此常可选用米粥滋补身体。著名医家李时珍尤其推崇米粥养生，他说：“每日起食粥一大碗，空腹虚，谷气便作，所补不细，又极柔腻，与肠胃相得，最为饮食之妙也。”粥对老年人、儿童、脾胃功能虚弱者都是适宜的。所以，古人称“世间第一补人之物乃粥也”“日食二合米，胜似参芪一大包”。《医药六书》赞：“粳米粥为资生化育坤丹，糯米粥为温养胃气妙品。”可见粥养对人之重要。

【药膳推荐】

1. 绿豆粳米粥

制作：将适量绿豆放入温水中浸泡，再和粳米一起加清水煮粥。

推广应用范围：有祛热毒、止烦渴之功效。

2. 苦瓜菊花粥

制作：苦瓜洗净去瓤，切成小块，粳米和菊花洗净，二者同入锅中，加适量清水，大火煮开后，将苦瓜块、冰糖加入锅中，改用小火煮至米烂粥稠即可。

推广应用范围：有消暑、清肝明目之功效。

3. 西瓜皮粥

制作：将西瓜皮削去外表硬皮，切成小块，大米淘洗干净放入砂锅中，加入适量水和西瓜皮用旺火煮沸，再转用小火煮成粥。

推广应用范围：清热解暑、利尿。

4. 薏苡仁赤小豆粥

制作：将薏苡仁、赤小豆各 50g 用冷水浸泡 2h，粳米 100g 洗净，加入适当水，一同煮成粥。

推广应用范围：健脾、清热消暑。

三、秋季

（一）立秋

立秋，是二十四节气中的第十三个节气，更是干支历未月的结束以及申月的起始。“秋”就是指暑去凉来，意味着秋天的开始。从文字角度来看，“秋”字由“禾”与“火”组成，是禾谷成熟的意思。秋季是天气由热转凉，再由凉转寒的过渡性季节，立秋是秋季的第一个节气。《月令七十二候集解》：“立秋，七月节。立字解见春。秋，揫也，物于此而揫敛也。”立秋一般预示着炎热的夏天即将过去，秋天即将来临。立秋（节气）以后，秋后下一次雨凉快一次，因而有“一场秋雨一场寒”的说法。东汉崔寔《四民月令》：“朝立秋，冷飕飕；夜立秋，热到头。”到了立秋，梧桐树开始落叶，因此有“落叶知秋”的成语。

立秋是进入秋季的初始，《管子》中记载：“秋者阴气始下，故万物收。”在秋季养生中，《素问·四气调神大论》指出“夫四时阴阳者，万物之根本也，所以圣人春夏养阳，秋冬养阴，以从其根，故与万物沉浮于生长之门，逆其根则伐其本，坏其真矣”，此乃古人对四时调摄之宗旨，告诫人们顺应四时春生夏长、秋收冬藏的自然规律。整个自然界的变化是循序渐进的过程，立秋的气候是由热转凉的交接节气，也是阳气渐收，阴气渐长，由阳盛逐渐转变为阴盛的时期，是万物成熟收获的季节，也是人体阴阳代谢出现阳消阴长的过渡时期。因此秋季养生，凡精神情志、饮食起居、运动锻炼，皆以养收为原则，循其古人之纲要“使志安宁，以缓秋刑，收敛神气，使秋气平；无外其志，使肺气清，此秋气之应，养收之道也”。

当立秋到来时，我国很多地方仍然处在炎热的夏季之中。立秋后虽然一时暑气难消，还有“秋老虎”的余威，但天气总的趋势是逐渐凉爽。气温的早晚温差逐渐明显，往往是白天很热，而夜晚却比较凉爽。当然，由于全国各地气候不同，秋季真正开始时间也不一致。

福州的初秋天气依然暑热难消，但空气开始逐渐干燥。一些人会渐渐出现口干、咽燥、皮肤干燥、眼睛干涩、大便秘结、小便赤红等症状，中医认为这都是人体“燥”的表现。因此初秋之时的养生技巧是既要清热，又要润燥。立秋时节的饮食要“减辛增酸”，少吃姜、葱、辣椒等辛味食物，多吃酸味食物。其中，梨子、菱角和蚕豆是很适合在初秋时节吃的食物。梨子是典型的具有清热润燥功效的水果，同时还具有止咳、润肺、化痰的效果，对于经常干咳，痰液呈黄色的人有好处。立秋时节可以适当多吃些百合雪梨汁、梨子炖川贝母、梨子炖白木耳、梨子羹等药膳。此时菱角开始上市，中医认为菱角是一种属性偏凉的食品，具有清热润燥的功效。福州人在七夕这日还有与邻里同吃蚕豆结缘的习俗。水蒸蚕豆适合在立秋时节多吃，其具有健脾、渗湿的功效，可以利尿。

【药膳推荐】

1. 珍珠藕丸

制作：将猪肉 250g 加姜剁成肉馅；将糯米一小把在水中浸泡 30min，沥干水分；将莲藕 1 个，去皮，在擦子上擦成藕泥。将猪肉馅、莲藕泥加两勺糯米粉混合均匀，调入料酒、盐、味精搅拌均匀。将搅拌好的藕泥在手上搓成丸子，然后在糯米上滚一滚，使其沾满米粒，放入蒸笼，大火蒸 40min 即可。

推广应用范围：调中开胃，润燥补肺。

2. 清蒸鲈鱼

制作：把香葱 20g 洗净切段，生姜 20g 切成丝。将 1 条鲈鱼洗净，在鱼身两侧切斜刀后，抹匀料酒，静置 10min。将腌好的鲈鱼放在蒸鱼盘上，码上姜丝，上蒸锅，大火蒸 8 ~ 10min，取出。趁热浇上蒸鱼豉油，撒上香葱段，用七成热的油浇淋其上，爆出葱香味即成。

推广应用范围：健脾补虚、滋阴润燥。

（二）处暑

处暑，是二十四节气之中的第十四个节气，太阳到达黄经 150°。历书记载：“斗指戊为处暑，暑将退，伏而潜处，故名也。”《月令七十二候集解》：“七月中，处，止也，暑气至此而止矣。”处暑，是暑气结束的时节，“处”含有躲藏、终止的意思，顾名思义，处暑的意义是“夏天暑热正式终止”，所以有俗语说“争秋夺暑”，是指立秋和处暑之间的时间，虽然秋季在意义上已经来临，但夏天的暑气仍似未减，天气还未出现真正意义上的秋凉，此时晴天下午的炎热亦不亚于暑夏之季，这也就是人们常讲的“秋老虎，毒如虎”

的说法，也可将此视为夏天暑热的“回光返照”。顾铁卿在《清嘉录》形容处暑曰“土俗以处暑后，天气犹暄，约再历十八日而始凉；谚云：处暑十八盆，谓沐浴十八日也”，意指处暑后还要经历一段夏日余威仍存的过渡时间，天气才能真正凉快下来。

处暑节气正是处在由热转凉的交替时期，自然界的阳气由疏泄趋向收敛，人体内阴阳之气的盛衰也随之转换，此时起居作息也要相应地调整。进入秋季养生，首先调整的就是睡眠时间，《素问·四气调神大论》曰：“早卧早起，与鸡俱兴。”在处暑时节，睡觉时要谨防脾胃受凉，晚上睡觉时门窗不要开太大，腹部最好盖上薄被或小毯子。白天只要室内温度不是太高，最好不要开空调，而是要打开窗户靠空气自然对流来降低室温。室内可养些植物，如盆栽柑橘、吊兰、文竹等绿色植物，可以调节室内空气，增加含氧量。

处暑之后我国大部分地区气温逐渐下降，福州地理位置偏南，此时仍受夏季风的控制，北方冷空气还无法大规模南下，所以处暑时节的天气特点是白天热，早晚凉爽。处暑和立秋节气类似，都具有福州早秋的特点：一方面，气温依然常常居高不下，暑热难消；另一方面，空气湿度开始有所下降，气候逐渐变得干燥。这个时候，除了中暑、“空调病”、高血压、肠胃炎等，夏季常见“高温病”仍会高发，一些人还会出现皮肤干燥、大便秘结、口干舌燥等“秋燥”症状，因此在饮食上注重“双管齐下”，既要清热消暑，又要补水润燥。对付“秋燥”最好的方法就是多喝水，白天可以喝点淡盐水，夜晚则可以喝些蜂蜜水。这既是补充人体水分的好方法，又是秋季养生、抗拒衰老的饮食良方，同时还可以防止因秋燥而引起的便秘。秋燥时，还要注意不吃或少吃辛辣、油炸、烧烤以及牛肉、羊肉、葱、姜等中医认为属性偏热的食物，可多吃梨、白木耳、百合、莲子、蜂蜜、黄鱼、干贝、海带、海蜇、芹菜、菠菜、糯米、芝麻、豆类及奶类以及一些滋阴养肺、润燥生津的粥汤。

【药膳推荐】

1. 紫薯银耳汤

制作：将银耳 1 朵用清水浸泡 1h 左右，至银耳变软，撕成小片，放入汤煲内，加足量水，煮开后转小火炖煮 1h。加入 300g 去皮切成小丁的紫薯及适量冰糖，继续煮 45min，至紫薯熟透，汤汁黏稠即可。

推广应用范围：滋阴、润燥、清热，帮助胃肠蠕动。

2. 菱角芡实粥

制作：粳米 100g、芡实 30g 煮粥，煮至半熟时，加入菱角粉 30 ~ 60g，同煮熟，用适量红糖调味食用。

推广应用范围：健脾补气益胃。适用于慢性泄泻，营养不良，年老体弱等症。

（三）白露

白露是九月的头一个节气，二十四节气中的第十五个节气，更是干支历申月的结束以及酉月的起始，太阳到达黄经 165° 时即是。《月令七十二候集解》中说："八月节……阴气渐重，露凝而白也。"天气渐转凉，会在清晨时分发现地面和叶子上有许多露珠，古人以四时配五行，秋属金，金色白，故以白形容秋露。露是由于温度降低，水汽在地面或近地物体上凝结而成的水珠。因为白天的温度虽然仍达三十几摄氏度，可是夜晚之后，就下降到二十几摄氏度，两者之间的温度差达十多摄氏度，正是温差大提供了形成露水的条件。白露天气已经转凉，人们就会明显地感觉到炎热的夏天已过，而凉爽的秋天已经到来了。阳气是在夏至达到顶点，物极必反，阴气也在此时兴起。到了白露，阴气逐渐加重。俗语云"白露至，添秋衣""白露勿露身，早晚要叮咛"。

从白露开始，天气逐步转为凉爽。白露前后的气温一般是早晚凉、中午热，是个昼夜温差较大的节气，要注意保暖及时添加衣物，以防感冒。“春捂秋冻”是一条经典的养生保健要诀。当然，“秋冻”并非人人皆宜。如糖尿病患者局部供血较差，如果血管一下子受到冷空气刺激，很容易发生血管痉挛，使血流量进一步减少，易引起组织坏死和糖尿病足，再加上糖尿病和心脑血管疾病常常伴发，冷空气刺激更易诱发心脑血管疾病，甚至导致心肌梗死等后果。因此，糖尿病患者最好不要秋冻。除此之外，像体质较弱的老人和儿童、心脑血管疾病患者、慢性支气管炎患者、哮喘病患者和关节炎患者都不适合“秋冻”。肚脐部位的表皮最薄，皮下没有脂肪组织，但有丰富的神经末梢和神经丛，对外部刺激敏感。若防护不当，晚上睡觉暴露腹部或爱美穿露脐装，寒气极易通过肚脐侵入人体。如果寒气直中肠胃，就会发生急性腹痛、腹泻、呕吐，就是中医所讲的“寒邪直干中道”。此外，中医还有“寒从脚入”的说法，因此，白露之后应注意脚部的保暖，鞋袜宜宽松、舒适、吸汗。

白露过后气温变化大，燥气渐盛，易发肠道疾病（比如秋季腹泻）、胃病、冠心病、胆石症、鼻炎、哮喘、支气管炎等疾病，尤其是过敏体质的人，在饮食上要更为谨慎。凡因过敏引发支气管哮喘的人，平时应少吃或不吃生冷辛辣的食物，宜食清淡、易消化且富含维生素的食物。白露时节在饮食上应该注重滋阴润燥、清热健脾。福州人有吃龙眼的习俗，认为在白露这一天吃龙眼特别滋补。其实，白露前后都是吃龙眼的好时候，此时暑热消散，人们的食欲会逐渐提高，是调养身心的好时节，吃龙眼有助于健脾、补血、益智，每天可以适当吃一些，但不可过量。中医认为龙眼是属性偏温的水果，过量食用会引发目赤、便秘等症状，故而容易上火的人要少吃龙眼。此外，糖尿病患者和胆石症患者最好不要吃龙眼。食用龙眼时最好将其剥壳后浸泡在煮好的稀粥或米汤内，早餐时食用。这样既能健脾，又能摄入更多水分，不易上火。如果吃龙眼引起上火，可以到药店里购买一些麦冬和北沙参，一起熬汤饮下，可以清热败火，缓解症状。

【药膳推荐】

1. 沙参银耳汤

制作：银耳 10g，百合 10g，北沙参 10g，龙眼肉 10g，加两碗水煎约 40min，煮成一碗。煎煮 2 次，合并药液，加冰糖少许，早中晚服用，服时加热。

推广应用范围：滋阴润肺，适用于口干咽燥，干咳少痰，口唇干裂或便秘者。

2. 龙眼莲子银耳羹

制作：将莲子 30g、银耳 10g 浸泡 1h，加入龙眼肉 15g、大枣 10 枚，加水适量，冰糖少许，放碗中蒸 1h 食用。

推广应用范围：补益心脾、养血安神。适用于心脾两虚，食欲不振者。

（四）秋分

秋分是二十四节气中的第十六个节气，南方的气候由这一节气起才始入秋。太阳在这一天到达黄经 180°，直射地球赤道。《月令七十二候集解》云“分者平也，此当九十日之半，故谓之分”，春分秋分，昼夜平分；《春秋繁露·阴阳出入上下篇》云“秋分者，阴阳相半也，故昼夜均而寒暑平”。由上可见，“秋分”的意思有二：一是按我国古代以立春、立夏、立秋、立冬为四季开始划分四季，秋分日平分了秋季，是秋季九十天的中分点；二是此时昼夜均分，各十二小时。此日同“春分”日一样，阳光几乎直射赤道。秋分后，阳光直射的位置继续由赤道向南半球推移，北半球开始昼短夜长。在天文学上，则把秋分作为北半球夏季的结束和秋季的开始。这时，我国大部分地区已经进入凉爽的秋季，南下的冷空气与逐渐衰减的暖湿空气相遇，产生一次次的降水，气温也一次次地下降，故云“一场秋雨一场寒”，但秋分之后的日降水量不会很大。

因为秋分节气已经真正进入到秋季，作为昼夜时间相等的节气，人们在养生中也应遵循阴阳平衡的规律，使机体保持“阴平阳秘”的原则，按照《素问·至真要大论》所说“谨察阴阳之所在而调之，以平为期”，阴阳所在不可出现偏颇。此时注意培养乐观情绪，保持神志安宁，避肃杀之气，收敛神气，以适应秋天平容之气。我国古代民间重阳节有登高观景之习俗，登高远眺，可使人心旷神怡，所有的忧郁、惆怅等不良情绪顿然消散，这是养生中的养收之一法，也是调节精神的一方良剂。秋分过后昼夜温差加大，人们最好穿上长衣长裤，以防受凉。秋季是锻炼的好季节，此时可以适当增加运动量，放松心情，扫除抑郁。

这个季节，人体容易受“燥气”侵袭而伤肺，此时最好多吃些养阴生津的食品，比如柿子、荸荠、菱角、梨子、橄榄、余甘子等果蔬，吃荸荠和菱角前要洗净、削皮，以防将果皮上的姜片虫吃进肚里。秋分过后，天气日渐干燥，气温变化大，咽喉疾病、心脑血管类疾病和呼吸道疾病的患者会有所增加。在咽喉疾病患者中，以扁桃体炎和咽炎居多。此时可以饮用“青龙白虎汤”或“雪羹汤”。“青龙白虎汤”就是用3 ~ 5粒生橄榄与200 ~ 250g白萝卜一起炖汤，本汤有润喉生津、化痰去热的功效，对咽喉疾病患者有好处。“雪羹汤”则是用适量荸荠与海蜇皮一起炖汤，有清热化痰的功效。这两道药膳最好在中午食用，而且不适合寒性体质的人。秋分节气过后，柿子和河蟹都会大量上市，这两种食材忌同时食用，否则可能引起腹痛。

【药膳推荐】

1. 鸭肉西芹炒百合

制作：将鸭胸脯肉切片，加 1/4 匙酒及 1/4 匙淀粉抓拌。西芹、胡萝卜、新鲜百合洗净切片，姜切丝，蒜切成蓉。锅中倒入油，待油热后，姜丝和蒜蓉放入锅内爆香，将原料倒入锅中翻炒，放少许盐，加淀粉勾芡，淋麻油即可。

推广应用范围：滋阴润肺，增强人体免疫力。

2. 百合甲鱼汤

制作：甲鱼1只（750g左右），百合干20g（鲜品增倍），北沙参10g，枸杞子10g，大枣20g。生姜、葱、黄酒、清汤、精盐、胡椒各适量。生姜切片，葱切段。各味配料洗净，装入纱布袋，扎紧袋口。甲鱼宰杀除去内脏，洗净，切块，沸水焯去血污，炒锅内煸炒，然后将甲鱼块与纱布袋以及适量的姜、葱、黄酒、清汤放入炖锅内，如常法用小火炖1.5h。捞出纱布袋，加精盐、胡椒调味即可。

推广应用范围：滋阴清热、润肺止咳。适用于阴虚体质之人，秋分前后或秋季出现口干、干咳无痰、心烦躁热、夜卧不安、神疲乏力、大便干结等不适症状的调补。也适用于气管炎、肺结核引起干咳痰少或咯痰带血、手足心热、潮热盗汗等病症的调治。

（五）寒露

寒露是二十四节气中的第十七个节气，是干支历酉月的结束以及戌月的起始，太阳移至黄经195°。史书记载“斗指寒甲为寒露，斯时露寒而冷，将欲凝结，故名寒露”，《月令七十二候集解》说：“九月节，露气寒冷，将凝结也。”寒露的意思是此时期的气温比“白露”时更低，地面的露水更冷，快要凝结成霜了。寒露过后，太阳直射高度继续降低，气温逐渐下降。白露、寒露、霜降三个节气，都表示水汽凝结现象，而寒露是气候从凉爽到寒冷的过渡。如果说白露节气标志着炎热向凉爽的过渡，暑气尚未完全消尽，早晨可见露珠晶莹闪光。那么寒露节气则是天气转凉的象征，标志着天气由凉爽向寒冷过渡，露珠寒光四射，如俗语所说的那样“寒露寒露，遍地冷露”。

在自然界中，阴阳之气开始转变，阳气渐退，阴气渐长，我们人体的生理活动也要适应自然界的变化，以确保人体之阴阳平衡，生理活动正常。在四时养生中强调“春夏养阳，秋冬养阴”。因此，当气候变冷时，正是人体阳气收敛，阴精潜藏于内之时，故应以保养阴精为主，也就是说，秋季养生不能离开“养收”这一原则。此外，因气候渐冷，日照减少，风起叶落，时常在一些人心中引起凄凉之感，出现情绪不稳，易于伤感的忧郁心情，故应注意保持良好的心态，因势利导，宣泄积郁之情，培养乐观豁达之心。人们的起居时间也需做出相应的调整。《素问·四气调神大论》明确指出“秋三月，早卧早起，与鸡俱兴”，故应早卧以顺应阴精的收藏，早起以顺应阳气的舒达。

传统中医认为寒露时节自然界中阴气渐长但未盛，气温不稳定，常常是一场秋雨之后就骤然降温，雨过天晴又变得炎热，加之昼夜温差大，容易受寒生病。寒露节气前后感冒哮喘、冠心病、心绞痛、秋季腹泻等疾病的患者会明显增多，因此，有呼吸系统疾病以及心脑血管疾病病史的人在这个时节要注意保暖。

自古秋为金秋也，肺在五行中属金，故肺气与金秋之气相应，“金秋之时，燥气当令”，此时燥邪之气易侵犯人体而耗伤肺之阴精，如果调养不当，人体会出现咽干、鼻燥、皮肤干燥等一系列的秋燥症状。所以秋季的饮食调养应以滋阴润燥为宜。古人云：“秋之燥，宜食麻以润燥。”此时可以多吃一些芝麻、核桃、柿子、菱角等食品，也可多吃猪肉、鱼肉、兔肉等中医认为属性平和的肉类。天气转冷时一些人会多吃牛肉、羊肉、狗肉等中医认为属性偏温的肉类进行“防寒进补”，其实是不太科学的。寒露时节，不宜食用过多属性偏温的食物，尤其是辛辣食物要少吃，如辣椒、生姜、葱、蒜类，因过食辛辣易伤人体阴精。

【药膳推荐】

1. 明目汤

制作：将鸡肝 100g 洗净，切成薄片，放入碗内，加料酒、姜汁、食盐拌匀；银耳15g洗净浸泡软后撕成小片，枸杞15g、菊花8g洗净。将锅置火上，加入清汤、料酒、姜汁、食盐和味精。随即下入银耳、鸡肝、枸杞、菊花烧沸，撇去浮沫，待鸡肝刚熟，装入碗内即成。

推广应用范围：可补肝、益肾、明目、养颜。适用于肝热阴虚所致的视物模糊、两眼昏花、面色发黄等。

2. 木瓜银耳羹

制作：木瓜100g，银耳15g，莲子15g，白果12g，冰糖适量，共入锅炖煲30min。

推广应用范围：养阴润肺、滋润皮肤、延缓衰老。

（六）霜降

霜降节气天气渐冷，开始有霜，此时太阳到达黄经210° 。霜降是秋季的最后一个节气，是秋季到冬季的过渡节气。霜降时节的夜晚地面散热很多，温度骤然下降到0℃以下，空气中的水蒸气在地面或植物上直接凝结形成细微的冰针，有的成为六角形的霜花，色白且结构疏松。《月令七十二候集解》关于霜降说："九月中，气肃而凝，露结为霜矣。" "霜降"表示天气逐渐变冷，露水凝结成霜。不过，"霜降始霜"反映的是黄河流域的气候特征。福州的降霜多是在强冷空气来袭过程中，出现在北部山区，南部沿海地区由于靠海故而降霜相对较少。而且有霜日一般也是在秋冬晴朗的夜晚出现。南宋诗人吕本中在《南歌子》中写道："驿路侵斜月，溪桥度晓霜。"陆游在《霜月》中写有："枯草霜花白，寒窗月影新。"说明寒霜出现于秋天晴朗的月夜。秋晚没有云彩，地面上如同揭了被，散热很快，温度骤然下降到0℃以下，靠近地面的水汽就会凝结在溪边、桥间、树叶和泥土上，形成细微的冰针，有的成为六角形的霜花。

霜降节气后，常有冷空气侵袭，而使气温骤降，是心脑血管疾病、慢性胃炎和消化性溃疡病复发的高峰期。因此，此时无论是在饮食养生还是运动调养上都需谨慎。中医认为霜降节气时在饮食上应以平补为原则，保护脾胃是关键。秋季水果蔬菜丰盛，食用时应该选择防秋燥的护阴、滋肾、润肺的果蔬。栗子具有养胃健脾、补肾强筋、活血止血、止咳化痰的功效，是这时的进补佳品。霜遍布在草木土石上，俗称打霜，而经过霜覆盖的蔬菜如菠菜、冬瓜，吃起来味道特别鲜美，霜打过的水果如葡萄就很甜。闽台民间在霜降这天，要进食补品，闽南有句谚语“一年补通通，不如补霜降”。在福州某些地区，流行这样的俗语：“霜降吃蟹柿，天冷不会打喷嚏。”霜降前后，是蟹和柿子大量上市的时候。它们虽都是应时的滋补佳品，但都不宜多吃，最好不要同时吃，否则容易引起腹痛和其他更严重的症状。河蟹性寒，不易消化，食用时最好蘸姜末醋汁或配黄酒。以下几类人应少吃或不吃：慢性胃炎、胆囊炎、十二指肠溃疡和胆结石患者；正患有伤风、发热、胃痛或腹泻的患者；高血压、动脉硬化、冠心病、高脂血症患者；脾胃虚寒的人；对海鲜、河鲜过敏的人。此外，吃柿子也有讲究，最好不要空腹吃，否则容易引起胃柿石症。

【药膳推荐】

1. 猪肺粥

制作：把猪肺250g洗净，放入锅内，加入适量的水，投入料酒，煮七成熟捞出，再用刀切成薄片备用；百合30g先浸泡一晚，出白沫，去其水，洗净，和薏苡仁50g、粳米100g淘净，连同猪肺片一起放入锅内，并放入葱、生姜、味精、食盐、料酒，置武火烧沸，文火煨熬，米熟烂便可。

推广应用范围：补肺化痰，清热利湿。适用于肺气虚的久咳、咯血、多痰等症。

2. 荸荠豆浆

制作：荸荠300g洗净，在沸水中烫约1min，放在臼内捣碎，再用洁净的纱布绞汁待用；生豆浆250g放在锅内，置中火上烧沸后，掺入荸荠汁水，待再沸后，即可离火，倒入碗内，加适量冰糖搅匀即成。

推广应用范围：有润燥补虚、清肺化痰的功效，适合肠热便秘、肺热咳嗽、胃热口渴等症。

四、冬季

（一）立冬

立冬，是二十四节气之一，作为干支历戌月的结束以及亥月的起始，太阳到达黄经225°。立冬过后，日照时间将继续缩短，正午太阳直射高度继续降低。我国古时民间习惯以立冬为冬季的开始，《月令七十二候集解》说“立，建始也”，表示冬季自此开始，又说“冬，终也，万物收藏也”，代表农作物收割后要收藏起来的含义。古人认为，这一节气的到来是阳气潜藏，阴气盛极，草木凋零，蛰虫伏藏，万物活动趋向休止，以冬眠状态，养精蓄锐，为来年春天生机勃发作准备。不过在亚热带季风气候盛行的福州，这一节气的气候特征不如北方显著，有时甚至会出现晴暖的天气。所以，福州民间有句俗语：“（农历）十月小阳春，桃李返花。”这种天气切忌贪凉，增减衣物要适度，不要剧增剧减。

《素问·四季调神大论》中指出：“冬三月，此谓闭藏，水冰地坼，无扰乎阳，早卧晚起，必待日光，使志若伏若匿，若有私意，若已有得，去寒就温，无泄皮肤，使气亟夺，此冬气之应，养藏之道也。逆之则伤肾，春为痿厥，奉生者少。”这段经文精辟地论述了冬季养生应顺应自然界闭藏之规律，以敛阴护阳为根本。在精神调养上要做到“使志若伏若匿，若有私意，若已有得”，力求其静，控制情志活动，保持精神情绪的安宁，含而不露，避免烦扰，使体内阳气得以潜藏。起居调养强调“无扰乎阳，早卧晚起，必待日光”，也就是说，在寒冷的冬季，不要因扰动阳气而破坏人体阴阳转换的生理机能。正如“冬时天地气闭，血气伏藏，人不可作劳汗出，发泄阳气”。因此，早睡晚起，日出而作，保证充足的睡眠，中医认为早睡有助于蓄积阳气，晚起则能避免阳气开泄，但也不能起得太晚，容易伤元气。而衣着过少过薄、室温过低则易感冒又耗阳气。反之，穿着过多过厚，室温过高则腠理开泄，阳气不得潜藏，寒邪易于侵入。所以，立冬后的起居调养切记“养藏”。

饮食调养要遵循“秋冬养阴”“无扰乎阳”“虚者补之，寒者温之”的古训，随四时气候的变化而调节饮食。元代忽思慧所著《饮膳正要》曰：“冬气寒，宜食黍以热性治其寒。”也就是说，少食生冷，但也不宜燥热，有的放矢地食用一些滋阴潜阳、热量较高的膳食为宜，同时也要多吃新鲜蔬菜以避免维生素的缺乏，多饮豆浆、牛奶，多吃萝卜、青菜、豆腐、木耳等。立冬节气民间还有“立冬补冬”一说，旧时一些福州百姓会在立冬过后宰鸡、鹅，吃肉进补。初冬进补虽有一定的科学道理，但要注意几个原则，不可盲目进补。首先，初冬进补不一定就要吃大鱼大肉，这个节气多吃些核桃、花生、芝麻等食品也是进补的一种方法。其次，初冬进补要因人而异，比如寒性体质的人（比如冬天怕冷、四肢容易冰凉、平时吃了寒凉食品容易拉肚子的人）适合吃些鸡肉汤、羊肉汤等进补，而热性体质的人（如经常大便秘结、口燥、易上火的人）适合吃水鸭母炖汤进补；猪上排、兔肉等肉类属性平和，适合大多数人进补食用。再者，中医对于进补还有“虚不受补”的原则，也就是说，大病、久病初愈之人进补要循序渐进，切忌一下子用大鱼大肉、名贵药材等进补。

立冬制药，取柚子去瓤，实茶叶于其中，谓之“抛团茶”，碎橄榄和盐为脯，配以苍术、草果、神曲、豆蔻、广藿香、薄荷、橘皮等十余种中药精制而成。福建民国诗人郑丽生诗云：“万物终成庆有年，冬晴天气喜新占。青囊妙贮长生药，柚子兼做橄榄盐。”

【药膳推荐】

1. 山药枸杞牛肉汤

制作：牛肉500g洗净切块，入沸水中氽烫，用清水冲洗干净，山药1根削皮，洗净后切块。将牛肉放入锅中，加适量清水以大火煮开，转小火慢炖1h至牛肉熟软。加入山药、适量的盐，再加入大枣5枚、枸杞10g，加盖再煲30min。

推广应用范围：山药具有补脾养胃、生津益肺的功效。枸杞具有滋补肝肾的功效。牛肉可补血益气、滋养脾胃。

2. 糯米龙眼红糖粥

制作：把糯米100g、龙眼肉20g、大枣3枚分别洗净，同放锅内，加水适量，置武火烧沸，然后再用文火煮40min，加少许红糖便可。

推广应用范围：补脾养血。适用于心脾两虚、血虚等。

（二）小雪

小雪，是二十四节气中的第二十个节气，即太阳到达黄经240°时。小雪是反映气候特征的节气。节气的小雪与天气的小雪无必然联系，与日常天气预报所说的“小雪”意义不同，小雪节气是一个气候概念，它代表的是小雪节气期间的气候特征。古籍《群芳谱》中说“小雪气寒而将雪矣，地寒未甚而雪未大也”，古人称“雨下而为寒气所薄，故凝而为雪。小者，未盛之辞”，这就是说，到小雪节气由于天气寒冷，降水形式由雨变为雪，但此时由于地寒未甚故雪下的次数少，雪量还不大，所以称为小雪。小雪和雨水、谷雨、寒露、霜降等节气一样，都是直接反映降水的节气。

所谓“小雪十月中”，即小雪为“十月中气”，是农历十月的标志。十月是冬季的第一个月，又叫“孟冬”。冬天是闭藏的季节，按易卦的解释，十月为“坤”，是个全阴的月份，但中国传统文化并不孤立地看待这个“全阴”，古人认为，十月虽然全是阴，但暗含一点纯阳，所以反称十月为“阳月”。从十月的实际气候来说，由于夏秋贮存的地热尚未散尽，虽然气温逐日下降，但地表一般还不会特别冷，在晴朗无风之时，甚至还会出现温暖舒适的天气，所以民间有“十月小阳春，无风暖融融”的谚语。

小雪节气前后，三类病人比较多。第一类是哮喘、肺炎、慢性支气管炎等呼吸道感染类病人，多与气温不稳定、乍暖还寒后身体受凉有关；第二类是心血管类病人，多与气温骤降有关；第三类是在10～12月高发腹泻，患者多为6个月至3周岁的婴幼儿。小雪节气要增强体质提高机体免疫力和抗寒能力。首先，要保证充足的睡眠。中医认为，冬季应该早睡晚起，最好不要迟于22点休息。如果夜间超过1点还不休息，人的免疫力容易下降，加之小雪节气后气温下降明显，太晚休息更易生病。其次，应该多吃温性食物。平日的菜肴中，可多加入一些葱、姜、蒜，每天喝一杯热牛奶，适当多吃芝麻、花生等有助补肾的食物。水果类可以多吃些橙子和橘子，橘子属性略温，吃太多容易上火。再次，每晚用热水泡脚（患不适合泡热水的足部疾病者除外）。用热水泡脚能刺激足底穴位，提高机体抗寒能力。天气转冷后，一些年轻人因为贪吃麻辣食物而容易造成“上火”。这个季节不适合吃太多羊肉、狗肉等属性偏热的食品，用羊肉炖萝卜或羊肉炖绿豆，可以补身暖体，还可预防内火。

【药膳推荐】

1. 巴戟杜仲猪龙骨汤

制作：将巴戟天、杜仲各15g纱布包扎，猪龙骨300g洗净，切块，加水一同煨炖，以姜、盐等调味。去纱布包后，饮汤食肉。

推广应用范围：补肾壮腰。用于肾虚腰酸者。

2. 海马板栗排骨汤

制作：海马1对洗净后用白酒少许锅中小火煸干，剪碎；猪排骨250g焯水放入炖盅内，加入栗子100g、枸杞10g、黄精10g和海马，加适量清水，隔水清炖 2h，加盐、少许黄酒调味即可。

推广应用范围：海马、黄精补肾壮阳，强身健体，具有抗衰老的作用。枸杞养肝明目，栗子具有补脾健胃、补肾强筋的功效。故本汤膳能健脾补肾，健体养生，特别适合老年人及脾肾阳虚人群食用。

（三）大雪

大雪，是二十四节气中的第二十一个节气，也是干支历亥月的结束以及子月的起始，此时太阳到达黄经 255° 。大雪的意思是天气更冷，降雪的可能性比小雪时更大了，并不指降雪量一定很大，相反，大雪后各地降水量均进一步减少。大雪节气是表示这一时期，降大雪的起始时间和雪量程度，它和小雪、雨水、谷雨等节气一样，都是直接反映降水的节气。大雪节气来临我国黄河流域一带渐有积雪，北方则呈现万里雪飘的迷人景观。有句农谚：“大雪冬至雪花飞，搞好副业多积肥。”人们盼着在大雪节气中看到“瑞雪兆丰年”的景象，可见大雪节气的到来，预示着来年的收成。

大雪节气前后，哮喘、咳嗽、感冒等呼吸道感染类疾病以及心肌梗死、脑出血等心脑血管类疾病患者会明显增多，患有这两类疾病的人此时要格外注意保暖。中医认为，保暖首先要从头部开始，大雪之后，老人、孩子以及抵抗力不强的中青年人外出时最好戴上帽子。其次，背部、腹部、足部也是保暖的重点。分布有很多穴位的足部是一个很重要的部位，俗话说“寒从足下生”，冬季足部受凉容易诱发多种疾病。因此每晚睡前最好用热水泡脚。大雪过后，冷空气通常会频繁来袭，不宜太早出门锻炼，锻炼后出汗要及时擦干。患有心脑血管疾病的人遇到低温天气不宜外出锻炼，且运动量不宜太大。

大雪是“进补”的好时节，素有“冬天进补，开春打虎”的说法，冬令进补能提高人体的免疫功能，促进新陈代谢，使畏寒的现象得到改善。冬令进补还能调节体内的物质代谢，使营养物质转化的能量最大限度地贮存于体内，有助于体内阳气的升发，俗话说“三九补一冬，来年无病痛”。此时宜温补助阳、补肾壮骨、养阴益精。冬季食补应摄取富含蛋白质、维生素和易于消化的食物。在日常饮食方面，可以适当多吃些牛肉、鸡肉、羊肉等中医认为属性偏温的肉类，有助于增强机体抗寒能力。寒性体质的人，在烹饪这些肉类时还可以适当放些葱、蒜、生姜、辣椒等辅助食材，提高这些肉类温补的功效。但对于容易上火的人来说，烹制这些温性肉类时最好配上白萝卜，可以预防上火。此外，这个季节还可以多吃些核桃、黑芝麻、橘子等食品，也可以起到温补的功效。

【药膳推荐】

1. 羊肉猪肚芡实汤

制法：芡实 30g、莲子（去芯）30g 洗净，用清水浸泡 20min；猪肚用地瓜粉反复揉擦洗净；然后将粳米 100g、羊肉 150g、芡实、莲子一同放入一个猪肚内，加生姜三片一起放入瓦煲内，加水，武火煮沸后，改用文火煲 2h，调入适量食盐即可。

推广应用范围：健脾养胃、补肾固精，适用于脾肾两虚所致的食欲不振、脘腹胀满、形寒肢冷、腰膝酸软等症。

2. 姜汁菠菜

制作：将鲜菠菜 300g 洗净切段，焯水沥干；生姜 30g 切细末加入 30mL 的温开水，放入盐，醋；生抽成姜汁，搅匀待用。锅中放入充足的水，烧沸，加入少量盐，滴几滴植物油，加入菠菜焯熟，将菠菜捞出，沥干水，摆放盘中，均匀浇上姜汁，淋上芝麻油。

推广应用范围：养血生津，健胃通肠。适用于血虚、缺铁性贫血，月经不调，痛经，食欲不振等人群经常食用。

（四）冬至

冬至在太阳到达黄经 270° 时开始，是我国农历中一个非常重要的节气，也是一个传统节日，至今仍有不少地方有过冬至节的习俗。冬至俗称“冬节”“长至节”“亚岁”等。早在 2500 多年前的春秋时代，我国已经用土圭观测太阳测定出冬至来了，它是二十四节气中最早制订出的一个。古人对冬至的说法是“阴极之至，阳气始生，日南至，日短之至，日影长之至，故曰‘冬至’”，这从阴阳学观点阐述了冬至的到来是阴气盛极而衰，阳气开始萌芽的时候，从天文学角度说明了昼夜长短变化的依据，明确指出冬至这一天的白天是在一年中最短的一天，太阳几乎直射在南回归线上。过了冬至后，随着太阳直射的北移，白天的时间渐渐长起来。俗话说：“吃了冬至饭，一天长一线。”在中国传统的阴阳五行理论中，冬至是阴阳转化的关键节气，在十二辟卦为地雷复卦，称为冬至一阳生。冬至过后，各地气候都进入一个最寒冷的阶段，也就是人们常说的“进九”，我国民间有“冷在三九，热在三伏”的说法。在我国台湾及闽南地区则有“冬至过大年”的说法，这一天和过年一样重要。每逢“冬至节”家家户户搓汤圆，而且把冬至的汤圆分成红、白两种，按老辈人的说法：不吃金丸（红汤圆）、银丸（白汤圆），不长一岁。

福州习俗，冬至前一夜，集家人搓丸，后因“丸”字与“亡”字同音，故又通称为“搓粿”。搓丸时主妇盛装，口说过去的好事，大家边搓丸边唱歌，歌词寓添广增寿之意：“搓粿其搓搓，年年节节高；大人添福寿，泥仔（小孩）岁数多；红红水桶掬，排排兄弟哥。”一是搓粿以糯米浆搓成圆丸或捏扁成饼状，煮熟，放入盛着炒豆粉和糖调好的器皿里滚动后食之；一是糯米浆搓圆后，夹豆沙或八果馅，搓圆或捏成扁饼式，入油锅炸成。各种制作均称“冬至粿”。福州尚有送粿习俗，冬至之日已婚之女，必将家中所制累累成盘，馈赠娘家，《福州风俗竹枝词》云：“搓常团圞出绿帏，承筐一篚报春晖。

乡风孝敬元如例，意厚休讥所饷微。”糍的主要原料是糯米、黄豆粉和白糖。糯米，味甘性温，能补中益气，元代忽思慧《饮膳正要》称“冬至寒，宜食黍，以热性治其寒，禁寒食”，其补益作用属于滋补范畴。豆的药用价值甚高，前贤称之“长肌肤，益颜色，填精髓，加气力，补虚能食”。因此冬至食糍，可谓进补。但吃多了容易上火，平衡这种食性的办法是：在烹制糍的同时，煮一碗加入北沙参、麦冬、芦根或者白萝卜等具有清热败火功能食材的炖汤；或者在吃糍的时候配上一些荸荠、梨子或甘蔗，也有助于预防上火。而且，这种糍吃多了还容易生痰，因此患有急慢性支气管炎、哮喘、痰多、经常咳喘的人最好少吃或不吃。这种食物也不适合肠胃功能不佳的人食用，患有胃溃疡、慢性胃炎、脾胃虚寒的人最好少吃或不吃。

冬至是进补的时节，但冬季进补要因人而异。有过生病史的人都不适合在此时大补特补、大吃大喝；有心脑血管疾病的人，日常饮食要尽量清淡；有“老胃病”的人，这个季节特别容易复发；日常饮食要注意不饮酒，不吃不易消化的食物，三餐要定时。另外，要特别注意不宜在低温环境下进行户外锻炼，应经常保持心情舒畅。

【药膳推荐】

1. 山药党参枸杞乌鸡汤

制作：乌鸡 1 只洗净切块，与山药 30g、党参 30g、枸杞 15g、大枣 5 颗、生姜 3 片一同放入砂锅，加适量清水，先用大火煮沸，再用小火熬煮 2h，调入少许盐即成。

推广应用范围：健脾补肾，益气生津。适合体虚者冬日进补。

2. 当归生姜羊肉汤

制作：将羊瘦肉 500g 切块，生姜 30g 先放入油锅内略炒片刻，倒入羊肉块共炒，炒至血水干后加入适量水，放入当归 30g（用纱布包好），适量食盐调味，用小火焖煮至熟，分数次食用。

推广应用范围：温中补血，调经祛风。可治妇女月经不调，血虚经少，血枯经闭，痛经，经期头痛，乳胀，子宫发育不良，胎动不安，习惯性流产，产后腹痛、血虚头晕、面色苍白等症。尤其适用于冬季老年人及妇女进补。

（五）小寒

小寒是二十四节气中的第二十三个节气，是干支历子月的结束以及丑月的起始，此时太阳位于黄经285°。对于中国地域而言，这时正值“三九”前后，小寒标志着开始进入一年中最寒冷的日子。它与大寒、小暑、大暑及处暑一样，都是表示气温冷暖变化的节气。民间有句谚语：“小寒大寒，冷成冰团。”小寒表示寒冷的程度，从字面上理解，大寒冷于小寒，但在气象记录中，小寒却比大寒冷，可以说是全年二十四节气中最冷的节气。常有“冷在三九”的说法，而小寒正处在“三九”寒天。之所以叫小寒而不叫大寒，是因为节气起源于黄河流域，根据《月令七十二候集解》的记载“十二月节，月初寒尚小，故云，月半则大矣”，以当时的称呼延用至今。

小寒节气正处于“三九”寒天。这时的天气特点是天渐寒，尚未大冷。中医认为小寒节气的这种寒会损伤人体的阳气，导致收引（即指筋脉挛急，关节屈伸不利），影响肾功能和脾胃功能。每年这个时候，因受寒而引发畏寒、腹泻、腰膝酸软、关节疼、冠心病、高血压等疾病的患者都会增加。患有肾病、老胃病、心脑血管疾病以及由寒湿引发的关节炎的人，小寒时节要格外注重保暖散寒。在此节气里，患心脏病和高血压病的人往往会病情加重，患“中风”者增多。中医认为，人体内的血液，得温则易于流动，得寒就容易停滞，所谓“血遇寒则凝”，说的就是这个道理。所以保暖工作一定要做好，尤其是老年人。民谚曰：“冬天动一动，少闹一场病；冬天懒一懒，多喝药一碗。”这说明了冬季锻炼的重要性。在这寒冷的日子里，进行户外的运动应量力而行，多晒太阳。还要在精神上宜静神少虑、畅达乐观，不为琐事劳神，心态平和，增添乐趣。在饮食上要注重温补，适当多吃些鸡肉、羊肉、桂圆干、杏仁、韭菜、芥菜等，日常烹饪中可以多加入葱、姜、蒜、辣椒、料酒等作料。对于寒性体质的人（比如有冬天特别怕冷、舌苔较白、手脚冰凉等症状，以及平时受凉后易腹泻等），这个时节可以适当喝一些含有人参、当归、鹿茸等药材的保健药酒。但酒量要严格控制，也要掌握其适应证。比如有肝脏疾病的寒性体质者就忌饮酒。对冬季经常手脚冰凉的人，可服用当归黄芪炖羊肉。这道药膳有温阳散寒的功效，可缓解由贫血虚寒引起的手脚冰凉症状。针对冬季里足部生冻疮者，可以用陈皮和当归熬热汤来泡脚。

【药膳推荐】

1. 八宝粥

制作：准备材料为葡萄干 50g，花生仁 50g，莲子 50g，大枣 50g，桂圆干 50g，松子 50g，砂糖 300g。糯米 150g 洗净，浸泡一个晚上；小红豆 100g 洗净，浸泡约 4h；莲子、花生仁、小红豆中加水煮 1h，再加入糯米煮 0.5h，再加入大枣、桂圆干煮 15min，再拌入松子、葡萄干及砂糖即可。

推广应用范围：健脾益肾、滋补虚损。其中糯米具有温脾益气的作用，适于脾胃功能低下者食用。

2. 黄芪党参桂圆牛肉汤

制作：将牛肉洗净，切成 5cm 长、3cm 宽的块，与黄芪 15g、党参 30g、龙眼肉 10g、大枣 10 枚、生姜 3 片一同放入砂锅，加适量清水，先用大火煮沸，再用小火熬煮 1.5h，调入少许盐即成。

推广应用范围：补中益气，养血生津。黄芪能补气升阳、固表止汗，党参有健脾补肺、益气养血生津的功效，牛肉则有补中益气，强筋健骨的功效。

（六）大寒

大寒是二十四节气中最后一个节气，太阳到达黄经300° 时为“大寒”。大寒，是天气寒冷到极点的意思。《授时通考·天时》引《三礼义宗》：“大寒为中者，上形于小寒，故谓之大……寒气之逆极，故谓大寒。”大寒是二十四节气中的最后一个节气，过了大寒又立春，又将迎来新一年的节气轮回。同小寒一样，大寒也是表示天气寒冷程度的节气。在我国部分地区，大寒不如小寒冷，但在某些年份和沿海少数地方，全年最低气温仍然会出现在大寒节气内。小寒、大寒是一年中降水量最少的时段。

冬三月是生机潜伏、万物蛰藏的时期，此时人体的阴阳消长代谢也处于相当缓慢的时候，所以此时应该早睡晚起，不要轻易扰动阳气，凡事不要过度操劳，要使神志深藏于内，避免急躁发怒。大寒的养生，要着眼于“藏”。意思是说，人们在此期间要控制自己的精神活动，保持精神安静，把神藏于内不要暴露于外。这样才有利于安度冬季。大寒节气前后，这四类病人比较多：一是由于受寒而引发的哮喘、支气管炎等疾病的患者；二是由于过度疲劳而引发的肝炎、心脏病、高血压等疾病的患者；三是由于节日期间暴饮暴食而引发的胃溃疡、胃穿孔、胰腺炎、胃破裂等疾病的患者；四是由于过量饮酒而引发的肝炎、胃出血等疾病的患者。因此，大寒节气应注意“三防”：防寒、防过度疲劳、防暴饮暴食。大寒节气后，要多吃温性食品，如鸡肉、羊肉、荠菜、韭菜、橘子、橙子等，烹调菜肴时还可适当多放些葱、姜、蒜、辣椒、料酒等调味。值得一提的是，由于福州有祭灶日吃甘蔗的习俗，祭灶日过后，许多人家中都有甘蔗。中医认为，甘蔗偏寒且甜度高，糖尿病患者以及脾胃虚寒的人最好少吃或不吃。

【药膳推荐】

1. 人参三七枣仁鸡汤

制作：将人参 10g，三七 10g，酸枣仁 30g，鸡 1 只洗净，共入锅，加水适量炖 2h 后，用盐调味。

推广应用范围：益气活血，补髓填精，安神健脑。适合气血不足失眠者。

2. 芫荽葱白蛋花汤

制作：鸡蛋 1 个搅拌均匀，芫荽 10g，葱白 5g，生姜 5g 洗净后切为碎末。将清水在锅中烧开，加入少许水和淀粉，使水略稠后，将搅拌好的鸡蛋慢慢倒入，使之成片状。再加入芫荽、葱姜及胡椒粉、盐、味精等调料，出锅前加入少许麻油。

推广应用范围：祛风散寒、发汗解表，适用于轻度感冒初期。

萧诏玮　陈艺红

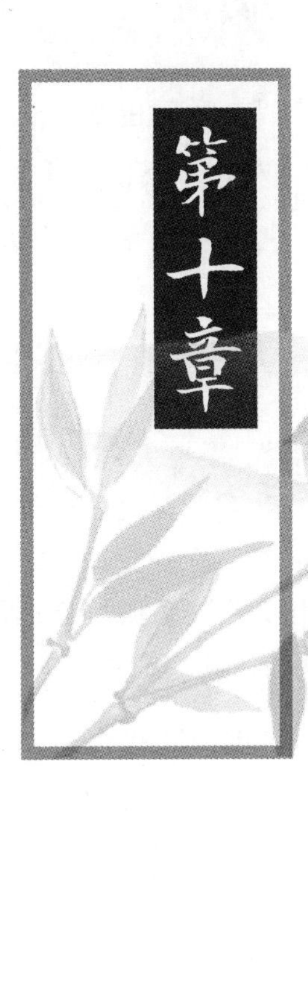

第十章 科普园地

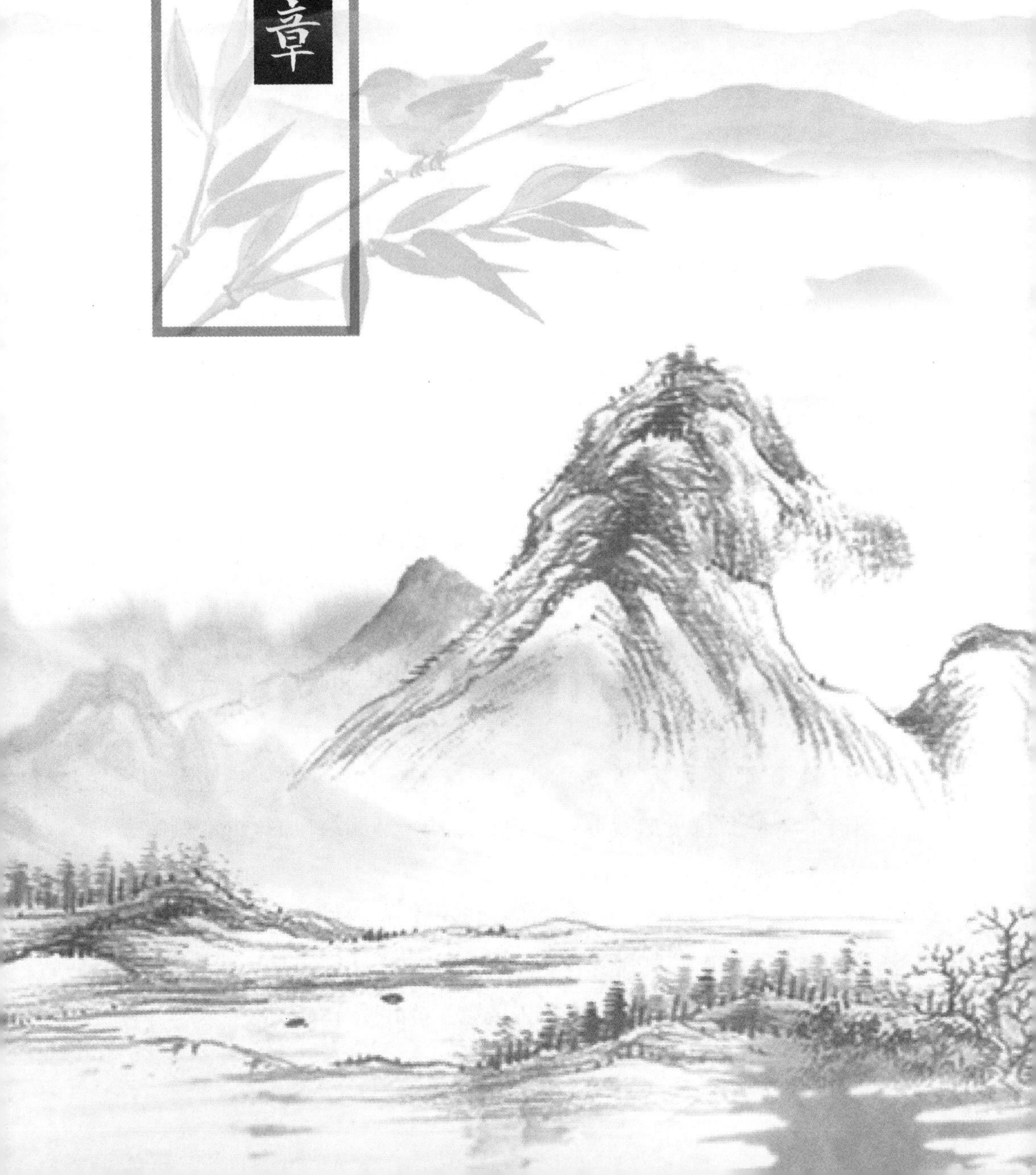

第一节 上呼吸道感染的防治

上呼吸道感染是由各种病原引起的鼻、咽、喉部的炎症，简称感冒。本病一年四季均可发病，尤以气候骤变及冬春季多见，婴幼儿发病率高。病因有外感因素和正虚因素，主要病因系外邪侵袭肌表所致，以风热袭表最多见。常见可分以下四型：

风寒感冒，发热轻，恶寒重，无汗，头痛，鼻塞流清涕，喷嚏，咳嗽，口不渴等。治宜辛温解表之法。

风热感冒，发热重，恶寒轻，有汗或无汗，头痛，鼻塞流浓涕，咳嗽，口渴等。治宜辛凉解表之法。

暑邪感冒，暑天高热无汗，头痛，身体困倦，食欲不振，或有呕吐，腹泻等。治宜清暑解表为主。

虚证感冒，发热，汗出，面色苍白，恶风怕冷，鼻塞流涕，肢软乏力，食少，咳嗽等，多为3个月内每月患感冒2次以上。治宜扶正解表之法。

一、饮食调摄

宜予清淡、易消化的食物，忌肥甘厚味之品，宜多喝开水，宜食稀粥，服药后食温热稀粥更佳，可促进发汗。

（1）豆腐2块，淡豆豉9g，葱白3根。先将豆腐、淡豆豉加水1碗，煎15min后再入葱白煎3min，分2次趁热喝汤吃豆腐。适用于风寒感冒。

（2）粳米50g，紫苏叶6g，薄荷6g。将粳米加水适量煮粥，临熟时加入纱布包裹的紫苏叶、薄荷，再煮5min，加盐少许调味，趁热食粥。适用于风寒感冒。

（3）芥菜250g，豆腐2块。将2味加水适量煮熟，加盐调味，趁热喝汤。适用于风热感冒。

（4）白菜心100g，白萝卜60g，黄花菜15g。将白菜心洗净，白萝卜切片，与黄花菜共煮汤，调白糖分服。适用于风热感冒。

（5）生绿豆50粒，细茶3g。将绿豆用木槌捣碎，加水炖，临熟时加入纱布包裹的细茶及适量冰糖，再炖3～5min，代茶饮。适用于风热感冒、暑邪感冒。

（6）西瓜翠衣60g，冬瓜皮50g，荷梗20g。将3味水煎代茶饮。适用于暑邪感冒。

（7）羊肉50～100g，香菇24g，生姜2小片。将羊肉切成薄片，香菇泡软，与生姜共入油锅内，加盐，用武火炒透，再加水煮烂。连渣带汁吃完，也可作佐膳之用。连服5～7天。1岁以下小儿减量，去渣饮汁。适用于虚证感冒。

（8）猪上排肉50g，黄芪6g，核桃肉9g。将3味加适量水炖熟，喝汤吃猪肉及核桃肉。服7～10天为1疗程。1岁以下小儿可喝汤。适用于虚证感冒。

（9）葱白6g，香菇蕊2朵，辛夷6g。将以上3味加母乳或牛奶50～80mL，每日1剂，隔水炖，去渣，分2～3次服。适用于新生儿、婴儿感冒初起见鼻塞流涕等症状者。

二、生活起居

注意居室清洁卫生，暖和通风，避免被动吸烟。根据季节变化，及时增减衣服。积极锻炼身体，增强体质，多在户外活动，多晒太阳。中医育儿强调多见风日则血凝气刚，就是说多在阳光下活动，可使气血刚强旺盛，抗病力强。当然要根据不同的季节，选择适当的时间，循序渐进，坚持不断。并可进行与其年龄相应的体育活动，如跑步、拍球、跳绳等。

在感冒流行期间应少去公共场所，避免传染。患了感冒以后，要避风寒，不到户外吹风，不串门，宜在家休息。服药后宜适当增加衣服或卧床盖被，使身体微微汗出，不使大汗淋漓；汗出后用干毛巾擦干，注意勿再受凉。在注意寒暖的调适之时，不能只重视保暖而忽视防热。有的家长一见小孩感冒，就重衣厚裘，捂得严严实实，再把家中门窗紧闭，使空气不新鲜。结果事与愿违，究其原因是过暖汗出太多，损伤阴液，当损伤卫气，并且汗出而冷，本身就是寒冷刺激，均对病情不利。

三、单方拾掇

（一）内服

（1）葱白 9g，浮萍 6g。每日 1 剂，水煎，分 2 ～ 3 次服。适用于风寒感冒。

（2）兰花参（寒草）9g，仙鹤草（龙芽草）15g。每日 1 剂，水煎，分 2 ～ 3 次服。适用于风寒感冒。

（3）卤地菊 15g，薄荷 9g。每日 1 剂，水煎，分 2 ～ 3 次服。适用于风热感冒。

（4）鸭跖草 15 ～ 25g，淡竹叶 15g。每日 1 剂，水煎，分 2 ～ 3 次服。适用于风热感冒见有高热烦渴者。

（5）一枝黄花 10g，蒲公英 15g，板蓝根 15g，薄荷 9g，每日 1 剂，水煎，分 2 ～ 3 次服。适用于风热感冒。

（6）鲜荷叶 20g，金银花 10g，桑叶 9g。每日 1 剂，水煎，分 2 ～ 3 次服。适用于暑邪感冒。

（7）金银花 10g，淡豆豉 9g，香薷 6g，青蒿 9g，僵蚕 8g，每日 1 剂，水煎，分 2 ～ 3 次服。适用于暑邪感冒。

（8）党参 12 ～ 15g，白术 6g，防风 5g，黄芪 6g，仙鹤草 15g，紫苏梗 5g。每日 1 剂，水煎，分 2 ～ 3 次服。适用于虚证感冒。

（9）党参 15g，麦冬 10g，五味子 3g，南沙参 15g，白扁豆 15g。每日 1 剂，水煎，分 2 ～ 3 次服。适用于虚证感冒，症见不规则发热，盗汗，咳嗽，口干，舌红，苔少者。

（二）外治

（1）苍术 10g，羌活 10g，白矾 10g，葱白 50g。将苍术、羌活、白矾研成细末，炒热；葱白捣汁，取汁与炒热的适量药末拌和，趁热敷贴于脐部，用胶布固定，每日更换 2 次。适用于风寒感冒。

（2）绿豆粉 30g，地龙 5 条。将地龙洗净，加水与绿豆粉捣成糊状，外敷患儿囟门和脐部，以绷带或胶布固定，每日更换 1 ~ 2 次。适用于风热感冒。

（3）香薷 30g，柴胡 30g，厚朴 30g，白扁豆花 30g，金银花 50g，连翘 50g，淡豆豉 50g，鸡苏散 50g，石膏 50g，板蓝根 50g。以上诸味加水 5000mL，煎汤，温洗全身，每次 20min，每日 1 剂，连用 2 ~ 3 日。适用于暑邪感冒。

（4）柴胡注射液。将柴胡注射液装入滴鼻器中，2 ~ 6 个月婴儿每鼻孔滴 2 滴，1 ~ 3 岁每鼻孔滴 3 ~ 4 滴，4 ~ 6 岁每鼻孔滴 5 滴，一般滴后 0.5h 可见效。适用于感冒高热者。

附刮痧法：先以毛巾擦洗准备划刮部位的皮肤，若能再以 75% 乙醇作局部皮肤消毒处理更好。施术者以刮痧工具如棉纱线或头发或铜板或玻璃纽扣等，蘸水或植物油，取双肘窝、腘窝、胸部肋骨间隙、背脊两旁、双手足心等处皮肤，由上而下，由内而外，顺同一方向划刮，使皮肤出现紫红色的痧点。婴幼儿皮肤娇嫩者以头发、棉纱线等软质刮具为好。年长儿可使用硬质材料，要选边缘光滑、完整无缺、钝而不利者，以防刮破皮肤。本法可适用于小儿感冒。

四、健康忠告

许多急性传染病的早期与感冒相似，应结合流行病史、症状、体征等进行综合分析，密切观察病情变化。

小儿感冒，易挟积、挟痰、挟惊，有高热惊厥史者应及时服用退热剂。如出现咳嗽气促等表现者应及时送医院治疗。

上呼吸道感染90%以上为病毒所致，不要常规使用抗生素。

《上呼吸道感染的防治》，原载于《红土地》2013年第1期，萧诏玮。

萧诏玮

第二节 流行性腮腺炎的防治

山区和经济欠发达地区是流行性腮腺炎的高发区域。据福建省疾病预防控制中心研究分析，流行性腮腺炎发病率居前 3 位的分别是宁德、龙岩和三明，提示病例主要在山区和经济欠发达地区。

流行性腮腺炎是由腮腺炎病毒引起的呼吸道传染病。以发热、耳下腮部弥漫性肿痛为主要特征。本病相当于中医学之“痄腮”，病因为外感风温邪毒，蕴结腮部，致气血郁滞，运行不畅。常见可分以下二型。

温毒在表，常见症状为发热轻，一侧或双侧耳下腮部漫肿疼痛，吞咽不便，或伴有咽干等症；治宜疏风清热，散结消肿之法。

热毒蕴结，常见症状为发热高，烦躁，腮部肿痛明显，质地坚硬，拒按，咀嚼困难，伴有咽痛、头痛，或呕吐、食欲不振等；治宜清热解毒、软坚散结之法。

本病多发生于学龄前或学龄期儿童。传染源为病人及隐性感染者。其潜伏期为 14 ~ 21 天。一旦发现本病患儿，应立即予以隔离治疗。本病主要并发症有脑膜炎综合征、睾丸炎、胰腺炎等。如发现头痛剧烈、呕吐等症状应及时到医院治疗。

一、饮食起居

患病期间饮食宜清淡，宜进流质或半流质食物，禁食辛辣、肥腻、坚硬及酸性食品。

（1）绿豆 100g，白菜心 3 个。先将绿豆加适量清水煮至豆熟烂，再加入白菜心续煮 20min，候凉，喝汤吃豆，适用于温毒在表型痄腮。

（2）丝瓜 30g，冬瓜子 30g。加水煎汤，喝汤吃丝瓜。适用于温毒在表型痄腮。

（3）鲜黄花菜 50g（或干品 20g），食盐适量。将黄花菜加水煎汤，入食盐调味，喝汤吃菜。适用于温毒在表、热毒蕴结型痄腮。

（4）紫菜 30g，白萝卜 50 ~ 100g，食盐适量。将白萝卜洗净，连皮切碎，与紫菜一起加水煎汤，去渣，入食盐调味候凉，分 1 ~ 2 次服完。连服 3 ~ 5 天。适用于热毒蕴结型痄腮。

本病流行期间，应少去公共场所，以免传染。

重症患儿要卧床休息，居室应保持空气流通。

二、治疗单方

（一）内服

（1）重楼 15 ~ 30g。每日 1 剂，水煎，分 3 次服。适用于温毒在表型痄腮。

（2）野菊花 15g。每日 1 剂，水煎，代茶饮。连服 1 周。适用于温毒在表型痄腮。

（3）板蓝根 9 ~ 15g，金银花 10g，连翘 10g，蒲公英 15g，夏枯草 12g，甘草 3g。每日 1 剂，水煎，分 2 ~ 3 次服。适用于温毒在表型痄腮。

（4）玄参 15g，金银花 10g，菊花 10g，红花 3g。每日 1 剂，水煎，代茶饮。适用于热毒蕴结型痄腮。

（二）外用

（1）鲜蒲公英 20g。将鲜蒲公英捣烂，均匀摊在纱布上，敷贴于患处，胶布固定，每日换药 1 次，连用 2 ~ 3 天。

（2）鲜马齿苋 20g。将马齿苋捣烂，均匀摊在纱布上，敷贴于患处，胶布固定，每日换药 1 次，连用 2 ~ 3 天。

（3）仙人掌适量，鸡蛋清适量。将仙人掌洗净，去刺，剖开捣烂，加入鸡蛋清调匀，均匀摊在纱布上，敷贴于患处，胶布固定，每日换药 1 次，连用 3 天以上。

（4）青黛 15g，陈醋适量。将青黛与陈醋调成稀糊状，涂敷患处，每日 3 ~ 4 次。

以上适用于温毒在表、热毒蕴结型痄腮。

《流行性腮腺炎的防治》，原载于《红土地》2013年第3期，萧诏玮。

萧诏玮

第三节　小儿腹泻的防治

腹泻是由各种病原引起的大便次数增多、粪质稀溏或如水样为特征的疾病。本病是小儿最常见的疾病之一。3岁以下婴幼儿发病率为高，一年四季均可发病，但以夏秋季节更为多见。本病属中医“泄泻”范畴，其病因为感受外邪、内伤饮食和脾胃虚弱，使脾胃运化失职，水反为湿，谷反为滞，发为泄泻。常见可分以下五型：

伤食泻，常见症状为粪便酸臭，或臭如败卵，或伴腹部胀满，肚腹作痛，痛则欲泻，泻后痛减，或兼见呕吐，不思乳食，夜睡不安等；治宜消食化积之法。

风寒泻，常见症状为粪质清稀，多带泡沫，臭气不甚，或兼见恶寒发热等；治宜疏风散寒，消食助运之法。

湿热泻，常见症状为泻下稀溏，或如水喷出，粪色深黄而臭，可见少许黏液，腹部时感疼痛，食欲不振，肢体倦怠，口渴，小便短黄等；治宜清热利湿之法。

脾虚泻，常见症状为大便溏泄，多见食后作泻，色淡不臭，时轻时重，伴面色萎黄，消瘦，神疲倦怠等；治宜健脾益气之法。

脾肾阳虚泻，常见症状为久泻不止，食入即泻，粪质清稀，夹杂不消化食物残渣，或伴脱肛，肢体不温，恶寒，面色㿠白，精神萎靡，睡时露睛等；治宜补脾温肾之法。

一、饮食调摄

预防婴儿腹泻，一定要提倡母乳喂养，母乳最适合婴儿的营养需要，母乳直接喂养，无污染危险。母乳中含丰富的抗感染物质和免疫因子，可减少婴儿感染的机会。母乳至少喂养4～6个月。避免在炎热的夏季或小孩患病时断奶。

正确喂养婴幼儿。人工喂养时应选择符合婴儿喂养的代乳品。饮食宜定时定量，不要暴饮暴食。婴儿要及时添加辅食，宜先素后荤，先稀后干，品种先单一后多样，循序渐进，并注意个体差异。

注意饮食卫生，养成良好的卫生习惯。食物要新鲜，餐具应清洁，食物要加罩保存，防止苍蝇叮咬。从冰箱中取出的食物宜再煮后吃。

腹泻期要适当控制饮食，酌情减量并延长喂哺的间隔时间。宜吃易消化的流质或半流质饮食如米汤、面条等。鼓励多喝口服补液盐。

（1）余甘子 2 ~ 3 粒。将余甘子洗净，切成薄片，加水蒸熟，分 2 ~ 3 次吃完。适用于伤食泻。

（2）山楂 6 ~ 12g，金橘 15g，白糖、湿淀粉各适量。将山楂、金橘加适量清水煎煮，去渣取液，再用湿淀粉勾芡，煮沸，加入白糖调味，分 2 次服完。适用于伤食泻，对吃肉类过多所致腹泻者尤为适宜。

（3）红茶 3g，生姜丝 2g。将红茶、生姜丝放入杯中，用沸水 100mL 冲泡，加盖闷 10min，代茶。适用于风寒泻。

（4）葛根粉 50g，粳米 100g。将粳米加适量清水煮粥，临熟时冲入葛根粉，混匀，再煮片刻，取出候凉，吃粥，每日 1 剂，分 2 ~ 3 次服完。可连服 2 ~ 3 日。适用于湿热泻。

（5）芡实（去皮）50g，栗子（去壳）50g，大米 50g。将芡实等 3 味加入适量清水，用文火煮成粥，每日 1 剂，分 2 ~ 3 次服。适用于脾肾阳虚泻。

二、单方拾掇

（一）内服

（1）神曲 15g，车前草 12g。每日 1 剂，水煎分 2 ~ 3 次服。适用于伤食泻。

（2）苍术、山楂各等分。将两味药共研成细末，混匀，每次 1 ~ 1.5g，每日 3 次，开水调服。适用于伤食泻。

（3）麦芽 15g，生姜 2 小片。每日 1 剂，水煎，分 2 ~ 3 次服。

适用于风寒泻。

（4）仙鹤草 15g，凤尾草 15g。每日 1 剂，水煎，分 2 ~ 3 次服。适用于湿热泻。

（5）地锦草 15g，铁苋菜（野麻草）15g，马齿苋 15g。每日 1 剂，水煎，分 2 ~ 3 次服。适用于湿热泻。

（6）白术 9g，山药 20g，石榴皮 15g。每日 1 剂，水煎，分 3 次服，5 天为 1 疗程。适用于脾虚泻。

（7）白扁豆 18g，益智仁 5g，肉豆蔻 4.5g。每日 1 剂，水煎，分 2 ~ 3 次服。5 ~ 7 天为 1 疗程。适用于脾肾阳虚泻。

（二）外治

（1）槟榔 9g，高良姜 3g。将二味药共研成细末，敷于脐部，盖上纱布，用胶布固定，每日 1 次。适用于伤食泻。

（2）仙人掌根 30g，葱白 12g，艾叶 10g，生姜 6g，鸡蛋清适量。将前 4 味药共同捣烂，用鸡蛋清调匀，均匀地摊在纱布上，敷贴于脐部，用胶布固定，每日 1 次。适用于风寒泻。

（3）绿豆 9g，鸡蛋清适量。将绿豆焙干，研成细末，用鸡蛋清调成糊状，敷贴于足底双侧涌泉穴，盖上纱布，用胶布固定，每日 1 次，每次 3h 以上。适用于湿热泻。

（4）丁香 5 ~ 8g，肉桂 4 ~ 6g，木香 5 ~ 10g。将 3 味药共研细末，用纱布包，覆盖于脐部，再用绷带固定 8h，连用 1 ~ 3 次。适用于脾肾阳虚泻。

三、健康忠告

小儿腹泻的护理和治疗要走出以下三个误区。

1. 饥饿疗法

有人认为小儿一旦腹泻应立即停止进食，这是不对的。小儿腹泻时大量水分、营养素、无机盐排出体外，如果再禁食，连续数日，不仅导致小儿营养不良，也会使小儿抵抗力进一步下降造成继发症。临床和动物实验已证实急性腹泻期间肠道的吸收机能并未削弱，可适当继续喂养，可予米汤饮食，既清淡又有营养。少数因呕吐频繁者，可禁食数小时。

2. 滥用抗生素

一般来说，腹泻中需用抗生素的侵袭性细菌性肠炎仅占 30%，其余 70% 左右为病毒或非侵袭性细菌性肠炎，不必使用抗生素。滥用抗生素易受到其毒副作用影响而使听神经、肝、肾受损，还可引起药物过敏、二重感染等多种不良效果。许多治疗腹泻的中草药有抗菌和抗病毒的作用，铁苋菜的抑菌作用最强，黄芩、黄连有广谱的抗菌作用。中药对腹泻致病细菌有直接抑制作用是其疗效机理的一个方面，此外还有增强免疫、抗分泌、减慢肠蠕动等作用。

3. 滥用止吐与止泻药

小儿腹泻时，有的家长急切要求医生开止吐与止泻药物。止吐药和止泻药阻塞胃肠道内滞存的各种有害物质的排泄，加重病情，有“闭门留寇”之弊，一般早期不宜使用。

要密切注意观察病情，若出现皮肤干燥、枯瘪，眼眶及前囟凹陷，啼哭无泪等危重症状应及时送医院救治。

《小儿腹泻的防治》，原载于《红土地》2013 年第 2 期，萧诏玮。

萧诏玮

第四节　阳春三月话养生

阳春三月，春光明媚，万紫千红，生机盎然，正是调理饮食，锻炼身体，愉悦心情的养生大好时光。在福州，三月（旧历）主要民俗活动有踏青、悬荠菜于门、吃菠菠粿等。民俗是老百姓的科学，与中医学水乳交融，同属博大精深的中华文化范畴，正因为其符合医理，故能传承千年而不衰。

一、踏青·三月游人作乐天

清明前后踏青、扫墓，既是纪念先人，又投身于远足，舒展阳气，符合春天生长的规律。人们置身于大自然中，穿林过涧，呼吸新鲜空气，吐故纳新，气顺意畅，攀峰越岭，可以舒筋活络，如持之以恒，则筋骨老而弥坚，举目远眺，开阔视野，以防视力退化。需要注意的是，清明时节乍暖还寒，细雨纷飞，宜及时增减衣服；近游远足当视个人体质而定，量力而行，循序渐进，坚持不懈，有益健康。

二、清明·沿街陈列菠菠粿

“沿街陈列菠菠粿”，是清代诗人在“闽俗清明”中的诗句。菠菠粿又名清明粿，系采撷鼠曲草（生长于南方的一种野菜，又名菠菠菜，为草本植物，可食，味甘，性凉，捣烂压成汁成青绿色）压榨成汁，掺入糯米浆内揉成粿皮，以白萝卜丝、枣泥、豆沙等为馅捏制而成的。时届季春，气温渐渐升高，雨水偏多，湿热容易困脾，因菠菠菜平肝，红豆糯米健脾，萝卜清热，共奏健脾益气、平肝清热之功。

鼠曲草常用便方

（1）小儿夜啼：鼠曲草 15g，水煎服。

（2）急性结膜炎：鼠曲草 15g，叶下珠 15g，水煎服。

（3）支气管炎：鼠曲草 30g，千日红 9g，枇杷花 5g，水煎服。

现代研究，该草含5%黄酮甙、微量生物碱、挥发油、B族维生素、胡萝卜素等。经实验证明，该草有止咳作用。

三、上巳·三月荠菜当灵丹

农历三月三日为上巳节。清乾隆时期的《福州府志》云："上巳悬荠叶于门。"荠菜又名清明菜、懿旨菜，生长在田间、路边、荒地、林下、山坡等处。宋辛弃疾有"城中桃李愁风雨，春在溪头荠菜花"等名句，苏东坡称它为"天然之珍"。明代高濂在品尝荠菜之后说："若知此物，海陆八珍可厌也。"荠菜可食用、药用，其性凉，味甘无毒，有和脾利水、止血明目、清热平肝等功效。

荠菜常用便方

（1）感冒发烧：荠菜30g，紫苏叶10g，葱白2根，水煎服。

（2）高血压病：荠菜花20g，槐花6g，野菊花9g，加水适量浸泡，煎3～5沸，候凉，代茶频饮。

（3）内伤吐血：荠菜30g，蜜枣30g，水煎服。

现代医学研究发现，荠菜营养丰富，含蛋白质、脂肪、糖类、胡萝卜素、维生素等，还含10多种人体需要氨基酸等，所含荠菜酸，对各种出血有明显止血作用，所含胆碱、乙酰胆碱、芸香甙、木樨草素等，有降压作用。

《阳春三月话养生》，原载于《红土地》2013年第5期，萧诏玮。

萧诏玮

第五节 端午民俗话养生

端午节是我国传统节日中民俗特色鲜明的夏季节日。福建端午有悬艾叶、石菖蒲，饮药酒、食粽子、赛龙舟、制午时茶、佩香囊、浴兰汤等民俗，以驱瘟防病，祛毒除恶、强身健体，称得上是一个全民的卫生节、保健节。民俗与中医药学同属中华文化范畴，二者水乳交融，有益于人民的健康。

一、午时茶 · 天赐恩物解百毒

午时茶，主要成分是茶叶。民间多在端午日采撷中药紫苏叶、藿香、苍术等味与茶叶混制而成。于正午汲取井水烧开泡饮午时茶，相传有保健功能。近年药厂生产的午时茶主要成分有19种：苍术、柴胡、羌活、防风、白芷、川芎、广藿香、前胡、连翘、陈皮、山楂、枳实、麦芽、甘草、六神曲、桔梗、紫苏叶、厚朴、红茶，经生产工艺制成，每袋2.5g，一日1 ~ 2次，用开水泡服，有解表和中作用，可治外感风寒、内伤食积证，见恶寒发热，呕吐泄泻等症。现代药理研究证实，方中广藿香、厚朴、陈皮、山楂等具有良好的促进肠胃蠕动，增加消化液的分泌，帮助消化等作用。午时茶冲剂能够在短时间内有效改善上呼吸道感染所伴发的消化道功能紊乱。福建文史专家、诗人郑丽生赞曰："人间无处觅丹砂，求艾三年愿未赊。新授单方收药物，安排来制午时茶。"

二、沐兰汤 · 馥馥兰汤翠釜煎

五月五日，百姓多采集草药一种或数种，和水煮开，洗头洗身，清除污垢，舒筋活血，有药沐洗百病之说，其历史悠久，屈原《楚辞 · 九歌 · 云中君》中有"浴兰汤兮沐芳"之句。兰，是一种芳草，据考证是中药佩兰，它有芳香化湿、祛暑辟浊、醒脾开胃等功效，煎水沐浴有利于头发的清洁，所以又名省头草，也可防治皮肤病。

古代上至王公大臣，下至黎民百姓，均重视沐浴。宋代苏东坡诗云：“喜辰共喜沐兰汤，毒沴何须采艾禳。”

福建端午节民间常用的草药还有艾叶、石菖蒲。民间有“艾旗招百福，蒲剑斩千邪”之说，认为其有除病消灾，又寓祈福平安之意。中医认为艾叶，味苦辛，性偏温，有除湿止痒，温经止血、散寒止痛等作用。现代医学研究，艾叶有抗菌、抗病毒，且对皮肤真菌有抑制作用。石菖蒲是水草之精英，味辛性偏温，有开窍化痰、和中辟浊等功效。现代药理研究，石菖蒲含挥发油，水浸剂对各种皮肤真菌均有不同程度的抑制作用。可用于治疗皮肤病，一年四季均可使用。笔者汲取民俗文化，融会新知，配制新端午洗剂，药物组成：艾叶、石菖蒲、佩兰、鱼腥草、赤地利、土茯苓、蛇床子。煎汤淋洗对防治湿疹、荨麻疹、痱子、疖子等有一定作用。

三、香囊·制袋分香遗穉龄

端午节民间有“带个香草袋，不怕五虫害”之说。香袋，又称香包、香囊、香球、荷包。它有长方形、正方形、三角形、棱角形、鸡心形、菱形等，也有做成十二生肖图案形中老虎等形状，上绣花、草、虫、鸟及罗汉线等。香囊常用香料多选自下列药物：石菖蒲、冰片、薄荷、苍术、樟脑、炮姜、木香、丁香、细辛、白芷、艾叶、广藿香、花椒、肉桂等。各地有不同选材和组合，一般将所选的药物研末，装入缝制好的布袋中，令小儿佩挂于胸前，每日使用6h以上，也可以整天佩戴，也有人将它置于床头，气味芳香，有驱虫、避瘟、防病等功能。它款式精美，色彩绚丽，赏心悦目，历代备受推崇，属于中医服饰疗法中的一部分。近年来国内学者根据中医理论，不断扩大香囊防病治病的范围。如防感冒香囊（由苍术、白芷、丁香、山柰、甘松、藁本、川芎、细辛、冰片等组成），宜置在膻中（胸部两乳头中间）穴位处，紧贴皮肤，不要挂在外面或放在口袋内，晚上可取下放在床头，对防治上呼吸道感染有一定作用。又如健脾香囊（由山柰、桂皮、砂仁、丁香、石菖蒲等组成），宜置于神阙（脐眼）穴位处，每7天换1次，可开胃，促进消化，适用于小儿厌食症。使用时应注意药袋主要是借助药物气味防治疾病，所以缝制的布袋要有利于有效成分的散发，最好选用丝绸或薄棉布，不宜使用尼龙化纤布制作，以免影响疗效。香包不用时应密封保存，以免芳香挥发成分逸出，降低药效。本法主要用于防病或慢性病或病情较轻者。

四、结粽 · 角黍豚蹄争馈赠

李时珍《本草纲目》中说："角黍，欲作粽，近世多用糯米矣。"粽子主要以糯米做成，但也有夹馅的，如加入花生、枣、核桃仁等。此外有咸粽，即糯米间夹肉、虾皮、火腿、香菇等，制作工巧，将其蒸熟而后食用。形状一般为粽顶尖角而底部呈三角，也有偏长形，或短胖形等。糯米有补中益气、生津止渴、固肠止泻等作用。因而端午节食粽子有固表止汗、解烦除渴等作用，有益于健康，符合中医夏季养生原则。但是要注意端午前后天气的温度和湿度非常有利于细菌的繁殖，所以粽子要煮熟煮透，包粽子宜小不宜大，最好现煮现吃，没吃完的要放入冰箱。民间有吃冷粽子的习惯，但是冰箱取出的粽子、隔夜的粽子最好要再煮一遍。一次不宜吃得太多，以防消化不良。糯米性温，热性体质的人不宜多食，胃病、糖尿病患者也要节食。

五、雄黄酒 · 含砷有毒不要饮

端午节有以雄黄溶于酒，传统作用有三：①挥洒消毒用；②喷涂用；③饮用。雄黄始载于《神农本草经》，有祛风燥湿、杀虫解毒等作用，外用可治疥癣、蛇虫咬伤等作用。必须强调雄黄有毒，所含的砷化物是致癌物质，所以饮用雄黄酒对人体有害无益，也不宜以雄黄酒在小孩额上画个王字或涂之于耳，不但不能"虎虎生威"，还有可能通过皮肤吸收毒性，损害肝脏，不利小儿健康。

《端午民俗话养生》，原载于《红土地》2013年第6期，萧诏玮。

萧诏玮

第六节　夏日炎炎话养生

夏季从立夏开始，包括立夏、小满、芒种、夏至、小暑、大暑六个节气，烈日炎炎，酷暑逼人。现代人度夏，如果成天躲在空调房中，或者冰饮不离口，那只是解一时暑气，却可能留下隐患。从中医角度来说，高温时节，养生以“清”为要。

一、心静自然凉

天气炎热，容易使人汗液外泄，而汗为心之液，汗大当易耗伤心气，所以暑热致病容易出现烦躁不安、疲倦乏力等症状。所以夏季宜养心，而养心的最好方法就是静养心神，俗话说“心静自然凉”。一要保持心理平衡，正确对待生活与工作中的利害得失，得不喜，失不忧，以免劳心过度。二要劳逸结合，避免过于兴奋的娱乐活动和剧烈的体育活动。三要适当进行力所能及的健身活动，不可一味静养，滴汗不出。四要在医生指导下适当吃一些养心的中草药，如麦冬、竹叶、百合、茯苓、远志、莲子、大枣等。三国时期，嵇康在其《养生论》中告诫夏季要“调息净心，常如冰雪在心，炎热亦于吾心少减，不可以热为热，更生热矣”。古有歌云：“避暑有要法，不在泉石间，宁心无一事，便到清凉山。”

二、贪凉勿过度

盛夏，空调和风扇被称为“夏之宝”，它给人们创造了一个凉爽的温度环境，但也要合理使用。空调房温度宜在 25 ~ 28℃，过凉反能招病。寒冷对人体呼吸道不利，容易诱发感冒、咳嗽。进出空调室急骤的冷热变化，对患有高血压、动脉硬化及其他心脏病的老年人而言，有可能诱发中风。封闭的空调室存在尘螨和灰尘粉末，易诱发过敏性鼻炎、支气管哮喘、咽喉炎等。所以居室不宜整天开空调，要注意通风。

使用风扇，注意风不宜大，风速不宜快，人与风扇的距离应在1米以上。出汗时应把汗擦干，休息片刻再吹风扇。睡觉时要慎用风扇，不宜直吹风扇。

古人消暑有良方，“风布南熏，桐荫生凉”，说的是居室要通风凉爽，乘凉应在树荫、水亭、廊轩，但是不宜久躺在弄堂口吹“过堂风”，晚上不宜贪凉爽露宿阳台。户外活动应根据年龄、体质而定，一般不要长途跋涉，以防消耗体能过多，可就近寻幽探微。

三、烈日防中暑

中暑是指发生在夏日酷暑或高温环境下的一种急性病，以高热、出汗、神昏、嗜睡为主要特征。严重时出现四肢冰冷、抽筋、虚脱等。由于夏天炎热，若在强烈的阳光下照射过久、出汗多，而又没及时补充水分，当人体调节体温能力减弱时，容易发生中暑，过度疲劳、体弱多病者尤易致病。

中暑患者即刻处理十分重要，应立即把患者转移到阴凉通风处，口服凉盐水或清凉含盐饮料。严重者可用井水等擦浴，扩张皮肤血管，加速血液循环，促进散热。但要注意周围环境的温度以20～25℃适宜。经以上处理若无改善，应立即送医院治疗。

预防中暑的关键要采取以下综合措施：①保证充足的睡眠，晚上应在11点之前睡觉，午睡时间虽短，也应抓紧时间，不能忽略。②学习、工作、劳动的时间要妥善安排，有条件的应避开暑温最高的时间（如中午）劳作，不要长时间待在烈日下或闷热的环境里。露天太阳下作业一段时间后，到树荫或凉棚下适当休息。③工作环境和居室应有防暑降温措施。④饮食方面，多吃消暑开胃食品如西瓜、绿豆、苦瓜、丝瓜等。多喝六一散、十滴水等防暑之品。

四、食养有妙招

夏令许多鲜果、蔬菜、豆类可作食疗消暑，现选介如下。

（一）西瓜——天生白虎汤

西瓜是美味可口食品，它性寒，有消暑除烦、生津止渴、利尿等作用，被美誉为天生白虎汤（白虎汤由石膏、知母、粳米、甘草四味组成，是中医清大热的一道名方）。笔者治疗小儿夏日高热、烦渴、咽痛、心烦等症状，每嘱以西瓜绞汁，随量饮用。夏天湿热型泄泻伤津者，西瓜汁更有清热生津的作用。西瓜的外层绿皮，又名西瓜翠衣，有祛暑天感冒的作用，有歌诀说："暑天吃西瓜，药物不用抓。"近年来，医学研究发现西瓜尚能降血压、软化血管、抗坏血症，治疗肾炎水肿等。西瓜性寒，过食容易伤脾胃，脾胃虚寒的人不宜吃。此外，夏天吃西瓜要注意卫生，严防刀具等污染。

（二）丝瓜——佳蔬良药

丝瓜色泽青绿，瓜肉青嫩，味甘性平，有祛暑清心，醒脾开胃的良好效果，被誉为"瓜果药材"，夏天用它做汤、做菜均宜。

（三）苦瓜——瓜中君子

人们称苦瓜是瓜中君子，是因为苦瓜和别的食品同煮，从不把苦味传给他物，所以古人评说苦瓜："自苦不以苦人，有君子德焉。"初食苦瓜嫌其苦涩，常食觉其苦尽甘来。它味苦无毒，性寒，有清暑涤热，明目清心的功效，可防治中暑、咽炎、胃肠炎、痢疾、赤眼痛。盛夏吃点苦，安然度酷暑。

（四）绿豆——清凉生碗底

夏天人们喝上一碗清凉可口的绿豆汤，常有一种神清气爽、烦热顿消之感，所以有"夏饮绿豆汤，清凉生碗底"之说。绿豆研粉与六一散等外用，可治疗痱子。

（五）空心菜——此物无心最有心

空心菜，味甘平，性寒，有泄热解暑、凉血利尿、解毒的功效。取空心菜 200g，浓煎取汁，每日分三次服，可治小儿夏季热、疖肿，治疗疖肿还可生用外敷。

（六）白扁豆——消暑健脾两相宜

白扁豆味甘，性平。有消暑祛热、健脾和中功效，对暑天脾胃虚弱、饮食减少、呕吐腹泻、中暑发热、妇女带下有效，适合夏令食用。

（七）药粥可选用

古人称粥为人间第一补，夏天吃粥既可健脾，又可补充水分，若啜药膳粥，食疗功最捷。

（1）莲子粥：将20g莲子加入100g粳米煎煮。有去热除烦、安神养心、健脾益胃功效。

（2）荷叶粥：将一张荷叶加水煎成荷叶汤，然后以此汤与100g粳米合煮成粥。有防暑利尿、降压减肥功效。

（3）冬瓜赤豆粥：将250g冬瓜切成小块，加入30g赤小豆及适量大米一并煮粥。有解毒祛暑之功效，适合于夏季经常长痱子、生痤疮的人。

（4）苦瓜粥：将100g苦瓜切块与适量大米一并熬煮。此道粥属性偏寒，适用于体质偏热、经常上火的人。

《夏日炎炎话养生》，原载于《红土地》2013年第7期，萧诏玮。

萧诏玮

第七节 燥气当令秋果养生

立秋标志着秋季的开始，春华秋实，仓积容满，是收获的季节。秋天的主气是燥，五行中属金，五脏中与肺脏相应。秋季养生应当防燥。

一、秋季燥邪对人体健康有何影响

（一）燥伤津液

中医认为燥性干涩、易伤津液。燥胜则干，燥邪为干涩之病邪，容易耗伤人体的津液，造成阴津亏虚，脏腑组织器官失于濡润的病变，人们往往有口干舌燥，皮肤干燥，甚则皲裂，大便干结，小便短少等一派燥象。

（二）燥易伤肺

秋令之燥邪最容易从口鼻而入，损伤肺脏，可使人发热恶风，咽干咽痛，或导致干咳无痰，或痰黏难咳，或痰中带血等。

二、燥有温燥与凉燥的区别

秋季分早秋、中秋、晚秋，由于三秋气候各不相同，即有夏火之余气与近冬之寒气的区别，故养生应有侧重。

早秋（立秋、处暑）：天气仍然炎热，秋老虎肆虐，民间有“六月大夏晒不死，七月秋燠燠死人”之说。调养宜以清热润燥为主，若雨水充沛，湿度较高，天气以湿热并重为特点，尚须兼顾祛湿。

中秋（白露、秋分）：雨水减少天气干燥，昼热夜凉，民间有“白露秋分夜，一夜冷一夜”之说。调养应以滋阴润燥，润肺益胃为主。

晚秋：中秋节过后，秋风飒飒，天气渐凉，俗话说“一雨成秋”，甚至气温骤降，最容易引发慢性支气管炎、肺气肿、关节疼痛，心血管疾病也容易被诱发和加重，调养应以防寒润燥为主。民间有“春捂秋冻”之说，但应因人而异，要注意添加衣服，不宜一次增加太多，体质好的人提倡适当冷水浴，以利于机体提高抗寒能力，但老弱病残之人，要注意保暖，以防因冻生疾。

三、秋果润燥最盛宜，挑选应按“个性”

秋令水果琳琅满目，令人垂涎欲滴，不过水果也有寒热温凉的秉性，而秋燥有温凉之别，人体有寒热之分，应挑选与自己“八字相合”的水果食用。

（一）秋梨食养最当令

梨于每年 8 ~ 9 月间果实成熟上市。其味甘微酸，性寒。有清热生津、润燥化痰功效。可用于热病伤津燥咳、酒后烦渴、便秘等症。现代医学研究证实，梨对支气管炎、肺结核、上呼吸道感染所致的咽喉干、痒、喑哑、咳嗽、痰稠、便秘、尿赤等症状有效，且对高血压、心脏病、肝硬化患者也有益处。

（1）热病口渴：大雪梨或大鸭梨 1 个，切薄片，用冷水洗后，以干净纱布绞汁，一次服完，每日数次。

（2）痰热咳嗽：大梨 1 个，挖去核，加入川贝 3g，放碗内隔水蒸 1h，吃梨饮汤。

（3）肺结核咯血：梨 2 个，川贝 5g，百合 20g，猪肺 1 个，将梨、猪肺洗净，切成小片，同煮汤，加冰糖适量分服。

（4）热病口渴烦躁：梨 2 个，甘蔗 30g，荸荠 10 粒，莲藕 20g，切碎，绞汁，代茶饮用。

（二）晚秋红柿喜堪尝

寒露、霜降节气正是品尝红柿的时节。柿子味甘而涩，性寒。具有润肺止咳，化痰软坚，清热生津的功效。适用于燥热咳嗽，痰中带血、烦躁口干等症。柿子可制成柿饼食用。现代药理分析表明，柿子具有降低血压、增强冠状动脉血液量、抗甲状腺肿大，还可促进血液中酒精的氧化等功用。

（1）干咳久咳：柿饼3个（去核），川贝粉5g，共蒸熟，每日分3次食用，连食5～10天。

（2）甲状腺肿大：青柿1000g，洗净切碎，捣烂取汁放锅中，先以大火煮沸，后以文火煎熬至稠黏时，加入蜂蜜适量，再煎至浓稠时停火，待冷时装瓶备用。每次1汤匙，每日2次，沸水冲，待药液温和时饮用，可作辅助治疗。

（3）高血压：青柿适量，捣烂取汁，每服30mL，一日2次。或柿饼30g，黑木耳6g，加冰糖适量，同煮烂后食用。

（4）呕吐：柿饼2块，切碎，拌米中蒸熟后吃；或柿饼20g，冰糖适量，水煎服。

（三）累累石榴艳如丹

熏风四月，石榴花开似火，分外妖娆；霜风送秋，石榴果实颜如丹砂，令人驻足。其味甘酸涩，性温，果实有酸甜之分，皆可入药，具有生津止渴、涩肠止泻、解毒杀虫等功效，主要用于治疗消化不良、久泻久痢、脱肛、白带、肠寄生虫、便血、咳嗽等症。

（1）消化不良：石榴1个，取籽嚼烂咽下。每日2次，饭后即食。有止渴开胃之功。

（2）久泻：石榴皮30g，水煎，分2次服。

（3）脱肛：石榴皮60g，明矾10g，煎汤熏洗患处。

（4）白带：妇人黄白带下，用鲜白石榴花40g（或干品25g），清水煎服；如赤白带下则改用红石榴花，用法同上。

（四）老幼咸宜话山楂

山楂是秋令风味食品，也是果子良药，味酸甘，性微温，具有消食化积、活血祛瘀等功效。适用于肉积不消，脘腹胀满、腹痛泄泻及产后瘀滞、腹痛、恶露不尽和血瘀经闭腹痛等症。此外还可用于高脂血症、冠心病、高血压等。山楂核有消食、治疝等功效，可用于食滞不化，疝气肿痛。

（1）饮食积滞：鲜山楂 3 ～ 5 枚，洗净饭后嚼食。

（2）食积腹痛：焦山楂 10g，研成细末，酌加赤砂糖，开水调服。

（3）高血压、高脂血症：山楂 12g，切片，每日沸水泡饮代茶。或山楂 9g，决明子 4.5g，白菊花 6g，开水冲泡，代茶饮，每日 1 剂。

（4）产后腹痛：山楂 30g，香附 15g，水煎取汁，冲化红糖 15g，分 2 次温服。

《燥气当令秋果养生》，原载于《红土地》2013 年第 8 期，萧诏玮。

萧诏玮

第八节　月辉桂馥闲话养生

农历八月，又称桂月、正秋，金风送爽，秋色宜人，正是阳消阴长逐步推进的过程，人们经过骄阳似火的夏季，以及七月秋老虎的发威，俗云“无病三分虚”。月辉桂馥，美景难量，正是养生的大好时期，现结合民俗文化选择养生如下。

一、白露·龙眼·果中此物最益智

白露开始天气逐步转为凉爽，北方露水一天比一天凝重，成露而名。所谓“阴气渐重，凝而为露”，故名白露。南方气温多是早晚凉，中午热，是昼夜温差较大的节气，容易感冒，人们必须适寒温，也就是及时增减衣服，以防感冒。丹桂飘香时节，患有支气管哮喘、过敏性鼻炎等人群更要预防痼疾复发，在饮食调节上必须慎重，平时应少食或不食鱼虾海鲜、生冷炙烩腌菜、辛辣酸甘的食物，如带鱼、螃蟹、虾、韭菜花、胡椒等。值此多事之秋，冠心病、胆石症、胃病患者饮食更宜清淡。

饮食方面，应注重滋阴润燥，清热健脾。福建有的地方民俗有白露吃龙眼的习俗。闽南早在唐代就种植龙眼树，唐漳州郡别驾丁儒的《归闲诗二十韵》有“龙眼生玉津”句，北宋苏颂有“龙眼一名益智，生南海山谷”句。龙眼的果实具有“圆若骊珠，赤若金丸，肉似玻璃，核如黑漆”的特点。李时珍曰“龙眼大补”，也有人说“东北的人参，南方的桂圆”，其具有开脾益胃，补血安神的功效。据现代药理研究，龙眼肉含有丰富的蛋白质和糖类物质，维生素C、B族维生素含量较高。明代王象晋《龙眼其二》诗云：“应共荔丹称伯仲，况兼益智策勋殊。”李时珍《本草纲目》评曰：“食品以荔枝为贵，而资益则龙眼为良。”将荔枝龙眼做比较，肯定龙眼的益智作用高于荔枝。

龙眼的吃法，最好将其剥壳后浸泡在稀粥或米汤内，早餐时服，这样吃龙眼既可健脾又能摄入较多水分，不易上火，每天龙眼食量应有节制，一般人最好不超过 250g，龙眼毕竟性温味甜，过量食用会引起目赤、口干、便秘等，如果上火的话，可用麦冬 15g，北沙参 15g，芦根 15g 煎汤代药，可以清热泻火，缓解症状。此外糖尿病、胆石症患者最好少吃或不吃龙眼。

二、中秋 · 月饼 · 如何皓魄落筵间

月饼，又名中秋饼，是中秋佳节之食品，馈人佳品，其历史悠久。据考证，唐代长安之店肆，已有特制为月饼出售，明代田汝成《西湖游览志余》卷二十："八月十五谓之中秋，民间以月饼相遗，取团圆之意。"民俗亦然，民国蔡人奇《藤山志》云："中秋节，家家祭祖，凡为外祖父母者，必以中秋饼附鲤鱼饼，送给外甥孙。"

月饼是以面粉和糖制成的，馅有蛋黄、枣泥、莲子等，随着社会的演进，月饼馅越加丰富、考究。八月十五阖家团聚，边品月饼，边赏皓月，共享天伦之乐，并在宁静的夜晚，颐养精神，舒畅气机，身心宁静协调，为准备进入冬季而养精蓄锐，也是中医学所说的"秋冬养阴"之意。面粉为小麦所制，有健脾作用。另外，秋季多燥，燥为秋令之气，肺属金，月饼甘润无比，既健脾又防燥，起到保养肺气的作用，可见中秋吃月饼有益健康。陈海梅咏月饼诗云："正当三五夜清闲，买饼分甘向市圜。馋口儿童开口笑，如何皓魄落筵间。"

月饼虽好，但也不可偏嗜，应根据个人体质而定，阴虚内热之人，食用则易见口干咽燥，大便秘结或肌肤失润，毛发枯槁等征象。此外月饼甘甜油腻，中医认为数食肥令人内热，数食甘令人中满，《素问 · 五脏生成篇》云："多食甘，则骨痛而发落。"人体的阴津藏于五脏，而五味化生阴精，多食甘味，前贤观察会使人骨骼疼痛，头发脱落，此说可供参考。现代医学认为糖尿病患者不宜食用，过食甘甜油腻之品可导致脂肪肝、肥胖症、心脏血管疾病，还会诱发

胰腺炎等。

三、中秋·赏月·畅补益智胜春朝

中秋，民间有祭月、赏月的民俗，此源于古代先民对天体的崇拜。当黄昏到来，一轮明月冉冉升起，各家各户在庭院中设一香案，上面摆着月饼、水果等物品，妇女焚香拜月，各有所期。近六十年来焚香拜月的习俗，已属罕见，即使倏见，但也是一种生活愿望的表达，在嬉戏中获得一种心理满足。皓月当空，赏月确可调畅情志，防止秋愁的产生。

秋天，秋风萧瑟，万物凋零，前人有“秋花惨淡秋草黄”“残漏声催秋雨急”的诗句。秋风、秋雨常令人忧愁，而愁字竟是“秋”与“心”相叠而成，人们要保持良好的心理状态，就需要有意识地调和心情，顺畅情志。善于养生的人，并非不烦恼，而是善于排遣和及时化解，听曲解闷，赏月悦神，保持乐观豁达的心态，超越自我，快乐人生，有利构建和谐社会。

四、秋分·昼夜平分·药食搭配平为期

秋分者，阴阳相半，也就是作为昼夜时间相等的节气，人们在养生中也应本着阴阳平衡的规律进行调理，秋分表示我国大部分地区进入凉爽的秋季，一场秋雨一场寒，气温将逐渐下降，昼夜温差甚大，人们最好穿上长衣长裤，以防受凉。适度的秋风，有助于提高抗寒能力，但应因人而异，老人、婴幼儿要慎之又慎。养生的要点是滋阴润燥、润肺益胃，饮食上应少吃辛辣刺激、香燥、熏烤等类食品，适当多吃些芝麻、核桃、银耳、萝卜、西红柿、梨、香蕉、蜂蜜、乳品、百合、北沙参、粥类食品。

秋季，咽喉疾病如扁桃体炎、咽炎等多发，建议用青龙白虎汤：生橄榄 3 ~ 5 粒，白萝卜 250g，炖汤，有润咽生津、化痰止咳等功用，如咳嗽流连，痰黄稠者，建议用雪羹汤：荸荠 7 粒，海蜇皮 40g，炖

汤，有止咳化痰作用。

《月辉桂馥闲话养生》，原载于《红土地》2013年第9期，萧诏玮。

萧诏玮

第九节　重阳节养生之道

农历九月初九是中国传统的重阳节，又称茱萸节、菊花节、敬老节。自古便有登高、放风筝、插茱萸、饮菊花茶、吃九重粿的习俗，饱含养生信息。

一、放风筝·心随纸鸢自由飞

放风筝，国内许多地方在农历三月，草长莺鸣之际，八闽多在天高气爽的九月，放风筝常与郊游、登高、赏菊等活动结合在一起。吴友如在《纸鸢遣兴图》中题写道："闽中风俗，重阳日……竞放风筝以为乐。"闽南则有"九月九，风吹（风筝）满天啸"之语。放风筝既是一种集休闲娱乐和锻炼为一体的活动，也寄托着民众祈福的心愿。如在风筝上写"富贵有余、吉祥如意、平安幸福"等美好的祈愿。重阳佳节，秋高气爽，放风筝时通过手、眼的配合和四肢的活动，可达到疏通经络、调和气血、强身健体的目的。对精神抑郁、视力减退，失眠健忘、肌肉疲劳等症有祛病养生的作用。中老年人在放风筝时要注意保护颈部，头颈部不要长时间后仰以免发生意外。放风筝最好 2 ~ 3 人一起，选择平坦、空旷的场地进行。

二、登高·登高远眺畅情志

秋季阳气渐消，阴气渐长，是阳消阴长的过渡阶段，由于日照减少，气温渐降，草枯叶落，花木凋零，呈现出一派肃杀的现象，人生活在这样的环境中，容易产生凄凉、忧郁悲秋等伤感情绪。中医学认为秋应于肺，在志为忧，如再遇上不遂心愿的事，极易导致心情抑郁，而外出秋游、登高赏景可令人心旷神怡。

登高攀山是值得广为提倡的，它有利于提高心肺功能，通过加强胸廓运动而使肺活量增加，从而使身体获得更多的氧；还可使心跳加快，增加心脏排血量，心肌变得强壮有力，改善血液循环，把更多的营养物质和氧输送给各组织器官，从而促进各器官的代谢活动。它还能增强骨髓的造血机能，提高机体的免疫力。但是，患有高血压、冠心病、肺气肿或关节炎等疾病的老年人不宜远游爬山，因其可引起原发疾病的加重或诱发其他疾病。

三、插茱萸·避除恶气御初寒

古人认为重阳节插茱萸可辟除凶秽，以招吉祥。将茱萸佩戴在手臂，或把茱萸研末装入香袋佩戴或插在头上，大多是妇女、儿童佩戴，有的男子亦佩之。我国从汉代开始，就有“九九”重阳之日插茱萸的习俗。

重阳节插茱萸其实也和端午节插艾叶、洒雄黄酒作用相近，目的是避瘟疫。《淮南万毕术》谓：“井上宜种茱萸，叶落井中，人饮其水，无瘟疫。悬其子于屋，辟鬼魅。”《风土记》谓：“俗尚九月九日谓为上九，茱萸至此日气烈熟，色赤，可折其房以插头，云辟恶气御冬。”可见古人确信茱萸可消灾避恶，有人在衣橱中置入吴茱萸以防霉除虫。

茱萸有吴茱萸与山茱萸之分，二者都称茱萸，但功效大相径庭。重阳节用的是吴茱萸，入脾、胃、肝经，常用于肝胃不和所致的呕吐吞酸及脾胃虚寒所致的脘腹冷痛、泄泻等，尤以止痛、止呕效果显著。现代药理证实吴茱萸煎剂对金黄色葡萄球菌及人型结核杆菌有显著抗菌作用，对致病性皮肤真菌有不同程度的抑制作用。吴茱萸大热，内火盛者不宜用，孕妇慎用。此外本品有小毒，甘草水剂可解其毒性。

四、菊花·劝君莫辞满斟酒

重阳节，闽人有饮菊花酒习俗，古人认为饮菊花酒可延年。

菊花在我国有悠久的栽培历史，它全身是宝，李时珍云：“苗可蔬，叶可啜，花可饵，根实可药，囊之可枕，酿之可饮。”又说：

"久服利气血，轻身耐老延年。"也因菊花"春生夏茂，秋花冬实，备受四气，饱经风霜，叶枯不落，花槁不零"，而重九之时，正值菊花娇艳傲霜之际，将其制为菊花酒，于日常饮用，可达长寿、益身之效。

菊花系菊科多年生草本植物菊花及其变种的头状花序。味甘苦，性微寒，入肺、肝二经。功能疏风散热，平肝明目，清热解毒。药用菊花以色泽来分有黄白两种，两者作用相近，白菊花味甘，清热之力稍逊，长于平肝明目，乃用于高血压、肝阳、肝风引起头晕、眼花诸症；黄菊花，味苦，清热之力强，长于疏风热，主治风热感冒。秋天食菊对秋季温燥目涩目赤、头痛头眩，咽干口燥、皮肤干燥等有良好的防治作用。

现代医学研究表明，菊花中含有多种微量元素（以抗衰老物质——硒的含量最多）及维生素 A、B_1 等。全草还含挥发油，油中主要为菊酮、龙脑、龙脑乙酸酯，并含腺嘌呤、胆碱、水苏碱、刺槐苷、木犀草苷、菊苷、菊花萜二醇。药理实验对革兰阳性菌、人型结核杆菌、流感病毒及皮肤真菌有抑制作用，有解热、降压、扩张冠状动脉血流量，增强毛细血管抵抗力等功效。

五、重阳粿 · 九重粿上插红旗

重阳节吃重阳糕，远在唐宋时代就已成习。唐代《岁时节物》载有："九月九日则有茱萸酒、菊花糕。"

重阳糕，福州俗称九重粿，用米浆炊制。味甜，计九层，层层相联，表面一层黄色的，古时是用茱萸叶磨米染色的，中夹七层糖色的，底层为米浆的本色，九层相重，即符重九之意。重阳糕，美味可口，且有补益作用。李时珍《本草纲目》赞曰"九日登高米糕，亦可入药，其甘温、无毒"，有"养脾胃，厚肠，益气和中"功效。秋天为肺令，肺脏属金，而糕既可健脾，又可益肺，也就是中医根据五行学说推衍的“培土生金”之法，秋天多食些花糕，对养肺气有益。

《重阳节里的养生之道》，原载于《红土地》2013年第10期，萧诏玮。

萧诏玮

第十节 体质寒热不同，冬令食养迥异

一、冬季是食养的最佳时节

俗话说“冬令进补，开春打虎”，也就是说冬季是进补的最好时节。数九隆冬，寒风凛冽，中医学认为天人相应。作为与大自然同呼吸、共命运的人来讲，要适应大自然春生、夏长、秋收、冬藏的规律。冬藏指冬季生机潜伏、阳气内存，人们相对活动减少，体力消耗也随之下降，消化机能相对稳定，食欲较夏秋常有增加，这就为进补时营养物质的吸收提供了良好的生理基础，如果食补得当，改善人体阴阳平衡，旺盛脏腑气血，提高机体抗病能力。冬能存精，则春不病温，即冬季保养精气，正气充沛，春天就不易生温病。

二、食养的含义

（1）通过中医补法补药来调理人体内部的诸虚劳损。

（2）含有“预防为主”的思想，根据自身情况，参照进补的原则，科学进补，可达到预防疾病，养生健身之目的。

三、食养的适用范围

（1）纠正亚健康状态，使其恢复常态，精力充沛。

（2）补虚扶弱。适用于体质虚弱者，或手术后、产后以及大病、重病、慢性消耗性疾病恢复期出现各种虚弱症。

（3）益寿延年，多适用于老年人。

（4）防病治病。

四、食养的三种形式

（1）运用具有营养价值的纯粹食物进行食补。以羊肉、猪肉、牛肉、鱼类、蛋禽、海参、甲鱼、黄鳝、芥菜等。

（2）运用既是药物又属食物的食品来进行食补，如大枣、百合、莲子、桂圆、山药、芝麻等。

（3）应用药物和食物的合理配伍来进行食补，如冬虫夏草炖鸭、黄芪乌骨鸡、枸杞蒸鸡，当归生姜羊肉汤等。

中医有药食同源，药补不如食补之说，但食补和药补往往可以互相配合的，使良药不再苦口。

五、把握自身体质是生理食养的关键

食养的关键要因自身体质而异，有人饮半斤白酒并无不适，有人吃了一块光饼，舌头破了，脸上长出青春痘，一个人的体质也就是禀赋，来自先天，又与后天天时地利相关，人如在高山峻岭生活，因山高水冷，平素饮食就多温性，多数人适宜温补；如在城市久处温室，厚衣重被，还要开暖气的人，寒冬也会上火。不把握体质盲目进补，会适得其反。

（一）寒性体质者冬季可选用以下食品食养

（1）羊肉：性味甘热，功能暖中祛寒、温补气血、开胃健脾、通乳止带。

举例：当归 10g，生姜 5g，羊肉 200g，清水炖服。有补血功效。

（2）牛肉：性味甘温，功能安中益气，补脾胃，强筋骨。

举例：牛肉 200g，砂仁 3g，陈皮 3g，清水文火久煲，治脾胃虚弱。

（3）狗肉：性味甘咸酸温，功能安五脏、强腰膝、益肾壮阳、补肾益气。

举例：狗肉 250g，生姜 6g（或五香粉 4.5g），煮烂合食。治阳痿、早泄，女子肾虚所致崩漏、阴冷。

（4）鸡肉：性味甘咸微温，功能补虚、暖胃、强腰膝、活血调经、止崩带，产后虚弱。

举例：乌鸡肉 90g，丝瓜 60g，鸡内金 6g，煮汤，治血虚闭经。

童子鸡（雄性）：去皮和内脏加虾米 15g，泽泻 10g，煮汤，治脾肾阳虚诸证。

（5）鲢鱼：性味甘温，功能温补脾胃，通乳汁。

举例：鲢鱼一尾（去鳞及内脏），干姜 5g，加盐共煮食，可治脾胃虚弱；鲢鱼加丝瓜络 30g 煮汤，可以通乳。

（6）芥菜：性味甘温，功能宣肺化痰，温中补气，解表利水。

举例：芥菜茎叶 100g，豆腐一块，生姜 3 片，葱白与根，煎汤温服，治风寒感冒，恶寒无汗。

（7）芫荽（香菜）：性味辛温，功能疏风散寒、宣肺透疹、消谷化食。

举例：香菜 30g，水煎服，每日 2 次，治疗产后缺乳。

（二）热性体质者冬季可选用以下食品食养

（1）鸭肉：性味甘凉，功能补虚损、清虚热、养胃生津、行水、补血、解毒。

举例：雄性老鸭 1 只，褪毛去内脏，纳入大蒜头，扎紧，煮烂，不加盐。鸭肉、大蒜连汤都吃完，数日后再吃 1 剂，可治慢性肾炎水肿。

（2）兔肉：性味甘苦咸寒，功能安五脏、补中益气、止渴健脾、凉血解毒，利大肠。

举例：兔 1 只，去皮毛内脏，合山药 300g 共煮烂，分数次食完。

（3）豆腐：性味甘咸寒，功能宽中益气，清热散血，消胀利水。

举例：豆腐 2 块，饴糖 30g，生萝卜汁 100mL，混合共煮，煮沸即可，每日 1 剂，分 2 ～ 3 次服，可治痰火哮喘。

（4）黑芝麻：性味甘平，功能润肠、和血、补肝肾、乌须发、壮腰膝、益精髓、明耳目。

举例：黑芝麻 10g，枸杞子 10g，粳米 60g，共煮粥，每日 1 次，连服 1 周以上，可治肝肾精血不足，腰膝酸软，眩晕。

六、福州市中医院药膳香飘八闽

福州市中医院黄秋云院长导源民俗，依据中医养生理论，结合时令特点，研究多种药膳配方，服务大众，将老百姓引导到健康的治未病理念中，就冬季而言，鉴于近年冬季榕城火锅十分受民众欢迎，市中医院推出了以下药膳包。

（1）补益的火锅调味包：巴戟天 5g，枸杞子 3g，豆蔻 4.5g，党参 6g，大枣 10g。

（2）春节卤味包：丁香 2g，花椒 2g，桂皮 5g，山柰 2g，甘草 2g，大茴香 5g。

（3）温阳药膳方：山药 30g，熟地黄 30g，肉桂粉 1g，枸杞子 15g，生姜 6g。

（4）益气养阴药膳方：北沙参 15g，麦冬 15g，玉竹 15g，党参 30g，生姜 6g。

（5）春节和胃降火茶：菊花 3g，白芍 6g，玫瑰花 3g，金银花 2g，甘草 1g，山楂 5g，建神曲 6g。

萧诏玮

第十一节　开展中医药科学知识普及的重要性略谈

中国医药学是个伟大宝库，是中华民族的优秀文化遗产，是中国人民长期与疾病斗争的知识结晶，为中华民族的繁衍昌盛做出了巨大的贡献。世界卫生组织提出，2000 年人人享受卫生保健，这也包括中医保健，中医中药以颇有特色的治病防病经验深受我国人民的欢迎。随着卫生体制改革的深入发展，形势需要医疗工作面向社区、面向农村，为基层群众提供医疗保健服务。由于中医古籍文字深奥，其理论不易被一般群众所理解，这就需要广大中医药工作者大力开展科普宣传，把防治疾病的知识传播到人民群众中去，增强群众自我防病的意识和能力，从而提高全民族的健康水平。

一门科学的普及程度，关系到这门科学的盛衰。普及中医药知识可为振兴中医打下坚实的基础。振兴中医必须提高中医的学术水平，但是提高离不开普及，离开普及的提高无异于空中楼阁。毛主席说过“我们的提高，是在普及基础上的提高，我们的普及是在提高指导下的普及”，他把提高和普及的关系讲得十分透彻。毛主席的讲话虽然是针对文艺工作者而言，也适用于中医领域。只有众多人了解中医知识，认识中医是一个伟大宝库，才能有众多人为中医事业尽力，发展中医才有坚实的基础。

在群众中大力开展中医药科普知识的宣传还可达到提高临床疗效的目的。因为无论医生医术如何高明，立法何等谨严有度，遣药怎样丝丝入扣，如果病人对中医知识一无所知，不懂得如何煎药、服药，不懂得如何自我调养，不能配合医生治疗，疗效必定受到影响。医生的责任也不仅仅是看病开方，还应该将中医药防病治病的知识教给病人，让病人在与疾病作斗争中掌握一把锋刀利剑。所以中医药医务工作者要用通俗的文字、浅显的道理对博大精深的中医药学作介绍，把防治常见病多发病简易有效的方法加以宣传，让更多的人民群众了解掌握中医药保健常识，增强与疾病作斗争的能力。

《略谈开展中医药科学知识普及的重要性》，原载于福州市中医院内刊《中医科普选编》2002年，萧诏玮。

萧诏玮

第十二节　怎样开展中医科普工作

中医科普内容广泛，可囊括天文、地理、历法、药物、方剂、养生、饮食、宜忌、典故等。基层医务人员在进行科普宣传时，选题很关键，应做到有的放矢。根据读者对象、文化层次以及不同需要，选用与他们息息相关的中医题材，选用的科普文章还要注意具有科学性、知识性、趣味性、实用性。

一、科学性

内容应信而有征，言而有据，要崇尚科学，反对迷信。中医药学属中华文化范畴，在五千年的历史长河中难免鱼龙混杂，泥沙俱下。比如神白散，系疏风散寒的方剂，组成也不过葱白、淡豆豉、生姜、白芷、甘草等味，前人在歌括中竟有“妇人鸡犬忌窥探”等句，荒诞不经。又如天王补心丹，系养生安神之良方，前人故弄玄虚说是“天王梦授补心丹”，披上迷信面纱。我们继承前人遗产必须去粗取精，去伪存真。中国医药学是在科学与迷信、文明与野蛮、正义与邪恶的较量中发展起来的。

二、知识性

科普文章必须翔实，不应随意夸大。比如写一个小孩多汗，有人写道大汗如雨，六七天不止，那恐怕早已脱水了吧，怎么还能由其母牵手走来医院看病？还有写某人面部浮肿，形容为头大如斗，这也不确切。医学毕竟不是文学，诗人写瀑布可写“飞流直下三千尺”，不必实地丈量，大胆夸张，却谓神来之笔。医学要求翔实，如颈部淋巴结肿大要写多少乘多少厘米，至少也应描述为如花生或如橄榄大小，边际范围必须确定。

三、趣味性

中医药学科普题材十分广泛，源远流长，医药学与文学互相渗透，如中医医话就开创了医药科普创作的先河。科普著作的名篇结构，融科学性、知识性、趣味性于一炉，好像一位挚友和您一起坐在沙发上，品茗谈心，无拘无束，使其在兴味盎然中学到中医知识。如杨国安先生写桃仁，先引唐人崔护《题城南庄》诗云："去年今日此门中，人面桃花相映红；人面不知何处去，桃花依旧笑春风。"继之讲述诗人崔护清明节到长安郊外踏青，与少女杜宜春一见钟情的故事，在故事中穿插介绍中药桃仁治疗月经病的妙用。接着作者旁征广引，介绍桃仁功效，最后附验方 5 则。开展科普宣传工作，要多介绍诸如此类生动活泼、饶有趣味的文章，方能沁人心脾，开慧迪智。

四、实用性

科普文章可以益智，可以解疑，可以祛病，可以延年。介绍的养生方法、治病验方应实用有效、简单易懂。科普文章不是教科书，也不是诊疗手册，最好不要介绍太复杂的辨证施治，使读者不易掌握。如果读者对象是农民，要多介绍与农村息息相关的内容，如中暑急救、蛇伤防治、稻田皮炎防治等。黑板报、广播站可多选一些短小精悍的文章。单方、验方的药味一般不要太多，按摩穴位最好要有自然标志的取穴法，或配以图解使人一目了然。药材尽量取容易找到或买到的，草药地方名称很多，应注明学名，如野麻草应标出学名铁苋菜，白毛藤应写出学名白英等。

科普文章应努力做到通俗易懂，主题突出、新颖，也要尽可能反映中医药学术的新进展。

《怎样开展中医科普工作》，原载于福州市中医院内刊《中医科普选编》2002年，萧诏玮。

萧诏玮

附录 报道和采访

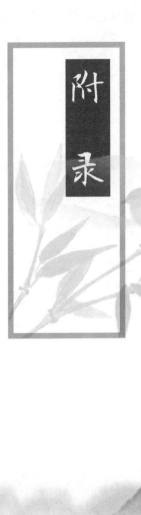

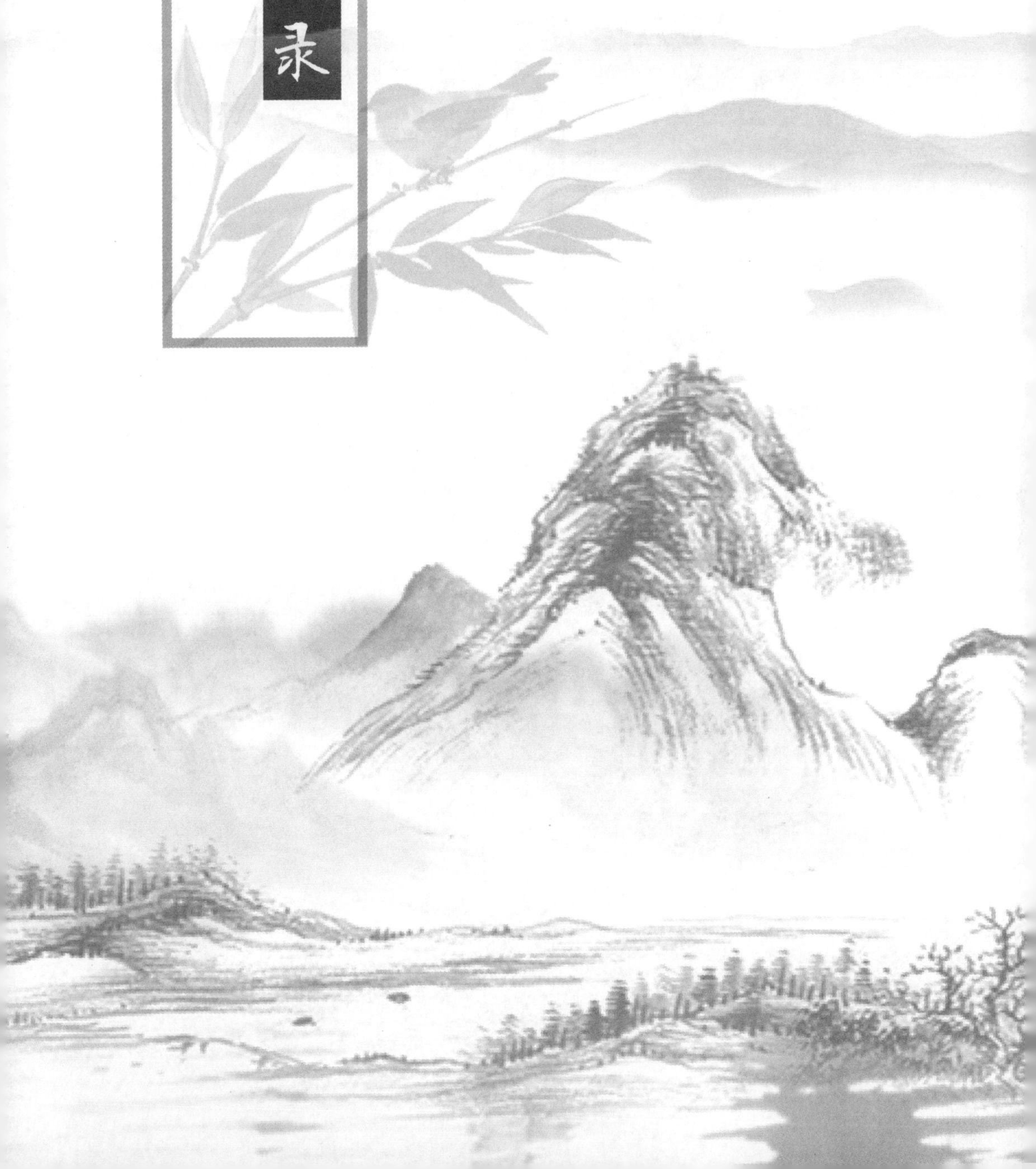

附录1　福建州桂枝里陈氏儿科：悬壶八代历久不衰

《福建卫生报》记者访谈

4 福建卫生报 2020年9月10日 责编/魏萌 电话:(0591)87095724 组版/玉花 中医文化

福州桂枝里陈氏儿科：悬壶八代 历久不衰

闽医24流派

□本报记者 林颖

“啊，嘴巴张开看一看。很好，今天特别乖，很配合。”说话的是福州市中医院儿科的肖诏玮主任医师。年过七旬的他头上已爬上缕缕银丝，可目光依然炯炯有神。他一边细心地给一名厌食症患儿诊脉、开方，一边指着电脑，侧身向一旁拿着小抄本的五六位年轻医生讲解自己所开药方的配伍。这个场景，像极了他当年跟师学医时的模样。

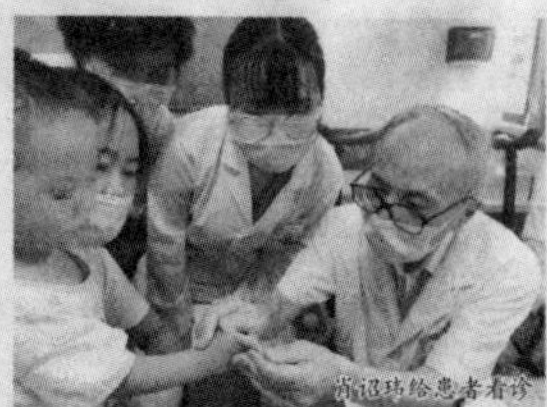

肖诏玮给患者看诊

1 八代传承历久不衰 独门技艺屡试不爽

肖诏玮早年师从福州桂枝里陈氏儿科第六代传人、福建省名老中医陈桐雨先生，是桂枝里陈氏儿科的第七代传人，也是陈氏儿科流派代表性传人。

陈桐雨

在福州中医界，福州桂枝里陈氏儿科流派是享有美誉的“四大金刚”之一，堪称“杏林众望”。其流派始祖陈少邱于清朝乾嘉年间从原籍河南固始迁榕，其次子仕姓在福州安泰河畔桂枝里行医，迄今已传承八代，逾200年。

陈少邱的子孙均擅长儿科诊疗，到了第三代陈刚济时，陈氏儿科已名声大震。当时，陈刚济治好了福州知府儿子的重病，知府特赠送对联“青囊三世泽，红杏万家春”，赞其医技高明。到四代陈燮藩、五代陈笃初时，均闻名遐迩，在福州中医界声名显赫。

如今，福州桂枝里陈氏儿科流派不仅历久不衰，声名还饮誉闽中，流泽海内外。这与陈氏儿科几代传承积累的丰富经验，有着密不可分的关系。

众多学科门类中，儿科因患儿口不能言、言不能信、手不能指的特点，被称成“哑科”。因此儿科医生尤其要善于望诊，练就火眼金睛，方能在面对错综复杂的病情时，拨开层层迷雾，捕捉一丝光明。例如陈燮藩一次在玉山涧河沿见一女子在河边挑柴，他观其面色断其要出痘痘（天花）重症。“中医有云‘望而知之谓之神’，可见前辈望诊水平之精湛。”肖诏玮说。

在旧社会，麻疹是儿科四大症之一，陈桐雨尤其善治麻疹，活人无数，坊间谓其“儿仙”“圣手”。陈桐雨有一项独门技艺——循肤摸诊。天寒时，患儿无需打开衣服，他仅用手伸入，循肤抚摸，即可判断麻疹轻重。一次，陈桐雨用此法断言一患儿麻疹在腹部密集，大腿至膝盖稀疏，膝下无疹。其母听后哑然失笑，怀疑手触何能如此精确。于是，当众解开孩子衣服，果然如陈桐雨所言。

陈桐雨说，麻疹是阳热之症，非热不出，疹子出在何处，该处皮肤即呈温热，他便是用热感加以判断，此乃陈氏家传儿科200余年的经验，屡试不爽。

如今，随着时代发展，以往以麻疹、水痘等传染性疾病为主的儿科疾病谱也开始“与时俱进”，厌食、过敏、抽动等疾病，成为现代社会的儿科常见病。

面对儿科常见病疑难病，肖诏玮不断探索创新诊疗方法，例如他善于结合民俗，运用地方草药研制清明草糕治疗小儿厌食症、研制新端午洗剂用于婴幼儿湿疹，发掘、探索榕医百年经验用于儿科疾病。

陈桐雨之子、在福建省福州儿童医院行医数十年的第七代传人陈辉清则不拘寒热，善于清热治疗，在儿童哮喘等疑难疾患治疗上造诣颇深。

福州一杏林前辈告诫门人，

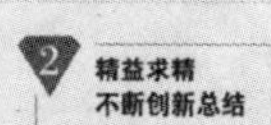

2 精益求精 不断创新总结

为医当向狗学习，一来学其忠诚，二来学其会吠（福州话谐音“背”，意思要多背诵医经典籍），三要学其会咬，意思是学进的东西要能咀嚼消化为自己的东西。

对于前辈的教诲，肖诏玮至今铭记于心。跟师学习时，身上揣着小本子随时记录是他常年养成的习惯，也成为他要求学生的习惯。60多年的工作中，他还根据陈氏儿科学术思想，总结了高热治疗12法、厌食治疗16法、腹泻治疗12法，以及咳嗽治疗12法，将散落的学术思想进行系统总结。

肖诏玮还艰辛寻找已散落民间各地的福州中医药文献，包括医案、验方、单方等。退休之后，他编纂的三部书，《百病简易中医疗法》、《榕峤医谭》、《壶天墨痕·第一集》，先后获中华中医药学会优秀著作三等奖三项，另有四项研究课题获厅级科技成果奖。

陈辉清也同时在整理流派的学术思想，计划出版《桂枝里陈氏儿科传薪录》，以及自己的临床经验集。

“医案与处方，能反映医生开方用药的辨证思路、临床经验，甚至学术流派特色，这对保护和传承发展中医药文化具有很大的意义，从汇合诸子各家还可看见古今病况的变迁、水土的异同，起到兼具医史的功用。”肖诏玮深有感触地说。

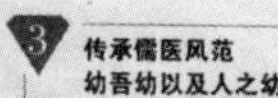

3 传承儒医风范 幼吾幼以及人之幼

在流派的传承中，一枚贫不计资的珍贵印章，足以诠释这一流派大医精诚的杏林精神。它提醒后辈医生，遇到穷苦病人时，不应计较看诊费用，当以去除病痛为先。

正是秉承“幼吾幼以及人之幼”的宗旨，当时陈桐雨在家设医馆时，处处为患儿着想，夏季搭凉棚遮阴，冬季设火炉供暖。上世纪60年代时，他在福州市人民医院坐诊时，科室人满为患，一号难求，一些父母甚至凌晨两三点开始排队等待挂号，其一天看诊人数可达百余人。

在老师的影响下，耐心谨慎、不急不躁成为肖诏玮长期养成的风格，仅这一点就得到病家的赞扬，也拥有了众多铁杆“粉丝”。在榕城，一家几代人都要找肖医师看病的病者数不胜数。

“老师在我们眼中如同谦谦君子，时常看诊结束，整理妥当准备离开，见家长抱着患儿前来求诊，他又会重新回到座位，打开电脑，耐心看诊。他的行为举止常令我们感动，堪称我辈学习的楷模。”第八代传人、工作室负责人马榕花钦佩地说。

4 诲人不倦 让流派更有生命力

从医儿科数十年，积累很多临床经验，肖诏玮和陈辉清均收教了众多学生，将学术经验倾囊相授。这些学生跟随他们坐诊，通过临证望闻问切、开方把脉，与病者交流谈心，学习他的医术医风和医德。

肖诏玮被国家中医管理局评为“全国名老中医传承工作室指导老师”，他和陈辉清一起举办名老中医传承学习班，培养教诲扶植许多年轻的医生能接好他的班，做好本职工作。

2019年3月，省卫健委批准陈氏儿科在福州市中医院成立中医流派传承工作室后，第八代传人们在临床工作之余，正不断挖掘整理陈氏儿科历史资料，完善学术思想和特色病种诊疗方案，梳理文化传承脉络。

“老师总结了很多陈氏儿科的经验，我们的主要工作要将经验和现代医学的诊治指南相结合，让学术思想能更好地运用于临床，同时在同行间推广，提高诊疗效果，造福桑梓。只有这样，我们这一流派才能代代相传，更具有生命力。”马榕花说。

附录 2　福州桂枝里陈氏儿科学术流派

人民网视频采访实录

主持人：各位网友，大家好，欢迎走进《闽医学派名家荟》系列访谈。为贯彻落实《福建省促进中医药传承创新发展若干措施》精神，挖掘和传承闽医学派学术精华，推动闽医学派的繁荣发展，广泛传播各流派传承人救死扶伤的动人故事，发挥好中医药优势为广大群众服务，福建省卫生健康委员会启动闽医学派影像记录工程——《闽医学派名家荟》系列访谈节目，今天做客《闽医学派名家荟》的嘉宾是福州桂枝里陈氏儿科学术流派的代表性传承人，他们是来自福州市中医院的萧诏玮医生，和来自福州市儿童医院的陈辉清医生。

【嘉宾简介】

萧诏玮，全国名老中医传承工作室专家，福建省名老中医，儿科主任中医师，福建省文史研究馆馆员。从事中医儿科临床、科研、教学工作 55 年，主编专著 10 部，参编 16 部。获中华中医药学会优秀著作三等奖 2 项，厅级科技进步奖二等奖、三等奖共 4 项。

主持人：萧医生，您好！欢迎您！

萧医生：主持人好！各位网友大家好！

主持人：我们了解到福州桂枝里陈氏儿科学术流派是福州市鼓楼区非物质文化遗产，能不能跟我们介绍一下我们这一流派的由来？

萧医生：陈氏儿科从事儿科专业已经传了八代，到我这里是第七代。现在传承团队人才济济。

陈辉清：我们家是世代医家，而且都是儿科医家，最早是从河南固始县迁到福建漳州，后迁居福州，定居在福州的桂枝里，大概有 200 多年了。我的爷爷是医生，也是诗人，我们家世代都是做医生。

【嘉宾简介】

陈辉清，国家级名老中医，鼓楼区第二批非物质文化遗产保护项目陈氏中医儿科代表性传承人。第五批全国名老中医药专家学术经验继承指导老师。对小儿常见病、多发病及疑难杂症有较丰富的临床经验，尤其擅长小儿感冒、哮喘及小儿传染病等的中医辨证论治及中西医结合治疗。

主持人：其实我们经常都会说儿科是特别难的一个科，因为像婴幼儿他们的用药和我们大人还不一样，得特别讲究，而且小孩子也不知道怎么表达自己的症状，那面对这样的一个群体，要怎样问诊？

萧医生：小儿科古称哑科，小孩生病的时候他口不能言，手不能指，即使会说话也不足为信，所以在儿科来说断症是相当困难。陈氏儿科重视望神，如果一个小孩他目有光彩，精神奕奕，表情活泼，那就说明他脏腑气机灵活，气血调和，多为无病。假如精神疲乏，不言不笑，目光呆滞，一般都是病重。用药方面，（陈氏儿科）主张精轻清灵，就是说，一般的药物不宜太多，药性要比较轻灵。（陈桐雨）他是反对在用药上叠床架屋。

主持人：其实不只是小儿科，放在其他的科也是同样适用的，我们都知道福州桂枝里陈氏儿科学术流派流传了八代历久不衰，肯定有什么独门的秘籍，能不能跟我们介绍一下。

萧医生：陈氏儿科积累了丰富的临床经验，其中不乏一些独门绝技，现在我们就诊断、外治、内服验方来介绍：①（陈桐雨）在治疗麻疹方面。冬天的时候，不要叫小孩把衣服打开，他就能知道你麻疹出到什么部位，他摸到你大腿是热的，你这麻疹出在大腿，膝盖以下是凉的，那你膝盖以下没有出皮疹。他认为麻疹属于热症，非热不出。另一个秘诀就是在诊断麻疹方面，他是重视疹门，顺证的麻疹是不会死人的，麻疹会死人往往是由于它的并发症，在麻疹并发症当中摆在第一位的是麻疹肺炎。假如麻疹已经出到胸部了，但是两颧地方没有皮疹，叫做“白面痧”，这个是迟早会并发肺炎。②（陈桐雨）认为外治的机理和内治机理是一样的，很多小孩在吃药的时候哭闹，服药很困难，这时候他就认为用外治方能起到一个独到的作用。对于麻疹并发腹胀，肚子痛，大、小便不通，他用罨脐散，罨脐散的成分是葱白、豆豉、芒硝、羊矢、田螺、鲜车前草，把这几味药捣烂如泥，然后先把冰片放在肚脐眼，再把捣烂如泥的药覆盖在上面，然后用胶布把它固定，几分钟后，肛门排气，腹胀消退。又比如药物灌肠疗法，腹泻伴呕吐的小孩药吃不下去，就采取一种药物煎汤，如用野麻草（铁苋菜）加上石榴皮，把这两味药加水浓煎，取温和液 20mL，一天灌肠 2 次。这样可以治疗小孩最常见的腹泻，也就是湿热型泄泻。

主持人：我们还了解到我们桂枝里陈氏儿科还有这样一个称号，被称为福州中医界“四大金刚”之一，这个美誉是怎么来的?

萧医生：由于陈氏儿科的技术精湛，所以民间称他（指陈雨桐，下同。编者注）为“四大金刚”（名中医）。他医德高尚，而且为人谦和，对小孩特别关爱，碰到烦吵、不配合的小孩，他也是笑一笑、逗一逗，哄一哄，即使小孩身上很脏，他也无所顾忌，所以他能迅速地拉近了医患之间的距离。（陈氏儿科）学术观点是重视脾胃，他认为小孩脾胃娇嫩，容易积湿生痰，所以他在调理脾胃方面，重视疏肝。

陈辉清：1958 年，当时福州市有 4 位老医生。1963 年，他们被授予福建省首批名老中医。

陈辉清：我们家的家训是“幼吾幼以及人之幼”。对待病人像对待自己的孩子一样，提倡中医的仁心仁术。我们有一方印叫做“贫不计资”，穷苦的人来看病不计资，不收挂号费，甚至买药有困难的时候，我们还赠送，所以受到广大百姓的爱戴。

主持人：我们还了解到现在我们福州桂枝里陈氏儿科学术流派

传承工作室正在建设当中，那目前这个项目开展的情况怎么样？

萧医生：第一，这个工作室建设已经两年了，我们按照卫健委《关于流派工作室的实施方案》，已经做了很多工作，比如我们梳理流派的传承脉络，传承和发扬流派学术思想，拓展临床运用。2020年8月，在福州市中医院官网建立了陈氏流派网站（设有“工作室介绍、陈氏流派、学术见解、流派文化、特色技术、临床诊疗、最新动态、精彩视频”总共有8个栏目）。第二，开发了一个制剂，叫做“新温胆合剂”（微乐糖浆），这个药已经在儿科用了很久了。第三，就是总结陈氏儿科的临床经验，发表学术论文（在省级期刊发表了10篇论文）。第四，举办流派学术会议，通过会议，宣传陈氏流派，扩大影响，还跟国内外很多专家流派进行交流，传授陈氏儿科学术经验和临床运用。第五，建立专科专病的诊疗常规，为使临床儿科常见病中医治疗规范化，体现陈氏儿科特色诊疗方法。第六是人才培养，福州市中医院是福建中医药大学的教学医院，工作室常年承担临床教学工作，带教的学生有规培生、研究生、实习生，还有基层的进修医生。

陈辉清：这本书是《桂枝里陈氏儿科传薪录》。为什么写这个，是因为我们陈氏儿科已经绵延了八代，一代一代传下来，没有间断过，所以叫“传薪录”。这是我爸爸，1958年之前，他在家里开诊所。

主持人：那您个人对传承人有什么样的期待？

萧医生：传承是很重要的，我认为传承，一个要加强中医的理论学习，包括中医的四大经典，阅读中医的名医名著，打好基础；此外要学习掌握陈氏儿科的独特理论，并加以熟练运用，认真地学习，总结他的经验。临床疗效是流派的生命力，最重要的是能够解决临床问题。所以应该要努力交流学习，关注医学的新进展，与时俱进，传承精华。

陈辉清：中医发展前途还是很光明的。中医发展2000多年了，随着时代的进步，现在科技发展应该融入进来，所以说中医跟西医要取长补短，我们有三驾马车，中医、西医、中西医结合，这三个应该是互补的，事实上也是这样子。

主持人：好的，感谢萧医生、陈医生给我们带来的分享。中医承载着中国古代人民同疾病作斗争的经验和理论知识，作为世界上唯一传承至今并仍存在的古老医学体系，中医学也是融合了人文、自然、生命的医学科学。那今天这期节目到这里也接近尾声了，要再一次感谢萧医生、陈医生。

萧医生：谢谢您。谢谢大家。

陈辉清：谢谢大家。

主持人：好的，也感谢各位网友的关注，再会。

人民网记者

2021年4月19日

附录3 “中医学术流派研究”课题组调研报告（福建）节选

《流派与争鸣》刊载

“中医学术流派研究”课题组调研报告（福建）

报告人：王振国　王鹏　林明和　纪立金

为全面、客观调查当前中医学术流派概况，深入分析中医学术流派的形成原因、传承现状、演变规律和发展趋势，总结中医学术流派曾经繁荣的经验和教训，寻找促进更多现代中医学术流派形成的途径和方法，为今后中医药政策的制定提供可靠的依据，根据青岛会议确定的调研方案（包括确定调研范围、调研对象、调研方法、访谈提纲等），《中医学术流派研究》课题组于2006年6月22～25日，在福建对该项目课题相关研究内容展开实地调研。

采访人：王鹏、林明和。

问：您是怎样认识中医学术流派这个问题的？

肖诏玮：我个人认为，中医学术流派是显示中医特色的最高形式之一。中医强调师承关系，经过长时间的学习传承，可积累丰富的理论见解和临床经验。研究中医学术流派是很好的。

问：您认为当今还有具备鲜明中医特色的学术流派吗？

肖诏玮：应该说学术流派仍有，但是特色已不鲜明。比如我们的陈氏儿科学术流派，一直在福州占统治地位，至今仍有传承，但由于社会环境的变迁，已大不如前。

问：请您大体介绍一下陈氏儿科这一学术流派的基本情况。

肖诏玮：陈氏儿科已传承200余年。总体属温病流派。具体学术传承脉络和主要学术主张和特色在我所著的《福州中医学术流派研究》一书中有具体记述，在这里，限于时间关系，我就不多讲了。

问：在您之前，该流派有比较经典的传世著作吗？

肖诏玮：有，但灭于洪水灾害。作为后人，我对本派的主要学术主张和学术特色有过系统整理。

问：您对该流派现在的发展情况满意吗？

肖诏玮：前几年，我对这个流派的发展情况十分担心，我想这一学派会在当今社会环境下走向消亡。今年，新院长来后，给我配了3位学徒。比以前好一些。

问：您认为中医学术的发展，学术流派可起到什么样的作用？

肖诏玮：我认为起到了学术争鸣的作用，可有效总结一个派别的学术经验，很好地指导临床实践，从而有力地推动中医学术发展。一个学派，经过几百年不断总结经验并不断升华，形成一种理论或主张，这是十分宝贵的。

问：您对当前促进中医学术流派发展有何意见和建议？

肖诏玮：目前进行流派研究，当前困难并不大，但是个人现有条件很难完成，必须有国家的支持才能进行。要推动发展，首先要继承好流派的学术思想和临床经验，要下大力气，政府要解决这个问题。然后在此基础上进行系统总结整理，以很好地发扬之。

问：您认为当前的社会大环境有利于中医学术流派的形成和发展吗？

肖诏玮：不，我认为目前大环境不利于中医学术流派的形成和发展。中医的整个大环境非常不好。从我个人角度来说，现在要我发展陈氏儿科是十分困难的。

问：您对您的传人有何要求？

肖诏玮：这些学生起点很高，但他们首先要通过临床点滴记录，一点一点去学，二是在此基础上系统学习陈氏儿科流派的学术主张和临床经验，三是要互相切磋。目前我对他们还是满意的，要先了解流派的源流，不能全部照搬我的东西，要在继承的基础上，有所创新，有所发挥，要推陈出新。

问：您认为当前是否要大张旗鼓地支持中医学术流派的形成和发展？

肖诏玮：是的，这是十分必要的。

问：您认为当前的这种高等教育模式是否有利于中医学术流派的形成和发展？

肖诏玮：我想要想使一位中医工作者有血有肉的话，恐怕还是要有个性化培养。

问：请问您如果陈氏儿科的某些特色疗法或用药不合当前规定，您会如何处理？

肖诏玮：我认为只要是对临床有效的，就是好的，不一定都要符合某些诊疗常规，诊疗常规也不是一成不变的，有些也是不全面的甚至是不对的。所以说，只要临床证明有效的就可以用。

问：您对福州市的其他中医学术流派有所了解吗？

肖诏玮：是的。我个人认为我的了解还是可以的。不敢说了如指掌，但我认为我是有研究的。学派之间是可以互补的。

问：您认为当今还可能产生新的学术流派吗？

肖诏玮：可能，完全可能，但这要有个前提，就是中医生存发展的大环境要改善。如果这个前提不能实现，恐怕目前还看不到。

附录4 老树春深更著花——记福建省名老中医萧诏玮

《福建文史》刊载

老树春深更著花

——记福建省名老中医萧诏玮

江心福

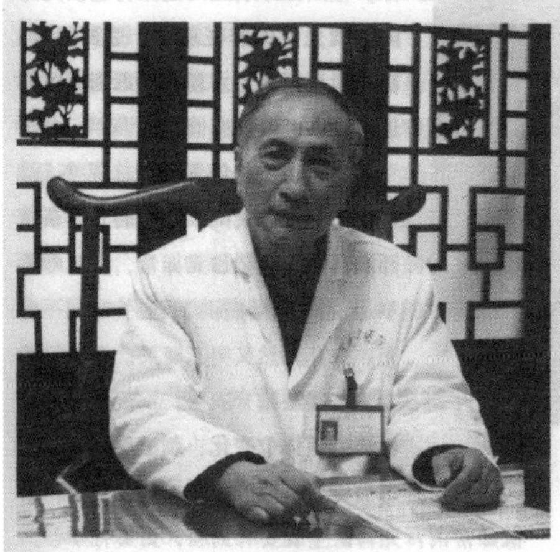

萧诏玮

萧诏玮先生，福州市中医院儿科主任中医师、福建省名老中医、全国名老中医传承工作室专家、全国老中医药专家学术经验传承工作指导老师、福建省文史研究馆馆员。他自1961年师从福州桂枝里陈氏儿科第六代传人、福建省名老中医陈桐雨先生，1965年后在福州市中医院儿科工作，从医师累升至主任医师、福建中医学院教授，迄今已历50余载。曾任福建省中西医结合儿科专业委员会副主任委员、现任福建中医药学会传承分会副主任委员、福建省中医药研究促进会常务理事。退休15年来仍坚持工作在儿科临床第一线，纾解患儿疾苦；悉心带教，获评十佳带徒名师；逐梦杏林文化，诊务旁午之隙力役著述，成绩卓然。

退而不休 不负拳拳济儿心

俗话说：“医者乃仁心仁术之业，执此业者亟见其品德修养与活人济世之心。”萧诏玮医师从医半个多世纪以来，患者都交口称赞其仁心仁术。他把病人当亲人，将“幼吾幼以及人之幼”作为自己数十载投身杏林的座右铭。退休后仍每天坚持坐诊半日，被誉为“无节假日医生”。他每天早晨七点多就到医院，一连要忙5个小时以上，加上时下儿科医生紧缺，每逢感冒等疾病高发期，慕名而来的患者更多，经常要从上午诊病到下午三四点，人眼似秤，公论如榜，有患儿家属赠联曰：“甘松忍冬藏远志，玉竹半夏犹大青。”以6个药名缀成联句，称赞萧医师拳拳爱儿之心、孜孜奉献之情。

在他医治的许多病者中有一位林姓女士，从十几岁起就找萧医师看病，如今年过半百还经常带着儿子、孙子来求诊，可称得上是萧医师的铁杆“粉丝”。像林女士这样一家几代人都找萧医师看病的患者在榕城并不鲜见。萧医师诊治每位

2019.01-02 第1期 29

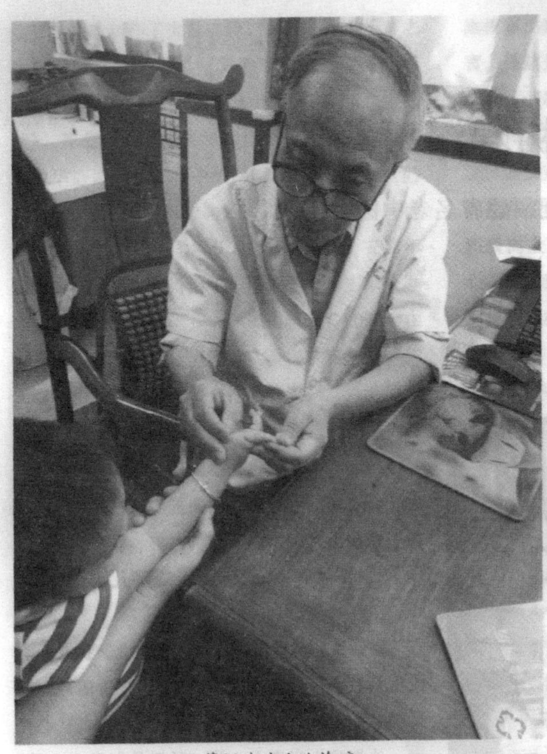

萧诏玮为小儿诊病

病孩都极其细致，即使孩子啼哭烦吵也是和颜悦色、不躁不愠、自然亲切、一以贯之，可谓敬业有嘉。由于每日求医者盈门，许多患者往往需要等候较长时间方能就诊，但他们毫无怨言，这都是由于敬慕萧医师高尚的医德和精湛的医术。

萧医师早年师从陈桐雨先生，福州陈氏，世业儿科，享盛名200多年。其三世医陈刚济曾治愈福州知府周莲之子沉疴，周莲曾亲撰联句“青囊三世泽，红杏万家春”以谢。五世医陈笃初集医、诗、画、史之绝艺，擅长折枝，工于朱竹，硕儒陈衍曾邀其参撰《福建通志》，笃初有一自撰医寓联“门前老树不知岁，河上长流无尽时”，足证陈氏医学源远流长。陈桐雨先生尽得世传医技，学验俱丰，为福建省名老中医，萧诏玮医师可谓得其亲炙。

儿科自古被称为“哑科”，因孩子幼小，手不能指，口不能言，言不足信。需要医者四诊更加耐心与细心，而萧医师在长期的临床工作中正是凭借不急不躁的仁心与素养，深受病者爱戴。萧医师常说：为医者继承是基础，创新为关键，我辈当发皇古义，融会新知，弘扬瑰宝，造福桑梓。福州先辈名医的流派特色，先师陈桐雨先生的辨证思路、遣药经验，都令他受用无穷。现爰举三则萧医师诊病轶事以略陈感慨。

1、心微能会小儿心。某冬日，一小儿阵发性哭闹来诊，病儿母亲掀开衣服，腹部扪诊无异常，萧医师为小心起见，嘱病儿留诊片刻。一会儿，患儿果然又突兀啼哭。遂再行检查，一层层掀开衣服，发现内衣别针松动，随体位变化，刺激皮肤致患儿疼痛啼哭，致病元凶终于找到了！萧医师常谓：儿科医生既要有剑胆，更要有琴心。

2、擅用外治拯急症。一泄泻伤津患儿，腹胀如鼓，烦躁不安，萧医师认为急需治标，当施陈氏肚脐膏，而方中须用鲜车前草，患儿家长却不识草药无法配药。是日，屋外大雨滂沱，萧医师不顾年迈打着雨伞到院外草地寻觅采撷以救急，仁心仁术，可见一斑。

3、精益求精无止境。对儿科常见病与疑难病，萧医师一方面继承中医温病学说思想，一方面又重视调理脾胃。为提高疗效，他不断探索，如研制院内制剂固本糖浆治疗小儿缓解期哮喘病；结合民俗，运用地方草药研制清明草糕治疗小儿厌食症；组方新端午洗剂用于婴幼儿湿疹；

发掘榕医百年经验，施治儿科疾病，都取得相当好的疗效。

萧医师擅用中医药治疗呼吸道感染、支气管炎和哮喘、厌食症、肠胃炎等儿童常见病、多发病，多能以几副汤药方剂使患者药到病除。数年前有位3岁男孩素患哮喘，发作频繁，萧医师接诊时听到患儿喉咙发出的痰鸣声如曳锯，参其脉症，诊断其为“脾阳虚兼有痰饮”之证，处以苓桂术甘汤对证治疗，服药后患儿不仅痰马上少了许多，喘息发作也得到了控制，待患儿情况平稳后，他又持续用“益气健脾法”增强患儿体质，此次病愈后该小儿多年未曾复发。

萧诏玮说，他所用的这些汤药都是古人留传下的，用药经验也是他自己长年从恩师和医学书籍上学习总结下来的。但他认为对于先辈的经验也不能一味照搬照抄，必须勤于思考，体会用药微妙之处，临证时要做到因时因人因病制宜，针对不同患者进行辨证施治才能取得好的疗效。

著书立说　抢救福州中医史料

福州中医不仅有悠久的历史，还有深厚的文化底蕴。远在汉季，长乐董奉与张仲景、华佗并称“建安三神医”，并留下“杏林春暖”的佳话，被后世尊称为“杏林始祖”。宋代以降，名医云屯，名著山积，惜地处东南一隅，闽医特色绝招，尚须搜集整理，介绍推广。小草恋山，野人恋土，萧诏玮先生是一位生于斯、长于斯的福州中医，于是他将弘扬闽医当作自己义不容辞的责任。在萧诏玮医师职业生涯的数十年寒暑中，除了行医济世外，还有一件重要的事情就是艰辛寻找散落于民间的福州中医药文献，尤其退休之后，对乡邦文献，枌榆陈迹的怀旧之情更切，曾自嘲“抢救整理不用扬鞭自奋蹄”。

他常年于中午门诊结后并不回家，匆匆吃完午饭后就奔走在榕城的大街小巷或图书馆，悉心遍访寻觅散落在民间的医学史料，比如近现代福州老中医曾经留存的方笺、医案、手稿、处方等。

他还凭借几十年行医和朋友圈的人脉关系，四处打听名老中医的后裔、门生、故旧，于茫茫人海中走家串户请求他们把遗存的史料借他抄写拍照存档。除本市之外，还到八县等地查询，历尽千辛万苦，为抢救中医药历史文献孜孜不倦、鞠躬尽瘁。在奔波劳碌过程中，萧医师发现许多老中医作古后，儿孙有的已改行转业，有的则迁家难觅，更有些名医的后辈甚至对他此举心存疑虑，更不用说愿意慷慨提供资料了。有时他为了寻找一位福州名医后人，不惜耗费两三年时间辗转打听并努力奔走，真正是登山越岭、穿街走巷啊！他曾告诉笔者，有一次他听到一位名老中医的孙子住在福州鳌峰洲，可当他找到那里时又发现此人早已搬迁至别处，后又经过多方打听才得知其现住在鼓楼区群众路某处，而当他终于找到此人时，却得知其本人现并不从医，而且其先人

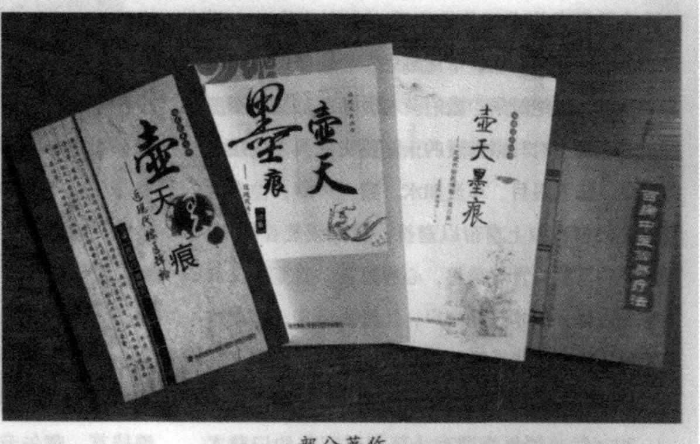

部分著作

的资料也早已散失殆尽。但他并不气馁，继续到档案馆和图书馆去寻觅该医史料。诸如此类事不胜枚举，他常常为了核实一份资料或一条线索，连日泡在图书馆，在浩如烟海的馆藏图书和电子资料中翻阅民国时期的各种报纸、书刊等文献，希冀从中查找到自己所需的医史资料，其中甘苦，几人能知！

一次，他寻得一名士赞颂某榕医仁术懿德的对联，拍摄时几乎激动得双手颤抖不已，因为这正是他寻访三年、梦寐以求的联句！后来他在回忆此事的文章中写道："二联三年得，一吟泪欲流。"他曾说，岁月久湮，人事沧桑，诸多弥足珍贵的榕医资料，只能任蠹鱼穿梭或灰飞烟灭，每感于此，萧某虽杖国之年，却不惮烦劳，多方奔走，甘逐尘埃，网罗丛残，裨补遗阙，抢救榕医吉光片羽。同时，他也非常感谢自己的工作能得到历任领导的殷殷助力，令多部著作得以剞劂，旧时月色，澹意可人，流风遗韵，可历久远。

萧诏玮医师还曾深有感触地说道："医案与处方，能反映医生开方用药的辨证思路、临床经验，甚至学术流派，这对保护和传承、发展中医药文化具有很大的意义，而且从诸多名家的资料中还可看见古今病况的变迁，水土的异同，有存史且实用之功也。"

白天蒐集资料，钩沉索隐，积久寖多；夜间甄别遴选，剔抉爬梳，审谛覃思，考镜源流，此须自甘寂寞，谢绝纷华，澹泊荣利，不趋势络。萧医师家的书房正对马路街道的十字路口，入夜放眼华灯灿烂，眩人眼目，车流如水，路人声喧，他常常要关上门窗，拉上窗帘以避扰，虽无须焚香打坐，却也闭门塞听，青灯黄卷，心静思苦，直至夜深街上车少人稀，他才打开窗户，让月光进来。他说这些年科研收获，皆是静下心来的成果，正所谓"病马尚怀远驰志，老梅独具耐寒心"。

2005年前福州尚没有一部相对完整的记载本地中医的文书典籍，在医院领导的支持和萧诏玮医师的辛勤努力下，《榕峤医谭——福州历代中医特色》一书终于在2009年出版发行，这部62万字书涵盖"榕医溯源""杏林人物""百年特色""逸闻掌故"多个部分，是一部生动而丰富的榕医专著。《壶天墨痕——近现代榕医锦翰》三集也先后在2012年至2017年间编撰出版了，书中辑录了200多位榕城内外名老中医的方笺、医案医话、验单方、诗词、题词手迹。特别在第三集中还编撰了近现代70多位名人、书画家、篆刻家为榕医所作的各类书法、国画等艺术作品，内容丰富，资料详实，令人击节赞赏。所谓以史为镜，明镜存史，以上书籍的出版皆为萧医师多年的心血结晶，弥足珍贵。2017年，萧医师又在编撰《壶天墨痕》三集的基础上，深入研究，撰写《近现代榕医翰墨探赜》一文，约1万多字，其内容包含有"儒风独茂""文脉流芳""裨补史阙""家国情怀""治学严谨""左海特色"等部分，此外还将他多年撰写的有关医学、医史、民俗研究等文章结集出版，书名为《榕荫医谭》，这部总结他多年经验的大作由全国政协委员、福建省政协副主席、省卫计委副主任阮诗玮和省文史馆原馆长卢美松作序，他们都由衷地肯定了萧医师在发扬闽派中医特色工作中所做出的突出贡献，在我省名老中医传承工作中起到的推动作用。

功夫不负有心人，萧医师退休之后所著的书中已有《百病简易中医疗法》《榕峤医谭》《壶天墨痕·第一集》三部先后获中华中医药学会优秀著作三等奖等，另有两项研究课题也获厅级科技成果奖。萧医师感叹，榕医博大精深，揽华采实，逶迤多艰，医海掬波，渊深难测，自知陋质，舛误难免，然揽胜壶天，扬芬精诚，岂敢逡巡自退。以上著作仅作问路之石，谨奉方家，盼能广得正音以教余矣。嘤其鸣矣，求其友声，数编持其，嚆矢云矣。为发扬闽医特色，课题组还赓续钩沉故实，另商续刻，再谋新篇。

诲人不倦　带徒获评名师

中医与西医有一个很大的区别，那就是西医更多的需要依靠科学仪器检测诊断，而中医则更多的需要来自于前辈医生传帮带授临床的辨证论治经验。近20多年来，他收徒10多名，带教学生甚多，这些弟子每天跟随他坐诊，通过跟随萧医师学习临证望闻问切、遣方用药，有学生发自肺腑的感叹：每日耳濡目染之下，我们深感于萧老师全心全意为病儿健康服务的高尚医风医德，又接受到他毫不藏私的医学知识方面的言传身教，他不仅让我们学到了真正的本领，也让我们领悟到爱岗敬业的真谛！

2012年，萧诏玮医师被国家中医管理局评为“萧诏玮全国名老中医药专家传承工作室指导老

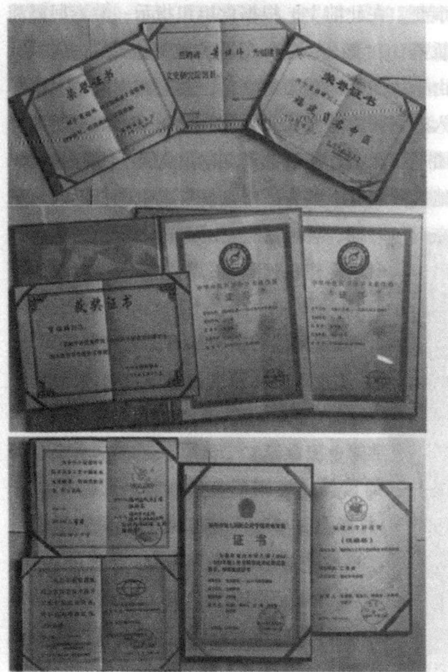

获奖证书

师”，开办了三期大规模的传承学习班，反响热烈。

据不完全统计，自2000年以来，萧诏玮医师在全国和省市级医学报刊发表论文90余篇，主编出版14部专著，参编17部著作。除前文中提及的著作外，尚编著出版《福州近代中医流派经验荟萃》《肾脏病中医调治》《支气管哮喘防治》《图解小儿保健按摩疗法》等书。此外，他还承担省卫生厅重点课题“福建岁时民俗与中医内涵研究”，参与《闽台文化大辞典》的编写，这都是他上下求索、静心为学所取得的丰硕成果。他还将某病的病因、病机、诊法、用药等编成诗歌，读来朗朗上口，令人记忆深刻，受到学生和徒弟的喜爱。2013年他被福州市总工会评为“福州十佳带徒名师”称号。他曾多次参加海峡两岸中医药学术交流会并作学术报告，还多次参加省市电视台的健康科普系列讲座，为弘扬闽派医学、切磋技艺、普及防治疾病知识尽力尽责。

在此，我想引用文史专家卢美松先生为萧诏玮医师的新著《榕荫医谭》所写序文中的一段话来作为他多年敬业行医、勤奋治学的最好注解，那就是“医林最宜道，医家济人以术，淑世以心，力行其道，积善成德，渐备圣心，其所以如此勤劬黾勉，为人作嫁，突出于‘扬芬榕医精诚’，存幼幼曲赤之心，服务桑梓，传承文脉，一生致力于悬壶济世也”。最后，让我用阮诗玮教授在《榕荫医谭》序文中所述的“苍龙日暮还行雨，老树春深更著花”作为本文的结语吧！

作者系福建省作家协会会员

责任编辑：俞鼎芬

附录5 74岁“全国名老中医”萧诏玮，每天坚持坐诊带教，30年不懈发掘榕城中医文化瑰宝

《福州晚报》刊载

74岁“全国名老中医”萧诏玮，每天坚持坐诊带教

30年不懈发掘榕城中医文化瑰宝

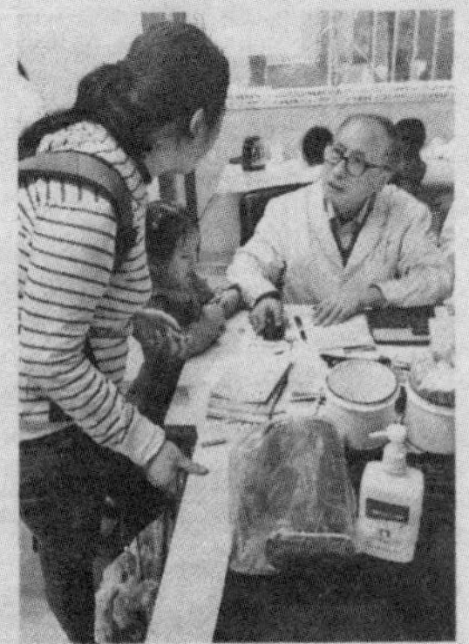

萧诏玮坚持每天坐诊。

■福州晚报记者 朱丹华 文/摄

福州市中医院现年74岁的儿科主任萧诏玮，是“全国名老中医”。这个“老”字可是名副其实：他从医至今足有55年，有祖孙三代小时候都找他看过病。除了坐诊看病、带徒授业，萧老致力系统总结历代榕城中医的文化瑰宝，目前已取得阶段性成果。

退休后每天仍坐诊带教

昨日上午，记者走访市中医院儿科设在活动房里的临时诊室，见到萧诏玮老先生。

萧老身形瘦小，目光慈祥。

退休14年来，每周七天上午，外加周五晚上，萧老都在市中医院坐诊和带教。每天早上5时许，他就起床了，先出门为老伴买好菜，8时以前准时抵达医院。

昨日，记者看到，带着孩子找萧老看病的家长排着长队，看诊的主要是患呼吸道疾病的孩子。萧老认真听诊、细心询问。桌上的病历，从厚到薄，又从薄到厚。

一名家住白湖亭的女士告诉记者，七八年来，孩子一生病，她就带孩子找萧老。她还要了萧老的手机号，遇到孩子晚上突发急病，好咨询萧老。

12时50分，最后一名患者走了，诊室瞬间安静了下来。电脑系统上显示，萧老昨日上午近5个小时看了46名病人。从4月1日到28日，他一共看了1553名病人。如果是周六，他一般得看到14时，工作量就更大了。

食堂炒菜卖完之前，萧老总没下班。医院对萧老很关心，让食堂工作人员直接送午饭到诊室，面条或是饺子，天天如此。

30年致力传承保护福州中医文化

萧老是享誉福州的陈氏儿科第7代传人。陈氏儿科于清朝乾隆、嘉庆年间由河南迁来福州，有数百年历史，注重温病治疗和脾胃调理。在此基础上，萧老还重视调肝。他说，比如小儿抽动症的治疗就宜用清泻肝火法，兼健脾、补肾等。

此外，近30年来，萧老致力于榕医史和学术流派的研究，范围涉及十几个科别，主编了相关书籍8本，参编15本，发表了150多篇学术论文。退休后的科技成果还获过奖。

说起历代榕医文化，萧老神采奕奕。他说，福州历代中医的文化、流派和学术很深厚，只是总结不够，因而在全国知名度不高。

福州古称文儒之乡，名医辈出，名著山积，近现代流派纷呈、科别齐全，密学绝招，居于八闽之首。近代榕医仅流派就形成了伤寒派、温病派、气化派、滋阴派、时方派、补土派、攻下派等。

萧老说，他生于福州，长于福州，弘扬瑰宝、造福桑梓是应尽的历史责任。退休14年来的每个下午，萧老都在积极奔波，寻找散落的榕医学术材料，从古代到近现代福州老中医曾经的医案、处方、手稿等。

借着自己在中医朋友圈的人脉，萧老四处打听老中医及其家属、后裔、门生的下落，走家串户请求把遗留的资料借他拍照存档。最远甚至去了连江、长乐。

许多老中医作古后，儿孙不是搬家，就是转行，不好找。有些后辈对萧老的目的存疑，不愿提供。为寻找一位福州名医的后人，他甚至历时3年。

萧老说，医案与处方能反映医生遣方用药的辨证思路、临床经验，甚至学术流派，对保护和传承发展中医文化很有意义。汇合诸家，还可见古今病状的变迁，水土的异同，兼具了医史的功用。

而顺带收集中医翰墨，是为了区别中医与西医之间医理的不同。中医与儒家、道家文化关联密切，福州历代医生多为儒医，其中不乏高中进士或担任朝廷官职者，从他们的翰墨中，还能窥探中医传统的医德和修为。

“我在探访中感受到，历经多年风雨变迁，不少医学文献已经丢失了，发掘整理榕医学术资料是一项时不我待的抢救工作。”萧老说。

萧老拿出他主编的《榕峤医谭——福州历代中医特色》《壶天墨痕——近现代榕医师翰墨》这两本书，他告诉记者，这两本书收集了历代数百位榕医的宝贵资料。在市中医院的大力支持下，《壶天墨痕》的续集已经交付出版社，接下来的两三年，计划再出第三本和第四本。到那时，福州历代榕医的大部分精髓应该就能基本掌握了。

2014年，萧老获评“全国名老中医”，他的工作室被评为“萧诏玮全国名老中医传承工作室”。

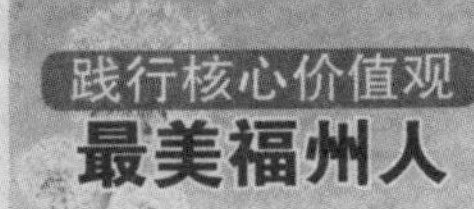

附录6 80岁坚持坐诊，抢救榕医文献，老骥自奋蹄，“拓荒”中医史

《福州晚报》刊载

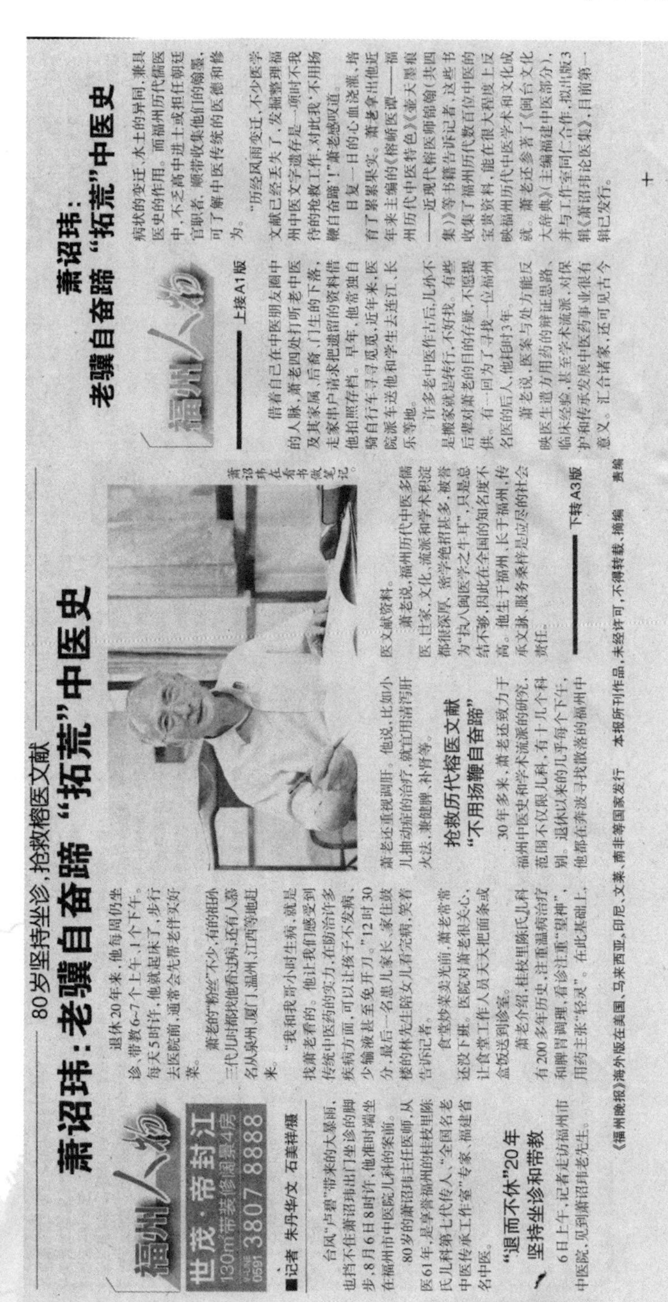

80岁坚持坐诊，抢救榕医文献

萧诏玮：老骥自奋蹄“拓荒”中医史

福州人物

■记者 朱丹华/文 石美祥/摄

台风“卢碧”带来的大暴雨，也挡不住萧诏玮出门坐诊的脚步，8月6日8时许，他准时端坐在福州市中医院儿科的案前。

80岁的萧诏玮主任医师，从医61年，是享誉福州的桂枝里陈氏儿科第七代传人、“全国名老中医传承工作室”专家、福建省名中医。

“退而不休”20年 坚持坐诊和带教

6日上午，记者走访福州市中医院，见到萧诏玮老先生。

退休20年来，他每周仍坐诊、带教6~7个上午、1个下午。每天5时许，他就起床了，步行去医院前，通常会先帮老伴买好菜。

萧老的“粉丝”不少，有的祖孙三代几时都找他看过病，还有人慕名从泉州、厦门、温州、江西等地赶来。

“我和我哥小时生病，就是找萧老看的。他让我们感受到传统中医药的实力，在防治许多疾病方面，可以让孩子不发病、少输液甚至免开刀。”12时30分，最后一名患儿家长、家住鼓楼的林先生陪女儿看完病，笑着告诉记者。

食堂炒菜卖光前，萧老常常还没下班。医院对萧老很关心，让食堂工作人员天天把面条或盒饭送到诊室。

萧老介绍，桂枝里陈氏儿科有200多年历史，注重温病治疗和脾胃调理，看诊注重“望神”，用药主张“轻灵”。在此基础上，萧老还重视调肝。他说，比如小儿抽动症的治疗，就宜用清泻肝火法，兼健脾、补肾等。

萧诏玮在看书做笔记。

抢救历代榕医文献 “不用扬鞭自奋蹄”

30年多来，萧老还致力于福州中医史和学术流派的研究，范围不仅限儿科，有十几个科别。退休以来的几乎每个下午，他都在奔波寻找散落的福州中医文献资料。

萧老说，福州历代中医多儒医、世家，文化、流派和学术积淀都很深厚，密学绝招甚多，被誉为“执八闽医学之牛耳”，只是总结不够，因此在全国的知名度不高。他生于福州、长于福州，传承文脉、服务桑梓是应尽的社会责任。

下转A3版

《福州晚报》海外版在美国、马来西亚、印尼、文莱、南非等国家发行 责编

萧诏玮：老骥自奋蹄“拓荒”中医史

福州人物

上接A1版

借着自己在中医朋友圈中的人脉，萧老四处打听老中医及其家属、后裔、门生的下落，走家串户请求把遗留的资料借他拍照存档。早年，他常独自骑自行车寻寻觅觅，近年来，医院派车送他和学生去连江、长乐等地。

许多老中医作古后，儿孙不是搬家就是转行，不好找。有些后辈对萧老的目的存疑，不愿提供。有一回为了寻找一位福州名医的后人，他耗时3年。

萧老说，医案与处方能反映医生遣方用药的辩证思路、临床经验，甚至学术流派，对保护和传承发展中医药事业很有意义。汇合诸家，还可见古今病状的变迁、水土的异同，兼具医史的作用。而福州历代儒医中，不乏高中进士或担任朝廷官职者，顺带收集他们的翰墨，可了解中医传统的医德和修为。

“历经风雨变迁，不少医学文献已经丢失了，发掘整理福州中医文字遗存是一项时不我待的抢救工作，对此我‘不用扬鞭自奋蹄’！”萧老感叹道。

日复一日的心血浇灌，培育了累累果实。萧老拿出他近年来主编的《榕峤医谭——福州历代中医特色》《壶天墨痕——近现代榕医师锦翰（共四集）》等书籍告诉记者，这些书收集了福州历代数百位中医的宝贵资料，能在很大程度上反映福州历代中医学术和文化成就。萧老还参著了《闽台文化大辞典》（主编福建中医部分），并与工作室同仁合作，拟出版3辑《萧诏玮论医集》，目前第一辑已发行。

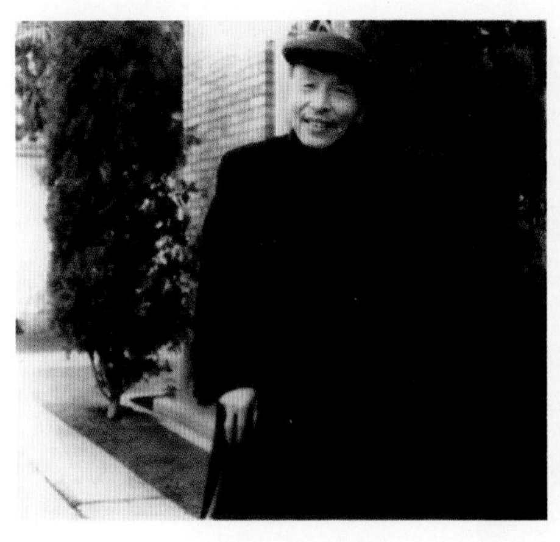

陈桐雨生活照

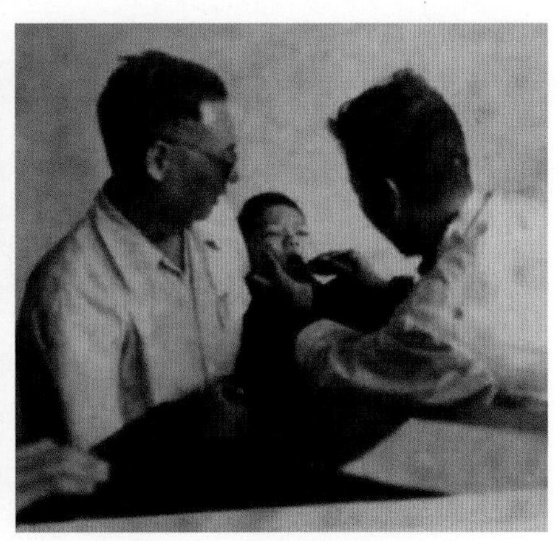

陈桐雨应诊照

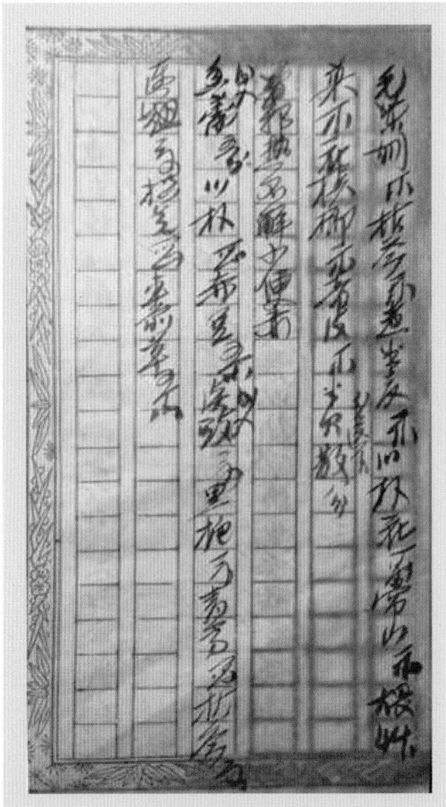

陈桐雨先生方底1

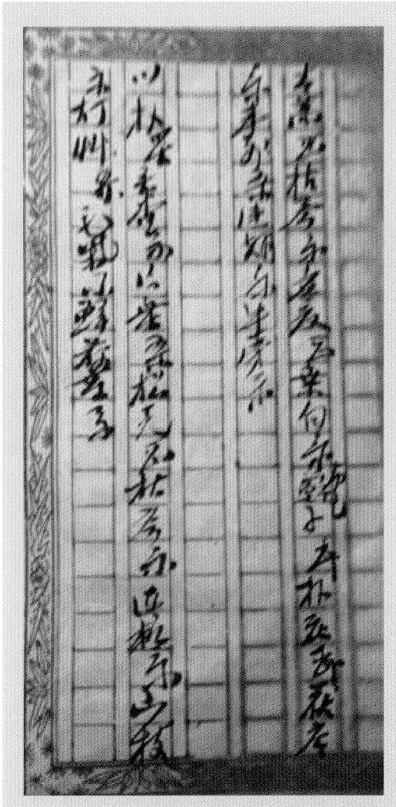

陈桐雨先生方底2

陈桐雨印章

陈桐雨私章

叶轩孙寿陈桐雨诗

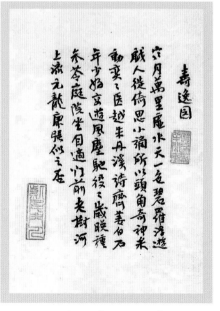

叶轩孙寿陈逸园诗

陈桐雨先生修改的门生萧诏玮的论文（部分）

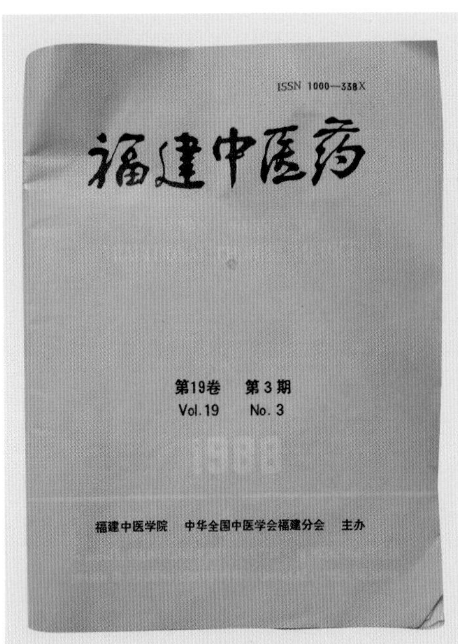

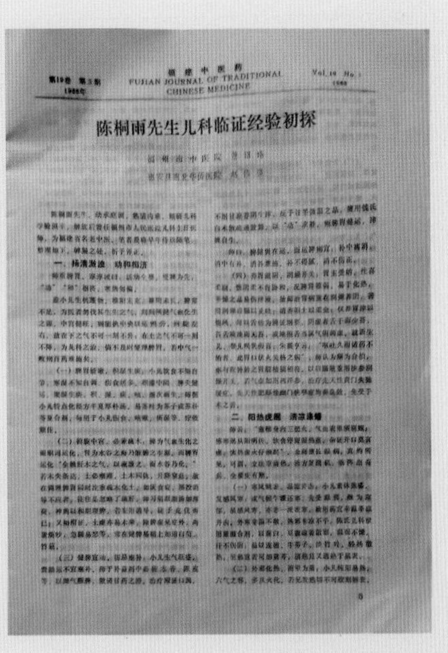
第19卷 第3期 1988年 福建中医药 FUJIAN JOURNAL OF TRADITIONAL CHINESE MEDICINE

陈桐雨先生儿科临证经验初探

《陈桐雨先生儿科临证经验初探》1988 年发表于《福建中医药》

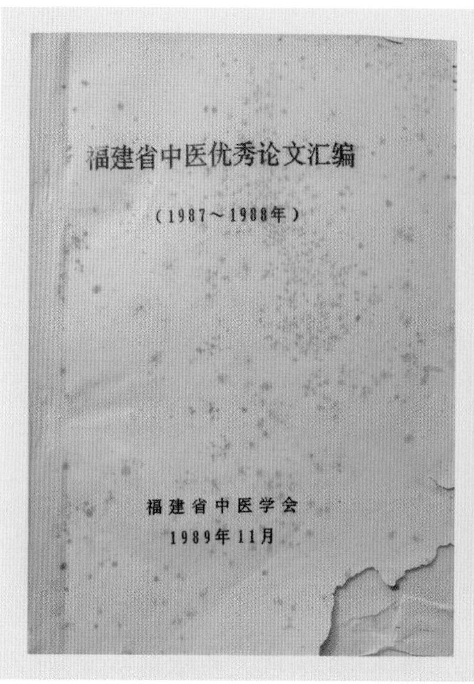

福建省中医优秀论文汇编

（1987～1988年）

福建省中医学会

1989年11月

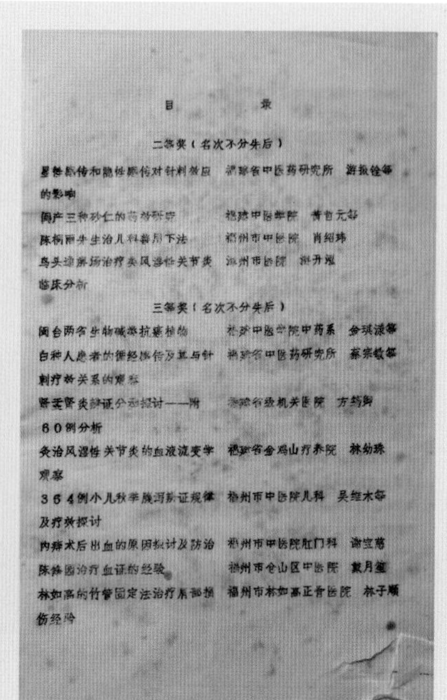

目　　录

二等奖（名次不分先后）

三等奖（名次不分先后）

萧诏玮论文入选《福建省中医优秀论文汇编》

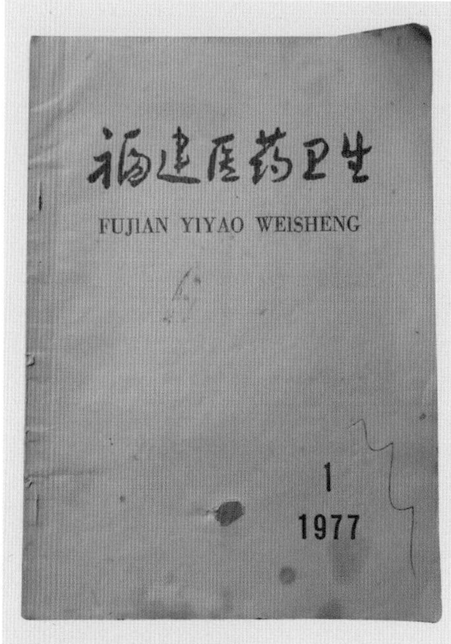

福建医药卫生

FUJIAN YIYAO WEISHENG

1

1977

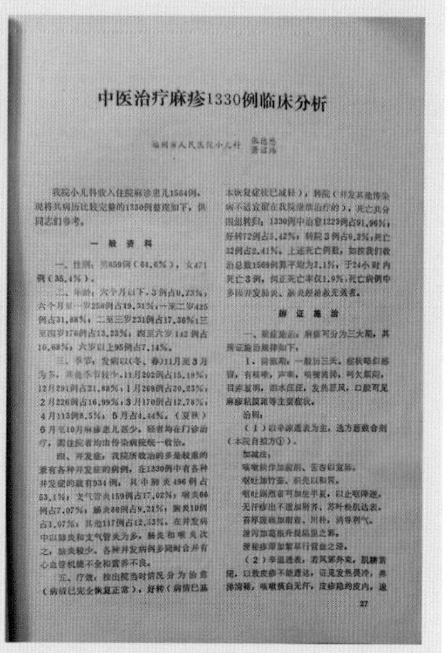

中医治疗麻疹1330例临床分析

一般资料

辨证施治

《中医治疗麻疹1330例临床分析》1977年发表于《福建医药卫生》

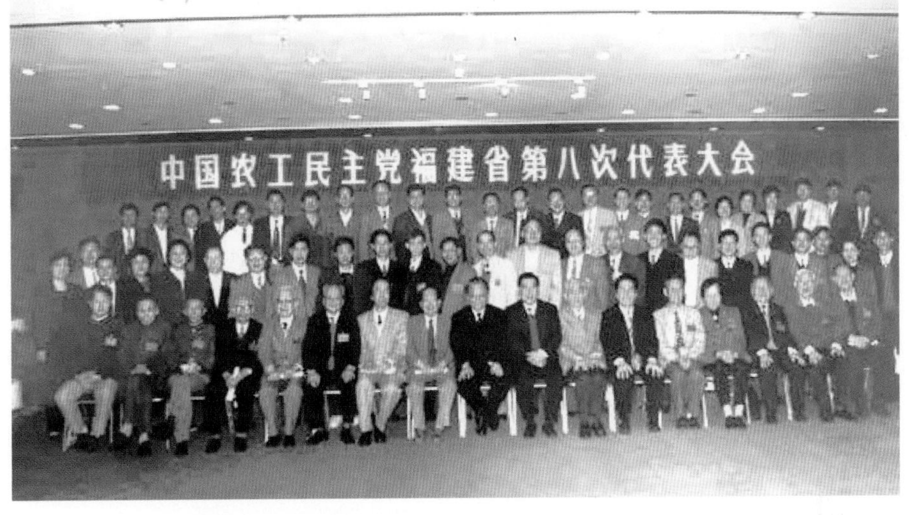

中国农工民主党福建省第八次代表大会成员合影

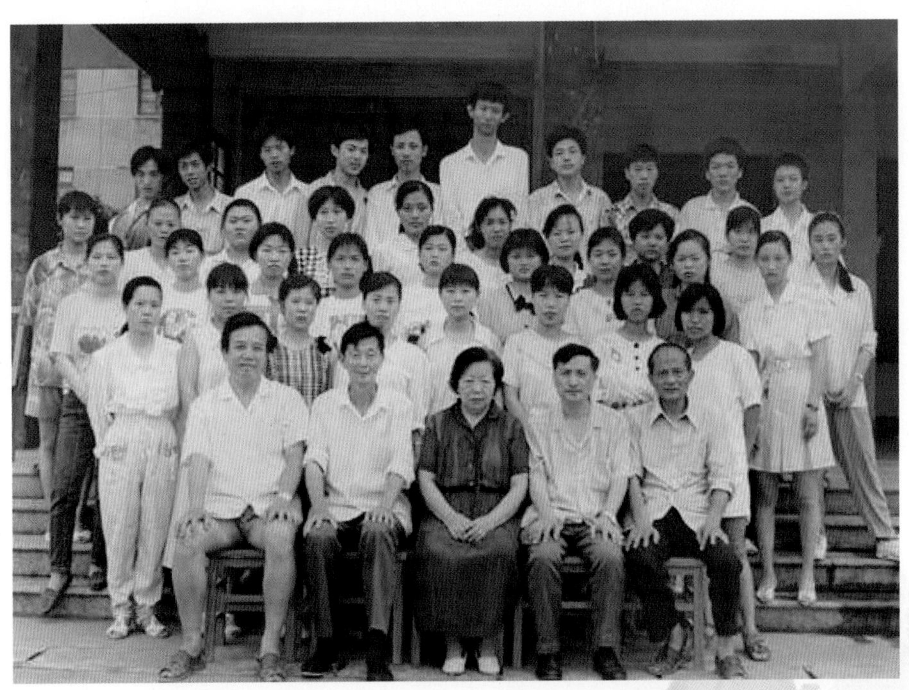

前进中医学校师生合影（陈桐雨曾任该校校长）

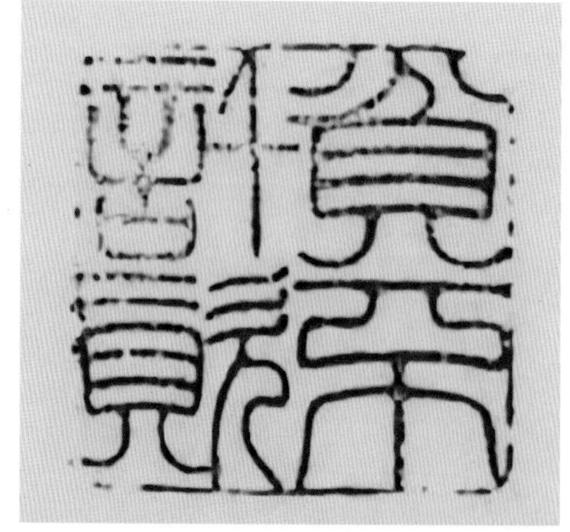

陈笃初印章“贫不计资”

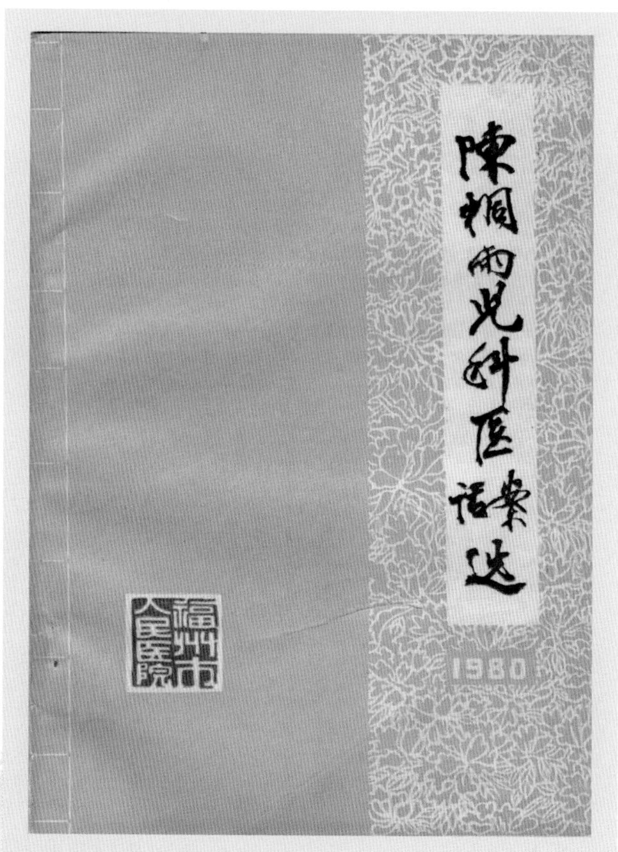

《陈桐雨儿科医案医话选》书影

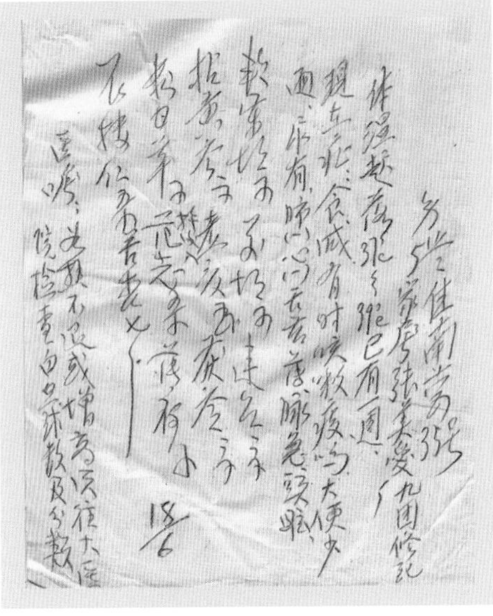

陈桐雨方笺 1

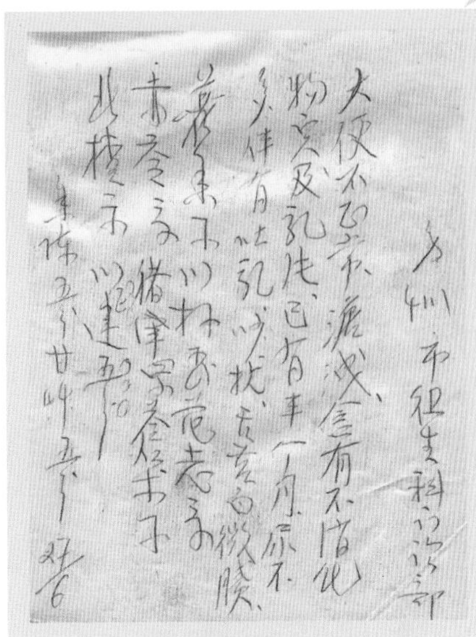

陈桐雨方笺 2

陈桐雨方笺 3

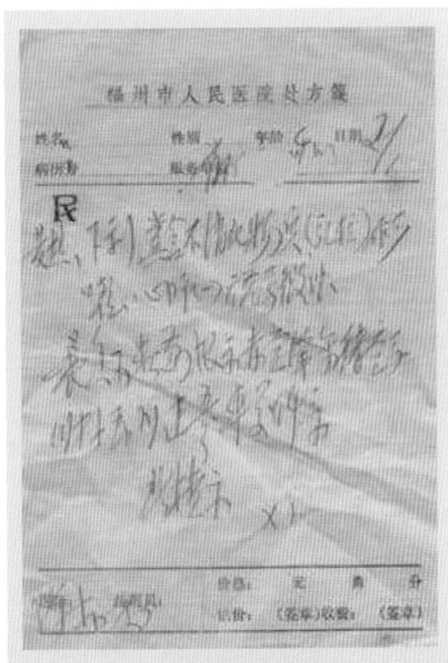

陈桐雨方笺 4

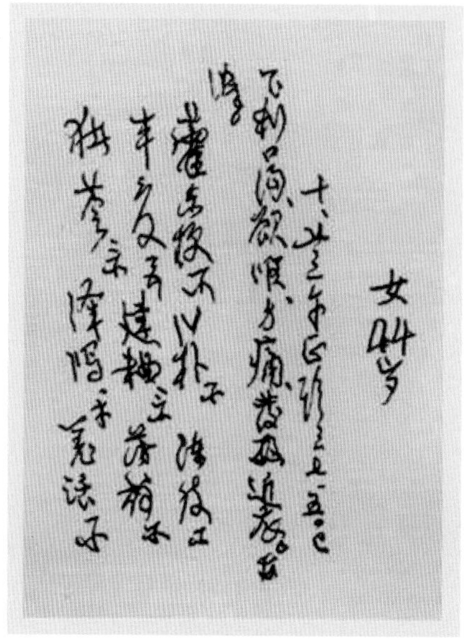

陈逸园方笺 1

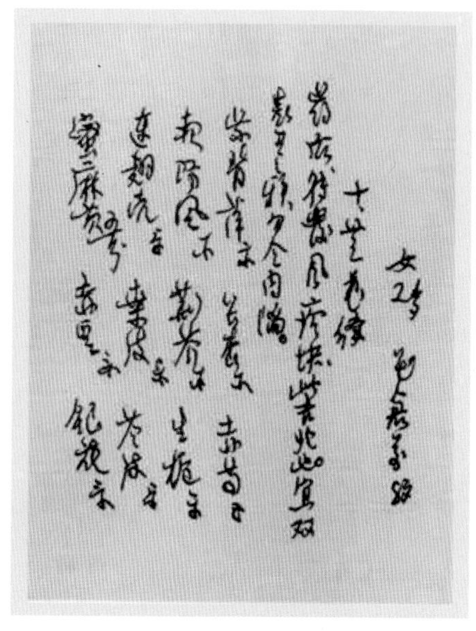

陈逸园方笺 2

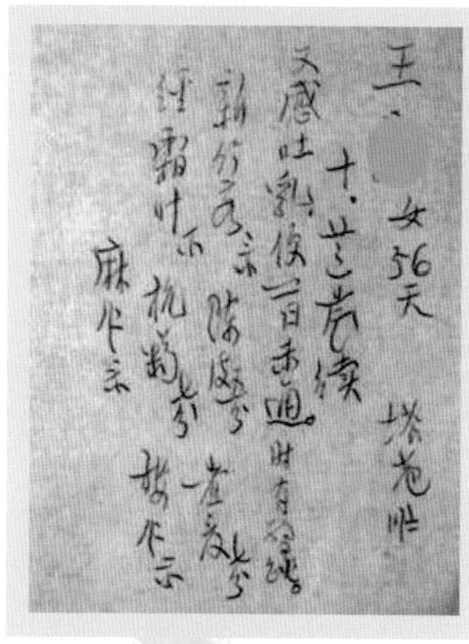

陈逸园方笺 3

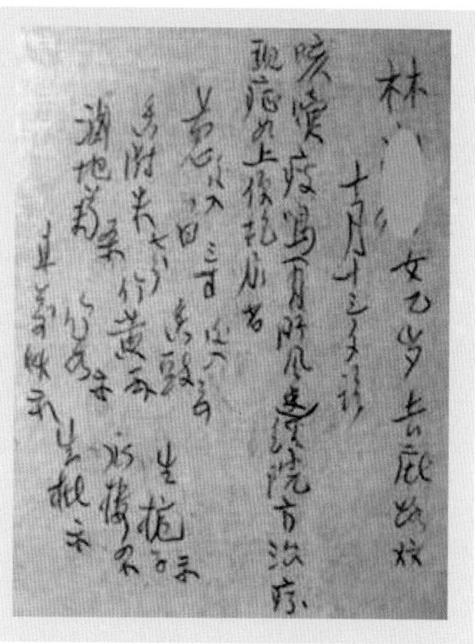

陈逸园方笺 4

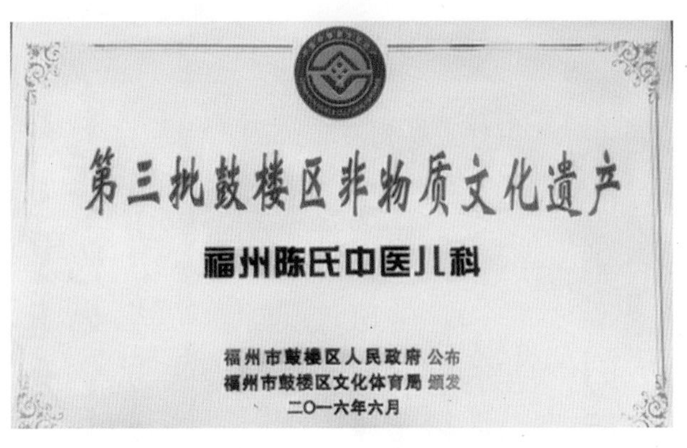

鼓楼区非物质文化遗产——福州陈氏中医儿科

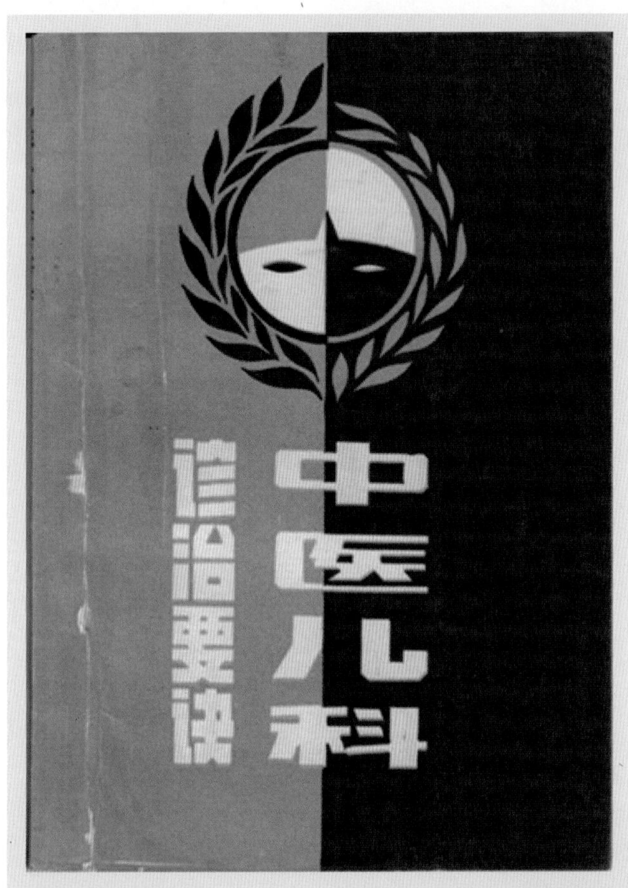

陈宜根著作《中医儿科诊治要诀》书影

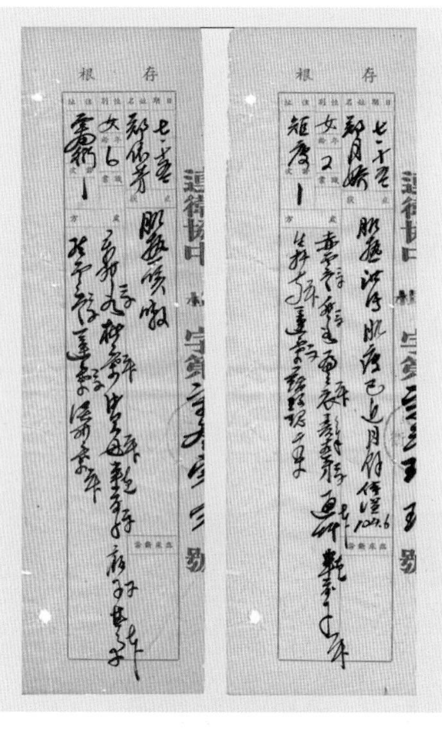

陈宜根方底

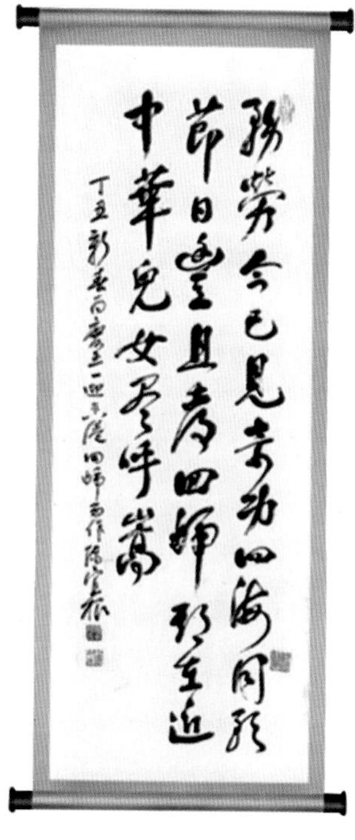

陈宜根书法

陈宜根翰墨

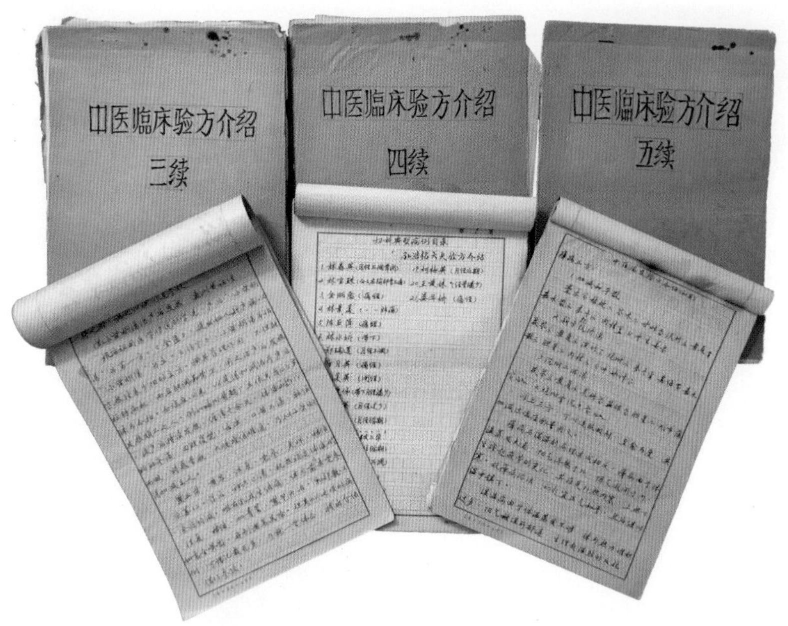

书篆名家郑则文摘录的福建名医验方和医案

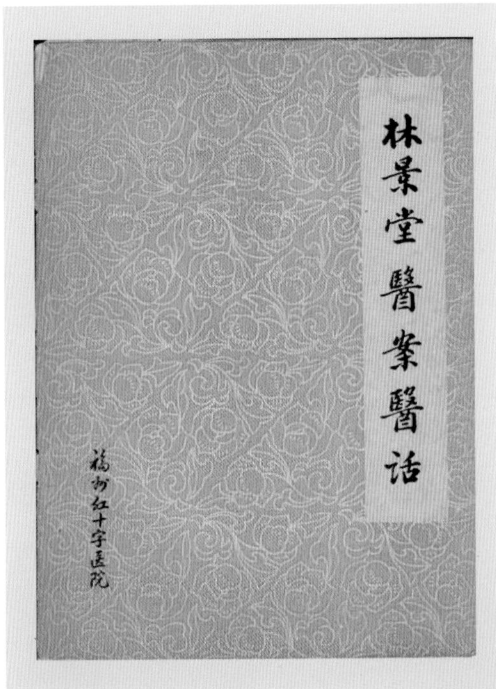

《林景堂医案医话》书影

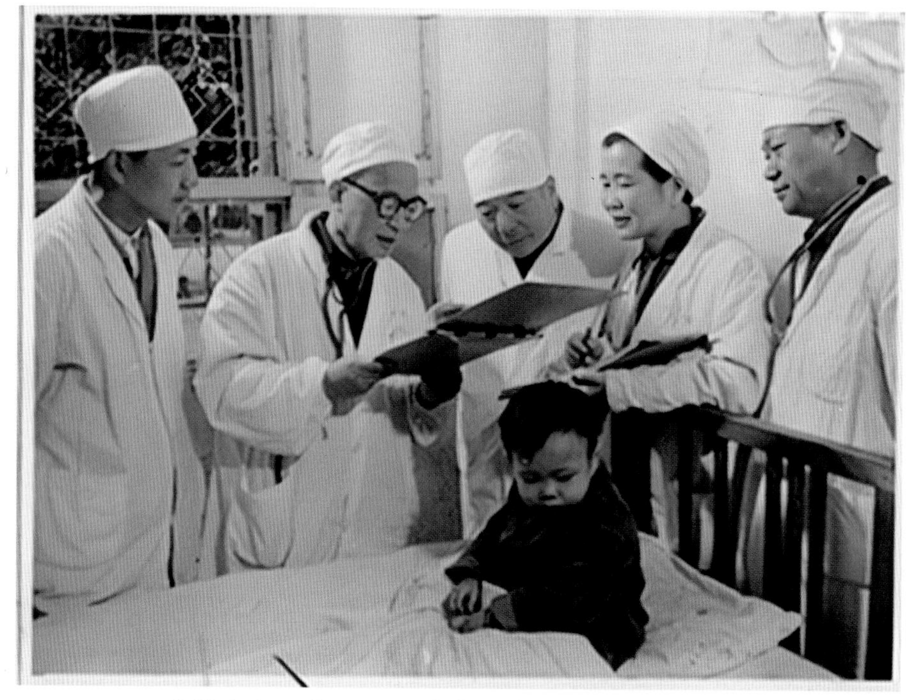

林景堂与叶孝礼主任等在福建省立医院病房查房

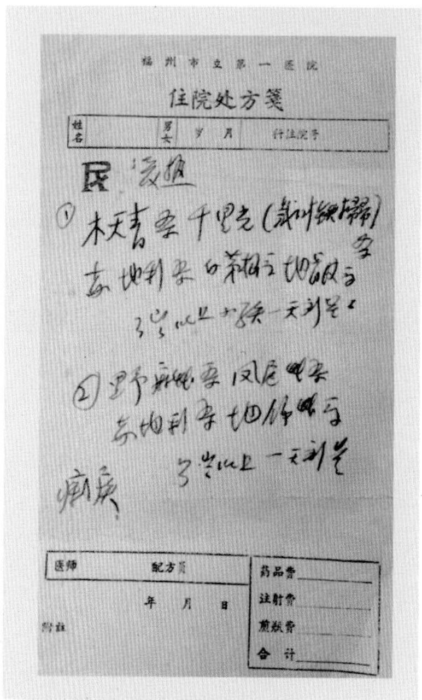

福州市立第一医院

住院处方笺

姓名	男女	岁 月	住院号

医师	配方员	药品费
	年 月 日	注射费
附注		煎煮费
		合 计

林景堂方笺

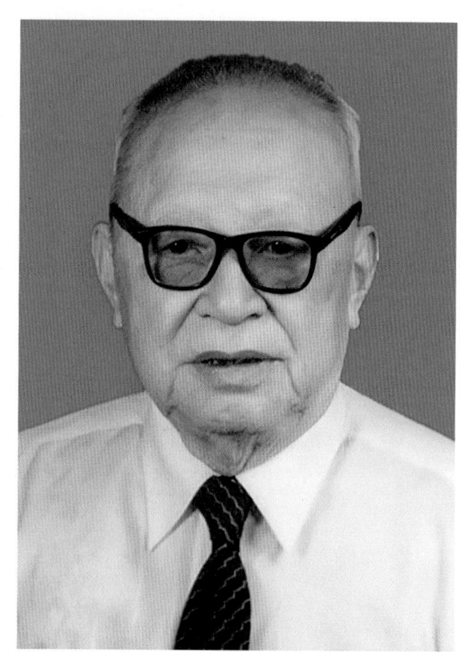

叶孝礼照片

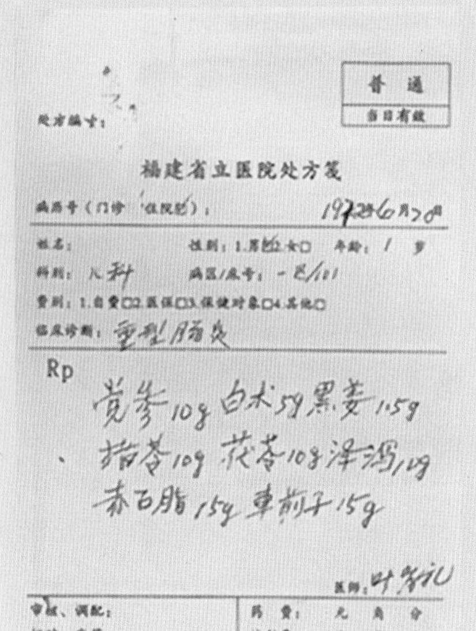

普通
当日有效

处方编号：

福建省立医院处方笺

病历号（门诊 住院号）： 1972年6月7日

姓名： 性别：1.男☑2.女☐ 年龄：1 岁

科别：儿科 病区/床号：一区/101

费别：1.自费☐2.医保☐3.保健对象☐4.其他☐

临床诊断：重型肠炎

Rp

党参10g 白术5g 黑姜1.5g

猪苓10g 茯苓10g 泽泻10g

赤石脂15g 车前子15g

医师：叶孝礼

审核、调配：	药费： 元 角 分
核对、发药：	注射费： 元 角 分
收费员：	合计： 元 角 分

叶孝礼方笺

福建中华诗词学会

八十自勉

躬逢港九复尧天，不负从医五十年。
保赤深研消化道，杀青弘著济生篇①。
薪传内外才兼备②，璧合中西学敢偏？
老矣寸衷犹渴望，周行觉大示当前③。

一九九七年九月一日芝城叶孝礼未定草

答谢赠书厚礼

丁亥初春乐融融，赠书厚礼情更隆。
青囊探秘终生愿，璧合中西是初衷。
春秋九十羡青少，蹇荷垂青惭力薄。
遥衰益觉黄昏近，但求无憾过明朝

叶孝礼 2007.4.11

叶孝礼诗作

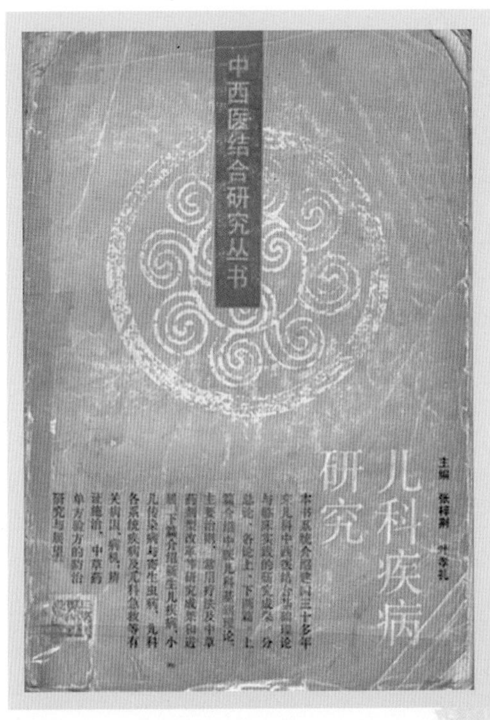

《儿科疾病研究》书影

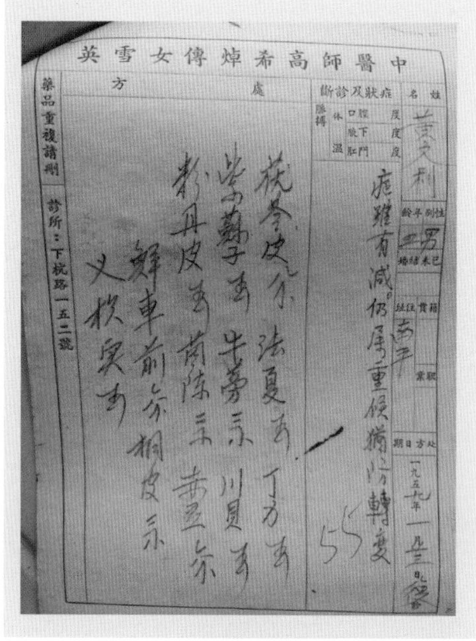

高希焯方笺 1

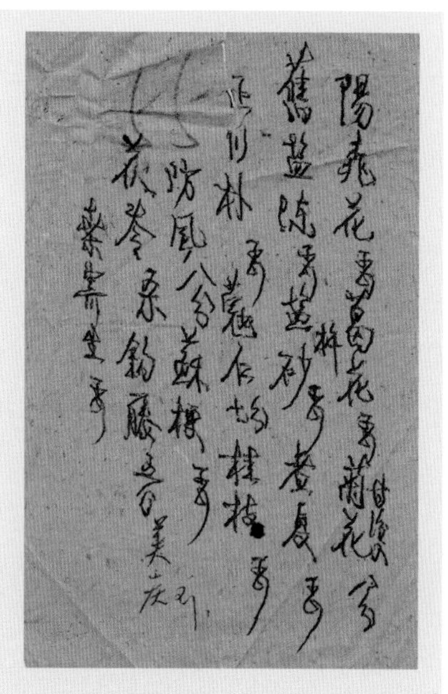

高希焯方笺 2

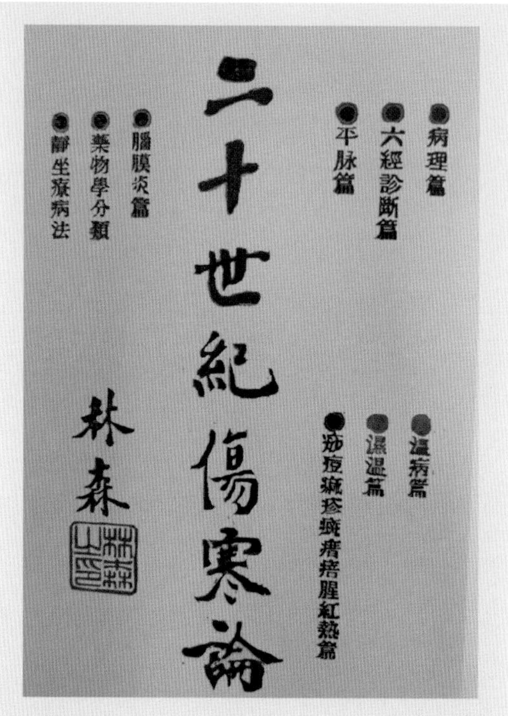

林森为刘亚农《二十世纪伤寒论》题签

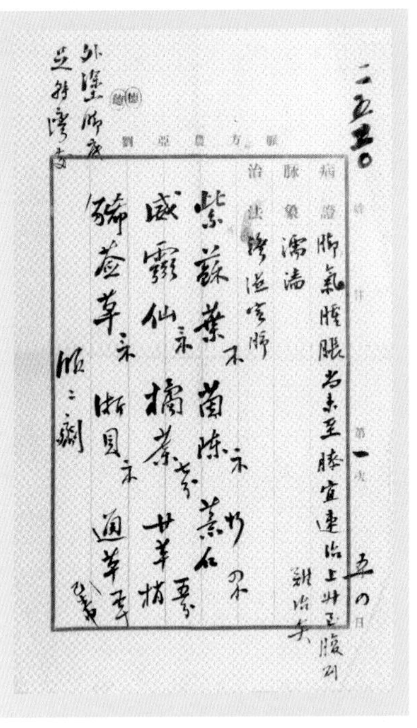

刘亚农方笺 1

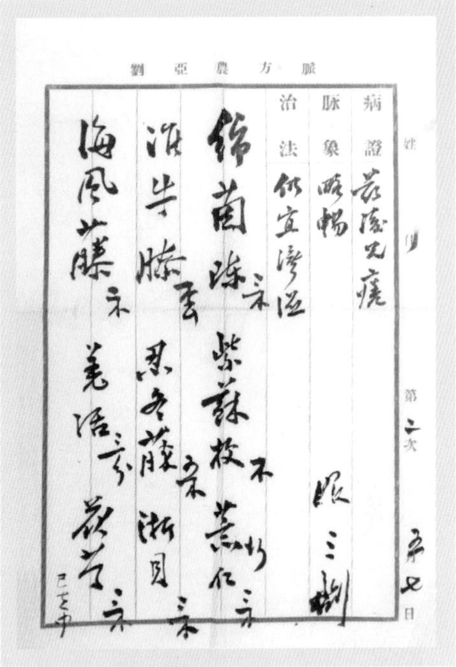

刘亚农方笺 2

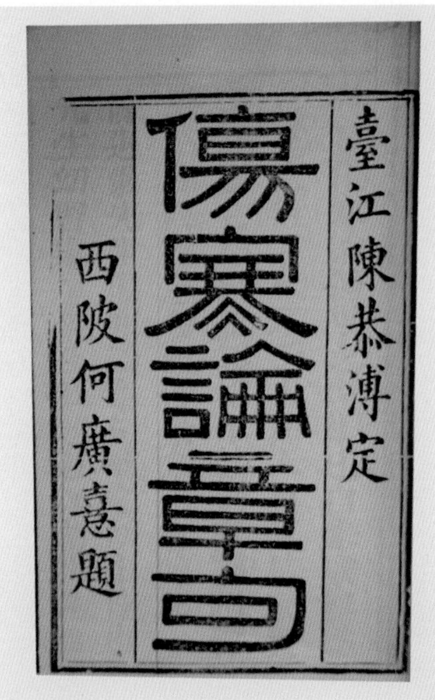

陈恭溥《伤寒论章句》书影

竊聞讀書以求明道道之有未明心之有未安也余自弱冠輟舉子業先君子授以成氏傷寒論註三讀之竊以為未合仲景之旨即欲拈筆自抒此意以發明之緣遭際之艱而未遂後又讀程方吳魏諸家註解雖各有發明亦各有遺議繼讀柯韻伯之論翼深歎其識之高而見之超也然又有自恃聰明強為臆說者再讀張令韶之直解而傷寒之章節明及讀張隱菴之集註則仲景造論之心合天人之理闡軒岐之秘蘊以加而余之解傷寒之念謝不敢矣迨陳脩園之淺註成未觀其書心為之計曰脩園集諸家之大成其書一出斷無可擬議者及閱其書中有句讀應發明者亦囫圇而過之噫如脩園之學之識其為書尚有可議余何人也敢易著筆哉是念又灰之十餘年今余老矣頗念先賢之遺書不可終晦苟有一隙之明得附於諸前輩之末亦為幸事故不揣鄙陋爰集張氏之分章者依次序以明每章之義曰章解又明每節之意曰節解每句每讀逐字以發明之曰句解有其後言者亦如其後以詳解之至於方則無分六經而彙解之其所以不分六經者恐後學泥於六經而方之用不廣也雖然余解其是書安敢必後之學者無所擬議哉祗亦如脩園之盡吾學焉已矣其有未明之處實願繼世之君子教我於千百年後也

道光二十三年歲在癸卯初夏候官金粟山人退菴陳氏心源自叙於榕南臺江精舍時年六十有五

陈恭溥《伤寒节解》手稿

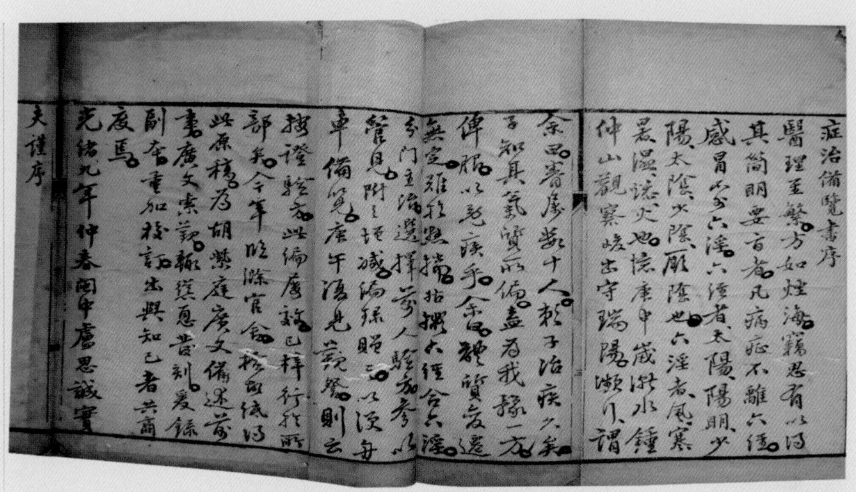

症治備覽書序
醫理至繁，方如烟海，竊思有以[illegible]其簡明要旨者。凡病症不離六經，感冒不外六淫。六經者，太陽、陽明、少陽、太陰、少陰、厥陰也。六淫者，風、寒、暑、濕、燥、火也。憶庚申歲，樂水鍾仲山觀察嶠出守瑞陽，瀕行，謂余曰：爾學數十人，散于治疾久矣，子知其氣質所偏，盡為我錄一方，俾服以免疾乎。余曰：體質各異，無定難於[illegible]揣。指撮大經合六淫，分門主治，選擇[illegible]人，驗加參以管見，附之短減，編緒[illegible]之，以[illegible]每卓備覽，[illegible]則云[illegible]。[illegible]驗[illegible]此編[illegible]數，已梓行於所部矣。今年[illegible]臨官舍，[illegible]留[illegible]此原稿為胡紫庭廣文備述前書，廣文索觀，輒嘆息，[illegible]刻[illegible]錄副本，重加校訂，出與知己者共商度焉。
光緒九年仲春閩中盧思誠實夫謹序

卢思诚《证治备览》序言

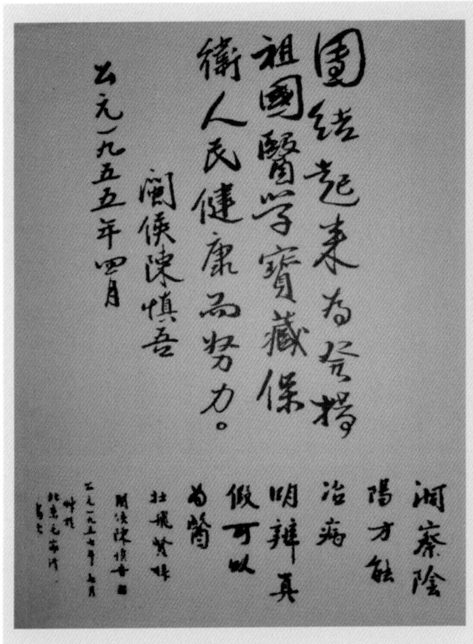

團結起來為發揚祖國醫學寶藏保衛人民健康而努力。
公元一九五五年四月 閬侯陳慎吾

陈慎吾墨宝

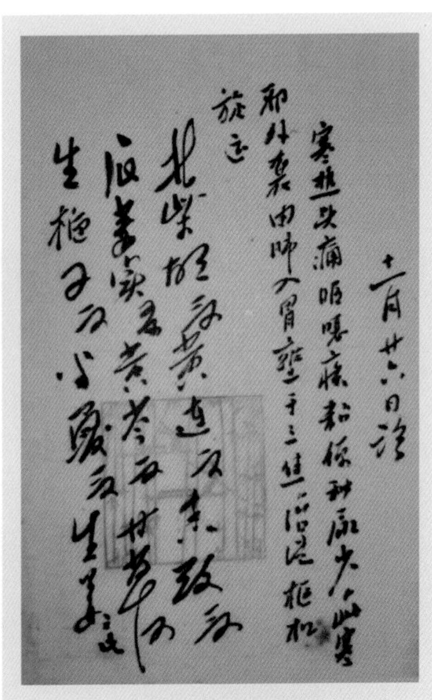

十月廿六日診
寒热头痛[illegible]

俞长荣方笺

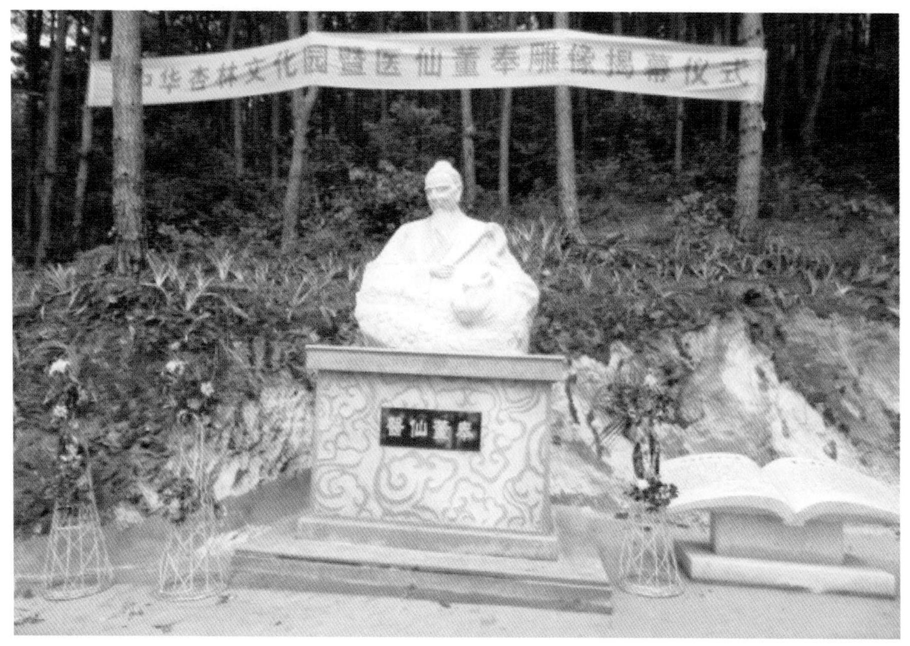

庐山董奉塑像

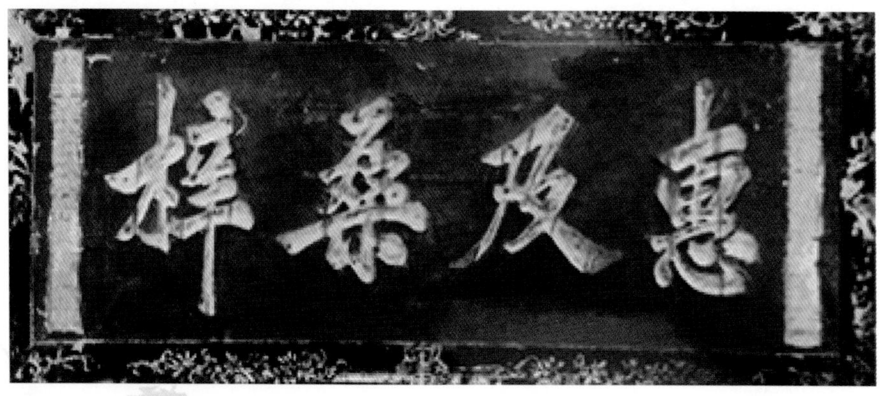

余联沅赠郑鸣盛匾

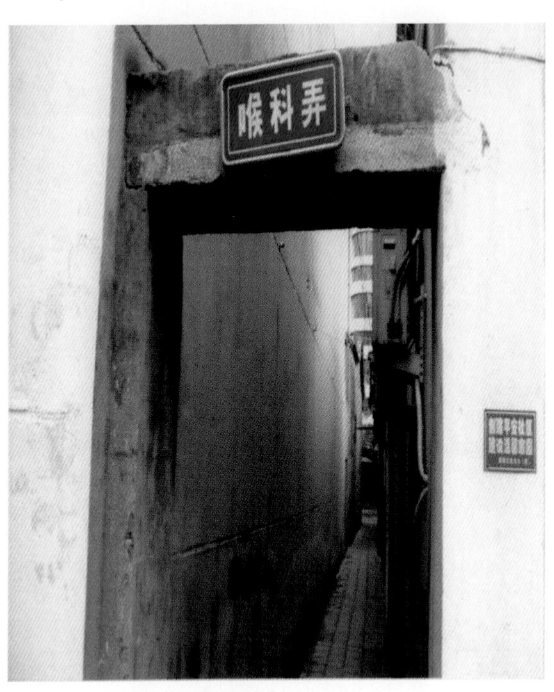

朱氏喉科医寓

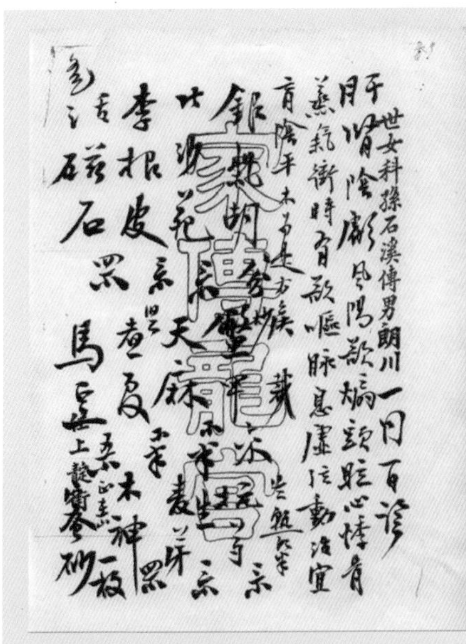

孙朗川方笺

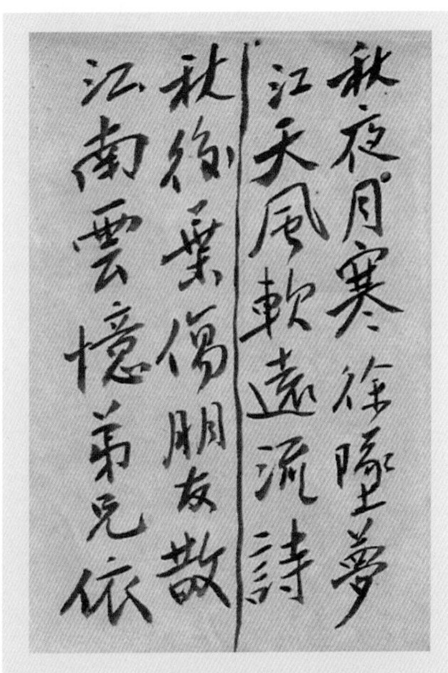

朱氏喉科传人朱幼彬墨迹

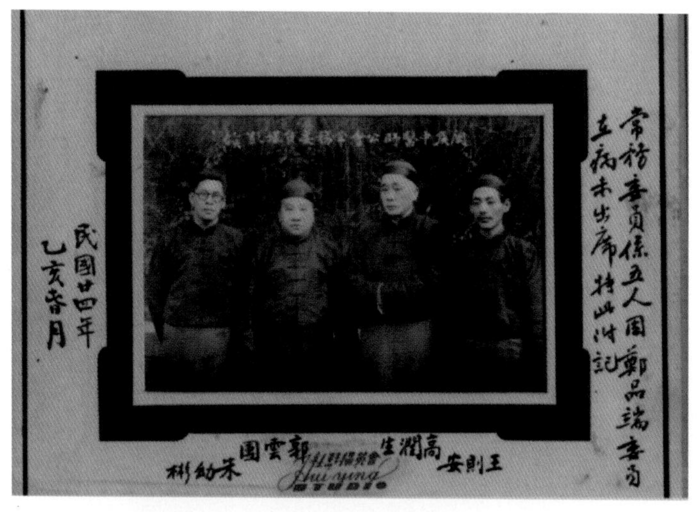

1935 年闽侯（福州）中医师公会常委合影

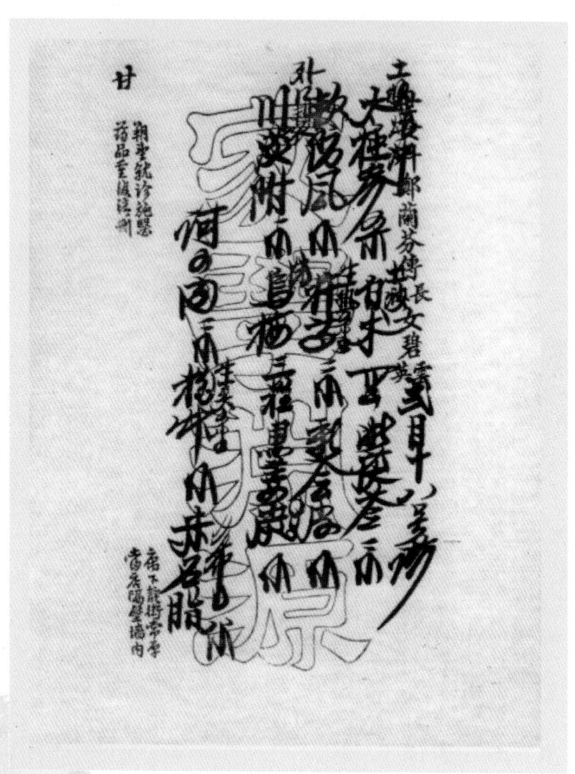

郑兰芬方笺

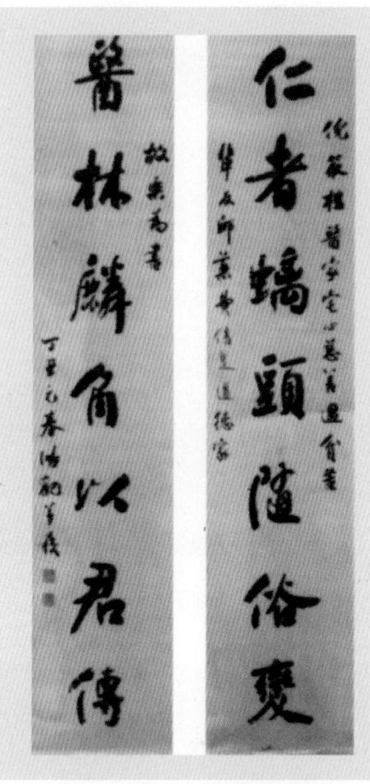

萧梦馥赠名医倪筱楼联

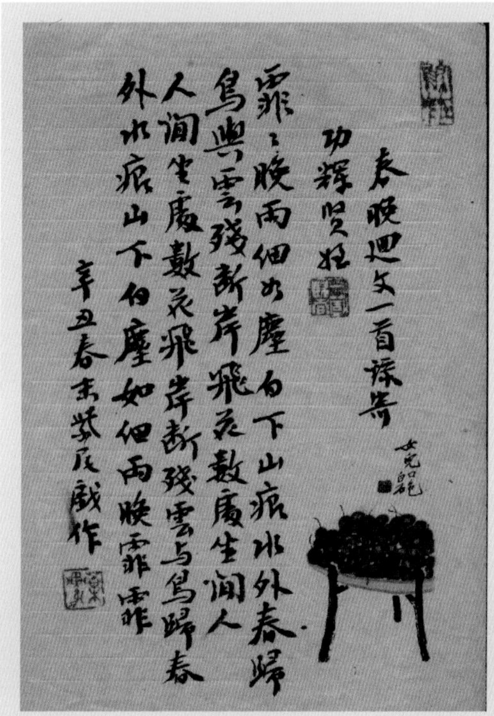

叶轩孙回文诗

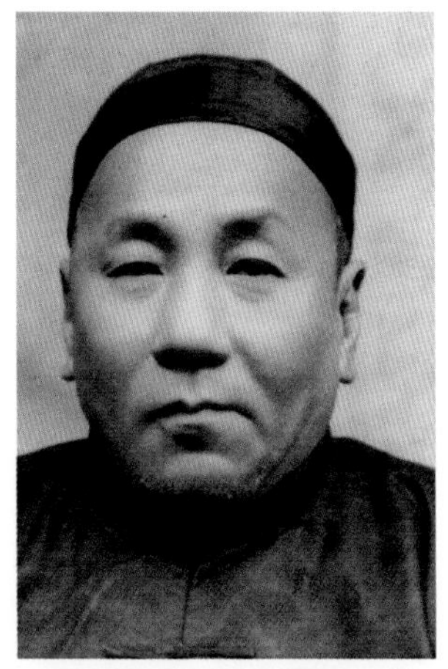

陈笃初个人照

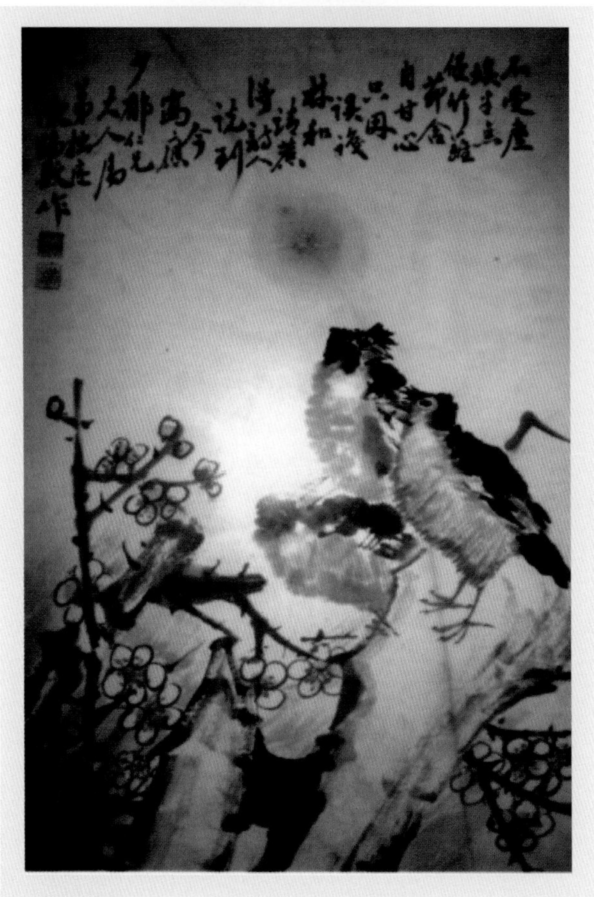

陈笃初画作梅雀争春

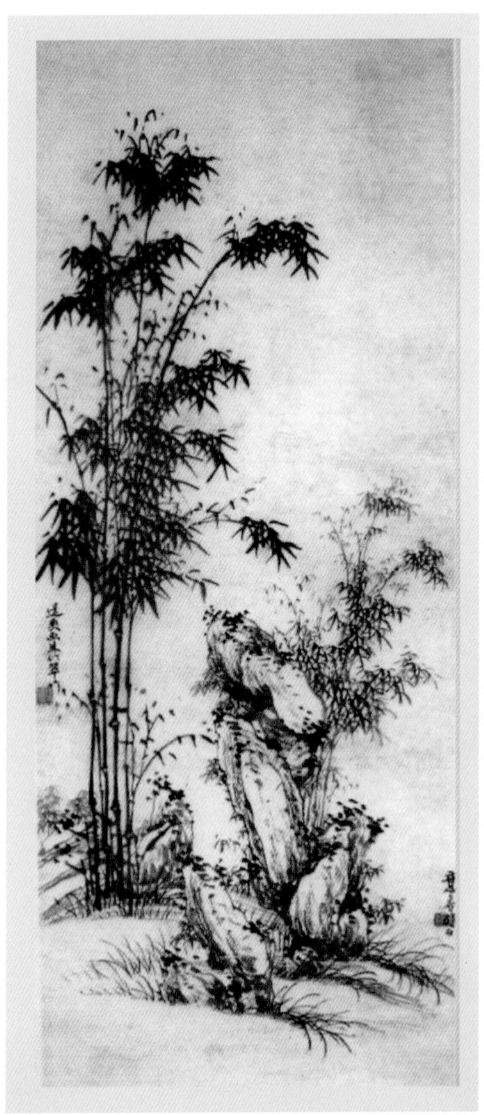

画作竹石图（陈笃初画作，陈子奋补石）

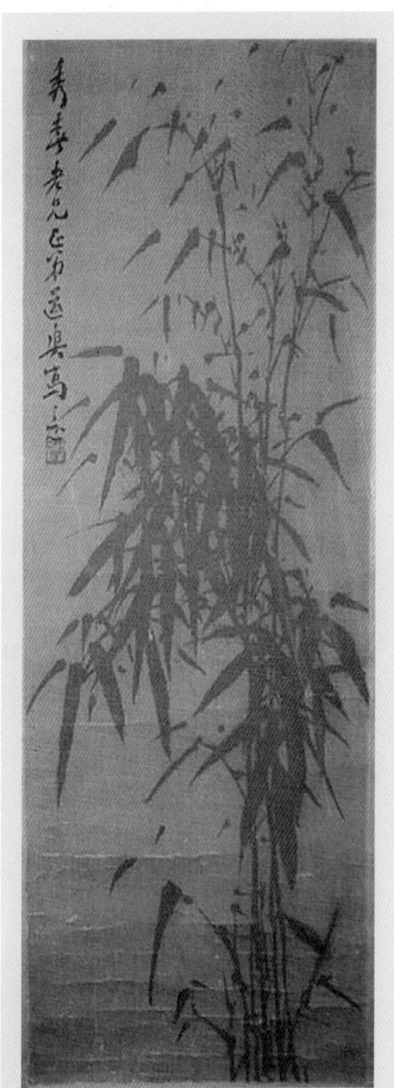

陈笃初画作朱竹

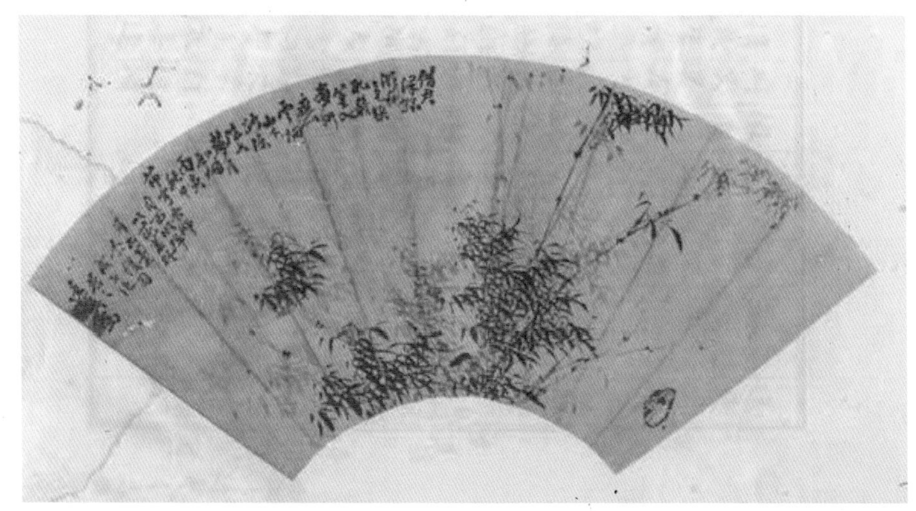

陈笃初扇面画 1

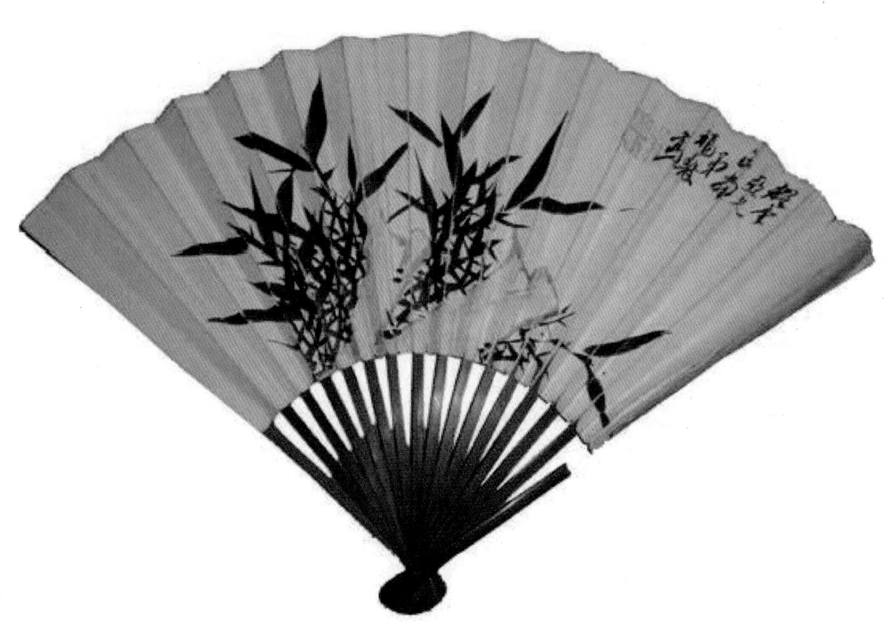

陈笃初扇面画 2

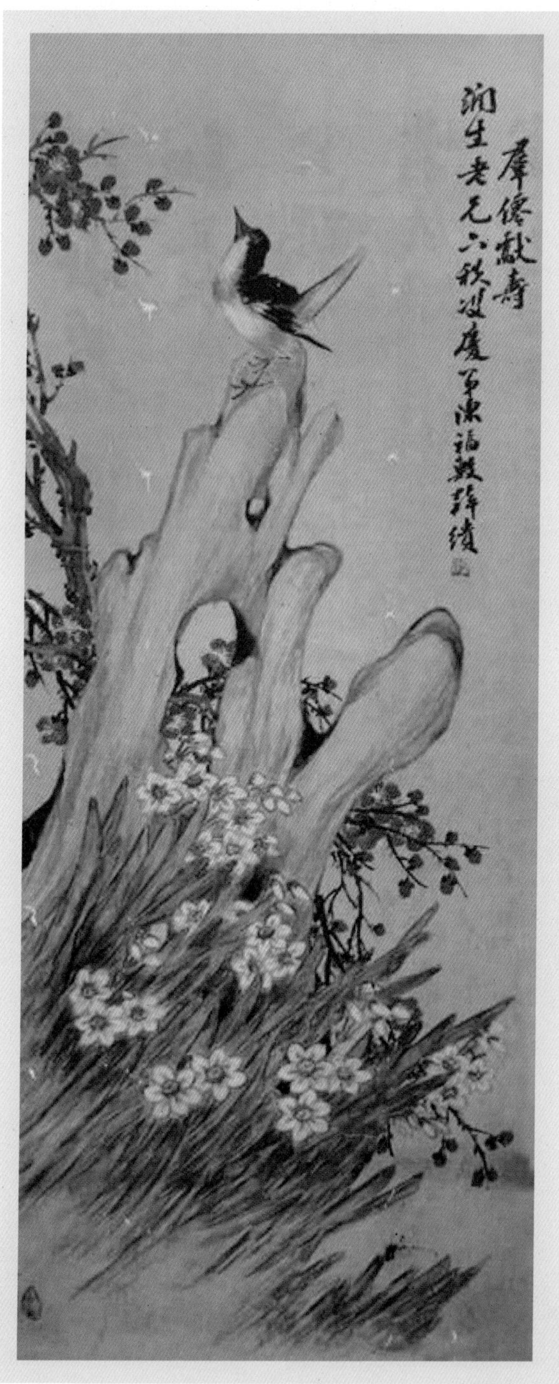

陈笃初花鸟条幅画作

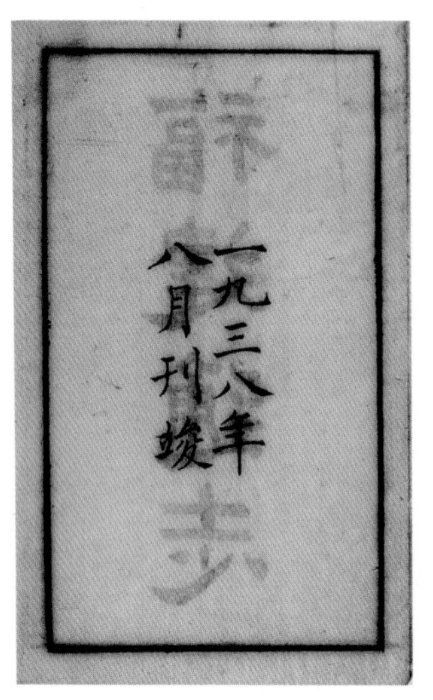

《福建通志》书影

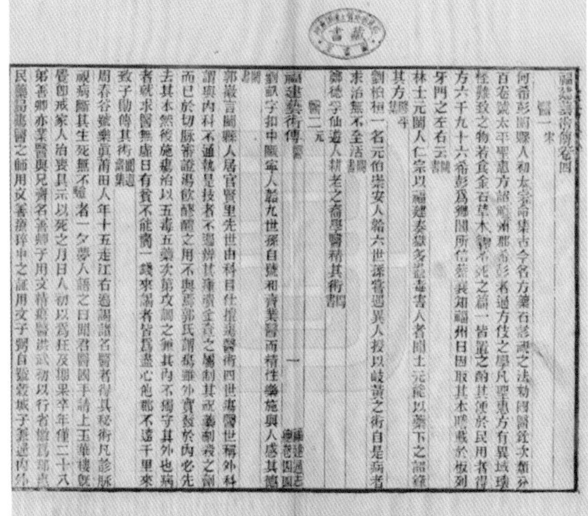

《福建通志》“医学部”部分内容

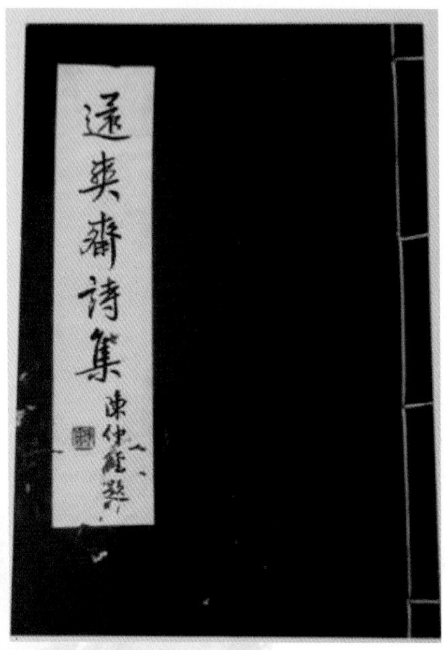

《还爽斋诗集》书影

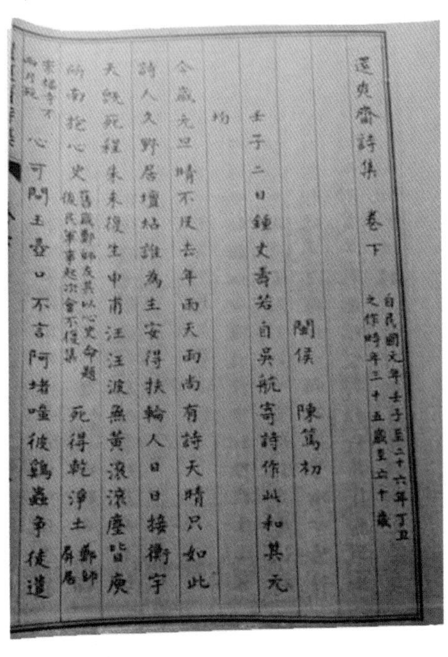
還爽齋詩集 卷下

自民國元年壬子至二十六年丁丑之作時年三十五歲至六十歲

閩侯 陳篤初

《还爽斋诗集》序言

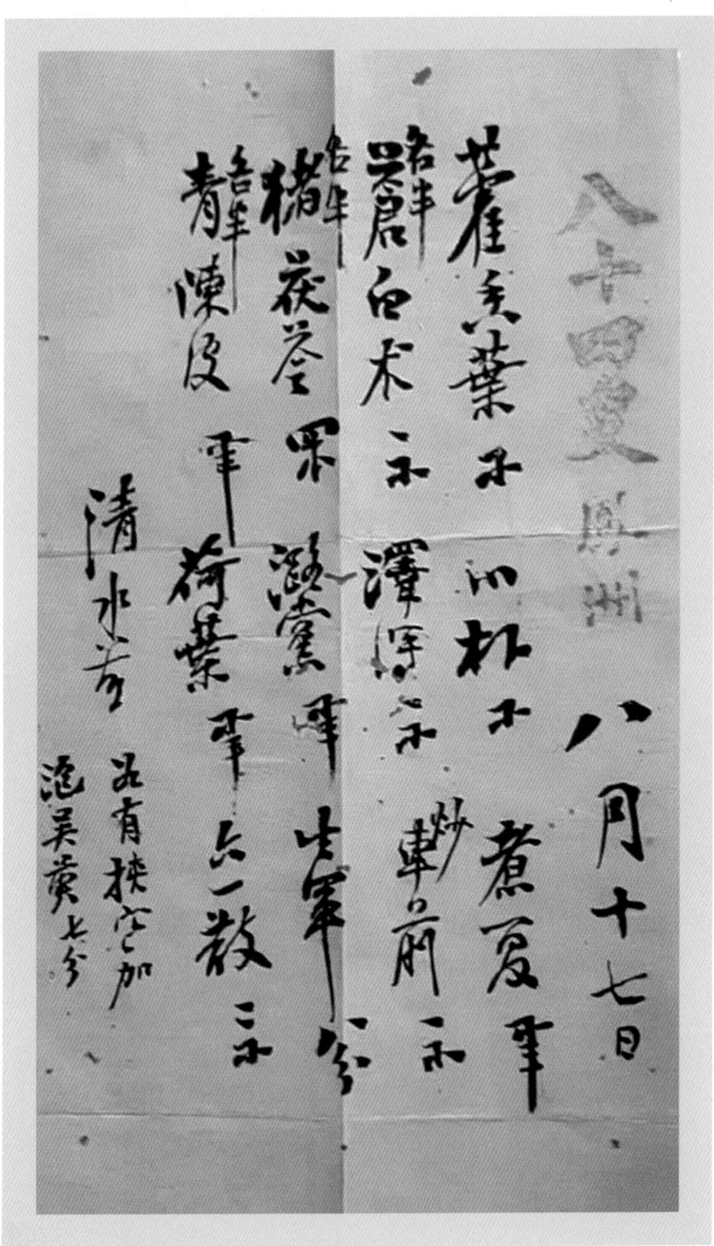

赵飞翰方笺